환자의 호소와 증상으로 알 수 있는

약의 부작용

환자의 호소와 증상으로 알 수 있는

약의 부작용

최환석·옥선명 감수

윤상아·이인희 옮김

Fumiko OHTSU · Rokuro HAMA

신흥메드싸이언스

환자의 호소와 증상으로 알 수 있는

약의 부작용

2010년 9월 발행

지 은 이 : Fumiko OHTSU, Rokuro HAMA
감 수 : 최 환 석, 옥 선 명
옮 긴 이 : 윤 상 아, 이 인 희
발 행 인 : 홍 성 혁
발 행 처 : 신흥메드싸이언스
편 집 : 박 혜 림
디 자 인 : 조 유 영

주 소 : 서울시 영등포구 양평동3가 15-1번지
월드메르디앙 비즈센터 501호
등록번호 : 제318-2007-000077호
전 화 : 02) 2165-8670~4
팩 스 : 02) 2165-8675
홈페이지 : www.shmed.co.kr

I S B N : 978-89-6498-002-6 93510
정 가 : 45,000원

역자소개

최환석

□ 가톨릭대학교 의과대학 졸업
□ 가톨릭대학교 가톨릭중앙의료원 가정의학과 전공의 수료
□ 가톨릭대학교 의과대학 대학원 의학박사
□ 가톨릭대학교 의정부성모병원 가정의학과 과장(역임)
□ 가톨릭대학교 의정부성모병원 건강증진센터 소장(역임)
□ 가톨릭대학교 성모병원 가정의학과 과장(역임)
□ 가톨릭대학교 의과대학 가정의학교실 주임교수
□ 가톨릭대학교 서울성모병원 가정의학과장

• 학회활동
□ 대한가정의학회 학술위원
□ 호주 국립노화연구소 협력회원
□ 대한가정의학회 통합의학특별위원회 위원장
□ 대한가정의학회 간행이사(역임)
□ 대한보완통합의학회 간행이사, 연수이사(역임)

옥선명

□ 가톨릭대학교 의과대학 졸업
□ 가톨릭대학교 가톨릭중앙의료원 가정의학과 전공의 수료
□ 가톨릭대학교 의과대학 대학원 의학박사
□ 미국 Harvard Medical School, Osher Institute 연수
□ 가톨릭대학교 의정부성모병원 가정의학과 과장 (역임)
□ 가톨릭대학교 여의도성모병원 가정의학과장

• 학회활동
□ 대한가정의학회 회원
□ 대한보완통합의학회 간행이사(역임)

윤상아

□ 2005 이화여자대학교 의과대학 졸업
□ 2006 가톨릭중앙의료원 인턴 수료
□ 2010 가톨릭대학교 서울성모병원 가정의학과 레지던트 수료
□ 2010.3-현재 가톨릭대학교 서울성모병원 임상강사, 대한가정의학회 정회원

이인희

□ 2005 국립 경상대학교 의과대학 졸업
□ 2006 가톨릭중앙의료원 인턴 수료
□ 2010 가톨릭대학교 서울성모병원 가정의학과 레지던트 수료
□ 2010.3~현재 가톨릭대학교 서울성모병원 임상강사, 대한가정의학회 정회원

역 자 서 문

오늘날 우리가 사용하는 약의 종류는 셀 수 없을 정도로 많다. 보건의료체계 특성상 병원이나 약국으로의 접근성이 좋은 우리나라는 사람들이 약에 노출되는 기회도 상당히 많은 듯하다.

약의 일차적인 목적은 질병의 치료 및 증상의 완화이지만 동전의 양면처럼 약은 우리가 원하지 않는 작용도 함께 일으킨다. 이를 약의 부작용이라 하는데 경우에 따라서는 이 부작용이 특정 질환의 치료에 효과적으로 나타나 약의 처음 개발 의도와는 다르게 사용되기도 한다. 이처럼 약의 부작용이 나타내는 효과는 우리 몸에 결코 무시할 수 없을 정도의 영향을 끼친다.

가장 즉각적이며 심각하게 나타나는 부작용은 심한 과민반응으로 아나필락시스 쇼크의 경우 단기간에 환자를 사망에 이르게 할 수도 있다. 이외에도 약은 신체의 여러 기관에 다양한 형태, 다양한 기전으로 부작용을 일으킨다. 수많은 약이 가지는 다양한 부작용을 다 숙지하고 있기란 쉬운 일이 아니다. 때문에 즐겨 처방하는 약의 목록을 가지고 있거나 새로운 약을 처방하는 경우 검색을 통하여 부작용 및 금기를 알아보는 방법을 사용하기도 하지만 여기에도 한계는 있다. 또한 환자가 새로운 증상을 호소하는 경우 그것의 원인을 약에서 먼저 찾는 것도 쉬운 일은 아니다.

이 책은 각 증상별 부작용을 저자가 경험한 사례를 통해 보여주고 증상의 발생 기전, 해당 기관의 구조 및 생리를 비유와 그림을 통하여 쉽게 설명하고 그 증상을 일으킬 수 있는 약제, 금기 환자, 감별해야 할 질환과 치료 방법까지도 자세히 알려주고 있다.

의과대학에 입학한 이후 지금까지 많은 선배 의사들을 만나면서 의사로서의 자세 및 책임감 등에 관한 많은 이야기를 들어왔지만 나의 뇌리에 가장 깊이 각인되고 수시로 나를 각성하게 하는 말은 몇 년 전 한 교수님으로부터 들은 "의사로서 환자에게 해야 할 첫 번째는 'Do not harm' 즉, 해를 끼치지 않는 것이다."라는 말이다. 지금도 환자를 대하면서 첫 번째로 삼는 모토로서 후배 의사나 학생들에게 종종 전하는 말이기도 하다.

이 책이 좋은 의사를 꿈꾸는 학생들이나 이제 막 의사로서 첫 발을 내딛는 인턴들, 다양한 질환과 약을 접하는 일차의료를 하는 개원의나 가정의학과 의사들이 환자들에게 해를 끼치지 않는 의사가 되는 데 도움이 되었으면 하는 바람이다.

2010년 8월

저 자 서 문

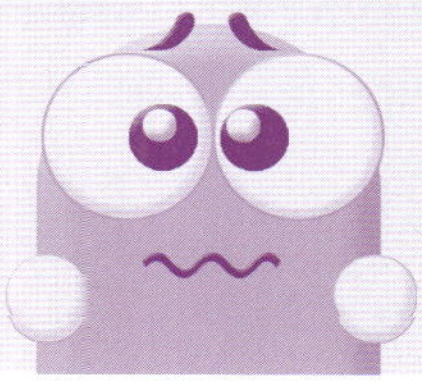

환자의 가족: 「우리 할아버지가 요즘 알 수 없는 말을 하거나 신경질적이기도 하고, 식은땀을 흘리고 몸을 떨거나 하는 일이 있습니다. 치매가 아닐까 걱정됩니다.」

이 환자는 78세. 심방세동이 있어, 이미 몇 년째 디소피라미드를 복용하고 있다. 약복용력에 의하면 다른 약은 복용하고 있지 않고 다른 병도 없다. 의 · 약사로서 당신은 어떻게 하겠는가?

위의 이야기는 「월간 약사」에 본서와 동명의 연재를 시작했을 때 최초로 소개한 환자이다. 정확히 말하면 약사법 개정이 있어 약사의 정보 제공이 의무화된 해였다. 그로부터 8년 후 약학 교육 6년제가 시작되고 의약분업률은 50%를 넘었다. 그동안 이른바 의료사고라고 불리는 다양한 사례가 보도되어 위험관리(risk management)에 대한 관심이 높아져 의료사고를 없애기 위한 대처를 해왔다.

또한 심각한 부작용이 언론매체를 통해 보도될 기회도 많아져 이전보다는 환자의 부작용에 대한 관심은 더욱 높아지고 있다고 생각된다. 그러나 부작용을 줄이기 위한 방책은 아직도 차후로 미루어져 부작용 발현의 현상을 따라가지 못하는 것 같다.

부작용이 없는 의약품은 존재하지 않는다. 조건이 모이면 언제, 누구에게든 일어날 수 있다. 약사에게는 환자의 호소나 표정을 보고 「뭔가 이상하다」 「조금 신경이 쓰인다」라고 느끼고 그것을 문제점으로써 파악해 해결하는 노력을 할 책임이 있다고 생각한다. 왜냐하면 약사는 사회로부터 「약의 전문가」로서 역할뿐만 아니라 「약의 책임자」로서 또 「환자측의 최후의 요새」로서 의약품의 안전성을 확보하는 역할이 요구되고 있기 때문이다.

부작용을 공략하는 접근법의 하나는 「장기의 기능」을 잘 아는 것이다. 즉, 그 장기가 생체 내에서 어떠한 역할을 하고 있는지를 이해하면, 그 장기가 장애되었을 때 어떠한 증상이 일어나는지를 저절로 이해할 수 있다. 그리고 또 다른 접근법은 의약품을 잘 아는 것이다. 약리작용을 이해해 물리화학적 성질과 체내 동태를 이해하면 그 약제가 어떠한 부작용을 일으킬 가능성이 있을지를 저절로 예측할 수 있다. 약이 목적으로 하는 작용은 대부분 하나이지만 부작용은 전신에 이르며 다채롭다. 부작용을 아는 것은 약을 보다 잘 이해하는 것을 의미한다. 그러면 서두에 말한 호소를 가지는 환자를 부작용의 위험으로부터 구하는 것은 비교적 간단하지 않을까?

본서가 이 세 가지 접근을 위해 도움이 되기를 바란다.

마지막으로 이 책의 발행에 협력해 주신 세키야 야스아키씨, 사카노 야스코씨에게 진심으로 감사드린다.

2007년 3월

메이조대학 약학부 의약품 정보학 강사

Fumiko OHTSU

NPO 법인 의약 비지란스센터(약의 체크)

Rokuro HAMA

차 례

CHAPTER 1

일반적 전신장애

아나필락시스 쇼크
anaphylactic shock

환자의 호소를 들어보자!

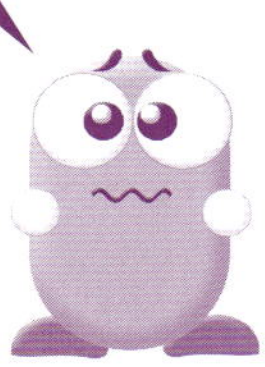

「토한다」「몸이 가렵다」「두드러기가 생긴다」
「숨쉬기 힘들다」「의식이 몽롱해진다」

P 이 약이 쇼크를 일으키는 경우가 있나요?

D 이전에 약을 복용하고 쇼크 같은 것이 일어났던 경험이 있습니까?

P 네, 약을 복용하고 잠시 후에 **토하고 몸이 가려워지면서 두드러기**가 생겼습니다. **숨쉬기 어렵고 의식이 몽롱해져** 서둘러 병원에 갔더니 「쇼크」라고 하였습니다.

D 그렇습니까? 고생하셨네요. 그 약의 이름을 기억하고 계시나요?

P 아니요. 감기에 걸려서 처방받은 약이었는데...

D 그래요? 이 약은 항생물질이라 감염증에 사용하는 약이에요. 이전에 쇼크를 일으킨 약과 같을 가능성도 있으니까 처방해주셨던 선생님께 한 번 상담해봅시다.

부작용

이 환자는 가까운 의원에서 항생물질을 처방받았다. 그러나 이전에 쇼크의 경험이 있어 이 약은 괜찮을지 걱정이다.

「토한다」「몸이 가렵다」「두드러기가 생긴다」「숨쉬기가 힘들다」「의식이 몽롱해진다」. 이것은 의학용어로 말하면 「구토」「소양」「담마진」「호흡곤란」「의식혼탁」 즉, 「쇼크(shock)」이다.

「쇼크」란, 어떠한 원인에 의해 급격히 순환부전이 일어나 조직의 호흡이 현저하게 장애를 받아 증상 발현하는 병태의 총칭이다. 심근경색 등 심장이 원인이 되어 발생하는 심원성 쇼크, 대량의 출혈에 의한 출혈성 쇼크, 패혈증 등 중증 세균감염으로 생기는 패혈증 쇼크, 그리고 약제에 의한 쇼크 등이 있다. 현저한 저산소 상태나 현저한 고혈압으로 조직의 호흡이 장애가 되어 혈압이 낮아진 것도 쇼크라고 부른다.

약제에 의한 쇼크에는 크게 나누어 ① 과량이 되면 누구에게나 발생하는 과량중독형 쇼크와 ② 아나필락시스(초과민반응 타입의 쇼크 즉, 아나필락시스 쇼크, 아나필락시스양 쇼크라고 부르는 병태를 포함)가 있다[1, 2]

아나필락시스 쇼크의 원인과 환자가 호소하는 증상

아나필락시스(anaphylaxis)는 1902년에 Alfred Richet와 Paul Portier에 의해 제창된 질환 개념이다. 말미잘의 독소를 2~3주 간격으로 개에게 주사하면 2회째에는 개가 쇼크 상태가 되어 종종 사망에 이른다. 이러한 현상은 면역과는 반대의 의미를 갖는 현상이라고 생각되며 방호 상태(phylaxis)와는 반대(ana-)의 상태라고 하는 의미에서 아나필락시스(anaphylaxis)라고 명명한 것이다. 가장 심각한 상태가 쇼크이므로 아나필락시스와 아나필락시스 쇼크는 동의어처럼 사용된다.[3, 4] 따라서 아나필락시스는 본래 방어하는 기전인 생체반응이 과잉으로 작용하여 「생체를 방어한다」는 목적과는 반대의 작용을 해버리는 특히 급격한 즉시형 반응에 대해 사용된 용어이다.

Cooms는 「I형 알레르기 반응」을 「아나필락시스형」이라고 불렀다. 이것은 IgE 항체를 통해 생긴 알레르기반응이 1902년 Alfred Richet와 Paul Portier가 제창한 「아나필락시스」와 같은 병태를 나타내기 때문이었다. 현재는 Cooms가 「I형 아나필락시스반응」으로 분류한 IgE를 통한 반응을 「아나필락시스 쇼크」라 하고, 그 이외의 (IgE를 통하지 않은) 아나필락시스를 「아나필락시스양 쇼크」로 하는 것이 일반적인 것인데 IgE를 통한 아나필락시스 그 자체가 「아나필락시스형」인 것이다.

아나필락시스(아나필락시스 쇼크와 아나필락시스양 쇼크)는 모두 「mast 세포(비만세포) 또는 호염구에서 방출된 생물학적 활성 화학전달물질의 존재」에 의해 「피부, 호흡기, 소화기, 순환기 등 다장기에 걸친 반응」 「치사적인 전신성 반응」[5]이라고 여겨지고 있다. 치료방법도 아드레날린과 스테로이드가 필수이며 완전히 다른 것이 아니므로 양자를 구별하기가 매우 어려워 「아나필락시스」로서 취급하는 것이 좋을 것이다.[5] 쇼크는 부작용 중에서도 가장 심각한 부작용 중 하나이다. 그 기전은 모든 I형 알레르기 반응에 의해 일어난다.[1] 浜六郎이 아나필락시스 쇼크와 그 다음에 서술한 아나필락시스양 쇼크를 합하여 아나필락시스형 쇼크라고 부른 것[2, 3]은 같은 생각에서 나온 것이며 지금은 「아나필락시스」를 사용한다.

아나필락시스 쇼크와 아나필락시스양 쇼크에서 다른 점은 mast 세포(비만세포) 또는 호염구에 대한 공격이 IgE를 통한 것인지 그 이외의 직접 자극에 의한 것인지의 차이이다. 그림 1을 보기 바란다.

IgE를 통한 경우는 어떠한 약제의 성분이나 대사물이 항원제시세포에 포합되어(그림 1-①), 항원이 제시되면 조력T세포가 활성화된다(그림 1-②). 조력T세포는

그림 1 아나필락시스 쇼크의 구조

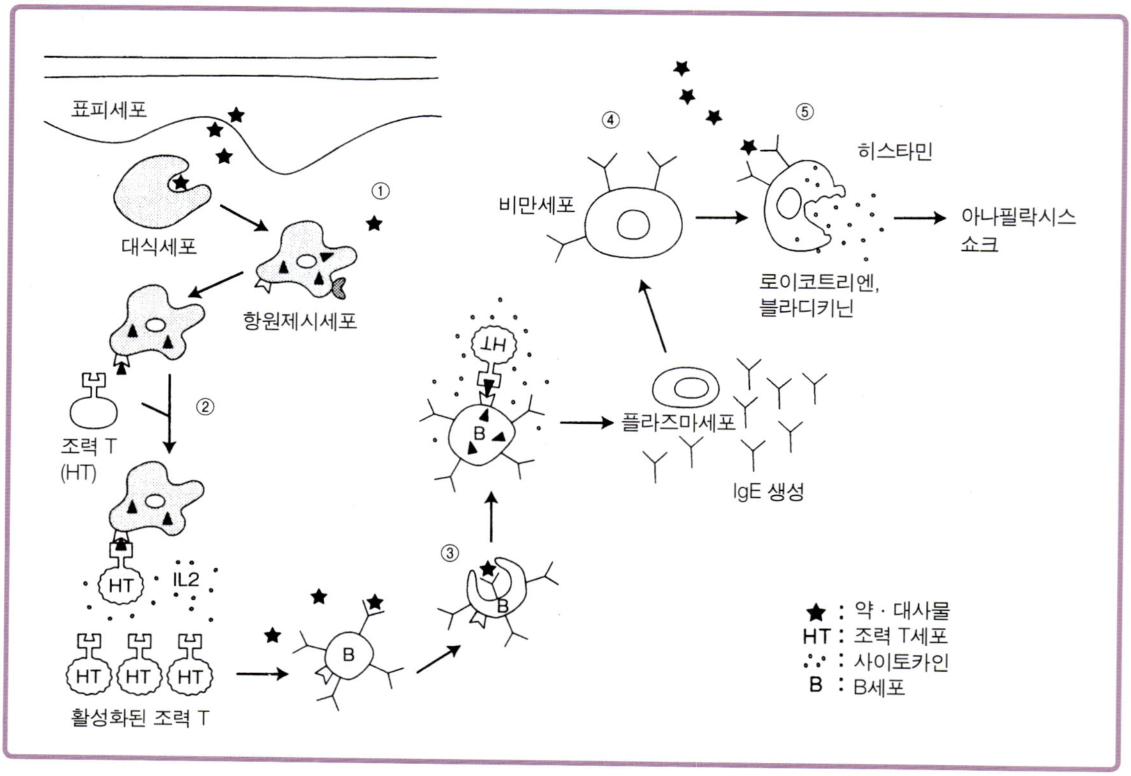

B세포를 활성화하여 IgE 생성을 진행시킨다(그림 I-③). B세포에 생성된 IgE는 비만세포에 접착하여 혈류 안을 흘러간다(그림 1-④). 이것을 「감작된다」고 말한다. 여기에 같은 항원인 약제나 그 대사물이 들어오면 항원은 IgE에 포획된다. 그리고 IgE 끼리 항원으로 연결된 상태가 되며 이 자극에 의해 비만세포 내의 칼슘이 증대하고 비만세포의 세포막이 파괴되어 그 안으로부터 히스타민이나 류코트리엔, 브라디키닌 등이 방출된다(그림 1-⑤). 이 히스타민 등이 신경을 자극하여 혈관을 확장시키고 혈관의 투과성을 높인다. 피부에서 이 반응이 일어나면 가려움증이 생겨 피하의 혈관은 두꺼워지고 그 속을 흐르는 혈액이 많아지므로 피부는 빨갛게 된다. 투과성이 높은 혈관의 틈새로부터 혈장 성분이 혈관 밖으로 나오므로 부종이 일어나며 피부 표면은 부풀어 두드러기가 된다. 모기에 물렸을 때를 떠올려보자. 그러나 몸 속에서 이 반응이 일어나면 큰일이다. 인두부가 좁아져 있는 성문부분의 점막이 부종 상태(**인두부종**)가 되면 **기도가 막혀 호흡이 되지 않는다**. **아나필락시스가 생명에 관여하는 것은 이 현상**이다. 또한 히스타민은 기관지평활근을 수축시킨다. 기관지점막도 부어 있으므로 기도가 좁아져 호흡곤란이나 기도폐색에 의한 무산소 상태는 급속히 전신 기능부전이 되어, 혈압이 낮아지고 쇼크 상태에 빠진다. 기도폐색이 없어도 혈관 외의 부종이 몸 전체에 퍼지면 혈관 속의 수분이 부족하게 되어 혈압이 낮아지게 된다. 그와 같은 상태가 「쇼크」이다.

아나필락시스양 쇼크의 원인과 환자가 호소하는 증상

아나필락시스양 쇼크의 증상도 아나필락시스와 마찬가지이다. 단, IgE가 관여하지 않고 생기는 반응을 아나필락시스양 반응이라고 한다. IgE가 관여하고 있지 않으므로 약물의 초회 투여에서도 일어나는 경우가 있다. 예를 들면 감마글로불린 제제 등은 보체를 활성화하여 아나필락톡신(anaphylatoxin) 등의 비만세포를 자극하는 물질을 생성하여 아나필락시스양 반응을 일으킨다.[1] 코데인이나 모르핀, 합성 ACTH, 요오드조영제, 비스테로이드성 항염증제(NSAIDs), 글루콘산 클로르헥시딘, HCO-60 함유 약제 등은 비만세포를 직접 자극하여 히스타민을 유리시키는 작용을 갖는다.[1,4] 또한 ACE 저해제 등은 브라디키닌의 분해저해작용도 갖고 있으므로 혈관부종 등을 잘 일으킨다.[4] 비스테로이드성 항염증제가 류코트리엔의 생성을 항진하는 것도 아나필락시스양 반응을 일으키는 이유라고 여겨진다.[5] 아나필락시스

(아나필락시스형 쇼크)의 병태 및 증상은 표 1과 그림 2에 나타내었다.

이전에 의약품을 복용하여 아나필락시스형 반응(두드러기, 눈꺼풀이나 입술의 부종 등)이 나온 적이 있는 환자는 주의가 필요하다. 약의 이름을 반드시 확인하고 의사에게 반드시 허가를 받도록 지도해야 한다.

구체적인 약제에 대해서는 appendix 1에 정리해두었다.

표 1 아나필락시스의 중요한 병태 · 증상

- 사망에 직결되는 가장 위험한 병태 · 증상
  - 인두부종 → 기도폐색 → 질식 → 사망
  - 부정맥 → 심정지
- 중요한 병태 · 증상
  - 혈압저하
  - 경련(뇌부종, 허혈, 저산소 상태)
- 초기 증상으로 중요한 증상
  1) 소화기 증상: 복통, 구역, 구토, 변의, 설사
  2) 피부: 두드러기, 피부발진, Quincke 부종
  3) 각종 점막 증상
     - 눈: 결막충혈, 눈물
     - 코: 재채기, 콧물, 비폐
     - 입: 입술부종, 입술의 저림
     - 비뇨기: 요의
  4) 신경계: 입술의 저림, 손발 끝의 저림, 통증
  5) 호흡기: 기침, 천명, 갑작스러운 호흡곤란, 청색증, 경련, 실신 등
  6) 심장: 부정맥, 심부전

그림 2 아나필락시스(아나필락시스형 쇼크)의 증상

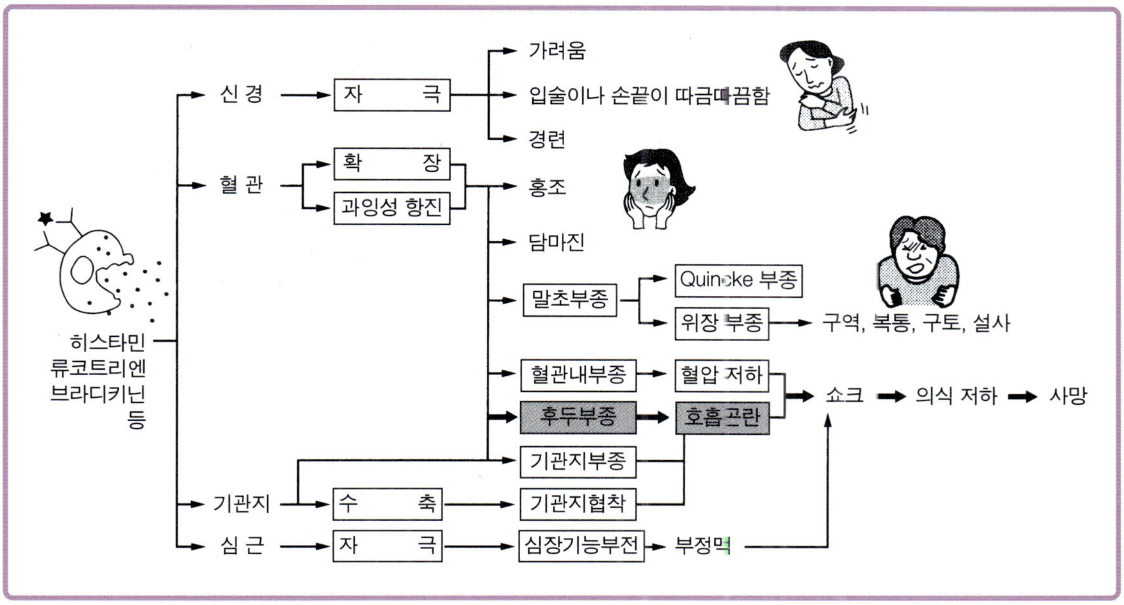

아나필락시스의 증례

증례 1 세파클로르(Cefaclor)에 의한 아나필락시스 쇼크①[6]

27세 여성, 감기 증상이 있어 세파클로르(케프탈/kefral 250mg) 1캡슐 등을 복용하고 잠이 들었다가 약 30분 후에 가려움 때문에 잠에서 깨어보니 약간의 두드러기 증상이 있었다. 45분 후에는 전신에 두드러기가 나타나 약 1시간 후에 내원했다. 병원까지는 걸어서 왔는데 내과 외래까지 와서는 눈앞이 깜깜해지면서 쓰러졌다. 즉시 침대에 눕게 하자 혈압은 70mmHg(촉진)이었다. 호박산 히드로코르티손나트륨(솔루코테프/Solu-Cortef) 500mg, 말레인산 클로르페니라민(포라라민/Polaramine) 1A 피하주사, 수액, 에피네프린(보스민/Bosmin) 0.3mL 피하주사를 하자 약 5분 후에 혈압이 30mmHg까지 떨어져서 수액과 함께 도파민(이노반/ Inovan)을 약 20γ/kg/분으로 정맥주사하였다. 그 15분 후에는 혈압 94mmHg으로 회복되었다. 입원 후 도파민을 서서히 감량하였으며 혈압 안정되어 다음날 퇴원하였다.

이 증례에서 주목해야 할 점은 이 쇼크를 경험하기 이전에 세파클로르 복용 후 2

회에 걸쳐 알레르기 반응을 경험했던 것이다. 1회째는 내복 후 복통과 설사가 일어났다. 2회째는 복통, 설사에 이어 두드러기가 났다. 3회째에서는 중증 아나필락시스 쇼크에 빠진 것이었다. 피내반응검사의 결과, 0.6μg(300μg/mL×10^{-1}×0.02mL) 이상의 세파클로르에 양성 반응을 나타냈다. 또한 2회째의 세파클로르 복용 이전에 암피실린(Ampicillin), 세파렉신(케플렉스/Keflex), 아목시실린(사와시린/Sawacillin)의 복용력이 있지만 이상을 나타내지 않았다. 그렇지만 세파클로르에 의한 아나필락시스 쇼크를 경험 후에 아목시실린을 복용하였더니 발진을 일으켰다. 이와 같이 세파클로르에 의한 아나필락시스 쇼크를 경험한 사람은 그때까지 아무것도 아니었던 항생물질이나 기타 약제에서도 알레르기 반응을 일으키는 경우가 다른 약제에서도 나타나고 있으므로 주의가 필요하다.

증례 2 세파클로르에 의한 아나필락시스 쇼크②

47세 남성. 12시 50분경 세파클로르(케프랄/Kefral) 1정 등을 복용하였더니 13시 30분부터 안면창백, 호흡곤란 등이 생기고 의식이 몽롱해져 구급차에 실려 13시 40분경 내원했다. 진찰 시에 사지는 매우 차갑고 청색증이 뚜렷하게 나타났다. 청진상 라셀음(rhonchus)이 들리지 않고 심장음도 이상을 나타내지 않았다. 아나필락시스 쇼크의 특징인 성문부종이나 기관지협착의 소리는 들리지 않았지만 혈압이 50mmHg이어서 아나필락시스 쇼크로 판단되어 곧바로 정맥로를 확보하고 산소흡입(5L/분), 아드레날린 0.3mL 피하주사, 히드로코르티손 500mg 정맥주사, 도파민 약 5μg/kg/분으로 투여하기 시작했다(심근경색을 떠올리게 하는 소견은 나타나지 않음). 여러 가지 치료에 반응이 없다가 20%포도당 20mL + 아드레날린 0.5mL을 정맥주사, 메이론 50mL, 도파민을 약 8μg/kg/분, 아미노피린 250mg 정맥주사, 산소를 10L/분으로 증가시킨 후 혈압이 회복되고 청색증도 서서히 개선되었다. 입원 후에 산소흡입량이나 도파민 투여량을 점차 감량시키다가 다음날 16시 30분에 겨우 중지할 수 있게 되었다.

다음날 내원검사에서 백혈구 수가 2700/mm^3, 과립구 2%, 과립구 수 54/mm^3, 단핵구 34%, 혈소판 수 2.6만/mm^3, 프로트롬빈 시간(활성) 137%, APTT 26.1초, 출혈시간 3분, FM 테스트 (−), FDP (+), 간기능검사 이상 없음, 요소질소 38.0mg/dL, 크레아티닌 2.4mg/dL가 확인되었다. 아나필락시스 쇼크에 무과립구증, 혈소판감소증, 신장장애가 동시에 일어나고 있었던 것이다. 그러나 보통의 아나필락시스 쇼크와 다른 점은 청색증이나 호흡곤란은 있어도 기관지폐색의 징후는 없고 피내반응은 음성이며 림프구 자극시험이 양성인 점이다(당초는 의양성이었으나 최종적으로는 양성).

즉, 이 아나필락시스 쇼크는 I형이 아니라 II형 또는 III형이라고 생각된다.[5)]

아나필락시스와 감별해야 하는 병태

1. 과량중독형 쇼크

α아드레날린 차단작용이 있는 약제(**항부정맥제**, **항정신병제**, **제토제**, **국소마취제**, **항히스타민제**, **항파킨슨제**, **항울제**, **콜레스테롤 저하제**, **시사프라이드**, **프라조신**, **린코마이신계 항생물질** 등)를 과잉(절대적, 상대적)으로 사용하여 생기는 쇼크가 과량중독형 쇼크이다.[7, 8)] 이 형의 쇼크 치료에는 α아드레날린 작용이 주체인 노르아드레날린(noradrenalin)이 제1선택이 된다.[7-9)]

아드레날린은 역설적 혈압저하의 가능성이 있으므로 사용해서는 안 된다.

이 과량중독형 쇼크를 발생시키는 약제의 경우 그 쇼크에는 단순히 혈압이 저하시키는 것뿐 아니라 심실빈맥으로부터 심실세동을 일으키는 심원성 쇼크를 발생시키는 경우[10, 11)]가 있다. 경련으로부터 쇼크를 발생시키는 경우도 있다.

α아드레날린 차단작용이 있는 약제와는 다르지만, **디지탈리스제도** 과량으로 사용하면 모든 타입의 부정맥으로부터 심원성 쇼크가 생길 가능성이 있다. 이 경우의 부정맥 치료에는 페니토인(아레비아틴/Aleviatin)이 제1선택이다.

이 밖에 원래 서맥을 초래하는 β차단제나 칼슘길항제 등에서 서맥으로부터 심정지, 혈압저하, 쇼크를 일으키는 경우가 있다. 이 경우에는 β작동제 또는 pacemaker가 치료의 선택이 된다. 그리고 **β항진 흡입제**(특히 페노테롤)에 의한 돌연사의 예를 자세히 분석해보면 갑작스러운 심정지에서 쇼크를 일으키는 예가 있다.[12)] 이것은 일반적인 상태에서는 심정지를 일으키지 않는 저용량의 이소프레날린이지만 저산소하에서는 심정지를 일으키는 동물실험의 결과로 보아도 충분히 설명할 수 있는 현상이다.

2. 아스피린 천식(아스피린 NSAIDs 천식) 중증 예

아스피린 천식에서는 천식 발작이 아스피린으로 유발되는 것뿐 아니라 다른 모든 산성계의 비스테로이드성 항염증제(NSAIDs)에서 유발된다. 따라서 「아스피린 천식」이라는 호칭은 부적절하며 아스피린 해열진통제 천식, 또는 아스피린 NSAIDs

천식이라고 불러야 한다.[13, 14]

아나필락시스형 쇼크에서는 피부점막의 아나필락시스 증상을 수반하는 데 비해 아스피린 NSAIDs 천식에서는 호흡기 증상뿐이며 피부점막의 아나필락시스 증상을 수반하지 않는 것이 특징이다.

아스피린 NSAIDs 천식에 대해서는 아드레날린이 제1선택이며 파라벤(paraben)을 함유하는 스테로이드제나 호박산 에스테르의 스테로이드제는 교차 과민반응이 있으므로 금기이다. 아스피린 NSAIDs 천식의 환자를 다루는 의사에 대해 약사는 이것을 함유하지 않는 제제를 권장할 수 있도록 준비해 둘 필요가 있다.[12)]

3. 해열진통제의 과민반응에 의한 쇼크

아스피린 NSAIDs 천식과는 달리 호흡기 증상은 전혀 없고 NSAIDs 사용 후 2~3시간에서 수 시간 후에 혈압이 현저하게 저하하여 요량이 감소하는 경우가 종종 있다. 이것은 NSAIDs의 프로스타글란딘 합성저해작용과 관련된 것이라고 생각된다. 프로스타글란딘에 의해 혈압이 상승하는 사람과 저하하는 사람이 있다. 프로스타글란딘의 합성저해제인 NSAIDs를 사용하면 프로스타글란딘이 승압적으로 작용하는 사람에서 혈압이 뚜렷하게 하강하는 것은 쉽게 상상할 수 있다. 반대로 프로스타글란딘 제제(프로스타호르몬 F)를 사용 후 혈압이 상승하고 중지 후 급속하게 혈압저하를 일으킨 후 심부전에 빠지는 사람이 있다.[15)] 프로스타글란딘 제제 종료 후에는 프로스타글란딘의 혈중농도가 급속히 감소하므로 발열이 있어 프로스타글란딘 생성이 높아져 있는 사람에게 NSAIDs을 투여한 것 같은 상태가 되는 것이 아닐까 생각된다.

4. 감염의 중독화, 패혈증 쇼크(septic shock)의 유발

감염증에 NSAIDs이나 스테로이드를 사용하면 감염이 불현재화하고 일단 완화된 것 같이 보인 후에 악화하여 패혈증 쇼크, 뇌병증을 포함하여 다장기기능부전을 발생시켜 사망하는 경우가 있다. 여기에는 NSAIDs가 말초에서의 염증반응을 억제하여 바이러스나 세균의 증식을 촉진하는 것과 함께 TNF-α의 유도를 증강하는 것[14)] 등을 원인으로 생각할 수 있다. 이전에 피린 쇼크(pyrine shock)라고 하는 것 중에서는 아나필락시스나 프로스타글란딘 합성저해에 수반하는 쇼크, 아스피린 NSAIDs 천식의 쇼크 외에도 이러한 패혈증 쇼크, 그에 수반되는 DIC에 의한 다장기기능부전 발생으로 생각되는 예도 있었다.

5. 기타

상기 외에 NSAIDs나 스테로이드제에 의한 소화관 출혈로부터 출혈성 쇼크, 중추억제제에 의한 호흡억제에 이어지는 심폐정지, 스테로이드 장기 사용 후의 부작용에 의한 신부전으로부터의 쇼크, 주사 시의 혈관미주신경반사에 의한 쇼크 등도 약제 사용에 수반하여 발생할 수 있는 쇼크이다.

호흡억제에 이어지는 심폐정지는 바르비탈제나 벤조디아제핀(주사) 외에 최근에는 타미플루 초회 사용 후 단시간에 생길 수 있는 것으로 알려져 있다. 스테로이드 사용 후의 부작용인 신부전으로부터의 쇼크는 전신 사용(경구제)뿐만 아니라 플루티카존 같은 흡입제에서도 생길 수 있으므로 주의가 필요하다

이것을 포함하여 표 2에 아나필락시스와 감별해야 하는 병태를 열거하였다.

표 2 **아나필락시스와 감별해야 하는 질환**

쇼크 일반(약물유발성 쇼크)

1. 과량중독형 쇼크: 약제의 종류로부터 알 수 있다
   혈압 저하: α차단제(항부정맥제,신경차단제, 제토제 등)
   부정맥: 디지탈리스(치사적 부정맥으로부터 심정지)
   서맥: β차단제, 칼슘길항제
   심정지: 무산소증 + β길항제(이소프레날린, 페노테롤)
2. 아스피린 · NSAIDs 천식: NSAIDs
3. 해열진통제의 과민반응: NSAIDs
4. 출혈성 쇼크: NSAIDs, 스테로이드가 관여
5. 라이증후군, 인플루엔자 뇌병증, 감염중독화, 패혈증 쇼크: 대부분 NSAIDs가 유인
6. 중추억제제에 의한 호흡억제 · 심폐정지: 바르비탈, 타미플루
7. 부신부전: 스테로이드 장기 사용 후, 흡입스테로이드

아나필락시스(아나필락시스형 쇼크)의 치료

아나필락시스형 쇼크에서 사망에 직결하는 반응은 주로 후두부종이다. 따라서 후두부종을 경감하기 위해서는 치료를 첫 번째로 고려해야 한다(표 3).

아나필락시스형 쇼크 치료의 제1선택은 아드레날린이다. 스테로이드는 2~3시간 후에 생기는 지발성 아나필락시스 반응의 예방을 위해 반드시 사용해야 한다. 스테로이드는 히스타민으로 생긴 부종에는 효과가 없으므로 스테로이드 단독으로는 구명할 수 없고 반드시 아드레날린을 사용해야 한다. ① 아드레날린 ② 스테로이드의 순으로 사용하며 이 두가지가 필수이다. ③ 항히스타민제는 아드레날린과 스테로이드 만큼 중요하지는 않으며 사용한다고 해도 어디까지나 보조적 역할에 지나지 않는다.

아드레날린을 사용하지 않고 혈압 저하에만 신경 써 노르아드레날린을 사용해도 아나필락시스에서 부종을 발생시킨 후두나 기관지는 확장되지 않으므로 아나필락시스는 좋아지지 않는다. 그러나 교과서에서도 이 점에 대해 명료한 기재가 없는 것을 볼 수 있다. 또한 첨부문서의 기재는 아나필락시스형 쇼크와 과량중독형 쇼크의 구별을 전혀 하지 못한다. 이 점은 충분히 주의할 필요가 있다.

아나필락시스에 있어서도 실제로 기도가 막힌 경우에는 소생술의 기본은 ABC의

표 3 아나필락시스 치료의 원칙 – 과량중독형과의 결정적인 차이

1. 아나필락시스에는
   - 아드레날린 + 스테로이드(히드로코르티손)
   - 우선 첫째로 기도를 열 것: 승압은 이의적(二義的)
   - 노르아드레날린에서는 기도는 열지 않음
   - 스테로이드제는 2~3시간 이후에 생기는 지발 반응 치료에 필수
2. 과량중독형에는
   - 노르아드레날린
   - 승압이 일의적(一義的): 기도는 확보되어 있음
   - 아드레날린에서는 반대로 혈압이 저하함(appendix에도 기재되어 있음)

상기의 진단과 선택 약제는 절대로 틀려서는 안 된다.

순이다(Airway, Breath, Circulation). 단, 증례 2와 같이 AB를 확보하기 위한 약제(D: Drug)를 우선 사용하는 것에 의해 삽관이 필요하지 않게 되는 예도 있으며 이 점은 다른 원인과는 다르다고 할 수 있다. 또한 드물게는 호흡기 증상을 거의 수반하지 않는, 혈압저하를 주요 증상으로 하는 것이나 부정맥, 심부전의 경우도 있어 그 병태에 대한 대처가 필요하다.

참고문헌

1) 多田富雄監訳：Ｉ型反応，免疫学イラストレイテッド，pp302-310，南江堂，2000．
2) 浜六郎：アナフィラリアキシー型ショックと過量・中毒型ショック；治療を厳密に区別すべき２種類の薬剤性ショック，TIP「正しい治療と薬の情報」，1：29，1986．
3) 浜六郎：副作用情報(2)「薬剤性ショック」，medicina，33，1996．
4) 山本一彦編：アレルギー病学，朝倉書店，2002．
5) 宮本昭正監，牧野荘平，他編：「臨床アレルギー学」改訂第２版，南江堂，1998．
6) 浜六郎：セファクロル（ケフラール）と重症アレルギー反応の多発と有用性への疑問，TIP「正しい治療と薬の情報」，3：57-63，1998．
7) McLean-Tooke AP，Bethune CA，Fay AC，et al：Adrenaline in the treatment of anaphylaxis: what is the evidence? BMJ，6；327（7427）：1332-1335，2003．
8) 多田富雄監訳：Ｉ型反応，免疫学イラストレイテッド，pp302-310，南江堂，2000．
9) 浜六郎：副作用情報(6)；薬剤性ショック(4)—過量中毒型ショック，medicina，33：1815-1818，1996．
10) 浜六郎：副作用情報(8)；薬剤性ショック(5)—心室頻拍，Torsades de Pointes．medicina，33：2225-2227，1996．
11) 浜六郎：アナフィラキシー型ショックと過量・中毒型ショック；治療上厳密に区別すべき２種類の薬剤性ショック，TIP「正しい治療と薬の情報」，1：29，1986．
12) 浜六郎：ベロテックエロゾルによる心肺停止を厚労省が認定；最も危険／益比な人への使用しか適応がないベロテックエロゾルは禁止を，TIP「正しい治療と薬の情報」，17：1-8，2002．
13) 医薬品・治療研究会：アスピリン喘息とNSAIDs；重篤反応予防のために，TIP「正しい治療と薬の情報」，6：95-99，1991．
14) 浜六郎，他監訳：訳補１　発熱と解熱 in 鎮痛・解熱治療ガイドライン　原著“Therapeutic Guideline Analgesic”，Therapeutic Guideline Ltd，Australia)，NPO法人医薬ビジランスセンター，2000．
15) 浜六郎：副作用情報(5)；薬剤性ショック(3)—プロスタグランディン製剤投与後のショック症例，medicina，33：1625-1627，1996．

CHAPTER 2

피부장애

심각한 피부장애와 기타 피부장애

환자의 호소를 들어보자!

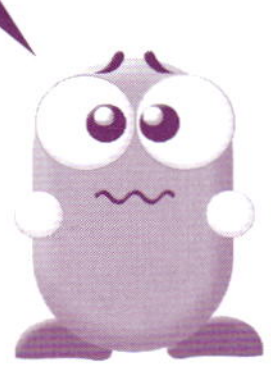

「붉은 발진」「열」「입 안의 짓무름」

D 어떻게 오셨습니까?

P 몸에 **붉은 발진**이 생기고 **열**이 내리지 않아요.

D 언제부터입니까?

P 어제부터입니다. 왠지 습진이 심해진 것 같고 **입 안에 짓무름**도 생겨 무서워요.

부작용

이 환자는 50대 여성이다. 6일 전에 감기 때문에 종합감기약과 항생제를 처방받았다.

「붉은 발진」「열」「입 안의 짓무름」. 이것은 의학용어로 하면 「홍반」「발열」「구내염, 구강내 미란」이다.

홍반이 전신에 퍼지고 발열, 구강내 등의 점막부분이 짓무른다…. 아무래도 심각한 피부장애가 일어나고 있는 것 같다.

피부의 구조

그림 1은 표피의 구조를 간단하게 나타낸 것이다. 표피는 가장 외측이 각질층, 그 다음에 과립세포층, 유극층, 기저층으로 이루어져 있다. 기저층의 세포 분열로 젊은 세포가 차례로 생성되어 표면을 누르고 올라와 유극층이 형성된다. 더욱 누르면 표면의 각질층 세포는 핵을 잃고 각질이 되어 때가 되어 떨어진다. 이 유극층 안에 랑게르한스세포가 존재하고 있지만 보통의 염색에서는 다른 것과의 구별되지 않는다. 또 이것은 표피세포의 2~5%를 차지하며 골수에 유래하는 세포로 항원 제시 능력을 가지고 있다. 빈식기능은 대식세포보다 약한 세포이다.

그림 1 피부의 구조

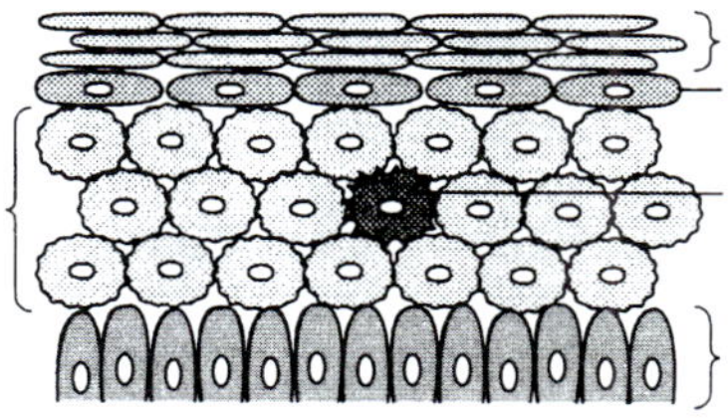

피부장애의 분류와 원인

표 1은 피부장애의 분류를 주요 기전별로 표시한 것이다. 스티븐스-존슨증후군(SJS)이나 독성 표피괴사증(toxic epidermal necrolysis, TEN)은 T세포 면역반응에 의한 분류인 세포독성형 알레르기 기전이 주역이 되어 급격하게 일어나는 피부장애이다. 같은 세포독성형 알레르기 기전에서도 만성적으로 일어나는데 대표로 태선과 고정약진을 들 수 있다. 건선은 세포독성형 알레르기 기전과 지연형 알레르기 기전 양쪽 모두의 관여로 생각되고 있다. 또한 홍반약진형이나 다형홍반형, 홍피증형, 광선과민증형으로 분류되는 피부장애는 지연형 알레르기가 관여하고 있다고 생각

표 1 주요 피부장애의 분류[1)]

기 전	약진형	특 징
세	스티븐스-존슨형	다형홍반의 중증형으로, 피부뿐만 아니라, 구강내, 입술, 눈, 콧구멍, 항문, 요도구 등의 점막도 장애된다.
세	독성 표피괴사융해형	스티븐존슨형보다 더 광범위하게 표피의 괴사성 변화, 수포와 그 박리를 일으킨다.
세	DIHS (약물유발성 과민증후군)	카르바마제핀이나 알로푸리놀 등, 특정 약제로 일어나는 것이 알려져 있는 중증형 약진. 점막장애는 없다.
세	편평태선형	자홍색의 팥알 크기 정도의 편평한 구진으로부터 시작해서 배부에서는 융합한다.
세	고정약진형	항상 정해진 부위에 출현한다.
지・세	건선형	경계 명료한 구진 내지는 홍반으로, 두꺼운 인설을 수반하는 피진. 원래 건선의 소인이 있는 사람에게 발병하거나 그것이 약제로 악화되는 경우가 많다.
지・세	홍반구진형	홍역이나 풍진과 같이 붉고 작게 부풀어 오른 발진이 신체에 퍼진다.
지・세	다형홍반형	원형이나 줄지어서 빨갛게 된 발진
지・세	홍피증형	피부가 광범위하게 발적한다.
지・세	광선과민증형	일광에 노출된 부분에 생긴다.
지	습진형	가려움과 발적을 수반하는 과립 크기로 봉긋 부풀어오른 이른바 습진
지	자반형	진피내 또는 피하에 출혈을 수반하는 홍자~자색의 반상~구진상 피진
지	담마진형	모기에 물린 것 같은 부종성의 피진(팽진). 붉은 빛이 있는 경우와 없는 경우가 있다.
자	천포창형	표피 내에 액이 괴어 거품이 생긴다.
자	루푸스형	SLE양(코의 양측의 협부에 접형으로 생김)의 피진을 나타내는 약진
–	색소침착 미란형	색소침착이 일어난다.
–	좌창형	통상의 좌창과는 달리 면포는 형성하지 않는다.
–	지루성 피부염형	두발부, 전두부 등 피지분비가 왕성한 부위에 생기기 쉽다. 지방 같은 황색을 띤 어린설을 수반하는 홍색구진이 융합한다.
–	기타	과민증, 탈모증, 손톱 박리 등

세: 세포독성형 알레르기, 지: 지연형 과민반응, 자: 자기면역반응(GVHR)

되지만 중등으로부터 중증의 경과를 거치려면 세포독성형 알레르기 기전도 관여하고 있다고 생각된다.[1] 또한 천포창(pemphigus)이나 루푸스형은 자가면역 기전이 관여하고 있다고 생각된다.

그림 2[1, 2]는 세포독성형 알레르기 기전과 지연형 알레르기 기전을 단순화해 모식화한 것이다. 실제로는 좀 더 복잡하게 서로 영향을 주고 있지만 약진의 다양한 형태와 그 기전을 개관해 보려고 한다.

투여된 약제나 그 대사물이 우선 표피에 있는 랑게르한스세포에 직접 결합하거나 피부의 면역기구를 어지럽혀 랑게르한스세포가 항원제시세포가 된다(그림 2-①). 그러면 조력T세포(helper T cell)가 이 항원을 뒤다라 인터루킨 2(IL2) 등의 사이토카인을 방출하여 세포독성T세포(killer T cell)를 유도한다(그림 2-②). 유도된 세포독성T세포도 랑게르한스세포를 뒤따라서 스스로 IL2 등의 사이토카인을 방출해 세포독성T세포를 증식시킨다. 증식한 세포독성T세포는 항원을 제시하고 있는 랑게르한스세포를 자신의 세포임에도 불구하고 공격해 버린다(그림 2-③). 세포독성T세포는 직접 랑게르한스세포를 상해하거나 분비과립을 방출해 과립 안의 림포카인(lymphokine)이 피부의 세포를 아포프토시스(apoptosis), 즉 세포자멸사시켜 버린다. TEN나 SJS에서는 이 림포카인이 대량으로 방출되어 광범위한 피부세포를 괴사시킨다고 생각된다.[3] 이 반응이 만성적으로 진행했을 경우는 태선이나 고정약진으로 발현한다(그림 2-④). 마찬가지로 세포독성T세포가 주역이 되어 만성적으로 진행하지만 표피의 괴사는 수반하지 않고 간이나 신장의 장애를 수반해 중증화하는 약물유발성 과민증후군(drug Induced hypersensitivity syndrome, DIHS)이라는 개념이 정착해 왔다(그림 2-⑤).[4] DIHS에서는 유아기에 감염하는 돌발성 발진의 원인인 Human herpesvirus 6(HHV-6)이 재활성화하는 것이 알려져 있어 GVHD와 같은 간이나 신장의 장기장애를 수반한다. 때로는 생명을 위협하는 일도 있어 TEN나 SJS로 진전되는 경우도 있다. SJS와 단순 헤르페스바이러스(HSV)와의 관련에 대해서도 이전부터 지적되고 있다.[5]

鹽原 등은 본래 바이러스에 반응하는 T세포가 약제에 대한 반응성을 획득해 교차반응이 일어나는 것이라고 설명하고 있다.[6, 7]

한편, 지연형 알레르기 기전은 항원제시세포가 대식세포나 내피세포가 된다(그림 2-⑥). 대식세포로 들어간 약제나 대사물이 항원으로 제시되고(그림 2-①) 세포독성형 알레르기 기전과 같이 조력T세포가 활성화된다. 세포독성형 알레르기 기전에서는 이 조력T세포에 의해 활성화되는 세포독성T세포가 주역이었지만 지연형 알레르기 기전은 조력T세포 그 자체가 주역이다. 활성화된 조력T세포가 대식세포나 내

그림 2 피부장애의 기전[1, 2]

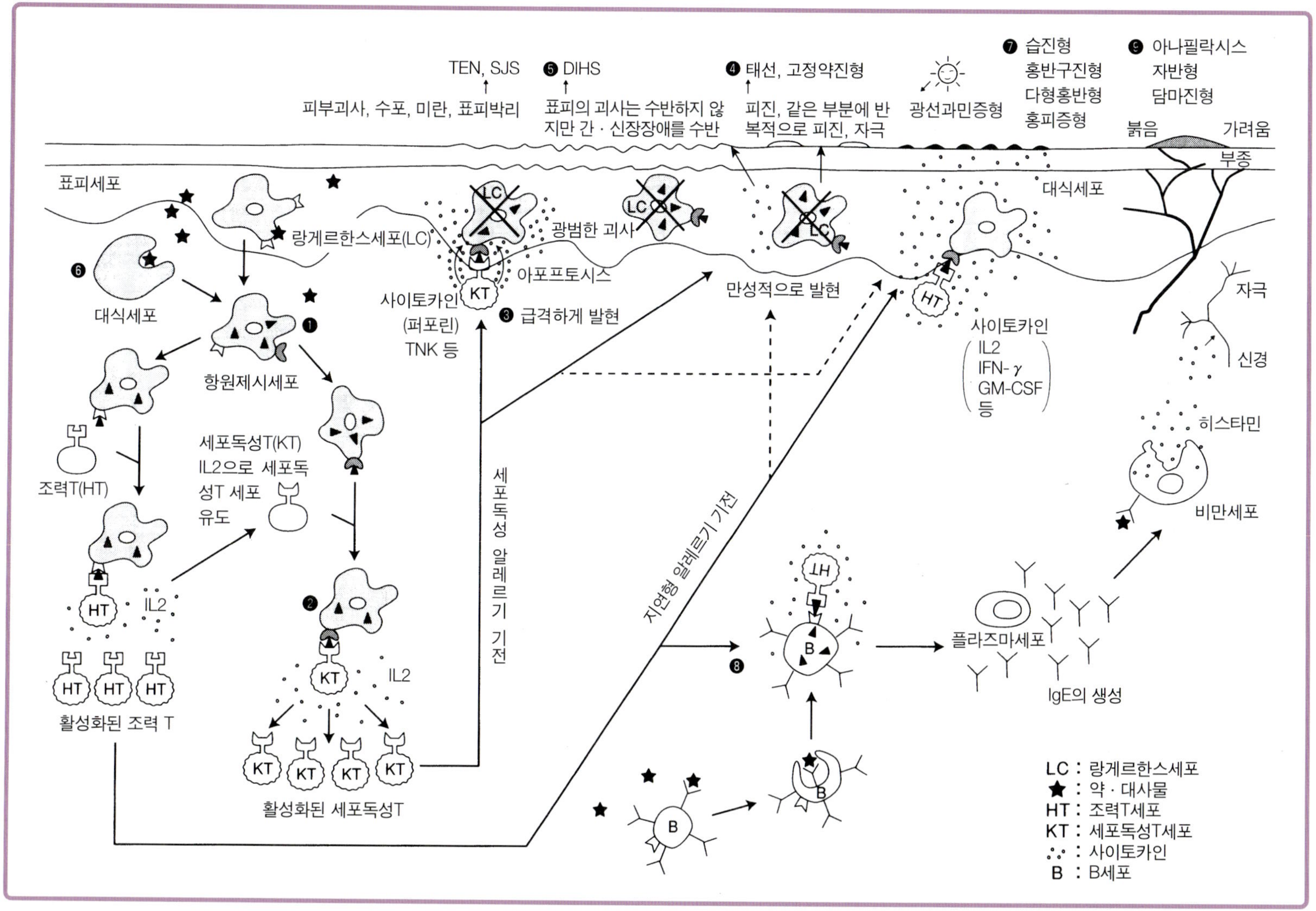

피세포를 뒤따라서 인터루킨이나 인터페론 등 염증을 일으키는 사이토카인을 분비해 피부에서 염증을 일으킨다. 약진의 형태로는 홍반구진형이나 다형홍반형, 홍피증형, 습진형 등의 피부장애가 있다(그림 2-⑦). 빛의 자극이 관여해 발현하는 광선과민증형도 같다. 조력T세포의 또하나의 기능은 B세포를 뒤따라 활성화해 IgE를 생성하게 한다(그림 2-⑧). B세포에 의해 생성된 IgE는 비만세포를 뒤따른다. 이것에 항원인 약제나 그 대사물이 결합하면 항원 항체 반응이 일어나 비만세포가 손상되어 히스타민이나 류코트리엔 등이 방출된다. 이 히스타민 등이 신경을 자극하고 혈관을 확장시켜 혈관의 투과성을 높인다. 그러면 피부는 가려워지고 피하의 혈관은 굵어져 그 안을 흐르는 혈액이 많아진다. 피부는 붉어지고 투과성이 높아진 혈관의 틈으로부터 혈장 성분이 혈관 외로 나와 부종이 일어나고 피부 표면은 부풀어 오른다. 이것이 두드러기(담마진)이다(그림 2-⑨).

심각한 피부장애에서 환자가 호소하는 증상

SJS는 피부점막안증후군이나 MCOS(muco-cutaneous ocular syndrome)형 약진 등이라고도 불리고 있지만 다형 홍반이 중증화해 일부 수포가 피부뿐만이 아니라 눈, 구강점막, 음부 등의 점막에도 발생한다. TEN는 Lyell이 급성 경과로 거의 전신 표피 박리와 수포 형성을 특징으로 하는 심각한 부작용을 보고한 것으로부터 라이엘 증후군(Lyell syndrome)이라고도 일컬어지고 있다. TEN와 SJS의 큰 차이는 피진의 형성과 범위이다. SJS는 새끼손가락~엄지손가락 크기의 조금 부푼 홍반으로 과녁과 같이 중앙의 색이 진하지 않은 target형 홍반이 나타난다. 피진의 이환부위의 비율이 체표 면적의 10% 미만인 것을 SJS, 30% 이상인 것을 TEN으로 하고 그 사이를 오버랩형이라고 하고 있다.[8] 또한 미란이나 수포가 차지하는 범위의 비율로 말하면 10% 미만을 SJS, 10% 이상을 TEN이라고 한다.[4] 처음에는 발진의 범위가 적어 SJS라고 진단되어도 순식간에 광범위하게 되어 TEN로 진전하는 예도 있다.

환자가 처음 호소하는 증상으로 TEN에서는 그열과 전신의 피부 또는 인두점막 등에 갑작스런 통증이나 작열감을 수반한 홍반이 출현해〔미만성 홍반: '미만(diffuse)' 이란 퍼졌다는 의미〕 급속히 퍼진다. 증상 발현 수 시간~24시간 이내에 수포가 다발해 피부박리가 일어나 구강점막, 기도점막, 안검점막 등에도 장애가 생기고 입술이나 혀, 안검이나 결막, 각막 등도 짓물러 피가 붙은 부스럼딱지로 덮여 눈을 뜨는 것도 힘들어지는 경우가 있다. 음부나 항문 주위도 짓무르고 기도나 소화관점막 등에도 장애가 미친다. 심각한 경과를 거치면 사망률은 통상 20~30%가 되며 70%에 이른다는 보고도 있다.[9)]

한편 SJS는 새끼손가락~엄지손가락 크기의 홍반이 서서히 침윤해 수포가 생긴다. 특히, 입 안이나 입술이 빨갛게 짓무르고 피가 붙어 딱지가 생긴다. 인두통이나 인두 위화감 등의 인두 이상이 먼저 나타나는 일도 많다.[10)]

발현 시기는 약 복용을 시작하고 2개월 이내에 일어나는 경우가 많다고 하는 보고[11)]나 내복 당일부터 5일 이내 또는 8~14일이라고 하는 보고[12)]도 있다. 그러나 장기간 복용중인 약제에서도 상기도감염 등의 급성 염증을 계기로 그 1~2주일 후에 일어나는 경우도 있기 때문에 주의가 필요하다. 급성 세균감염의 경우, 원인균의 균체 성분에 adjuvant 효과, 즉 면역을 활성화시키는 작용이 있으며, 그것이 약제 알레르기의 발생을 촉진하는 경우도 있는 것 같다.[13)]

TEN에서는 표피가 시트처럼 박리되어, 후에 미란을 일으켜 통증을 수반하는 선홍색 진피가 노출된다. 화상 입은 피부와 유사하다. 피부의 장벽으로서의 기능이 손상되어 체액의 상실, 괴사조직과 그 안의 삼출액의 존재, 호중구나 림프구, 면역 글로불린 등 감염 방어기능이 전반적으로 파괴된다. 그리고 세균이 증식하기 쉬워져 감염이 쉽게 생긴다. 황색포도상구균이나 그람음성균도 정착하고, 대부분의 경우 스테로이드제가 사용되고 있어서 감염이 심각해져 종종 패혈증이 된다.

피부의 장벽기능이 저하되는 체액의 상실이 중증의 광범위한 화상과 같아 하루 3~4L에 이르는 일도 있다고 여겨진다.[14)] 대부분의 경우는 소화관도 파괴되기 때문에 설사, 하혈도 생겨 체액의 상실은 더욱 많아진다. TEN나 SJS로 피부가 파괴되는 것과 같은 기전으로 내장도 파괴가 진행되어 다장기가 상해된 곳에 패혈증이 심각해지면 이 때문에 다장기기능부전(DIC도 포함)이 생긴다. 사망률이 높은 것은 이러한 일이 관계하고 있기 때문일 것이다.

DIHS의 증상에서 발열 · 피진으로 시작되는 것은 TEN, SJS와 같다. 피진은 반상구진, 다형홍반으로 홍피증으로 이행하는 경우도 있다. 간이나 신장, 혈액장애 등이 병발한다.

기타 피부장애의 특징과 환자가 호소하는 증상

고정약진(fixed drugeruption)은 그 이름대로 같은 장소에 반복하는 것으로, 동전~달걀 크기의 타원형이며 경계가 뚜렷한 통증이나 작열감을 수반하는 홍반이 생긴다.[15, 16] 수일 안에 치료되지만 나중에 색소침착이 남는 것이 특징이다. 재발할 때는 같은 부위에 증상이 나타나지만 반복하는 동안에 다른 부위에 생기거나 수포가 생기는 경우도 있다. 잘 생기는 곳은 입속이나 입술, 입 주위, 외음부 등 점막에 가까운 피부가 많으며 그 다음에 손가락이나 사지 외측 등 물리적인 자극이 많은 곳이다.[15]

태선(lichen)은 편평하게 부풀어 오른 구진(papule)으로, 손등~팔뚝에 잘 나타난다.[17] 배부에서는 다수의 구진이 융합하는 일도 있고 입속에도 점막진이 생기는 것이 특징이다. 고령자에게 잘 일어나는 것도 알려져 있다. 또한 복용하자마자 일어나는 것은 드물고, 강압제 등 장기간에 걸쳐 복용해야 하는 약제나 티오프로닌 등에서 발생 보고가 많다.

건선형은 고령자에게 많은 약진(drug eruption)으로 건선(psoriasis)은 특히 약자체의 약리작용도 그 증상 발현에 관여하고 있다. 예를 들어, 비스테로이드성 항염증제의 프로스타글란딘 합성 저해작용은 시클로옥시게나아제(cyclo-oxygenase)를 저해함으로써 나타난다. 표피세포에서도 아라키돈산(arachidonic acid)의 대사가 일어나고 있어서 이것이 저해되는 경우 세포 각화에 이상을 초래한다고 여겨진다.[18] 그 밖에 건선을 일으키기 쉬운 약제, 또는 건선을 악화시키기 쉬운 약제로서 칼슘길항제 · β차단제 · ACE 저해제 등의 혈압강하제, 리튬 등을 들 수 있다.[19] 각질이 변화해 벗겨지는데 이것을 인설이라고 한다.

광선과민증은 약제에 의해 일광의 자극으로 피부장애를 일으킨 상태이다. 햇볕에 심하게 그을린 것 같은 상태 외에 부종성 홍반이나 색소침착, 습진형 등 다양한 개관을 나타낸다. 특히 얼굴이나 목덜미, 손등 등 빛에 닿는 부분에 일어난다.[20, 21] 남성이 밖에 있는 일이 많아서인지 남성에서의 보고가 눈에 띈다. 또한 비교적 고령자에게 그 보고가 많은 것도 특징이다.

홍반구진형은 약진에서는 가장 많이 나타나며 마진이나 풍진 등의 바이러스 감염증의 발진과 유사한 아주 작은 크기부터 쌀알 크기의 발진이 전신에 나타난다.[22] 다형홍반은 홍반구진보다 조금 큰 새끼손가락~엄지손가락 크기의 융기한 홍반으로, 전신으로 퍼져 중증화하면 SJS가 된다.[23] 홍피증이란 홍반구진이 중증화하여 융합해 피부 전체가 붉게 홍조를 띈 것 같은 경우를 달한다.[24]

습진형은 접촉피부염을 일으킨 적이 있는 사람에게 잘 일어난다고 알려져 있다.[25, 26] 그러나 습진이라는 증상은 피부과에서 잘 나타나는 증상이기 때문에 약제와의 관련을 의심하지 않고 끝내버리는 예가 많다고 알려져 있다.[26]

담마진형은 가려움을 수반한 부종성의 홍반, 즉 모기에 물린 뒤에 나타나는 팽진과 같다. 급격하게 발병해 일과성으로 경과한다. 그러나 아나필락시스 쇼크의 초기 증상으로써 일어나는 경우도 있다. 두드러기가 나타나면 아나필락시스 쇼크로 이행하지 않는지 주의가 필요하다.

또한 첫 회는 복통과 설사, 2회째는 복통과 설사 후에 두드러기가 나고 3회째 복용했을 때에는 아나필락시스 쇼크가 일어났다고 하는 전형적인 예도 있다.[27] 아나필락시스 쇼크 등 알레르기를 일으키기 쉬운 약제는 이러한 순서로 아나필락시스 반응이 점차 강하게 나타난다. 예를 들어 메페남산(폰탈/Pontal 등)에서도 마찬가지로 설사, 두드러기, 쇼크의 순서로 나타나는 일이 있다.

첫 회의 복통이나 설사는 약제의 농도가 높은 소화관에서만 반응이 생기고 2회째는 복통이나 설사에 가세해 전신에 흡수되어 가장 일어나기 쉬운 피부의 반응인 두드러기가 생긴다. 그리고 3회째에는 전신 반응으로 아나필락시스 쇼크가 생긴다.

습진형이나 홍반구진형 약진의 경우에는 이전에 약진을 일으킨 약제를 재차 사용하더라도 이전과 동일한 정도의 발진이 일어나는 경우가 많다. 한편, 두드러기의 원인이 된 약제를 재차 사용했을 경우에는 아나필락시스 쇼크를 일으키는 경우가 자주 있다. 그런데 이것이 모든 의사에게 충분히 인식되어 있는 것은 아니다. 하물며 일반 환자에게는 두드러기와 그 밖의 발진과의 구별이 명확하지 않은 경우가 자주 있다. 따라서 문진 시에는 환자가 「습진」을 「두드러기」라고 이야기할 때 그것을 그대로 기재하면 의사에게 잘못된 정보를 제공하게 된다. 환자는 사실은 두드러기인데 「습진」이라고 하거나 단순한 「습진형」 「홍반구진형」의 발진이라도 「두드러기」라고 하기도 한다.

진짜 두드러기인 경우, 예를 들어 페니실린제로 두드러기가 생긴 사람은 세펨제에서도 두드러기나 아나필락시스 쇼크를 일으킬 가능성이 있기 때문에 세펨제는 금기라고 생각해야 한다. 그러나 페니실린에 「습진형」 「홍반구진형」의 발진이 생긴 사람에게 세펨제는 반드시 금기로 할 필요는 없다. 후자를 오해하면 필수약제를 처방할 수 없게 될 수 있으므로 바람직하지 않은 경우도 있다. 그러나 전자를 오해하는 편이 더욱 위험하다. 문진에서 환자가 어떠한 약제에 대하여 「두드러기가 났던 적이 있다」라고 했을 경우 그 발진이 「모기에 물렸을 때와 같이 부풀어 올랐습니까? 홍역과 같이 작고 도돌토돌하지는 않았습니까?」라고 하는 식으로 자세하게 확인할 필요가 있다. 또 「습진이 발생했던 적이 있다」라고 했을 경우에서도 「홍역과 같이 작고 도돌토돌합니까? 모기에 물렸을 때와 같이 부풀어 오르지 않습니까?」 등의 질문으로 확인할 필요가 있다.

그림 3은 각 약진형의 특징을 표시한 것이다.

그림 3 여러 가지 약진이 잘 일어나는 장소

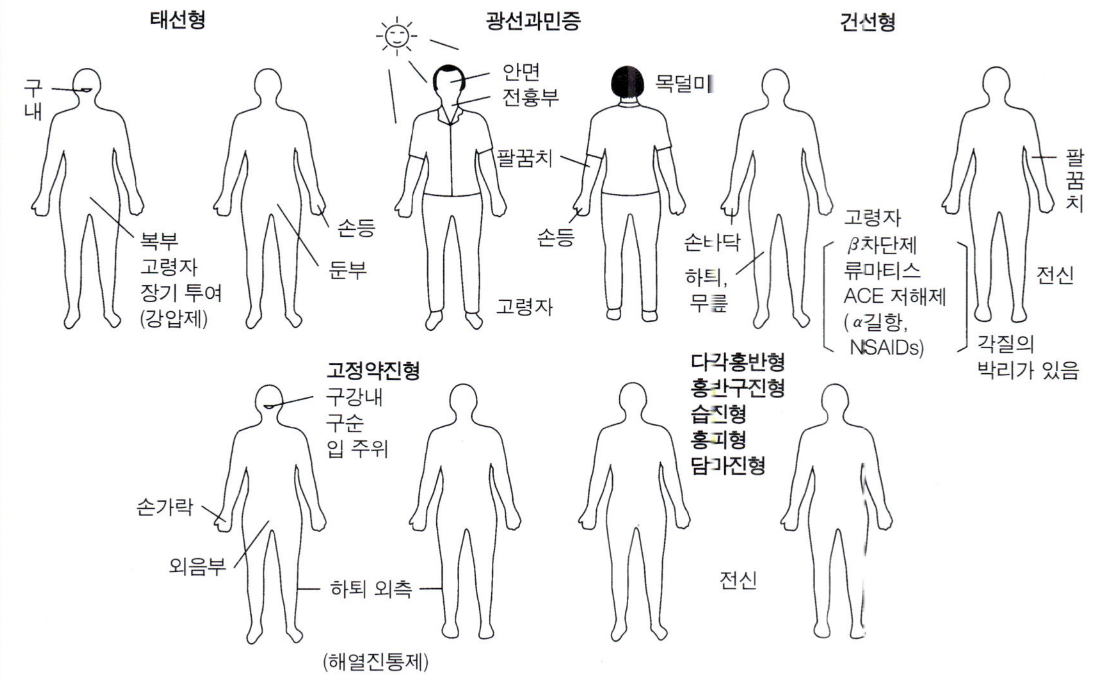

심각한 피부장애를 일으키기 쉬운 약제

최근의 보고에서는 100종류 이상의 약제가 원인 약제가 되는 것으로 알려져 있지만, 설폰아미드제(설파메톡사졸 · 트리메토프림, 설파디아진, 설파사라진 등)나 옥시캄이 함유된 비스테로이드성 항염증제(피록시캄, 테녹시캄), 항간질제, 알로푸리놀은 다른 약제보다 수십 배 발병하기 쉽다고 보고되고 있다.[11] 일본의 검토에서는 비스테로이드성 항염증제, 항생제가 많다고 보고되고 있다.[12]

약제에 의한 TEN나 SJS에서는 알레르기(주로 급성, 만성의 세포독성형 알레르기) 형태로 발생하기 때문에 원인이 되는 물질에 장시간 노출되면 그만큼 반응은 심각해진다고 생각된다.

서양에서는 이러한 심각한 질환의 원인이 되는 약제에 대해 증례대조연구 등의 조사를 해 위험도가 높은 약제에 대해 알아두고, 대체 약제가 있는 경우에는 사용하지 않게 하는 등의 조치로 연결되게 되어 있다.[11, 28-31]

그 중 한 연구[28]에서는 소실 반감기가 24시간 미만과 24시간 이상인 원인 약제를, 증상이 발현한 당일에 중지하였을 경우(조기 중지)와 다음날 이후에 중지하였을 경우(중지 지연)의 4방법으로 증례 사망률을 비교하고 있다.

반감기가 단시간인 것을 조기에 중지했을 경우의 사망률은 5%(2/44)였지만, 조기에 중지하더라도 원인 약제의 반감기가 긴 경우(5/20 = 25%), 반감기가 짧은 것이 계속 사용되었을 경우(11/42 = 26%), 반감기가 긴 약제를 계속했을 경우(2/7 = 29%) 등으로 모두 예후가 불량하였다. 반감기가 긴 약제의 짧은 반감기 약제에 대한 사망 위험의 Odd비는 약 5(95%신뢰구간 1.3~19.9)였다.[28]

다만, 각각의 약제에서는 반감기가 짧은 것이라도 TEN나 SJS를 일으키기 쉬운 약제는 있으므로 다른 관점에서 주의가 필요하다. 다른 증례 대조연구[11]로부터 TEN나 SJS 이환의 상대위험이 높은 약제로는 표 2와 같은 것을 들 수 있다.

세균성 질환 예방 제제와 항경련제, 비스테로이드항염증제(그 중에서도 옥시캄계), 알로푸리놀이 특히 위험도가 큰 약제로서 눈에 띈다. 스테로이드제도 고위험 약제로 분류되고 있는 것이 특징적이다.

일본에서 TEN, SJS의 원인 약제로서 보고가 많은 것은 세프조남이나 메타졸아미드, 카르바마제핀, 알로푸리놀, 디클로페낙, 설린닥, 아세트아미노펜 등이다. 이 중, 세프조남이나 메타졸아미드, 카르바마제핀, 알로푸리놀은 아마 약제 그 자체의 사용 빈도가 그다지 많지 않기 때문에 그 상대위험은 크다고 생각된다. 설린닥도 사용 빈도를 고려하면 많은 것으로 생각된다. 그러나 아세트아미노펜은 사용 빈도가 높기 때문에 실제로 어느 정도의 상대위험인지 이것으로는 알 수 없다.

앞의 증례 대조 연구[11]에서 아세트아미노펜은 프랑스 이외에서는 다변량 해석에서의 상대위험이 9.3(95%신뢰구간 3.9~22)이었지만 프랑스에서는 다변량 해석에서의 상대위험이 0.6(95%신뢰구간 0.2~1.3)이었다. 해석은 곤란하지만 전체적으로는 다른 NSAIDs와 거의 동등 정도의 위험성이 있다고 생각해야 한다.

심각한 피부장애를 일으키는 구체적인 약제에 대해서는 appendix 2-①에 정리했다.

표 2 SJS 및 TEN의 상대 위험과 초과 위험의 추정

의약품명	상대위험※			초과 위험◆
	＊1	＊2	＊3	
설파제	172			4.5
ST 합제		160		4.3
아미노페니실린제			6.7	0.2
퀴놀론제			10	0.3
세팔로스포린제			14	0.4
테트라사이클린제			8.1	0.2
페노바르비탈(2개월 이하)	45			1.2
카르바마제핀(2개월 이하)		90		2.5
페니토인(2개월 이하)		53		1.5
발프론산(2개월 이하)		25		0.7
옥시캄제(2개월 이하)	72			2.0
알로푸리놀(2개월 이하)	52			1.5
크롤메자논(2개월 이하)	62			1.7
코르티코스테로이드(2개월 이하)	54			1.5

※ 항감염증 용제를 제외하고, 상대위험은 단기간 사용 시의 경우로 계산하였다. 〔문헌 11로부터〕
◆ 초과 위험은 1주일에 100만 명이 사용했다고 했을 때 해당 약제가 기여하는 증례수로 나타냈다.
＊1: 조추정치, ＊2: 중간치의 불편추정치, ＊3: 다변량 해석에 의한 추정치

심각한 피부장애와 타질환의 감별

SJS나 TEN과 감별해야 할 질환이 여러 가지 있다.[32-34] 특히 TEN과 감별해야 할 가장 중요한 질환은 SSSS(포도상구균성 화상피부증후군)나 가와사키병, 독성 쇼크증후군 등이다.[32] 특히 SSSS나 독성 쇼크증후군은 순수하게 감염증이지만 황색포도상구균의 화농성 병소의 부위가 불명해 균량이 매우 적어도 전신성 염증 반응을 일으켜, 다장기기능부전으로 쇼크 증상을 일으키는 일이 있다. 따라서 초기에는 피부의 발진만으로는 TEN과의 구별은 실질적으로 불가능하다고 할 수 있다. SSSS에서는 일반적으로는 점막진이 없다고 여겨지고 있으므로 인두통이나 구내염, 음부의 염증 등이 있으면 TEN이나 SJS를 의심하는 근거가 된다. 이것은 매우 중요한 징조

이므로 놓치지 않도록 해야 할 것이다. 단 여기에도 예외는 있다. 인두의 황색포도상구균이 전신의 황색포도상구균 감염에 의한 전신성 염증 반응의 원인 감염소가 인두에 있는 경우에는 역시 TEN 시작과의 구별이 곤란하다. 분명하게 화농해 고름이 나온 곳이 있다든지, 혈액 배양으로 황색포도상구균이 나오면 황색포도구균 감염증이라고 판단을 할 수 있다. 그러나 독성 쇼크증후군에서 균혈증은 기본적으로 생기지 않기 때문에 균을 증명할 수 없다고 하여 감염증을 부정할 수 있는 것은 아니다.

그리고 진행했을 경우, 병소에서 균을 배양해 예를 들어 황색포도상구균이 검출되었다고 해서 일차적으로 황색포도상구균으로 생긴 피진인지 TEN나 SJS의 피진에 이차적으로 황색포도상구균이 감염했는지 모르는 경우도 많다.

이전에는 약진이라면 스테로이드제를 사용하고 감염이라면 예후를 나쁘게 할 수 있어 스테로이드제는 사용하지 않는 것이 좋다고 필자도 생각하고 있었다. 결국은 양자의 가능성을 생각해 스테로이드제는 사용하지 않았지만 최근에는 후술하듯이, TEN이나 SJS에서도 사용하지 않는 것이 예후가 좋다는 증거가 확인되고 있으므로 스테로이드제의 사용을 위한 감별은 특별히 필요가 없는 것 같다.

그러나 SSSS나 독성 쇼크증후군과 같이 항생물질을 적극적으로 사용해야 하는 질환의 가능성을 진단하는 것은 물론 중요하다.

피부장애의 증례 소개

증례 1 메타졸아미드(Methazolamide)에 의한 스티븐스-존슨증후군(Stevens-Johnson sysdrome)

60대 여성. 녹내장으로 안압 저하를 위해서 사용하는 메타졸아미드(현재 판매 중지)를 사용해 2주일 후 정도 약간의 발진이 나오기 시작해 가까운 병원에 약제를 일단 중지시켰다. 진찰했을 때에는 이미 인두부는 점막진(enanthem) 때문에 연하가 힘들었고 피부에는 전신에 얼룩덜룩한 지도형 발진이 생겨 있었다. 눈의 증상은 아직 심해지지는 않았지만 이 시점에서 명료하게 스티븐스-존슨증후군이라고 진단할 수 있었으며, 심각해지면 사망할 위험도 있는 것을 충분히 예상할 수 있었다. 그것을 가족에게 말하고, 3차 구급 병원으로 전원했지만 입원 3주째에 사망하였다.

증례 2 PL에 의한 독성 표피괴사융해증(toxic epidermal necrolysis)

40대, 여성. 감기에 PL 과립과 노바민, 엑셀라게를 사용한지 1일 후에 양 팔다리가 「빵빵하게」 붓고 손바닥 피하에 수포가 생겼다. 그 후, 손바닥 피부의 박리도 시작되고, 경도이지만 간장애도 수반했다. 매우 단기간에 중증화한 예이다.

심각한 피부장애의 치료

스테로이드제가 효과가 없을 뿐만이 아니라 위험한 것을 Roujeau JC 등[11]이 리뷰에서 상세하게 논하고 있기 때문에 이것을 중심으로 소개한다.

30년간 TEN나 SJS에는 스테로이드제가 사용되어 왔고 스테로이드제의 대량요법(펄스요법)을 최근에도 권장하는 보고도 있는 것 같지만 이것은 단지 알레르기질환이라고 하는 가설로 세워져 있을 뿐이며, 미사용 대조라는 비교시험으로 확인된 것은 아니기 때문에 근거는 없다. 특히 TEN에서는 효과가 증명되어 있지 않을 뿐만 아니라 스테로이드제를 사용하여 TEN이 발병한 예가 다수 보고되고 있는 것 같다. 프랑스의 보고에서는 TEN이 발병한 사람 중에 증상 발현 전에 스테로이드제로 치료 중인 환자가 전체의 9%나 된다고 전하고 있다. 그리고 미국의 화상센터에서는 중증 TEN의 사망률이, 스테로이드제의 사용을 중지한 것만으로 66%에서 33%로 감소한 것[34]으로 되어 있다.

Halebian[34]은 그 이유를 스테로이드제는 패혈증 이환의 위험을 증가시켜 단백 이화를 항진해 표피의 재생을 지연하는 것으로 생각하고 있다. 이 보고는 엄밀한 비교시험은 아니지만 지금까지의 데이터를 고려하면 이익보다 위험이 클 가능성은 크기 때문에 이제는 스테로이드제를 TEN에는 사용해서는 안 된다고 하고 있다.

이러한 데이터나 스테로이드제의 성질, TEN에 있어서의 병태의 진행을 고려하면 스테로이드제는 안이하게 사용해서는 안 된다.

TEN나 SJS는 심하면 치사적인 경우가 종종 있으므로 즉시 ICU나 화상부문에 입원시켜 ICU팀, 피부과의, 안과의 및 훈련 받은 간호사 등으로 구성된 공동 치료 팀에 의해 치료를 실시해야 한다. 그 경우, 다음의 수서를 밟는다.

① 30~32℃의 따뜻한 병실에 입원시켜 피부를 손상시키지 않는다 ② 수액로를 확보한다 ③ 전신 상태나 기본적 계측, 바이탈사인을 측정한다 ④ 피부병변(표피박리부분+수포+니콜스키현상 양성부분)의 확대를 계측한다 ⑤ 스테로이드제를 처방하지 않는다 ⑥ 모든 약제 사용을 중지한다(가능한 한 중지하는 것을 최저조건

으로 한다 ⑦ 사진 촬영을 실시한다 ⑧ 안과 의사의 진찰을 받을 때까지 일단 자극이 없는 점안제를 사용한다 ⑨ 환자에게 피부의 현재 상태에 대해 설명을 하여 안심시킨다 ⑩ 화상 치료 부문 또는 특별한 ICU에 소개한다, 등이다.

또한 대량의 삼출액이나 설사 등에 수반하는 체액의 대량 상실에 대해서 전해질과 수액 공급을 적절히 실시하는 것, 세균 배양에 근거해 항생제를 적절히 선택해 불필요한 예방적 항생요법을 하지 않는 것, 불필요하게 투여된 경우에는 조기에 중지하는 것이 중요하다. 광범위한 화상 치료에 준해 미란면의 국소 치료를 비롯해 가능한 한 무균적으로 조작하는 것이나, 안정을 해야하기 때문에 혈전이 일어나기 쉬워지므로 항응고요법을 고려하는 등 지지요법을 적절히 실시하는 것이 TEN나 SJS의 치료의 기본이다.

심각한 피부장애의 예방

우선은 위험한 약제를 가능한 한 사용하지 않게 하는 것이다. 그러기 위해서는 그 약제의 적응인지 아닌지를 판단하는 것이 중요하다. 간질이 실제로 있어 조절이 필요한 경우에는 항경련제를 사용해야 하므로, 모두 효과가 있다면 가장 위험이 적다고 추정되는 발프론산을 선택해야 할것이다. 항경련제는 일본에서는 뇌종양 수술 후 등에 경련 예방을 목적으로 해 고빈도로 사용되고 있지만 서양에서는 그렇게 일상적으로는 사용되고 있지 않다. 불필요한 항경련제는 절대 사용하지 않으려는노력이 필요할 것이다.

단순한 감기라고 생각되어 경구의 항생제도 불필요하다고 생각되는 경우에도, 반감기가 긴 세펨제가 몇 번이나 사용되고 있는 예가 실제로는 자주 있다. 진통제나 해열제도 안이한 사용은 당연히 피해야 할 것이다. 통풍에서도 약물에 의지하지 않는 요법을 절대적으로 우선하도록 해야 할 것이다.

참고문헌

1) 大沢純子, 他：臨床と薬物治療, 9：22-27, 1990.
2) 清水正之：薬疹　診断とその対策；アレルギー機序, pp20-33, 金原出版, 1999.
3) 大沢純子, 他：JJSHP, 27：955-960, 1991.
4) 橋本公二：平成13年度厚生科学研究班「Stevens-Johnson 症候群, toxic epidermal necrolysis (TEN) と hypersensitivity syndrome の診断基準および治療指針の研究」概要, MB Derma, 86：8-12, 2004.
5) Roujeau JC：Stevens-Johnson syndrome and toxic epidermal necrolysis are severity variants of same disease which differs from erythema multiforme, J Dermatol, 24：726-729, 1997.

6) 塩原哲夫：DIHSを中心にした重症薬疹の病態とそのとらえ方，医学のあゆみ，205：960-964，2003.
7) Roitt I, et al：免疫イラストレイテッド，原書第5版，pp367-380，南江堂，2000.
8) 飯島正文：皮膚臨床，36：887-892，1996.
9) 服部怜美：日本薬剤師会雑誌，49：33-38，1997.
10) 片平洌彦，浜六郎，池澤善郎：中毒性表皮壊死症型薬疹と咽頭痛．日本医事新報，3518：48-51，1991.
11) Roujeau JC, et al：New Engl J Med，333：1600-1607，1995.
12) 南光弘子：皮膚臨床，33：1249-1263，1991.
13) 池澤善郎，他：JJSHP，27：1359-1365，1991.
14) La Revue：Prescrire International，1：180-182，1992.（日本語訳：TIP「正しい治療と薬の情報」，8：66-67，1993.）
15) 永江祥之介：臨床と薬物治療，9：83-86，1990.
16) 清水正之：薬疹　診断とその対策；固定薬疹，pp80-87，金原出版，1999.
17) 清水正之：薬疹　診断とその対策；扁平苔癬型，pp20-33，金原出版，1999.
18) 清水正之：薬疹　診断とその対策；乾癬型，pp77-79，金原出版，1999.
19) 池澤善郎：Geriatric Medicine，33：316-323，1995.
20) 柴田郷子：臨床と薬物治療，9：67-71，1990.
21) 徳田安章：Current therapy，8：327-329，1990.
22) 旭正一：臨床と薬物治療，9：60-62，1990.
23) 清水正之：薬疹　診断とその対策；多形紅斑型，pp44-52，金原出版，1999.
24) 清水正之：薬疹　診断とその対策；紅皮症型，pp68-69，金原出版，1999.
25) 堀内理恵，他：臨床と薬物治療，9：55-58，1990.
26) 清水正之：薬疹　診断とその対策，湿疹型，pp61-65，金原出版，1999.
27) 浜六郎：セファクロル（ケフラール）—重症アレルギー反応の多発と有用性への疑問，TIP「正しい治療と薬の情報」，3：57-63，1998.
28) Garcia-Doval I, et al：Arch Dermatol，136：323-327，2000.
29) Roujeau JC, et al：J Am Acad Dermatol，223：1039-58，1990.
30) Schopf E, et al：Toxic epidermal necrolysis and Stevens-Johnson syndrome. An epidemiologic study from West Germany. Arch Dermatol, 127：838-842，1991.
31) Rzany B, et al：Study Group of the International Case-Control Study on Severe Cutaneous Adverse Reactions, Risk of Stevens-Johnson syndrome and toxic epidermal necrolysis during first weeks of antiepileptic therapy；a case-control study. Lancet, 353：2190-2194，1999.
32) Davies DM（ed）：Textbook of Adverse Drug Reactions 5th ed, Oxford Medical Publications，1998.
33) 医薬品・治療研究会：TENに関する高松高裁逆転判決の意味，TIP「正しい治療と薬の情報」，11：40-43，1996.
34) Halebian PH, et al：Improved burn center survival of patients with toxic epidermal necrolysis managed without coticosteroids, Ann Surg，204：503-512，1986.

접촉피부염
contact dermatitis

부작용의 원인과 환자가 호소하는 증상

접촉피부염(contact dermatitis)은 자극성과 알레르기성으로 나눌 수 있다.[1, 2] 자극성에 의해 접촉피부염을 일으키는 것으로는 화학물질, 예를 들어 세제나 소독제가 있다. 세제로 손을 씻으면 피부의 표면을 보호하고 있는 지방막이 망가져 각질층 내의 지방이나 보습 성분이 녹아버린다.[2] 그러나 피부의 재생 능력이 뛰어나기 때문에 일반적으로는 장애가 일어나는 경우는 없다. 그러나 여러 차례 같은 물질을접해 재생을 웃도는 속도로 표피세포가 손상되면 피부의 재생 능력을 넘어서기 때문에 피부조직이 손상되어 사이토카인이 방출되어 염증세포의 침윤이 일어나 접촉피부염이 된다. 그 물질에 장시간 반복해서 접할 기회가 많은 직업의 사람에게 잘 일어난다. 예를 들어, 주부, 미용사, 조리사 등이다. 간호사나 의사도 소독제나 수술용 장갑에 의한 접촉피부염이 많이 보고되고 있다.

자극에 의한 접촉피부염이 급성으로 일어나는 경우는 「○○에 닿았다」고 하는 인식이 있으므로 그 원인 확인이 간단하다. 예를 들어, 따뜻하게 하는 타입의 진통소염 첨부제가 있다. 이것은 고추의 성분인 캡사이신(capsaicin)을 함유하고 있다. 캡사이신은 처음 붙였을 때는 자극이 강해 혈관을 확장시키지만 장시간 계속 붙이면 지효성 침해 자극의 화학전달물질인 sub-stans P를 유리시켜 그 저장을 고갈시켜 침해수용기를 차단하기 때문에 비스테로이드 항염증제 등과는 완전히 다른 기전으로 진통효과를 발휘한다.[3] 그러나 이미 어떠한 상해를 받고 있는 피부의 부분에는 일차 자극이 너무 강하기 때문에 오히려 통증을 늘리거나 염증을 강하게 하는 일이 있는 것 외에, 피부가 과민한 사람은 단시간 붙이는 것만으로도 염증이 생길 수 있다. 피부면의 상태에 주의가 필요할 것이다.

알레르기성 접촉피부염의 경우는 한 번 감작되면 재차 같은 물질 또는 같은 구조를 가지는 물질에 접촉하면 반응이 일어난다. 외용제에 의한 경우, 약은 완전히 다른데도 같은 피부장애가 일어나 조사해보면 기제나 첨가물이 같은 경우가 있었던 일도 있다. 만성적으로 발생한 경우, 예를 들어 화장독이 오른 경우는 수개월, 수년에 걸쳐서 사용하고 있었는데 갑자기 발병하는 일도 드물지 않아, 원인을 알기가 어려운 경우도 많다.

접촉피부염에서 환자가 호소하는 증상은 원인이 되는 물질이 접촉하고 있던 부분을 중심으로 발생한다. 대부분은 홍반구진형이 많으며 발적, 홍반, 종창이 일어난다. 같은 자극이 반복되면 수포가 생겨 미란이 생기는 일도 있다. 그 중에는 담마진형이 될 수도 있다. 이 형태의 접촉피부염을 접촉두드러기(contact urticaria)라고 한다. 접촉두드러기도 면역적(주로 IgE를 통해) 기전으로 일어나는 것과 비면역적 기전으로 일어나는 것이 있다. 소르빈산(sorbic acid)이나 붕산(boric acid) 등으로도 생기는 것 같지만 클로르헥시딘(chlorhexidine)에 의한 두드러기도 주로 비면역적 기전으로 일어나는 것 같다. 면역적 기전으로 접촉두드러기를 일으키는 약제에 재차 접촉했을 경우에는 아나필락시스 쇼크를 일으키는 일이 있으므로 접촉두드러기를 일으킨 약제는 다음부터 접촉하지 않도록 해야 한다.

부작용을 일으키기 쉬운 약제

피부외용제나 점안제, 소독제가 원인이 되는 경우가 많다. 주성분은 물론, 첨가제나 기제에 의해서도 일어나는 일이 있다. 알레르기나 과민 반응에 의하는 것이지만 용량 의존성으로 발생 빈도가 증가한다고 하는 것이 보고되고 있다. 예를 들어, 클로르헥시딘(히비텐[4]) 이나 비타민 K 제제(그 중의 계면활성제 HCO-60)[5]는 고용량 또는 같은 농도의 것에서도 급속히 주입하면 아나필락시스를 일으키기 쉽다고 보고되고 있다. 당연히 농도가 높은 경우에는 접촉피부염의 빈도도 높아진다. 접촉피부염을 일으키기 쉬운 약제에 대해서는 appendix 2-②에 정리했다.

부작용의 치료

접촉피부염은 원인 약제를 중지하지 않는 한 치료할 수 없다. 또 부작용 보고 중에는 같은 약제로 몇 번이나 같은 부작용을 일으킨 예가 많이 있다. 따라서 접촉피부염이 의심될 때는 꼭 원인 추궁을 하기 바란다. 여기에는 평소의 일반의약품이나 건강식품을 포함한 약 복용력의 관리가 매우 중요하다.

◉ 참고문헌

1) 本田光芳監修，接触皮膚炎の病態と原因物質，薬疹と接触皮膚炎，じほう，pp20-23，1998．

2) 西岡清：アレルギー膠原病疾患の皮膚症状，アレルギー，45:1149-1153，1996．

3) 浜六郎，他監訳：鎮痛・解熱治療ガイドライン，NPO　医薬ビジランスセンター，2000．

4) 岡野昌樹，浜六郎，他：ヒビテン・消毒によりアナフィラキシー様症状を呈した4例，皮膚 25:587-592，1983．

5) 浜六郎，他：ビタミンK製剤・可溶化剤 HCO-60とアナフィラキシー型ショック，TIP「正しい治療と薬の情報」1:9-12，1986．

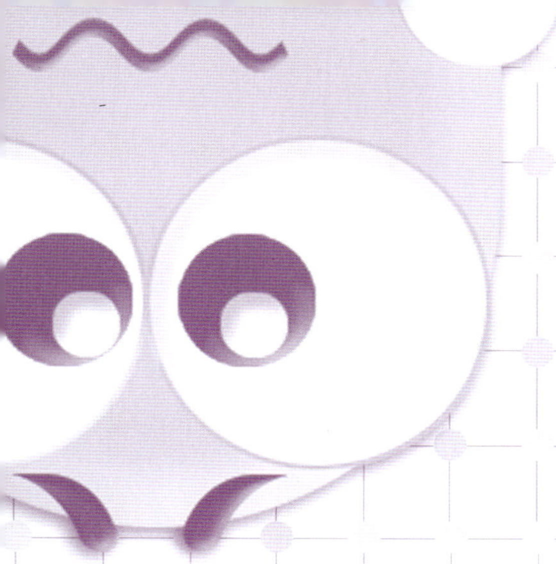

CHAPTER 3

면역장애

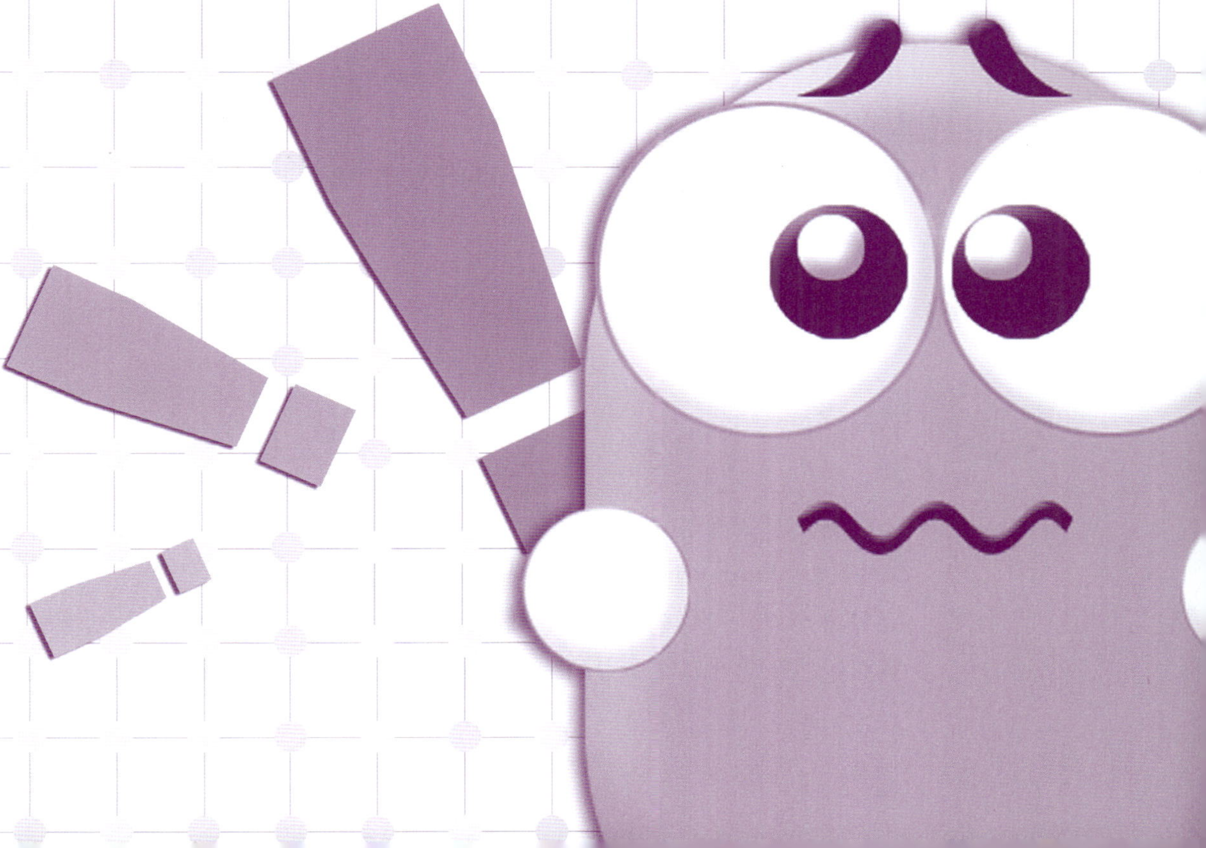

자가면역반응
autoimmune response

환자의 호소를 들어보자!

「열이 있다」「관절이 아프다」

P 해열제 있습니까?

D 어떻게 오셨습니까?

P **열이 있고 관절이 아픕니다.** 다 나았나 싶으면 또 재발합니다. 감기인데 목은 아프지 않습니다.

D 다른 약은 안 드십니까?

P 아니요. 아, 가끔 여드름이 심해 피부과에서 약을 받고 있습니다.

부작용

이 환자는 22세의 직장 여성이다. 여드름 때문에 피부과로부터 미노사이클린(미노마이신/Minomycin) 200mg의 처방을 2개월 정도 받고 있다.

「열이 있다」「관절이 아프다」. 의학용어로는「발열」「관절통」이다. 발열이나 관절통은 이른바 알레르기 증상으로 잘 나타난다. 피부장애에서도 알레르기적인 기전으로 일어난 간장애나 조혈장애 등으로도 나타나는 경우가 있다. 그러나 다른 증상이 없고 발열이나 관절통을 반복하는 것 같은 경우는 면역의 장애, 이른바 교원병 등의 자가면역장애도 염두에 두지 않으면 안 된다.

면역의 이상은 피부장애로 대표되는 약물이나 그 대사물이 항원 또는 햅텐으로써 작용해 일어나는 알레르기 반응과 약물이 자가항체의 생성을 유도해 면역반응을 일으키는 자가면역반응, 그리고 면역세포의 상해나 증식 저해, 기능장애를 일으키는 면역 억제로 나눌 수 있다.[1)]

자가면역반응의 구조

자가면역반응(autoimmune response)이 일어나고 있는 상태란 자가항원에 대해서 본래 가지고 있어야 할 면역 관용이 해제되어 있는 상태를 말한다.

인간의 신체는 모든 종류의 항원에 대해 림프구를 만든다. 그러나 그 후에 자신의 신체에 대응하는 것에 대해서는 흉선으로 소거한다. 이것은 림프구가 만들어지는 단계에 있어 그 전부터 존재하고 있던 자가항원(autoantinogen)과 접촉하는 것에 의해 림프구가 미숙한 단계에서 죽거나 일할 수 없게 되어버리거나 하기 때문이라고 생각되고 있다.[2)] 또한 대량의 항원과 반응하면 억제T세포가 활성화 해 B세포의 기능을 억제해 버리는 경우도 있다.[2)] T세포는 보다 관용을 일으키기 쉽고 B세포는 일으키기 어렵다고 생각되고 있다.

B세포는 T세포의 도움을 받아 항체를 만들기 때문에 T세포가 관용을 일으키면 만약 자가항원이 있어도 거기에 대응하는 B세포는 통상 자가항체를 만들지 않다.

자가면역반응의 원인과 환자가 호소하는 증상

약제에 의한 자가면역반응으로 많은 것은 약물유발성 루푸스(drug-induced lupus)이다. 이것에는 전신홍반루푸스(SLE)부터 피부의 장애가 중심인 SLE 피진이라고 하는 것까지 포함하고 있다. 이른바 SLE에는 5~10% 정도가 약물유발성이라고 알려져 있다.[3)] 그 다음에 유천포창(pemphigoid), 건선형 피진, 근육염(myositis), 그리고 수는 적지만 강피증이나 류마티스양 관절염, 심막염 등의 보고도 있다.

그 밖에 인슐린 자가면역증후군이나 자가면역 용혈성 빈혈을 시작으로 하는 혈구장애, 자가면역성 신장장애, 자가면역성 간장애, 자가면역성 내분비장애의 보고도 있다.

그럼, 왜 약제가 발단이 되어 항체 생성이 일어나는 일이 있는 것일까? 아직 그 기전은 모두 해명되고 있지 않지만 장기 특이성 면역반응인 자가면역 용혈성 빈혈의 경우를 예를 들어 그 혈구장애의 기전(II형 알레르기 반응)의 일례를 생각해보자.[2)]

적혈구의 표면에는 자가항원(autoantigen, 특히 핵항원)이 있다. 이 자가항원에 반응하는 B세포는 원래 존재하고 있지만 T세포가 면역 관용이 되고 있기 때문에 보통은 적혈구의 표면자가항원에 대한 항체는 생성되지 않는다. 그러나 약제나 그 대사물이나 바이러스 등의 이물이 적혈구에 붙으면 그 적혈구는 그 시점에서 이물이라고 인식되어, 자고 있던 T세포가 활성화 해 그 도움을 빌려 적혈구 표면 항원에 대응하는 항체를 B세포가 생성하기 시작한다. 그 항체는 적혈구의 표면에 있는 자가항원에 결합해 항원 항체 반응에 의해 적혈구를 파괴시킨다. 세포의 구조 단백이나 표면 항원에 대해서 같은 반응이 일어나면 천포창(pemphigus)이나 굿파스처증후군(Goodpasture's syndrome), 중증근무력증(myasthenia gravis) 등이 일어난다. 예를 들어 천포창의 환자는 표피세포간 결합을 형성하고 있는 성분에 대한 자가항체를 갖고 있다. 표피세포간 결합을 형성하고 있는 성분에 약제가 영향을 주어 면역관용이 해제되면 이 자가항체가 세포간의 접착을 파괴해 표피세포의 상해를 일으킨다.[4)]

한편, SLE 등의 약물유발성 루푸스나 류마티스양 증상, 다발근육염에서는 II형뿐만이 아니라 III형 알레르기 반응도 관여하는 것으로 생각되고 있다. 예를 들어 약물유발성 루푸스 환자는 핵에 대한 항체, 특히 DNA에 대한 항체를 갖고 있다. DNA는 원래 항원성은 낮지만 어떠한 영향으로 항원성을 가지면 DNA에 대한 항체, 즉 항 DNA 항체가 만들어져 버린다.[5)] 면역 관용의 파탄을 계기로 DNA에 대한 항원 항체 반응이 시작되어 버린다. DNA와 항 DNA 항체와의 면역복합체를 대량으로 만들 수 있으면, 처리 능력을 웃돌아 면역복합체가 관절이나 신장, 혈관, 피부 등에 침착하기 시작한다. 신체는 그 침착물을 어떻게든 처리하려고 하므로 거기에 염증이 생긴다. 즉, 신장염, 혈관염, 피부염으로 전신에 다양한 장애를 일으키게 된다. 항중성구세포질항체(anti-neutrophile cytoplasmic antibody, ANCA)를 측정할 수 있게 되어, 혈관염증후군으로 분류되는 질환군이 많이 확인되고 있어 이 검사를 이용해 병태의 고찰이나 질환의 분류를 하고 있다.[6, 7)]

분류 방법은 여러 가지가 있어 규정된 것은 없는 상태이지만, 혈관염증후군(vasculitic syndrome)이 있는 종의 것은 당초는 불명 열 상태로 시작하여 심해지면 사망할 수도 있다. 또한 약물유발성의 ANCA 양성 혈관염증후군도 다수 보고되고 있다. 따라서 혈관염증후군 중의 어떠한 질환으로 분류될지는 불명해도 불명열의 감별 진단의 하나로써 약물유발성 혈관염증후군에 의한 발열도 염두에 두고, ANCA 검사를 실시해 가능성이 있는 약제가 처방되고 있는 경우에는 이것들을 중지하는 등의 적절한 처치가 필요할 것이다. 그 밖에 조직장애성 T세포나 사이토카인을 통한 기전도 생각되고 있다.

1. 환자가 호소하는 증상

약물유발성 루푸스(drug-induced lupus)의 경우는 신체 다양한 곳의 결합조직이 장애되고 염증을 일으키므로 발열이 일어난다. 관절 주변의 결합조직에 염증이 일어나면 관절통을 자각해 권태감 등이 초기 증상으로 나타난다. 얼굴의 홍반도 특징적이다. 홍반은 손바닥이나 손가락, 다리의 뒤에도 잘 일어나며 미란을 수반하는 경우도 있다(그림 1). 일광이나 자외선으로 광선과민증(photosensitivity)을 발병하는 일도 있기 때문에 주의가 필요하다.[4] 또, 손발이 차가워지는 레이노(Raynaud) 증상을 수반하는 경우도 있다. 병상이 진행하면 다양한 장기장애, 예를 들어 신장장애, 중추신경장애, 심장장애 등으로 진전하는 일도 있다. 빈혈이나 백혈구감소, 혈

그림 1 약물유발성 루푸스의 증상

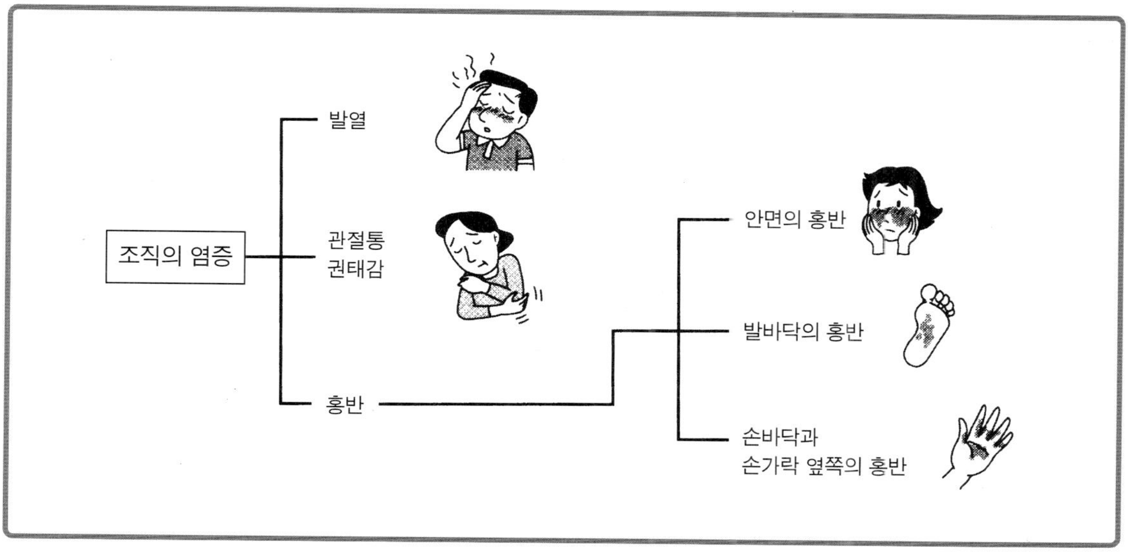

소판감소는 일반적인 SLE에서는 빈발하고, 증상도 심해지지만 약물유발성에서는 그정도는 아닌 것 같다.[8] 일반적으로 증상은 일과성으로 약제 복용을 중지하면 호전된다. 약물유발성 루푸스의 진단 기준으로는 Cush 등의 기준[9]이 있지만, 약제 복용 전에 전신홍반루푸스를 시사하는 기왕력이 없고 항핵항체가 양성으로 적어도 하나 이상의 전신홍반루푸스의 증상이 있어 약물을 중지하면 임상 증상이 개선되고, 항핵항체도 서서히 음성화하는 것으로 되어 있다.

전신홍반루푸스는 여성에게 많은 질환이지만 약물유발성 루푸스는 성차가 없고 증상 발현 연령도 일반보다 높다고 알려져 있다.[10-12] 그러나 이것은 히드랄라진(hydralazine)이 일찌기 고혈압 환자, 즉 고령자에게 많이 처방되고 있었던 것 때문일 가능성도 있다.[13] 항간질제에 의해 유발되는 것은 아이에게서 대부분 보고되고 있다.[14] 유천포창은 가려움을 수반하는 피진이나 홍반이 생겨 서서히 수포가 생기는 것이 큰 특징이다. 검사에서는 항히스타민 항체가 일반의 SLE에서는 25% 정도의 양성률인 것에 비해 약물유발성에서는 90% 이상이라고 하는 보고도 있다.[11, 12]

자가면역장애를 일으키기 쉬운 약제

자가면역반응은 약제가 원인이 되어 일어나는 경우도 많지만 원래 자가면역질환이 있는데 약제의 투여를 계기로 발병하거나 발각되는 경우도 많이 있다. 즉, 자가면역질환인 류마티스나 바세도우병 등에 대하는 약제가 원인이 되는 일도 많다. 그밖에도 화학물질이나 환경 물질로 유발되는 일도 있다. 예를 들어, 히드랄라진은 버섯이나 담배 연기 등에 포함되어 있고 염색약, 화장품의 성분, 색소, 중금속에서도 유발되는 일이 있다.[12] 자가면역장애를 일으키기 쉬운 약제에 대해서는 appendix 3에 정리했다.

자가면역장애의 증례

증례 1 ANCA 관련 면역이상증(ANCA-associated immune abnormality)

79세 남성. 원래 특발성 간질성 폐렴(idiopathic interstitial pneumonitis)이라는 진단을 받아 경과 관찰 중이던 환자가 전립선비대 때문에 TUR-P(경요도적 전립선절제술)를 받았다. 수술 후 38.6℃의 발열이 있은 후 2~3일간 열이 떨어졌지만, 약 1주일 후부터 37.5~38℃의 발열이 다시 지속되었다. 수술 직후는 세프메타존, 그 후 레보플록사신을 투여하여도 발열은 지속되었고, 백혈구 수나 CRP가 서서히 상승하였다. 파니베넴 · 베타미프론, 에리스로마이신, 스파플록사신, 플루코나졸 등이 차례로 사용되었지만 해열 경향이 없고, 수술 후 24일째의 객담에서 MRSA가 검출되었다. 수술 후 29일째에는 일시 해열했지만 31일째에는 38℃의 발열이 있고, 32일째에는 CRP가 20.6mg/dL로 상승했다.

수술 후 32일째부터 약 2주일 동안 반코마이신(Vancomycin)을 사용해도 발열이나 CRP는 악화 경향을 나타내고 신장기능도 악화되었다. 수술 후 44일째부터 하지의 부종과 39℃ 정도의 발열, 족배부에 발진 및 음낭통(고환통)을 호소하고 수술 후 47일째에는 음낭종창도 출현했다.

수술 후 약 2개월째부터 약 3주간 미노마이신 200mg(정주 후 경구)을 사용하였고, 수술 후 78일째부터 라니티딘(Ranitidine) 300mg/일 투여하였다(8일간 사용). 라니티딘(Ranitidine) 투여 7일째부터 혈담이 출현해, 흉부 X선 촬영상 미만성의 폐음영을 나타냈다. 그 후 DIC 등 다장기기능부전이 생겨 스테로이드제 등에 의한 치료가 시도되었지만 수술 약 3개월 후에 사망했다

사망 전날에 측정한 ANCA는 c-ANCA 음성, p-ANCA(MPO-ANCA)가 강양성(894배)이었다. 부검에서는 기관지폐렴 및 폐출혈 등을 수반하는 다발성 괴사성 혈관염(신장, 정소, 부신 등)이 확인되었으므로 p-ANCA(MPO-ANCA) 양성 혈관염 증후군이었고 진단하였다.

원래 RAHA 양성으로, 기관지 내시경이나 역방향방광조영술(retrograde cytography) 등 실시 후, CRP가 상승하기 쉬운 만성 염증성 질환의 소인이 있는 곳에 수술이 더해지고, 여러 가지 약제가 사용되었기 때문에 악화되었을 가능성이 높다고 생각된다.

자가면역장애의 치료

기본적인 것은, 약물유발성이 의심되는 경우에는 그 가능성을 생각해 원인이 되고 있는 약제의 사용을 가능한 한 빨리 중지하는 것이다. 이것이 가장 확실한 치료 방법이다. 이러한 점을 포함하여 유해성이 적고 보다 효과적인 치료를 해야 한다. 약제의 중지로 증상은 비교적 빨리 소실되지만 검사 수치의 이상은 수년간 계속되

는 경우도 있다.[12)]

혈관염증후군(vasculitis syndrome)에서는 항생물질을 포함한 여러 가지 치료에도 불구하고 발열이 지속되며, 교원병 등에 관한 제검사에서도 이상을 발견하기 어려운 것이 특징이다. 감염증 그 자체가 자가면역질환을 유발할 수 있기[15)] 때문에 발열의 원인이 감염증인지, 자가면역질환인지, 또는 약제가 원인이 된 자가면역질환인지 진단이 곤란하게 되는 일이 있다. 이러한 경우는 ANCA(MPO−ANCA. PR3−ANCA)를 검사함과 함께 사용되고 있는 약제를 가능한 한 중지해 경과 관찰을 해야 하는 것이다.

ANCA 관련 혈관염증후군에 대해서 스테로이드제나 면역억제제 등 매우 강력한 치료가 여러 가지 시도되고 있지만 감염도 관여된 경우가 많기 때문에 혈관염증후군 그 자체보다 그에 대한 치료법이 오히려 문제가 될 수 있다. 정확히 스티븐스−존슨증후군이나 TEN 치료에 스테로이드제가 유용하지 않았던[16)] 것과 공통되는 기전이 있을지도 모른다.

참고문헌

1) 佐藤哲男, 他：免疫毒性, 医薬品トキシコロジー, pp59-67, 南江堂, 2000.
2) 矢田純一：免疫　からだを護る不思議なしくみ（3rd), pp140-149, 1995.
3) Yung RL, et al：Drug-induced lupus. Rheum Dis Clin North Am, 20：61-86, 1994.
4) 中村耕三, 他：リウマチナビゲーター, pp184-187, メジカルビュー, 2001.
5) 多田富雄監訳：免疫学　イラストレイテッド（5th), pp329-352, 南江堂, 2000.
6) 亀山正邦, 他・総編集：今日の診断指針 4 版, pp1169, 医学書院, 1997.
7) Bennet JC, et al：Cecil Textbook of Medicine（21st ed）, WB Saunders Co, Philadelphia, 2000.
8) McDonald E, et al：Procainamide-induced lupus in elderly, Hospital Practice, June15：95-98, 1993.
9) Cush JJ, et al：Drug-induced lupus, Clinical spectrum and pathogenesis, Am J Med Sci, 290：36, 1985.
10) Price EJ, et al：Drug-induced lupus, Drug Safety, 12：283-290, 1995.
11) Schlienger RG, et al：Minocycline-induced lupus, Dermatology, 200：223-231, 2000.
12) Pramatarov KD：Drug-induced lupus erythematosus, Clin Dermatol, 16：367-377, 1998.
13) Skaer TL：Medication-induced systemic lupus erythematosus, Clin Therap, 14：496-506, 1992.
14) Ansell BM：Drug-induced systemic lupus erythematosus in childhood, Lupus, 2：139-140, 1993.
15) Brian F, et al：infection and systemic vasculitis, Curr Opin Rheumatol, 10：51-57, 1998.
16) 大津史子, 浜六郎：皮膚傷害（中）；重篤な皮膚傷害を中心に, 月刊薬事, 43：939-949, 2001.

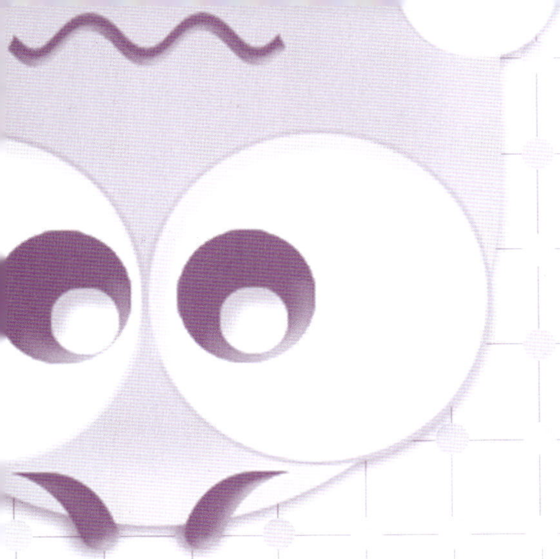

CHAPTER 4

간장애

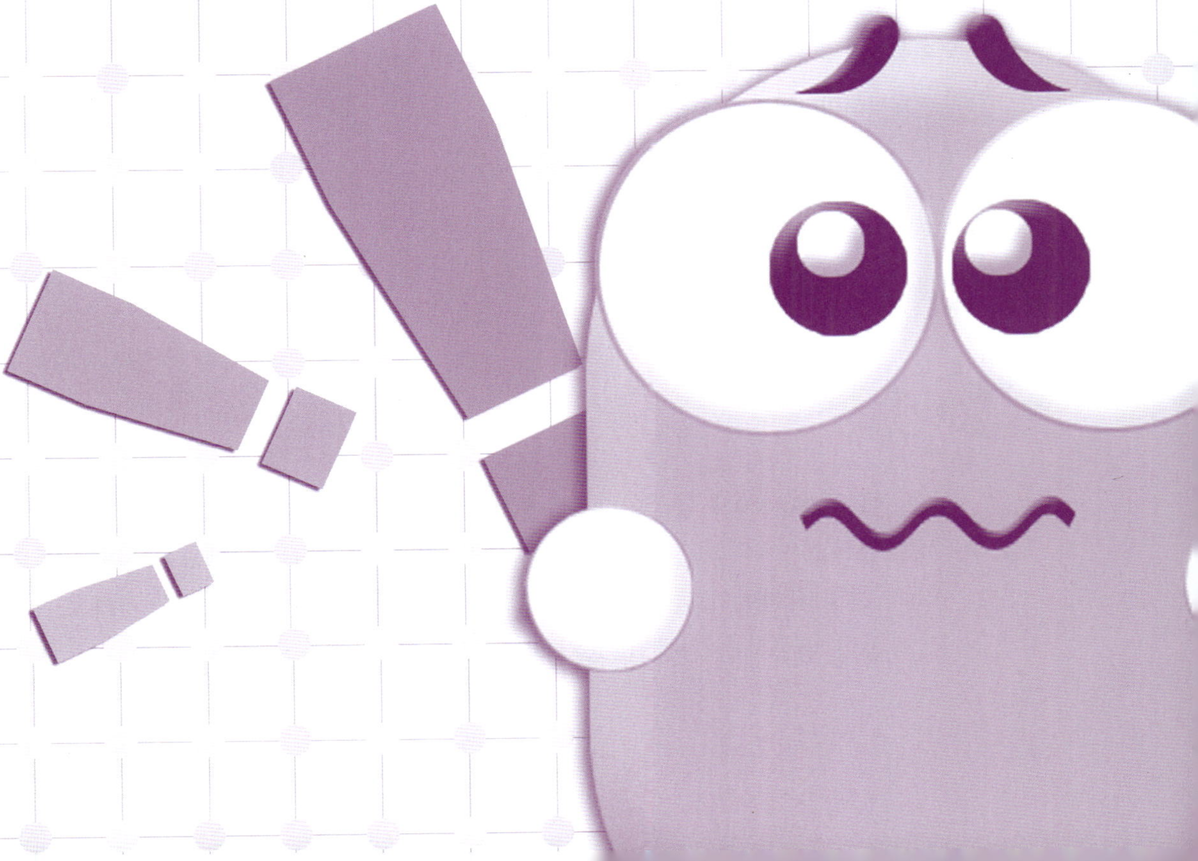

간장애

환자의 호소를 들어보자!

「나른하다」「식욕이 없다」「가렵다」
「피부가 노랗다」

D 요즘 상태는 어떻습니까?

P 별로 변화가 없어요.

D 뭔가 신경이 쓰이는 것 없습니까?

P 아, 최근 **몸이 나른하고** 기름진 음식을 **먹고 싶지 않았어요**. 그래서 건조해진건지 **몸이 가려워졌어요**.

D 언제부터입니까?

P 1주일 전부터인 것 같아요.

부작용

이 환자는 60세 남성이다. 20년 동안 당뇨병을 글리벤클라미드(glibenclamide)로 조절하고 있다. 최근, 당뇨병성 신부전이라고 생각되는 단백뇨가 나와, 2주일 전부터 시령탕(한방약)을 투여하기 시작하였다. 환자의 얼굴을 보면 아무래도 노랗다.

몸이 나른하고 기름진 것을 먹고 싶지 않았으며, 가려움이 있고 피부가 노랗다.

이를 의학용어로 표현하면 「권태감」 「식욕부진」 「소양감」 「황달」이 된다.

권태감과 식욕부진에서 우선 염두에 두어야 할 것은 간장애이다. 그 밖에 빈혈이나 울혈성 심부전 등 다양한 질환의 가능성도 있으나, 피부의 황달이 있는 경우 간이나 담관에 어떠한 이상이 있다고 생각된다. 만약 이러한 증상이 약물의 부작용에 의한 간장애라고 하면 왜 이러한 증상을 호소하는 것일까?

간의 기능

간은 인간에게 있어 매우 중요한 장기이다. 간의 주요 기능은 「대사」, 「합성」, 「저장」의 세 가지이다.

1. 대사(해독)

소화관과 간의 모습을 그림 1에 나타냈다. 소화관으로부터 흡수된 물질은 문맥을 지나 간으로 들어온다. 몸에 이물도 많이 들어오기 때문에 필요 없는 것은 배설되어야 한다. 수용성의 물질은 소변으로 녹아나오므로 간에서 대사를 받지 않고 배설된다. 지용성 물질은 물에 녹기 어렵기 때문에 간으로 산화하거나 환원하거나 글루쿠론산 포합 등을 통해 물에 녹기 쉬운 형태로 바꾼다. 이것이 대사(해독)이다. 대사되는 것은 이물만이 아니다. 체내에서 필요 없게 된 빌리루빈(Bilirubin)이나 콜레스테롤도 간에서 대사가 된다.

빌리루빈은 적혈구의 헤모글로빈이나 근육의 미오글로빈의 최종 산물이다. 빌리루빈은 물에 녹지 않기 때문에 혈중에서 알부민과 결합해(간접형 빌리루빈 = 비포합형 빌리루빈) 문맥을 통해 간으로 옮겨져 온다. 그리고 간세포에 들어가 글루쿠론산 포합되어(직접형 빌리루빈 = 포합형 빌리루빈), 물에 녹는 형태가 되어 모세담관으로 분비되어 세담관을 거쳐 담관으로 옮겨진다.[1)]

담관에는 담즙산과 빌리루빈을 주성분으로 하는 담즙이 흐르고 있다. 담즙은 비누와 같이 지방을 녹여 흡수를 도우므로 담즙의 도움이 없으면 필수 지방산이나 지용성 비타민은 흡수되지 않는다. 또한 불필요물의 쓰레기통 역할도 담당하고 있다. 간에서 대사를 받아도 물에 녹기 어렵고, 분자량이 200 이상인 것은 담즙에 배설되어 최종적으로 배설된다. 글루쿠론산(glucuronic acid)에 포합되는 것은 글루쿠론산의 분자량이 더해지므로 담즙에 배설되기 쉬워진다. 간으로 1일 500~600mL의

그림 1 간장과 문맥

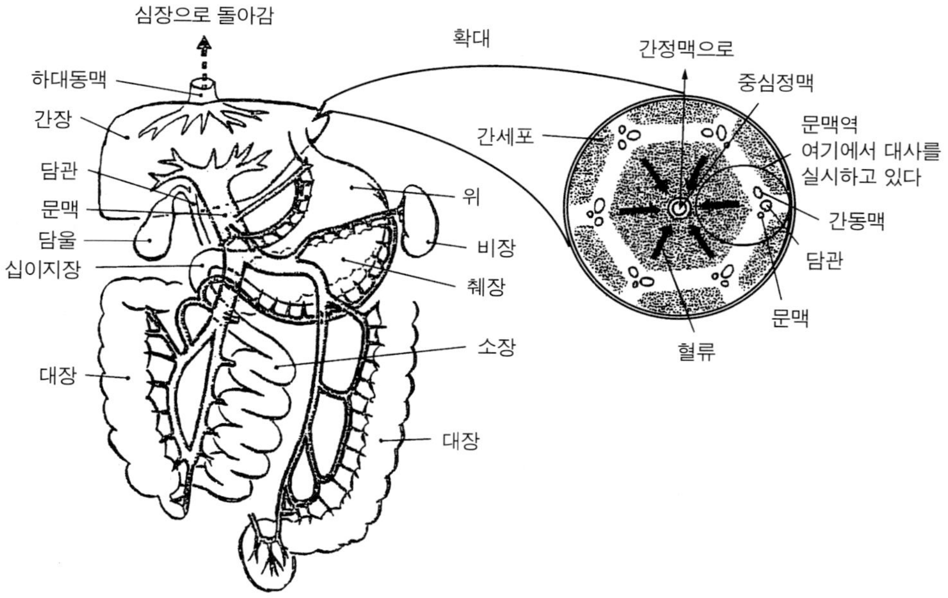

담즙이 만들어져 담낭에 농축되고 저축할 수 있다. 담즙의 주요 성분의 하나인 담즙산은 콜레스테롤이 간으로 대사된 최종 산물이다. 담즙산은 간세포 안으로 포합되어 간세포 안을 이동해 모세담관에 분비된다. 그리고 담즙의 형태로 간으로부터 나와 담낭에 쌓여 농축된다.[2, 3]

2. 합성

간에서는 장으로부터 흡수된 영양소인 아미노산을 기초로 여러 가지 단백질을 만들고 있다. 대표적인 것이 혈청알부민이나 글로불린, 혈액응고인자(섬유소원, 프로트롬빈 등) 그리고 효소이다. 간에서는 또한 아미노산을 산화 분해해 에너지를 생성하고 있다. 이 때, 타고 남은 대사물에서 암모니아가 생긴다. 암모니아는 간에서 요소로 바뀌어져 배설된다.

3. 저장

간에서는 또한 포도당이나 철, 비타민의 저장을 실시하고 있다.

간장애의 원인과 환자가 호소하는 증상

그럼, 간장애의 기전을 생각해보자. 약도 몸에 있어서는 이물이므로 배설해야 한다. 수용성 약제는 지방에 녹지 않으므로 간세포의 막을 통과할 수 없어 대사효소에 가까이 가지 않는다. 수용성에서도 예외적으로 간세포에 능동적으로 취해지거나 직접 담즙에 배설되는 경우가 있는데 일반적으로 수용성 약제는 스변에 녹아 배설된다.

이에 비해 지용성 약제는 물에 녹기 어려우므로 간은 시토크롬 P-450을 동원하여 약을 산화하거나 탈메틸화하거나 글루쿠론산 포합 등을 하여 물에 녹기 쉬운 형태로 바꾼다. 이 과정에서 여러 가지 중간대사물이 생기는데 이것이 간장애를 일으키는 원인이 되는 경우가 많은 것 같다.[4-7] 이 중간체나 이 과정에서 발생한 유리기(free radical)가 직접적으로 또는 간세포를 구성하고 있는 단백이나 세포막과 공유결합하여 간세포의 에너지 생성을 저해하거나 단백합성을 저해하는 등의 간접적인 과정을 통해 간세포장애가 발생하는데, 이것을 일반적으로 독성 간장애라고 한다. 따라서 독성 간장애의 발생에는 「대사」에 영향을 주는 인자, 예를 들어 용량이 크게 관련된다. 일반적 용량에서는 문제가 되지 않으므로 어떤 양을 넘어 대사계에 부담이나 이상이 일어나면 항상 발생하지 않는 인자가 영향을 준다. 증상 발현시기는 급격하게 일어나는 경우도 있으며 만성적인 약제의 섭취에 의해 일어나는 경우도 있다.

한편 약제 그 자체 또는 그 중간체가 햅틴으로써 항원성을 획득하여 면역반응을 야기하여 간세포를 손상시킨다. 이것을 일반적으로 알레르기성 간장애라고 한다. 면역학적인 기전으로 일어나는 것이므로 특정인에게 일어난다. 임상에서는 압도적으로 알레르기성 간장애가 많다. 증상 발현 시기는 투여 개시 후부터 1~2개월 이내에 일어난다. P-450도 단백이다. 이 P-450과 중간체의 결합물이 항원성을 보이는 예도 알려져 있어 P-450 활성의 개체 차가 간장애를 일으키기 쉬운 것에 영향을 주고 있다.[8, 9] 대략적으로 말하면 간에서 대사를 받기 쉬운 약제, 즉 지용성이 높은 약제는 간장애도 일으키기 쉬우며 수용성이 높은 약제는 일반적으로는 간장애를 일으키기 어렵다.

1. 환자가 호소하는 증상

환자가 호소하는 증상은 기전에 의한 차이보다 장애되는 부위에 의한 차이가 크다고 할 수 있다. 알레르기성 간장애에서는 지금부터 말하는 증상 외에 알레르기의 증상이, 감염(의 악화)에서는 발열 등의 증상이 비교적 잘 발생한다. 손상부위에 의한 주요 분류로써는 ① 간세포가 주로 손상되는 「간세포형 간장애」 ② 간세포의 손상을 비교적 적고 주로 담즙의 분비 기구가 문제가 되어 담즙울체(cholestasis)가 생기는 「담즙울체형 간장애」 ③ 양자의 「혼합형」이 있다.

2. 간세포가 손상되면

음식이 위나 장으로 소화되면 그 영양소는 문맥의 혈액으로부터 간으로 옮겨진다. 약도 마찬가지다. 흡수되어 문맥의 혈액으로 들어와 간으로 옮겨진다. 간에 들어오면 지용성의 약제는 간세포에 받아들여지고 대사를 받는다.

약제나 그 대사물이 간세포에 장애를 일으키면 이 문맥 주변, 즉 문맥역이라고 불리는 부위의 간세포가 주로 손상된다. 그림 2는 간세포형 간장애로 환자가 호소하는 증상이다. 간세포가 직접 또는 면역반응에 의해 손상되면 괴사한다. 수복을 위한 염증 반응이 강하면 발열, 오한, 권태감, 구토 등이 일어나지만 직접적인 독성의 경우에는 권태감이나 구토, 황달만 나타나는 경우도 있다.

그림 2 간염형 간장애에서 환자가 호소하는 증상

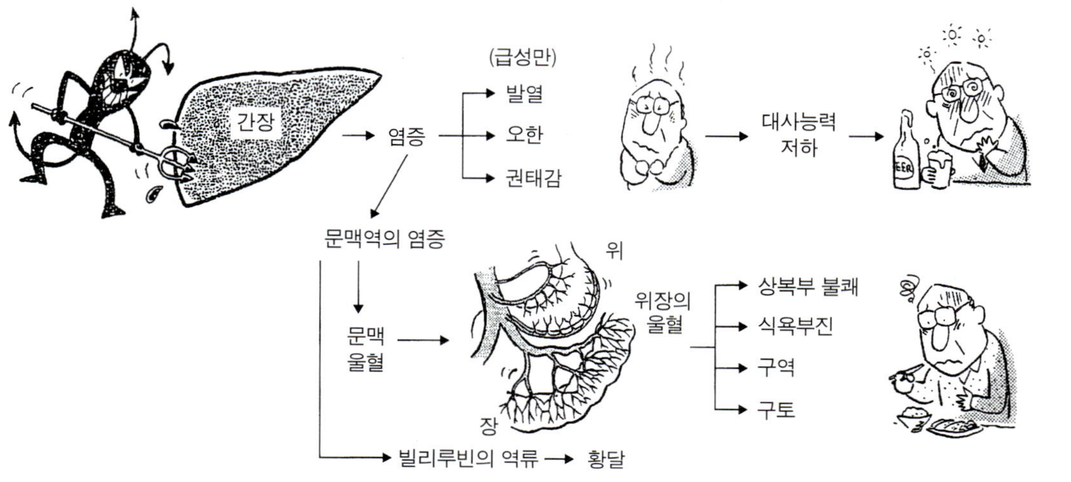

직접 독성 혹은 면역에 의한 염증 반응에 의해 간세포가 망가지기 때문에 장애된 간세포 내에 포함되어 있는 효소: AST(GOT), ALT(GPT)가 세포 외로 빠져 혈중으로 나온다.

그와 함께 보통 간이 담당하고 있는 기능이 손상된다. 예를 들어 가장 현저한 변화는 빌리루빈이다. 간접형(비포합형)의 빌리루빈을 간세포 내로 끌어들여, 간세포 내에서 글루쿠론산과 포합을 해 직접형(포합형)의 빌리루빈으로 바꾸어 간세포와 간세포의 사이에 있는 모세담관에 담즙으로 배출하지만, 그 전 과정이 장애되기 때문에 비포합형과 포합형 빌리루빈이 모두 증가하게 된다. 빌리루빈이 간세포 내로부터 모세담관으로 배출되는 데에는 운반체(Multidrug-resistance-associated Protein III, MRP III)가 관여하고 있는데, 이 기구가 망가지기 때문에 담즙(내의 직접 빌리루빈)의 배출이 되지 않아, 뒷부분에서 설명할 황달이 나타나게 된다. 문맥역에 염증이 일어나면 주위의 조직도 부어 문맥으 혈액의 흐름이 나빠진다. 그러면 이 문맥에 들어오는 혈관의 흐름도 나빠져 위나 장의 정맥도 울혈이 생긴다. 또한 간세포의 붕괴, 염증성 사이토카인의 영향 등이 복합되어 상복부의 불쾌감, 식욕부진, 구역·구토 등의 증상이 나타난다. 또한 간의 부종이 심해지면 촉진이 가능해진다다. 간세포의 염증이 심하면 다양한 대사 능력드 저하된다. 예를 들어 환자의 「갑자기 술에 약해졌다」라고 하는 호소에는 간장애가 숨어 있을지도 모른다.

3. 담즙의 분비기구가 손상되면

간세포 내로부터 모세담관으로 분비능력에 장애가 일어나면 「담즙이 막힌다=울체」라고 하는 상태가 된다. 이 장애를 일으키는 인자로써 독성, 알레르기성 등 여러 가지 인자를 생각할 수 있다.[10, 11] 그럼 담즙분비기구의 장애나 담즙울체에 의해 어떠한 증상이 나타날까(그림 3)?

모세담관에의 담즙 배출이 막히면 담즙이 간세포 내에 축적되다 마침내 넘쳐 나와서 피 속으로 역류하기 시작한다. 그러면 빌리루빈도 혈중으로 역류한다. 약물유발성 담즙울체형 간장애에서는 주로 모세담관에 분비되는 부분이 장애되는 경우가 많아 직접형 빌리루빈이 혈중에서 증가하기 시작한다. 직접형 빌리루빈은 물에 녹기 쉬워서 체액 속으로 이행해 피부, 결막 등에 '황달'이 생긴다. 소변에도 배설되어 소변이나 땀이 노래질 수도 있다. 소변의 거품까지 노래졌다면 소변 중에도 빌리루빈이 대량으로 나온 것이라고 생각된다. 담즙울체에 의해 간세포가 손상되면 빌리루빈의 포합장애도 일어나기 때문에 간접형 빌리루빈도 증가하는 일이 있지만 간세포성 간장애 정도까지 증가하지는 않는다. 간의 조직에 포함되는 담관계 효소라

그림 3 담즙울체형 간장애에서 환자가 호소하는 증상

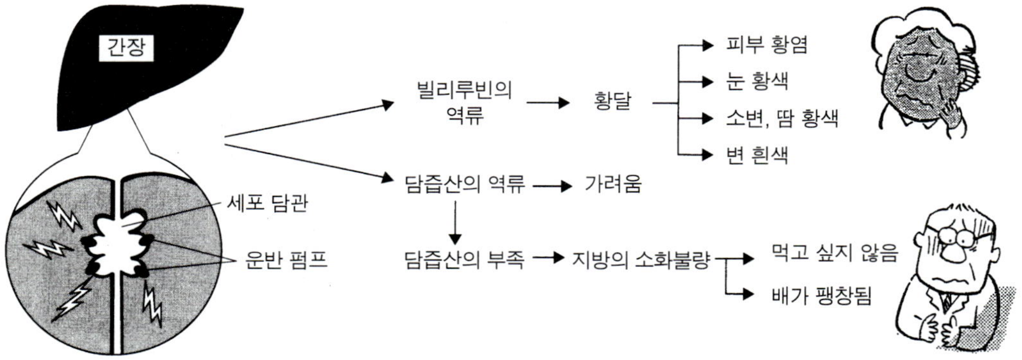

고 하는 ALP, LAP, γ-GTP의 담즙에로의 배설은 잘 이루어지지 않게 된다.[12] 특히, 간장애가 간세포 상해에 의한 것인지 담즙울체형인지 혼합형인지를 임상적으로 판단하는 기준으로써 간세포 장애 또는 융해의 좋은 지표인 ALT(GPT)의 기준치에 대한 최고치의 배율(ALT/N)과 담즙울체나 좋은 지표인 ALP의 기준치에 대한 최고치의 배율(ALP/N)을 이용해 ALT즙/N/ ALP/N의 비로 분류하는 방법도 있다.[13]

① ALP 수치만이 기준치의 2배 초과이거나 ALT(GPT)와 ALP 수치가 상승해 ALT/N/ ALP/N의 비가 2 이하인 경우는「담즙울체형」

② ALT/N/ ALP/N비가 2 초과. 5 미만이면「혼합형」

③ ALT 수치만이 기준치의 2배 초과이거나 ALT/N/ ALP/N비가 5 이상인 경우는 간세포성으로 분류된다.

담즙산의 근원은 콜레스테롤이므로 담즙산을 배설할 수 없다면 원래의 콜레스테롤이 대사되지 않아, 혈청 콜레스테롤도 상승한다. 담즙산도 울체되어 혈중으로 역류한다. 담즙산은 가려움을 일으키는 물질로도 알려져 있어 가려움이 심해진다. 또 담즙의 배설장애가 일어나면 십이지장으로 보내지는 담즙이 부족하게 되어 담즙의 본래 기능인 지방의 소화 흡수를 충분히 할 수 없게 된다. 따라서 기름진 것을 먹고 싶지 않게 되고 먹으면 배가 부풀거나 늘어지는 증상이 나타난다.

4. 알레르기성으로 일어나면

알레르기에 의한 증상으로는 발열, 발진, 소양감 등이 나타나며, 검사치로는 백혈구 증가, 가끔 호산구의 증가, IgE 증가 등이 나타난다.

5. 전격 간염이 되면

전격 간염(fulminant-hepatitis)이란 간염 중, 증상 발현 후 8주 이내에 고도의 간기능장애에 근거해 간성 혼수 II도 이상의 뇌병증을 초래하고 프로트롬빈 시간 40% 이하를 나타내는 것으로 정의[14]되고 있다. 그 원인은 간세포의 광범위한 괴사에 의해 간세포기능이 거의 없어지는 것이다. 간세포의 장애나 괴사를 일으키는 간염형 간장애로 전격 간염으로 이행하는 예가 많다. 증상으로는 간염형 간장애의 증상에 더해 빌리루빈의 포합 및 배설장애, 즉 황달이 노다 현저하게 나타난다. 간세포의 괴사가 진행되면 간의 주요한 기능인 「대사」와 「합성」 그리고 「저장」을 할 수 없게 된다.

간에서는 또한 아미노산을 기초로 여러 가지 단백질을 만들고 있다(그림 4). 간세

그림 4 전격 간염에서 「합성」이 장애되는 과정

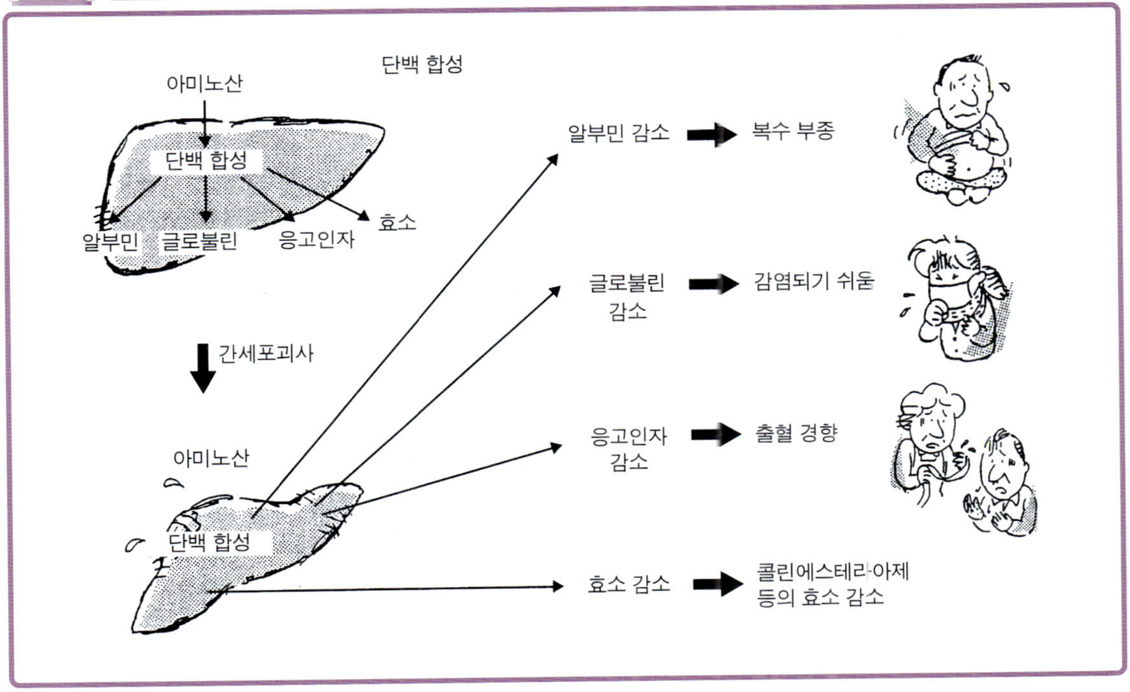

포의 괴사에 의해 단백질의 합성을 할 수 없게 되면 알부민의 생성이 감소해 혈장 삼투압이 저하하기 때문에 요량이 감소하고 복수나 부종이 발생한다. 글로불린의 합성을 할 수 없게 되면 생체의 중요한 감염 방어기구의 하나인 면역 글로불린이 감소하기 때문에 감염이 발생하기 쉬워진다. 응고인자의 생성이 감소하면 출혈 경향(이를 닦으면 피가 나옴, 코피, 피가 잘 멈추지 않음, 모르는 사이에 파랗게 멍이 듦 등)이 생긴다. 전격 간염으로 패혈증이나 소화관 출혈, DIC 등의 합병증이 나타나기 쉬운 것은 그 때문이다. 또 효소의 합성 저하로 간 효소 중에서 콜린에스테라제 등의 저하가 생긴다.

간에서는 또한 장에서 흡수된 영양소 아미노산을 산화 분해해 에너지를 생성하고 있다. 이 때 다 타고 남은 재로써 암모니아가 생긴다. 암모니아는 간에서 요소로 바뀌어 배설되는데, 간세포가 괴사되면 이 과정이 이루어지지 않아 혈중 암모니아 농도가 증가한다. 혈중에 증가한 암모니아는 뇌에 작용해 간성 뇌병증(hepatic encephalopathy)이라고 하는 상태를 나타낸다(그림 5). 까마귀가 날개짓을 하듯이 흔들리는 자세고정불능증, 섬망, 졸음, 혼수 등이다. 표 1[15]에서 이런 증상의 정도에 따른 분류를 나타내었다. 또한 아미노산의 산화 분해조차 할 수 없게 되면 아미노산이 간세포에서 혈중으로 유리되어 혈중 아미노산이 증가한다. 특히 트립토판(tryptophan)의 증가는 세로토닌(serotonin)을 증가시켜 나른해지게 한다(drowsy).

간에서는 또한 철이나 비타민의 저장을 실시하고 있다. 철과 비타민 B_{12}는 적혈구를 만드는 데 있어 필수적이며, 이들의 공급이 마음대로 되지 않게 되기 때문에 빈혈도 발생한다. 그 밖에 저혈당이나 신부전이 합병하는 예도 있다. 특히 고령자에서는 간세포의 재생 능력이 저하되고 있기 때문에 전격 간염에 걸리면 사망률이 높아진다.

그림 5 전격 간염에서 「대사」가 장애되는 과정

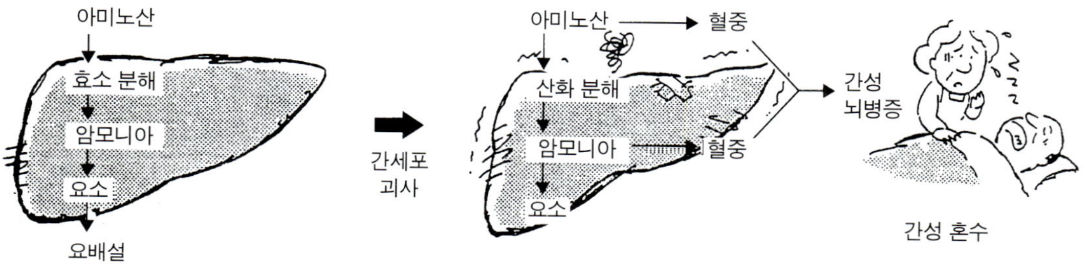

표 1 간성 뇌병증의 정도

정도	정신 증상	신경학적 소견	뇌파
I	정신 활동의 둔화, 다행적, 자극민감성, 흥분하기 쉬움	협조운동 불능, 구음장애	거의 이상 없음
II	착란 상태, 경면, 이상행동, 섬망	자세고정불능증, 근경직	서파(徐波) 경향
III	거의 자고 있음, 착란 상태가 현저함	자세고정불능증	서파 시에 3상파
IV	혼수, 강한 자극 · 통증에는 조금 반응	근긴장 소실	서파 시에 3상파
V	혼수, 강한 자극에도 무반응	근긴장 소실	서파 시에 3상파

(오늘의 진단 지침 제3판, 의학서원, 1992에서 발췌)

6. 그 밖의 간장애

의약품에 의한 간장애로써 그 밖에 지방간, 인지질혈증, 간색전, 간정맥혈전증, 간장자반병, 간암 등이 보고되고 있지만 모두 매우 드문 부작용이다.

약물유발성 간장애를 일으키기 쉬운 약제

약물유발성 간장애를 일으키기 쉬운 약제는 appendix 4에 정리했다.

약물유발성 간염과 감별해야 하는 병태

황달이 있으면 그것만으로 간, 담낭 · 담관계, 혈액계의 병 등을 의심할 수 있어 감별 진단의 범주가 상당히 좁아진다. 황달이 있는데다 검사 전의 문진으로 열이 있고 식욕 저하가 있고 통증이 거의 없는 경우에는 간염이 의심된다. 발열과 오른쪽 갈비뼈 하부~상복부에 통증이 있는 경우에는 담석/담낭염을 의심한다. 빈혈을 수반하고 있는 경우는 용혈에 의한 황달을 의심하게 된다.

물론, 각각 특징적인 검사 결과를 나타내기 때문에 진찰 후 곧바로 혈액검사를 하게 된다. 검사에 의해 황달이 폐쇄성 황달인지, 간세포성인지, 담즙울체형인지, 용혈에 의한 것인지 등을 알 수 있다. O-157로 유명하게 된 용혈요독증후군(HUS)의 용혈 등도 검사로 판명된다. 복통이 심한 장염 환자를 검사해보면 O-157의 감염이 아니라 바이러스성 장염에서도 다소의 용혈이 일어나는 경우도 있다.

황달 외에 백혈구 증가증, CRP 상승, 오른쪽 늑부에서 등에 걸쳐 통증이 있는 경우에는 담낭염을 수반한 담석을 의심한다. CRP는 높지 않고, 복통은 없으며 식욕이 없는 ALT(GPT)가 1,000 이상인 경우에는 바이러스성 간염을 의심해 간염 바이러스 표지자의 검색을 한다. 황달 환자의 최초 혈액검사에 간염바이러스 표지자 검사를 같이 시행한다.

그리고 대부분은 천천히 황달이 심해지면서 통증이나 열, 구토 등의 증상이 거의 없는 경우에는 췌장이나 담관암의 가능성이 높으므로 혈액검사 및 복부초음파검사를 시급히 실시하고 가능성이 높은 경우는 복부컴퓨터단층촬영을 가능하면 빨리 실시한다.

검사 결과 암, 담석, 담낭염, 그리고 용혈도 아니고 간염 바이러스 표지자도 모두 음성인 경우에는 약을 의심할 필요가 있다. 단, 바이러스성 간염의 진단에서 HCV 항체만 검사하여 음성인 경우 C형 간염이 아니라고 할 수는 없다. 또한 HCV 항체를 갖고 있었다고 해서 그것만으로 C형 간염이라고 할 수도 없다. 이때의 황달이나 간장애가 확실히 C형 간염 바이러스에 의한 것이라고 하는 것을 증명하기 위해서는 감염 초기에는 HCV 항체가 음성이며 후에 양성화하는 것을 확인할 필요가 있다. HCV-RNA를 직접 검사할 수 있기 때문에 발병 초기부터 C형 간염의 진단이 가능하다.

지금까지 먹고 있었던 약에 대해서는 초진 시에 이미 문진에서 물은 것이지만 약을 의심하는 경우에는 못 들은 것이 있는지 한 번 더 신중히 물어볼 필요가 있다. 최근, 다른 의사에게 진찰받은 적이 있는지, 이전에 남아 있던 약을 먹은 일은 없었는지, 일반 시판제 또는 영양제를 먹은 일이 있는지 등이다.

또한 자주 빠뜨리는 것이 일(직업)의 내용이다. 대략적으로 직업이 무엇인지 알고 있어도 어떠한 것을 취급하고 있는지는 구체적으로는 묻지 않은 경우가 많은 것이다. 일과 관련하여 유기용매 등을 사용하고 있지 않는지, 화장품, 가정용품, 건강식품 등에서 최근 사용하기 시작한 것은 있는지 묻는다.

그 중에 2개월 이내 정도로부터 시작해 간장애를 일으키는 것으로 잘 알려진 물질이 포함되었는지가 문제가 된다. 과민성(알레르기성) 간장애와 같은 경우에는 시간적 관련으로부터 의심스러운 약제(물질)를 이용해 림프구 자극시험을 실시하여 양성이면 그 약제가 원인인 것이 거의 확정된다. 음성이라도 대사산물에 의한 과민(알레르기)인 경우도 많기 때문에 약물유발성이 아니라는 증거는 되지 않는다.

약물유발성 간염의 증례

증례 1 티클로피딘(Ticlopidine)에 의한 전격 간염(fulminant hepatitis 비알레르기성)

72세 여성. 흉통을 주소로 하여 A대학병원 내과 내원. 심부정맥혈전증과 폐혈전색전증이 의심되어 티클로피딘(파날딘/Panaldin 100mg) 1일 3회, 소아용 바파린(Bafferin) 정(81mg) 1일 1회 복용을 개시. 복용 전의 간기능검사에서는 AST 27, ALT 32, 총빌리루빈 수치(TB) 0.2mg/dL, 내복 개시 2주째도 특별한 변화는 없었다(AST 28, ALT 28, TB 0.4mg/dL). 6주째의 정기 진찰 시에는 검사를 하지 않았고, 약 7주째(51일째) 식욕이 저하되어 자기 판단으로 복용량을 감량했다. 9주째에 컨디션 불량으로 진찰을 받았을 때도 검사는 하지 않았으며, 그 2일 후 가족이 황달을 발견해 진찰을 받았더니, AST 2881, ALT 2283, TB 10.5mg/dL로 확인되어 응급 입원하였다. 입원 약 10일 후 AST 2964, ALT 1600, TB 21.1mg/dL, PT(INR) 2.83로 확인되어 B대학병원으로 옮겨 혈장교환요법, 혈액여과투석, 스테로이드제 투여 등을 시작했고, 그 후도 매일 혈액 혈장교환요법을 했지만 개선되지 않고 의식 상태가 악화되어 A병원 입원 1개월 정도 후에 사망했다. 또한 간염 바이러스 표지자는 음성이고, DLST(약제에 의한 림프구 자극 시험)도 음성이었다. 그러나 티클로피딘에 의한 간장애 예의 80% 이상은 DLST가 음성이기 때문에, 이 검사에서 음성이라고 해서 티클로피딘과의 관련을 부정하는 근거가 되지는 않는다. 본제는 개시 2개월간은 2주마다 의무적으로 해야하지만, 이를 이행하지 않아 전격 간염이 되었다고 생각된다.

증례 2 에탐부톨(Ethambutol)에 의한 전격 간염(알레르기성)

31세 여성. 결핵성 흉막염 때문에 병원에서 이소니아지드(INH), 리팜피신(RFP), 스트렙토마이신(SM)을 개시했다. 개시 전 정상치이었던 AST, ALT가 약 2주일 후 비정상이 되어 INH와 RFP를 중지했으며 1주일 후에 AST, ALT가 더욱 상승하였기(AST 126, ALT 203) 때문에 SM도 중지. 1주일 후에는 간기능이 개선되어(AST 21, ALT 48) INH, 에탐부톨(EB) 750mg/일, 피라지나미드(PZA) 1.5g/일을 다시 복용하기 시작하였다. INH 개시 후 AST 15, ALT 20으로 개선되어 퇴원하였으며, 퇴원 후는 거의 2주일마다(2, 4, 6, 8, 10주) 통원치료를 받았으나, 간기능검사는 실시되지 않았다. 10주째에는 기침을 하면서 구토가 있었으나 감기성 위장염으로 생각되어 대증요법으로 제토제(나우제린) 등이 처방되었다. 1주일 후에도 구역이 지속되고 전신 권태감이 심하여 진찰을 받았다. 간기능검사에서 AST 1813, ALT 1998 U/L, 혈청 총빌리루빈 수치 3.7mg/dL로 나타나서 즉시 입원하였다. 입원 후는 AST, ALT의 저하되고 빌리루빈은 상승하는 괴리 현상과 응고 인자의 저하가 있어 혈장교환 등이 실시되었지만 효과가 없어 입원 약 7주째에 사망했다.

간염 바이러스 표지자는 모두 음성이었고, 거세포바이러스(CMV)나 EB 바이러스의 급성 감염의 검사 소견도 없었다. 또한 약제에 의한 림프구자극시험(DLST)에서 EB 202%(양성), INH 122%(음성), PZA 101%(음성)였다. 병원이 독자적으로 실시한 DLST 검사에서는 SI 수치 150%는 정상 평균 SI 수치+3×표준 편차이다. 따라서 202%는 정상 평균 SI 수치+표준 편차의 약 8배의 값이 되어, 에탐부톨에 의한 알레르기성 간염이 아닐 가능성은 매우 낮다($p=10^{-8}$)고 판단되었다.

약물유발성 간장애의 치료와 예후

일반적으로 약물유발성 간장애는 원인이 된 약물의 복용을 중지하면 2개월 이내, 길어도 3개월 이내에 낫는 경우가 대부분이다. 치료도 보통 간염과 마찬가지로, 증상이 심할 때에만 안정이 필요하다. 식욕이 없는 시기에는 수분이나 전해질의 균형을 유지하기 위해 필요한 경우에는 수액공급을 한다. 식사가 가능하면 당질을 포함한 소화가 잘 되는 식사로부터 시작해, 식욕이 생기면 균형잡힌 식사로 하는 등 비약물요법, 비특이적인 요법이 원칙이다. 약물요법은 보조적인 것이며, 불필요한 약물의 사용은 가능한 한 피해야 한다. 간혹 간세포가 광범위하게 괴사하여 중증화 해 전격 간염되거나 장기간에 걸쳐 황달이 지속되는 예도 있다. 辻井 등[16]은 증상 발현 후 곧바로 약제가 중지된 증례의 치유 기간은 평균 51일, 증상 발현 후도 약제의 투여가 계속되던 경우의 치유 기간은 평균 137일로 매우 분명하게 연장되었음을 보고하였다. 얼마나 빨리 원인 약제를 중지할 지가 큰 포인트이다. 약사의 역할도 크다고 할 수 있을 것이다.

아세트아미노펜 대량 복용에 의한 간장애에는 아세틸시스테인 내복액을 투여한다.

참고문헌

1) 杉本元信：どのように黄疸は起こるのか. 治療, 78：1921-1925, 1992.
2) 木谷健一：胆汁分泌と胆汁酸, 別冊医学のあゆみ　消化器疾患, pp27-30, 医歯薬出版, 1993.
3) 伊藤隆：ナースのための解剖学, pp157-159, 南山堂, 1992.
4) 銭谷幹男：薬物性肝炎. 医薬ジャーナル, 31：2003-2007, 1995.

5) 荒牧琢己，他：薬物誘起による消化器病変，日本内科学会雑誌，84：177-182，1995.
6) Lee WM : Drug-induced hepatotoxicity, N Engl J Med, 333 : 1118-1127, 1995.
7) Kaplowitz N : Biochemical and cellular mechanisms of toxic liver injury. Semin Liver Dis, 22 : 137-144, 2002.
8) 福井博：薬物性肝障害，治療，78：1974-1977，1996.
9) Jaeschke H, et al : Mechanisms of hepatotoxicity, Toxicol Sci, 65 : 166-176, 2002.
10) 中西敏夫，他：胆汁うっ滞と cholestatic factors，別冊医学のあゆみ 消化器疾患，pp7-8，医歯薬出版，1993.
11) Bohan A, et al : Mechanisms of hepatic transport of drugs : implications for cholestatic drug reactions, Semin Liver Dis, 22 : 123-136, 2002.
12) 河合忠，他：異常値の出るメカニズム，p248，医学書院，1994.
13) Bircher J, et al eds : Oxford Textbook of Clinical Hepatology, 2nd ed Volume II, oxford, oxford University Press.
14) 溝口靖紘：薬剤性肝障害—重症型肝障害，臨床成人病，20：1157-1162，1990.
15) 熊田博光：劇症肝炎，今日の診断指針，第３版．pp675-676，医学書院，1992.
16) 辻井正，他：薬剤性肝障害．医学と薬学，15：445-453，1986.
17) 浜六郎：検査と EBM(1)薬剤によるリンパ球刺激試験（LST），TIP「正しい治療と薬の情報」，15：69-73，2000.

CHAPTER 5

신장장애

신장장애

환자의 호소를 들어보자!

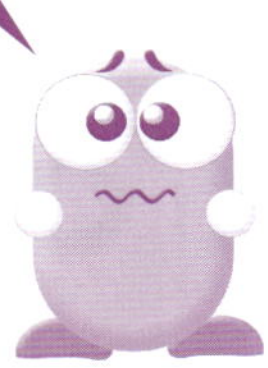

「소변보는 횟수가 줄어들었다」「살이 쪘다」
「식욕이 없다」

D 안녕하세요. 상태는 어떻습니까?

P 이가 아파서 치과에 들렀습니다. 좀처럼 통증이 사라지지 않아서...

D 뭔가 신경쓰이는 것은 없습니까?

P 좀 창피한 이야기이지만 **소변보는 횟수가 줄어든 것** 같은 생각이 들어 조금 신경이 쓰이고 있습니다.

D 배뇨 횟수 말입니까? 그 밖에도 신경이 쓰이는 것이 있습니까?

P 소변보는 횟수가 줄어들었을 때부터 **살이 찐 것** 같습니다. **식욕은 없는데**요...

부작용이라면

이 환자는 72세 여성이다. 치통에 메페남산(Mefenamic Acid, 750mg/일)이 투여되고 있다. 투여된지 5일째로, 아직 통증이 있어 계속 복용하고 있다. 환자의 증상 호소에서 약의 부작용을 생각할 수 있을까?

「소변보는 횟수가 줄어든 것 같다」「살이 쪘다」「식욕이 없다」. 이것을 의학용어로 표현하면 「배뇨 횟수 감소」「체중 증가」「식욕 저하」이다. 배뇨 횟수가 감소되면 이것은 비뇨기계에 어떠한 이상이 있을 가능성을 생각할 수 있다. 체중 증가나 식욕 저하는 여러 가지 원인으로 일어난다. 이러한 증상이 만약 약의 부작용에 의한 비뇨기계의 장애라고 하면 왜 이러한 증상을 호소하는 것일까?

신장의 기능

신장을 구성하는 최소단위는 네프론이다. 네프론은 한쪽 신장에 약 100만 개가 있다. 신동맥에서 유입세동맥으로 들어온 혈액은 사구체로 이동한다. 사구체는 여과 기관으로써, 사구체와 요세관 사이의 작은 틈새와 혈압을 이용해 혈액을 여과하여 노폐물을 소변으로 버리는 것이다.

여과되는 것은 작은 입자인 물이나 전해질, 포도당 또는 노폐물 등이다. 요소나 크레아티닌도 노폐물의 하나이다. 신장장애로 인해 이러한 여과가 잘 이루어지지 않으면 혈중농도가 증가하므로 BUN이나 혈청 크레아티닌 수치를 신장장애의 기준으로 하고 있다. 약이나 그 대사물도 대부분이 여과되어 요세관에 들어온다. 단백이나 혈구 등의 입자가 큰 물질은 여과되지 않고 혈중에 남는다. 여과액을 원뇨라고 하며 통상 1일 180L 정도 여과된다.

요세관은 원뇨에서 필요한 것을 회수(재흡수)하는 기관이다. 근위요세관, 헨레계제(Henle's loop), 원위요세관으로 나누어져 있다. 각각의 부위에 따라 재흡수되는 물질이 다르다. 우선 근위요세관에서는 물의 80%가 재흡수된다. 대부분의 이뇨제는 이 재흡수를 억제하기 때문에 원뇨로부터의 물의 재흡수가 잘 되지 않아 소변이 많이 나오는 것이다. 또 중요한 영양원, 포도당 아미노산, 비타민, 호르몬 등도 거의 100%가 재흡수되고, 전해질(Na^+, K^+, Ca^{2+}, Mg^{2+}, HCO_3^-, PO_4^- 등)도 재흡수된다. 물은 그림 1과 같이 에너지를 사용하지 않고 수동적으로 재흡수된다. 그러나 다른 전해질이나 영양소의 재흡수에는 에너지를 사용해 능동적($Na^+ \cdot K^+$ 펌프 등)으로 재흡수되고 있다. 이 재흡수에는 흡수량에 한도가 있다. 그 때문에 전부 회수할 수 없는 경우(또는 혈중에 많이 있어 재흡수할 필요가 없는 경우)는 소변으로 나온다. 당뇨병의 요당(urine glucose)이 그 예이다. 반대로 신체에 불필요한 것, 예를 들어 요소나 요산, 크레아티닌 등은 거의 회수되지 않는다. 헨레계제에서는 Cl^-이 능동적으로 재흡수되고 있어 Cl^-이 거기에 끌려가 Na^+의 이동이 일어난다. 물도 재흡수 된다. 원위 요세관에서는 주로 Na^+, HCO_3^-, 물이 재흡수된다.

그림 1 신장의 구조

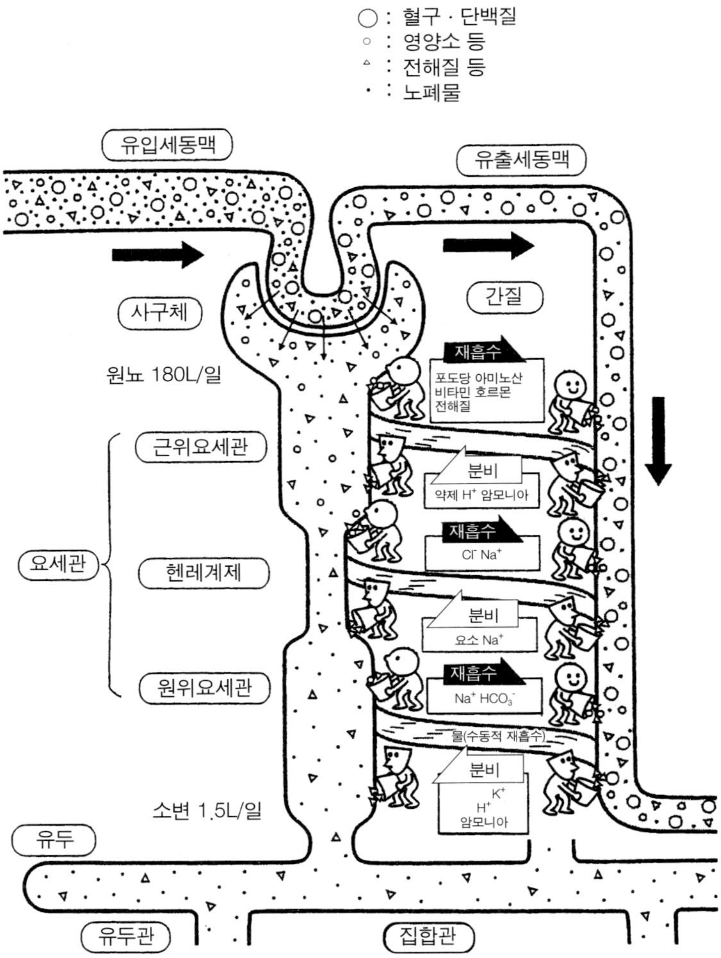

또는 여과되지 않았던 물질을 혈액으로부터 직접 요세관에 버리는 방법도 있다. 요세관 분비이다. 예를 들어 여과되지 않았던 요소나 크레아티닌, 그리고 페니실린 등의 약도 요세관에 분비되어 배설되고 있다. 요세관 분비는 필요 없는 배설뿐만이 아니라 Na, K, H^+, 암모니아 등을 분비해 체내의 산염기평형의 조절도 하고 있다. 이러한 산, 염기의 재흡수나 분비는 항이뇨호르몬이나 알도스테론 등의 호르몬에 의해 조절을 받고 있다. 원위요세관은 최종적으로 집합관에 들어온다. 여기에서도 물이 재흡수되며 집합관이 모여 굵어져 유두관이 되어 신배에 개구하고 있다. 최종적으로 소변은 1.5L 정도로 농축되어 배설된다.

신장장애의 원인과 환자가 호소하는 증상

그런데 약이 신장을 손상시킨다고 하면 어느 부위를 어떻게 손상시키는 것일까? 그리고 환자는 어떠한 증상을 호소하는 것일까?

환자가 호소하는 증상은 손상받은 부위에 의한 차이는 별로 없다. 또한 장애의 정도가 가벼운 경우는 거의 자각 증상이 나타나지 않다. 병태로써는 어느 부위가 문제가더라도 신장기능의 저하, 그리고 최종적으로는 신부전이라고 하는 증후로서 파악된다. 신부전이란 네프론의 장애에 의해 신장기능이 없어지고 심장 · 뇌 · 간 · 골수 · 소화기 · 내분비 등의 여러 장기에 큰 영향을 주어 생체의 항상성이 파괴된 상태를 말한다.[1] 그 원인이 사구체에 있는 경우, 요세관에 있는 경우, 또는 양쪽 모두에 있는 경우를 신성 신부전, 신장혈관에 있는 경우를 신전성 신부전, 수뇨관에 있는 경우를 신후성 신부전이라고 한다. 급격하게 발병하는 경우를 급성 신부전, 장기에 걸쳐 신장기능이 서서히 저하되어 가는 경우를 만성 신부전이라고 한다.

1. 신장혈관의 장애

수용성의 약제는 그대로, 지용성의 약제는 간에서 대사를 받아 대사물로서 신동맥을 통해 신장으로 들어온다. 그리고 유입세동맥으로부터 사구체에 들어간다. 약물유발성 신장장애의 제1현장은 이 신장혈관이다. 가장 많은 것은 신장혈관을 수축시키는 작용이 있는 약(예를 들어, 비스테로이드성 항염증제)의 복용이다. 신장혈관이 수축하면 신장에 들어오는 혈액량이 줄어들어 신장이 허혈 상태가 되어 신장기능의 저하를 초래해서 신전성 신부전이라고 하는 상태를 만든다. 즉, 그림 2와 같이 사구체로 여과되는 혈액량이 적어져, 물의 여과 부족이 일어나 요량이 감소한다. 반대로 전신의 혈관을 넓히는 작용이 있는 칼슘길항제나 ACE 저해제, ARB가 투여되면 혈압이 내려가 사구체에 걸려 있던 압력이 줄어들어 결과적으로 여과되는 혈액이 줄어들어 요량이 감소한다.[2] 그에 따라 체내 수분이 저류하여 부종이 생긴다. 부종으로 환자가 자각하는 증상을 그림 3에 나타냈다. Na^+는 수분을 체내에 저류시켜 고혈압을 일으킨다. 노폐물 여과도 불완전하게 되어 혈중에 축적된다. 신

그림 2 신전성 신부전의 증상

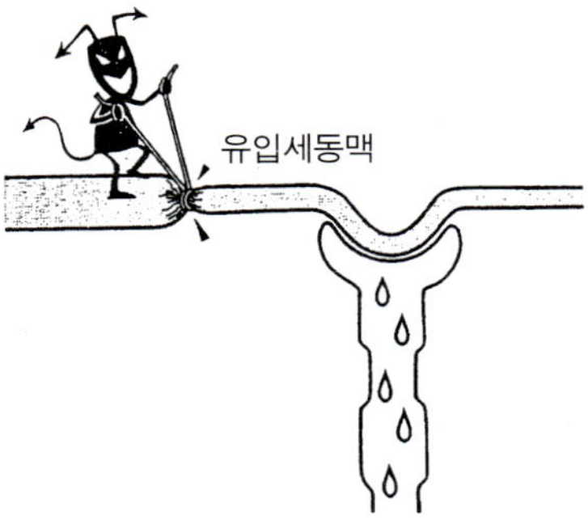

사구체 여과된 혈액량 감소
- → 수분 여과 부족
  - → 체내에 수분 저류 → 부종
  - → 체내에 Na 저류 → 고혈압
  - ↓ 요량 감소
- → 노폐물 여과 부족 → 체내에 노폐물 축적 → 요독증

그림 3 부종의 증상

부종
- 전신 부종
  - → 벨트가 조임
  - → 체중 증가
- 말초 부종
  - → 얼굴 부종
  - → 발 부종 (구두가 작아짐)
- 폐부종 / 심부전
  - → 기좌 호흡 (누울 수 없음, 앉아 있는 편이 나음)
  - → 콜록거림 · 호흡곤란(심장 천식)
- 위장 부종
  - → 토할 것같음, 속이 안 좋음
  - → 식욕이 없음
  - → 설사 · 복통

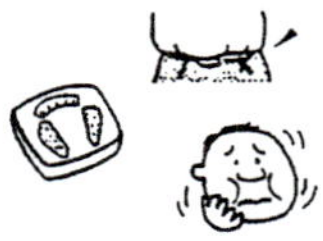
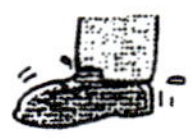
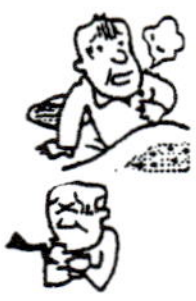
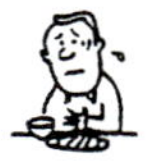

그림 4 요독증의 증상

요독증
- 두통
- 경면 / 혼수 / 의식장애
- 경련
- 출혈 경향
- 심부전

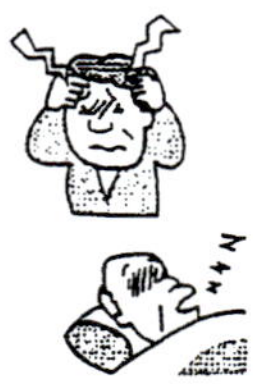

부전의 최종 단계에서는 요독증이라고 하는 상태가 일어난다. 요독증에서 환자가 자각하는 증상을 그림 4에 나타냈다.

혈관장애는 사구체에서의 여과량이 줄어드는 것 뿐이므로 요세관의 기능은 유지되고 물이나 전해질 등의 재흡수는 일어난다. 따라서 원뇨의 양은 적은데 확실하게 물이 재흡수되기 때문에 농축된 소변이 소량 배설된다. 약에 따라서는 혈액 응고에 영향을 주어 혈전이 형성되어 혈관벽에 침착하거나 혈관염을 일으켜 혈관의 허혈을 유발하는 등의 부작용을 일으키는 것도 있다. 또한 신허혈 상태가 길어지면 나중에 말하는 요세관의 괴사가 일어나는데, 신혈류나 순환혈장량이 감소하는 상황이나 질환이 있으면 발생위험이 높아진다. 신혈류가 저하되는 상황으로는 고령자, 고혈압 환자, 만성 신부전 환자 등을 들 수 있다.

순환혈장량이 감소하는 상황으로는 대량의 출혈, 심한 설사나 구토가 계속되거나 더운 날에 수분의 보급 없이 운동을 계속해 탈수 상태가 되는 경우[3] 또 울혈성 심부전 등의 순환부전, 간경변 말기나 신증후군으로 혈중 알부민이 낮아진 경우(유효혈장량의 저하)[2]에서도 같은 상황이 된다. 또한 골초(heavy smoker)에게도 순환혈장량이 감소하기 쉽다고 알려져 있다.[4]

증상 발현까지의 기간은 일정하지 않다. 수년간 약물을 복용하고 있더라도 증상이 발생하지 않다가 그 환자의 상황에 의해 갑자기 일어날 가능성도 있다. 가벼운 신장기능 이상이라고 생각되는 경우라도 1~2개월간 신장기능을 체크하지 않는 동안에 급속히 신부전이 진행되는 경우가 있다. 신장장애가 있는 경우, 신장 독성은 강조되므로 신장장애가 진행되어 더욱 강한 신장 독성을 발휘하게 되어 악순환에 빠져버린다. 신혈유량이나 순환혈장량에 영향을 주는 약제, 예를 들어 이뇨제, 전신마취제, 그리고 신장혈관장애를 일으키는 약끼리의 병용은 문제가 되므로 약을 병용할 때에는 주의해야 한다. 특히 ACE 저해제나 ARB의 투여 초기, 양을 변경할 때는 2주마다 신장기능을 체크해야 한다.[3]

2. 사구체의 장애

대부분의 약은 분자량이 작기 때문에 사구체(glomerulus)로 여과된다. 이 사구체가 손상되면 단백 등이 큰 입자도 여과되어 버린다. 사구체신염이나 신증후군에서 이런 현상을 볼 수 있다. 이 사구체장애의 기전은 면역복합체나 세포성 면역의 이상 등 면역반응에 의한 것으로 보인다. 약이나 그 대사물이 햅틴으로 작용해 사구체의 구성 성분과 반응하는 항체가 생성되거나, 약물이 사구체 항원 성분에 결합함으로써 항원을 수식해 그에 대한 항체가 생성되는 것, 면역복합체가 사구체 내의 혈관에 장애를 주는 것,[5] 약이 면역계를 변화시켜 자가항체가 생성되는 것 등이 있다.[6]

우선 나타나는 증상은 그림 5와 같이 단백뇨이지만 이것은 자각할 수 있는 것이 아니나, 소변에 거품이 생기는 것을 보고 알아채는 경우도 있다. 사구체로부터 단백이 빠지면 혈중 알부민 등의 단백이 감소한다. 혈중의 알부민은 혈관 내에 물을 끌어들이는 기능(교질삼투압)을 하고 있기 때문에, 알부민이 줄어들면 혈관 내로 물을 끌어들이지 못해 세포외액의 양이 증가한다. 즉, 부종이 생긴다. 동시에 혈관 내에 물을 끌어들일 수 없기 때문에 혈액량이 줄어든다. 유효순환혈장량이 감소하면 이것을 보충하기위해 ADH나 알도스테론의 분비가 왕성하게 되어 요세관에서의 물의 재흡수를 촉진한다. 이로 인해 요량이 줄어들어 체내에 수분이 저류되어 부종이 더욱 심해진다.

또한 부족한 단백을 보충하기 위해 간에서 단백 합성을 촉진한다. 동시에 지방의 합성도 진행되므로 신증후군에서는 고지혈증, 특히 고콜레스테롤혈증을 나타낸다. 그리고 그 중에는 다음에 말하는 급성 간질성 신장염을 합병하는 예도 있다.

사구체장애의 환자측 요인(위험인자)으로는 면역계의 질환을 들 수 있다. 면역학적 기전이기 때문에 증상 발현까지는 어느 정도의 기간이 필요하다.

그림 5 사구체가 장애되는 경우의 증상(사구체신염, 신증후군)

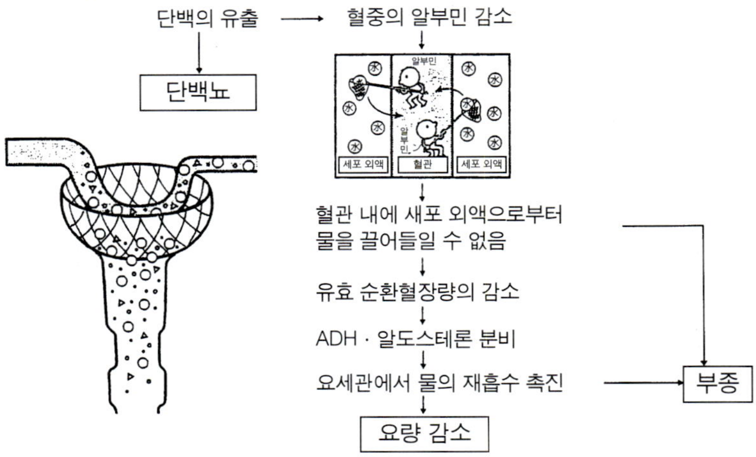

3. 요세관 · 간질의 장애

여과된 약물은 요세관강에 들어간다. 약은 신체에 있어 불필요하기 때문에 재흡수되지 않는다. 그러나 지용성의 물질은 요세관강 내로부터 요세관의 표피세포내로 서서히 비집고 들어간다(확산).[7] $N^+ \cdot K^+$ 펌프를 통해 세포 내로 들어가는 경우도 있다.[8] 약의 재흡수 여부는 요세뇨관이 표피를 통과할 수 있는지, 즉 그 약의 해리도와 소변의 pH에 의해 결정된다(그림 6). 그 때 소변의 pH에 의해 분자형의 약은 요세관의 표피세포막으로부터 탈출해 재흡수된다. 반대로 그 때 소변의 pH에서 이온형 약은 막을 통과할 수 없기 때문에 요세관의 표피세포로부터 탈출하지 않고 요세관 내에 머무르는 것이다.

즉, 소변의 pH나 약의 성질(알칼리성, 산성), 그 밖의 조건에 의해 약이 표피세포 내에서 축적되는지 재흡수되는지가 정해진다. 반대로 이 원리를 이용해 소변의 pH를 의도적으로 바꾸어 중독 물질의 제거 등을 할 수 있다.

또한 혈중에서 단백에 결합하고 있는 약은 사구체로 여과될 수 없기 때문에 요세관에 직접 분비되어 배출된다. 이러한 약은 분비에 의해 요세관의 표피세포로 들어가는데 이 표피세포로부터 요세관강에의 이행 정도가 나쁘면 표피세포 중에 축적된다(그림 7).

그림 6 약의 재흡수 구조

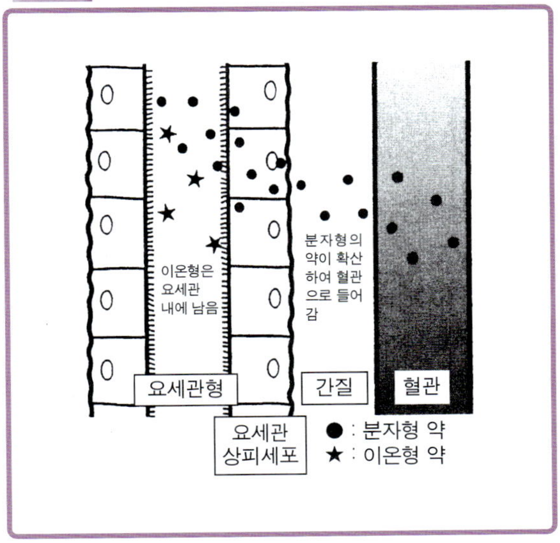

그림 7 약의 분비 구조

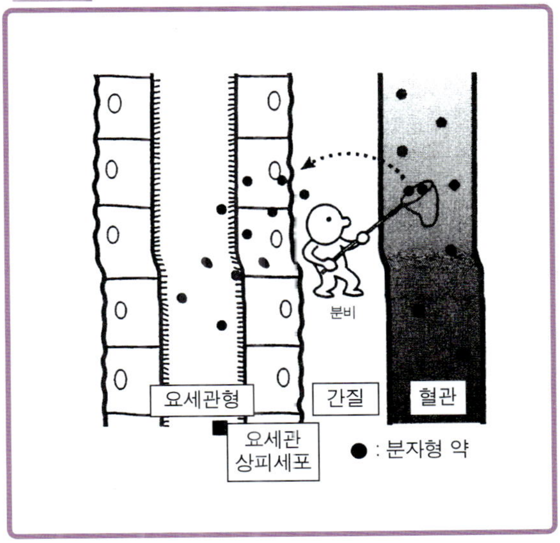

재흡수나 분비의 반복에 의해 요세관의 표피세포 안에 약이 농축된다. 만약 그 농도가 독성 레벨에 이르면 직접 세포가 손상되거나 세포 내의 단백과 결합해 DNA나 RNA의 합성이나 기능에 문제를 일으킨다. 또한 알레르기(과민증) 반응을 일으키거나 손상된 표피세포로부터 항원성을 가지는 성분이 혈중에 유리되어 면역계가 활성화되는 일도 있다. 요세관의 표피세포 안에는 약물의 대사효소인 P-450이 간 다음으로 많은 것이 알려져 있다. 따라서 여기에서도 약물대사가 일어나서 이 때 유리기(free radical)가 발생해 세포를 손상시키는 경우가 있다.[9, 10]

병태로써는 급성 요세관 괴사, 요세관장애, 간질성 신장염, 그리고 신성 신부전이 일어난다.

급성 요세관 괴사는 약물유발성 신장장애에서는 가장 흔히 발생[11]하며 앞에서 말한 독성기전과 혈관 장애로 인한 신장의 허혈에 의해 일어난다. 독성 기전에 의한 것은 요세관 내에 약이 축적되는 시간이 필요해 투여 후 1주일 이상 경과한 후에 일어난다. 혈관장애에 의한 것은 약물에 축적될 필요가 없기 때문에 언제든 발생 가능하다.

요세관의 장애는 근위로부터 원위까지 미치지만 재흡수나 분비에 의한 약의 출입, 농축의 위험성이 높은 근위 요세관이 가장 장애를 받기 쉬운 부위이다. 요세관이 장애를 받으면 요세관을 지나가고 있는 물질 수송의 이상이 생긴다. 포도당이나 전해질의 재흡수장애, 물의 재흡수장애에 의한 소변의 농축, 산성화장애 등이다.

요세관장애의 정도가 가벼운 경우는 임상검사로 아미노산뇨, 당뇨, 산증(acidosis), 저나트륨혈증, 저칼륨혈증 등만 나타나고 환자의 자각 증상은 거의 없으며, 나른하고 지치기 쉬운 등의 권태감 정도만 있다. 물의 재흡수장애 때문에 농축되지 않은 소변이 다량으로 나오는 일도 있으며, 단백뇨가 나타나는 일도 있다. 이것은 요세관성 단백(β_2마이크로글로불린 등)이라고 하는 저분자 단백이 요세관으로 재흡수되지 못해 소변중으로 나가기 때문이다.

요세관의 괴사가 심한 경우는 사구체장애 및 핍뇨성 신성 신부전이 일어난다. 신성 신부전에서도 부종, 요독증, 고혈압이 생긴다. 요세뇨관이 괴사되면서 조직에서 칼륨이 혈중으로 나오게 되는데, 분비에 의한 칼륨배설이 요세뇨관 괴사로 인해 문제가 발생하게 된다.

그리고 핍뇨로 칼륨을 배설할 방법이 없어져 고칼륨혈증이 발생하게 된다(그림 8). 고칼륨혈증은 치사적인 부정맥을 일으키는 경우도 있어 위험하다. 탈력감, 권태감, 지각 이상 등이 일어나고, 조직의 괴사에 의해 암적색이나 커피색, 홍차색의 혈뇨가 나타나게 된다.

간질이 손상되는 동안 간성 신장염은 어떨까? 급성 간질성 신장염은 알레르기 기전으로 일어나는 경우가 많은 듯하다.[11] 재흡수, 분비 과정을 거치는 약물이 요세뇨관과 혈관 사이를 이동하면서 간질에 약이 남아 있게 된다. 이것이 알레르기의 원인이 되어 급성 간질성 신장염 그리고 급성 신부전이 일어난다. 환자는 발열, 발진, 관절통 등의 알레르기 증상을 호소하는 경우가 많다(그림 9). 염증에 의해 간질에 부종이 생기게 되는데, 신장이 부어 피막이 팽팽해져 요통이나 늑복의 통증을 일으키는 경우도 있다.

면역억제제나 진통제를 장기간 사용하면 간질이 만성적으로 손상되어 만성 간질성 신장염을 일으키는 일이 있다. 약제에 의해 우선 요세관 표피세포가 손상을 받아 요세관기능이 정지되어 약제가 요세관에 축적되어 분뇨 세관 기저막이 손상된다.

그림 8 요세관이 장애된 증상(요세관장애, 요세관 괴사)

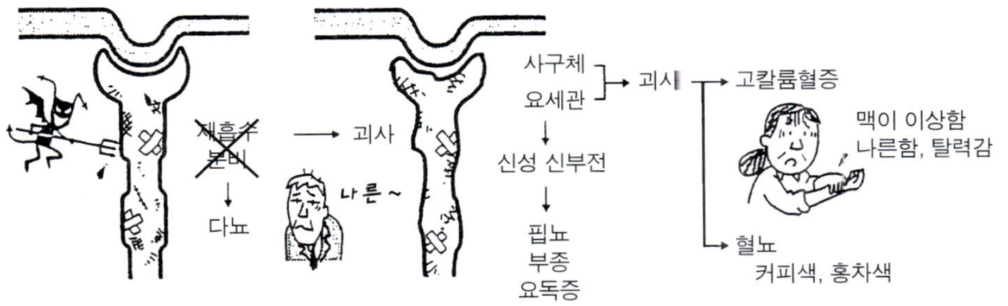

그림 9 간질이 장애된 증상(급성 간질성 신염)

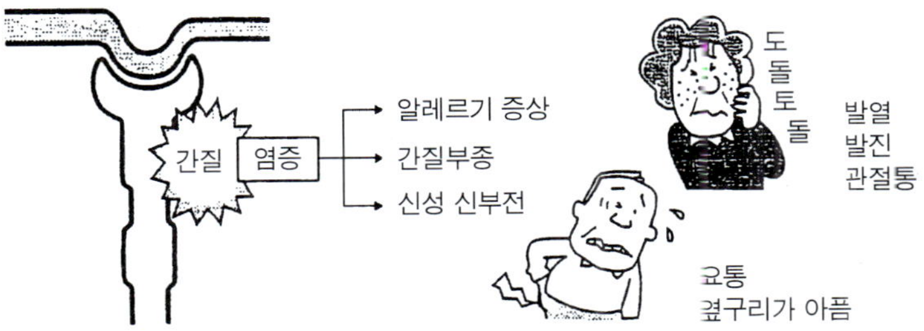

이 손상된 기저막으로부터 항원성을 가지는 성분이 혈중으로 유리되어 면역반응이 활성화되어 자기 요세관에의 공격이 일어난다.[6] 또한 진통제의 남용에 의해 요세관이 집합한 유두관 끝의 유두부분이 괴사하는 경우도 있다. 이것은 약 자체나 대사물이 유두부분에서 농축되어 직접 독성을 발휘하는 것이라고 생각된다.[11] 이것들은 무증상인 경우도 많지만 요세관기능의 저하로 소변의 농축력이 저하되어 다뇨가 조기에 나타나거나 빈혈이나 고혈압, 전해질 이상 등으로 발견되는 일도 있다.

4. 요세관 폐색

또한 약의 성질과 소변의 pH에 의해 요세관강에서 약의 결정이 생성되어 요세관을 폐색하거나 요산을 생성하는 약제에 의해 요산의 생성이 일어나는 일이 있다. 이것을 폐쇄성 신장장애라고 한다. 환자측의 위험인자로 탈수나 고요산혈증, 통풍 등이 있다. 또한 소변의 pH를 낮추는 약제(비타민 C, 아스피린 등)의 병용도 위험요인이 된다. 따라서 요세관 폐색의 예방에는 물을 충분히 보급하고, 분뇨를 알칼리화하는 약제(중조 등)를 병용해 결정이 생성되지 않게 하는 것이다.

약물유발성 신장장애를 일으키기 쉬운 약제

표 1에는 약물유발성 신장장애의 특징을 정리했다. 또한 appendix 5에는 신장애를 일으키기 쉬운 약제를 정리하였다.

감별해야 할 병태

환자의 호소 중 「배뇨의 횟수가 줄었다」는 것과 「식욕도 없는데 살찐 것 같은 생각이 든다」는 것은 배설되어야 할 요량의 감소에 의한 증상이지만, 그 밖에 다리나 얼굴의 부종으로써 나타나는 일도 있다. 다리의 부종에서는 하퇴 내측 전면의 경골상에서 피부가 가장 얇은 부분을 압박해 움푹 들어가는 것을 확인하는 것이 가장 간편한 진단 방법이다. 그러나 족배부에만 부종이 생기는 경우도 있다. 또한 와병생활 중인 환자의 경우에는 하체 부종이 생기기 쉽다.

표 1 약물유발성 신장장애의 특징

		신전성	신성		신후성
		신장혈관장애	사구체장애	요세관 · 간질장애	요세관폐색
주요 기전		〈약리학적 기전〉 • 신장혈관을 수축시키는 약제의 투여에 의해 신장이 허혈상태가 됨으로써 발생한다. • 혈액 응고를 촉진하는 약제의 투여에 의해 혈전이 형성되거나 혈관염이 일어나 발생한다.	〈면역학적 기전〉 • 약이나 그 대사물이 햅틴으로써 사구체 구성 성분과 반응한다. • 약이 사구체 항원 성분에 결합해 항원을 형성하여 항체가 생성된다. • 약이 면역계를 변화시켜 자기항체가 생성된다.	〈독성, 알레르기, 면역학적 기전〉 • 약의 성질(지용성의 것은 재흡수되기 쉬움, 단백 결합률이 높은 것은 분비된다, 약 자체의 산성, 염기성 등)과 소변의 pH에 의해 약은 요세관과 간질과 혈관의 사이를 왕래한다. 그 때, 약의 성질에 의해 요세관이나 간질의 세포 내에 축적되어 독성을 발현하거나 알레르기에 의한 염증을 일으킨다. 대사를 받는 것도 있다. • 만성으로 경과하는 것에서는 요세관이나 간질의 성분에 결합해, 항원을 형성하여 항체가 생성되는 경우가 있다. • 신장혈관장애가 길어지면 신장이 허혈 상태가 되어 요세관의 괴사 등이 일어난다.	〈물리적 · 약리적 기전〉 • 약의 성질(산성, 염기성, 용해성 등)에 따라 물리적으로 결석이 만들어진다. • 요산을 생성하는 작용을 가지고 있는 약의 투여에 의해 요산석이 형성된다. • 항암제에 의해 사멸한 종양 세포의 최종 산물인 요산이 결석으로 만들어진다.
일으키기 쉬운 약제	NSAIDs	○	○(급성 간질성 신장염을 병발)	○	□
	항생물질 항균제		□	○	
	강압제	△	△	△	△
	항류마티스제		○	△	
	항암제		△	△	○
	조영제	○		○	○
	면역억제제	△		△	△
	기타		시메티딘, 인터페론	리튬	
주요 환자측의 요인 (위험인자)		• 신혈유량이 저하되는 상황(고령자, 고혈압, 만성 신부전등) • 순환혈장량이 감소하는 상황(출혈, 탈수, 구토, 설사, 울혈성 심부전, 간경변 말기, 신증후군 등)	• 면역질환	• 신혈유량이 저하하는 상황(고령자, 고혈압, 만성 신부전 등) • 순환혈장량이 감소하는 상황(출혈, 탈수, 구토, 설사, 울혈성 심부전, 간경변 말기, 신증후군 등)	• 탈수 • 고요산혈증, 통풍
적응의 요인		투여 기간: 부정 병용: 이뇨제, 전신마취제, 시클로스포린	투여 기간: 장기	투여 기간: 1주일 이상(축적에 시간이 걸린다) 병용: 상기의 약제의 병용	투여 기간: 부정 병용: 소변 pH에 영향을 주는 약제

○: 잘 일으킴, △: 약의 종류에 따라서는 잘 일으킴, □: 드물게 일으킴

심부전 환자의 신장이 나빠졌을 경우에는 심부전 증상이 악화되거나 그때까지 증상이 조절되고 있던 사람에게 심부전 증상이 재발하거나 처음으로 심부전 증상이 발생할 수 있다. 구체적인 증상으로는 초기에는 ① 열도 없는데 「기침」이 나온다 ② 누워서 자면 가슴이 답답하고 앉으면 편해진다(기좌 호흡) ③ 맥이 빨라지고 심계항진이 있다 ④ 걷기만 해도 쉽게 헐떡인다 ⑤ 맥박이 불규칙해진다, 등인데 더욱 증상이 심해지면 ⑥ 색색거리거나(천명) ⑦ 청색증이나 식은땀 등의 증상이 생긴다. 이 상태를 심장천식(cardiac asthma)이라고 부른다. 급격하게 이러한 증상이 발생하면 급성 심부전이다.

또한 간이 안 좋고 복수가 있는 환자의 신장기능이 나빠지면 복수가 증가한다. 이뇨제로 조절되고 있던 중, 조절되지 않게 되면 배가 부풀어 오른다. 이와 같이 복수가 있는 간경변 환자는 비대상성이기 때문에 기본적으로 비스테로이드 항염증제(NSAIDs)는 금기이다. 그러나 이러한 환자에서 열이 생기는 경우에 자주 NSAIDs 등이 처방되어 사용되는 일이 있으므로 확실히 주의가 필요하다.

검사 데이터에서는 혈청 크레아티닌 수치(Cr)의 경과를 추적하는 것이 가장 기본이다. 이상이 의심되거나, 정확한 신장기능의 정도를 알고 싶은 경우에는 크레아티닌 청소율을 구한다. 크레아티닌 청소율은 혈중 및 요중 크레아티닌 수치, 요량 등에서 직접 구하는 방법 외에 혈중 크레아티닌 수치와 성별 · 신장 · 연령으로부터 대체적인 값을 계산하여 예측할 수도 있다. 요소 질소(BUN)는 탈수나 출혈, 이화항진 등의 영향을 받기 쉽기 때문에 혈청 크레아티닌 수치가 신장기능의 정도를 정확하게 반영한다. 또한 혈청병형(serum sickness type) 반응(III형 알레르기)의 하나로써의 신장장애(사구체성 신장염)가 생긴 경우에는 단백뇨나 혈뇨(육안적 또는 현미경적)가 생긴다. 관절염 등을 수반하거나 혈압이 상승하는 경우도 있다.

혈압이 저하되거나 요량이 너무 증가해 탈수 상태가 되어 신장장애가 발병하는 일도 있다. 이러한 상태에서는 신장 독성 물질의 신장에의 영향이 나타나기 쉽고 부종 없이 신장장애가 진행되고 있는 경우가 있으므로 주의가 필요하다.

신장장애에 의해 산증을 일으키는 경우도 많다. 대사성 산증에서는 그 상태를 대상하기 위해서 깊은 큰 호흡(과환기)을 하며, 심근의 수축력이 저하하기 때문에 심부전 증상으로 호흡곤란, 세포 내의 호흡부전을 일으켜 전신의 이상인 탈진이나 피로를 호소하게 된다.

대량의 요산이 요세관으로 배설되기 때문에 생기는 급성 요산성 신장장애에서는 신장의 위치에 해당하는 측복부통(flank pain)이 생긴다. 요산배설제나 요산배설작용이 있는 항염증 진통제, 악성 림프종이나 백혈병 치료 시에 생기기 쉽다.

신장장애의 증례

증례 1 히드랄라진(Hydralazine)에 의한 면역성 신장장애의 예

약 20년 전에, 40세 정도의 여성 고혈압 환자에게 히드랄라진을 처방하였는데(고용량은 아니었던 것으로 기억됨) 안면에 약간의 여드름과 같은 발진이 생겨서 내원하였다. 처방을 시작한지 얼마 안 되어 약진 또는 SLE를 의심하지 못하고 계속 처방을 했다. 다음 번 진찰 시에 나비 모양의 암적색 발진이 있어 SLE가 의심되어 처방을 중지했다. 발진이 진행되면서 신장기능 이상을 수반하여 투석을 할 수 있는 전문병원으로 옮기도록 하였지만 신부전이 진행되어 사망했다. 가족에게 모두 설명해드렸더니 이해해주셨다. 처음에 약간의 발진이 나타났을 때 중지하였으면 죽음에는 이르지 않았을 것으로 생각되어 매우 후회되는 예였다.

증례 2 겐타마이신(Gentamicin)에 의한 신장장애의 예

아미노글리코시드계의 항생물질(겐타마이신)에서는 신장기능검사를 엄중하게 시행해야 한다. 간성 혼수나 당뇨병성 혼수 등으로 몇 번이나 의식소실로 입 · 퇴원을 반복하고 있던 60대 여성이었다. 중증의 폐렴에 대해서 겐타마이신을 감량해 투여하던 중에 신장기능검사를 1주일 정도 하지 않는 동안 갑자기 신장기능 이상이 진행되어, 지금까지의 투여량에서는 상대적으로 과량이 되어 버려 신장장애가 더욱 진행해 투석을 실시했지만 사망했다. 혈청 크레아티닌 수치에 맞추어 충분히 감량해 투여하여 안전량이라고 생각하고 있어도, 매우 세세하게 신장기능을 체크해 TDM을 실시하지 않으면 원래 신장장애가 있는 예에서는 급속히 신장기능 이상이 진행되는 일이 있으므로 주의가 필요하다.

신장장애의 치료

약물유발성 신장장애의 치료도 간장애와 같이 약제의 즉시 중지가 기본이다. 특히 NSAIDs에 의한 신장혈관장애 등은 조기에 중지하면 그것만으로도 신장기능이 회복된다. 원인이 독성에 의한 경우는 강제 이뇨나 투석, 흡착이나 혈장 교환을 한다. 투석은 손상된 신장이 회복하는 동안 신장기능의 대리, 즉 제수 및 BUN 등 질소 성분의 배설, 전해질의 균형을 유지하기 위해 행해진다. 알레르기성인 경우는 스테로이드 투여를 한다. 다만 항생물질 투여 중에는 원질환인 감염증의 악화를 초래하지 않도록 주의가 필요하다. 장애부위가 요세관이나 간질인 경우는 사구체장애보다도 회복은 빠르다고 여겨진다.[12)]

프랑스에서 약물유발성 급성 신부전에 대한 조사[13)]에 의하면 급성 신부전에 빠진 환자의 예후는 완전한 회복이 47.7%, 신장장애의 지속이 38.4%, 사망이 12.6%, 불명이 1.3%라고 되어 있다. 1994년에 행해진 고령자의 신장장애에 대한 조사[14)]에서는 고령자의 약물유발성 신장장애의 예후가 나쁘다는 결과가 나왔다. 특히 고혈압을 가지고 있는 환자에서는 예후가 더욱 나쁜데 원인 약제로써는 항균제, NSAIDs, 항암제, 조영제의 순이었다. 사망예도 많다. 「약물유발성 신장장애의 예후는 양호」라고 할 수만은 없다는 것이 확인되어, 조기 발견, 원인 약제 중지가 가장 중요하다.

1990년대의 초, 유럽에서 체중조절제로써 사용되고 있던 Aristolochiaceae산에 의해 많은 사람이 신장장애를 일으켰다. 일본에서는 「Aristolochiaceae산을 포함한 관목통(關木通)」을 「목통(木通)」으로 사용한 한방약이 사용되어 신부전을 일으킨 사건이 있어 피해자로부터 고소당한 제조사가 2002년 패소되었다. Aristolochiaceae산이 신장장애를 겪었던 생존자 중에서 높은 비율(46%)로 요로계 표피의 암(이행표피암)이 나타나고 있기 때문에 일본에서도 추적 조사가 요구된다.[15)]

그 밖의 신장장애로는 요붕증(diabetes insipidus)이나 횡문근융해(rhabdomyolysis)에 의한 3차적인 급성 신부전 등이 있다. 요붕증은 NSAIDs나 항류마티스제인 로벤자리트이나트륨(robenzarit disodium) 등으로 일어나는 것이 알려져 있다. 또 횡문근융해는 고지혈증에 사용되는 피브레이트계약, HMG-CoA 환원효소저해제, 뉴퀴놀론제와 NSAIDs와의 병용 등으로 발생하며, 파괴된 근육으로부터 나온 미오글로빈에 의해 급성 신부전이 일어난다.

그 밖의 비뇨기계의 장애로는 항암제에 의한 방광염 등이 있다.

◉ 참고문헌

1) 高橋隆一, 他 : 急性腎不全, 薬の副作用チェックマニュアル, pp125-132. 中外医学社, 1994.
2) Hricik DE, et al : Angiotensin-converting enzyme inhibitor-induced renal failure : causes consequences and diagnostic uses, J Am Soc Nephrol, 1 : 845-858, 1990.
3) Thomas MC : Diuretics ACE inhibitors and NSAIDs-the triple whammy, Med J Aust, 172 : 184-185, 2000.
4) Bakris G, et al : Angiotensin-converting inhibitor-associated elevations in serum creatinine, Arch Intern Med, 160 : 685-693, 2000.
5) ten Holder SM, et al : Cutaneous and systemic manifestations of drug-induced vasculitis, Ann Pharmacother, 36 : 130-147, 2002.
6) 木村正人, 他 : 腎障害 総論, 薬物性肝・腎障害, pp66-71. 医薬ジャーナル社, 1994.
7) 福原武彦監訳 : 薬理学アトラス, 文光堂, 1992.

8) 岩新政史：薬剤性間質性腎炎，JJSHP，30：955-959，1994.
9) 玄番宗：薬剤性腎障害，臨床泌尿器科，48：721-730，1994.
10) Rossert J：Drug-induced interstitial nephritis，Kidney Int，60：804-817，2001.
11) 土肥和紘，他：薬剤性腎障害—どんな病型があるか，臨床成人病，20：1167-1173，1990.
12) 吉村光弘，他：薬剤性腎障害の考え方と治療．臨床成人病，20：1186-1190，1990.
13) 石田尚志，他：薬物性腎障害．medicina，32：1985-1987，1995.
14) 酒井紀，他：非ステロイド消炎薬（NSAIDs）による尿細管障害機序．厚生省特定疾患進行性腎障害調査研究班（班長：黒川清），平成6年度研究業績，pp61-63，1995.
15) 寺岡章雄，浜六郎：アリストロキア酸含有漢方薬・サプリメント服用者にがん発症の危険も．TIP「正しい治療と薬の情報」，17：98-102，2002.

CHAPTER 6

조혈기장애

백혈구장애

환자의 호소를 들어보자!

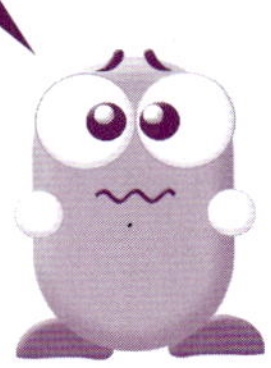

「감기에 걸린 것 같다」「열이 있다」
「목이 아프다」

D 안녕하세요. 기분은 어떻습니까?

P 아무래도 몸이 좋지 않아요. **감기에 걸린 것 같은데, 열이 있고 목도 아픕니다.**

D 언제부터입니까?

P 4일 전부터입니다.

부작용

이 환자는 75세 남성이다. 급성 위염의 위점막 병변에 대해서 파모티딘(Famotidine) 20mg가 1개월 전부터 투여되고 있다. 약복용력을 보면 10년 정도 전에 신장이 조금 나쁘다는 기록이 있었으나, 그 후에는 증상이 없어 특별히 치료를 받지 않고 있었다. 이 환자의 호소로부터 약물의 부작용을 생각할 수가 있을까?

「감기에 걸린 것 같다」「열이 있다」「목이 아프다」. 이를 의학용어로 표현하면 「감기」「발열」「인두통」이다.

부작용에 의한 발열은 약제열을 비롯해 다양한 부작용으로 일어난다. 이것에 인두통이라고 하는 증상이 더해지면 우선 생각할 수 있는 것이 감염이다. 그 밖에는 점막의 장애를 수반하는 심각한 피부장애, 예를 들어 스티븐스-존슨증후군 등에서도 발열이나 인두통이 초기 증상이 된다. 후자는 제2장에서 말했다. 그럼 전자의 감염은 왜 일어나는 것일까?

백혈구의 기능

1. 방어기구

우리의 신체를 지키는 구조에는 비특이적 방어기구와 특이적 방어기구가 있다. 특이적 방어기구는 백혈구의 하나인 림프구가 주역인 면역반응이다. 비특이적 방어기구의 주역은 제1차 방어로서 피부, 제2차 방어로서 점액이나 위액, 장내세균총, 그리고 제3차 방어로서 백혈구와 발열이나 염증 반응이다(그림 1).

이물이나 세균은 우선 피부에 의해 진입이 저지되어 증식을 방해할 수 있다. 입이나 코 등에서 체내에 진입한 이물이나 세균은 제2차 방어의 공격을 받게 된다. 우선, 큰 것은 재채기나 콧물, 기침 등에 의해 내쫓아진다. 이것은 통과하여 체내에 침입한 것은 점막상의 점액에 잡힌다. 점액 중에는 기도점막으로부터 분비되는 리소자임(lysozyme), 특이적 방어기구로서의 IgA, IgE 항체가 있고, 위내에는 두꺼운 점액과 위산, 장내는 장내세균총의 유익균, 이것들이 큰 기능을 하고 있다. 이 이중 삼중의 방어기구의 난관을 돌파해 온 이물이나 세균에 대해서는 마지막의 강한 아군, 백혈구와 발열, 염증 반응의 방어기구가 작동한다. 백혈구에는 이 이물이나 세균을 삼켜버리는 기능이 있다. 국소의 백혈구만으로 해결되지 않은 경우는 파괴된 백혈구로부터 나온 발열 물질(사이토카인)에서 나온 신호에 의해 발열이나 염증 반응이 생긴다.

부작용으로 감염이 생기는 경우, 이 특이적 방어기구나 비특이적 방어기구에 문제가 생긴 것으로 생각할 수 있다. 특이적 방어기구도 비특이적 방어기구도 그 주역은 백혈구이다. 즉, 약에 따라서 이 백혈구의 작용에 문제가 생기면 감염이 일어난다. 다만 방어기능의 문제는 백혈구 자체의 문제, 또는 백혈구를 활성화시키는 과정에서의 문제(약리적, 중독적) 등 여러 가지 기전이 복합적으로 작용할 수 있다는 것을 염두에 두어야 한다.

그림 1 비특이적 방어기구의 예

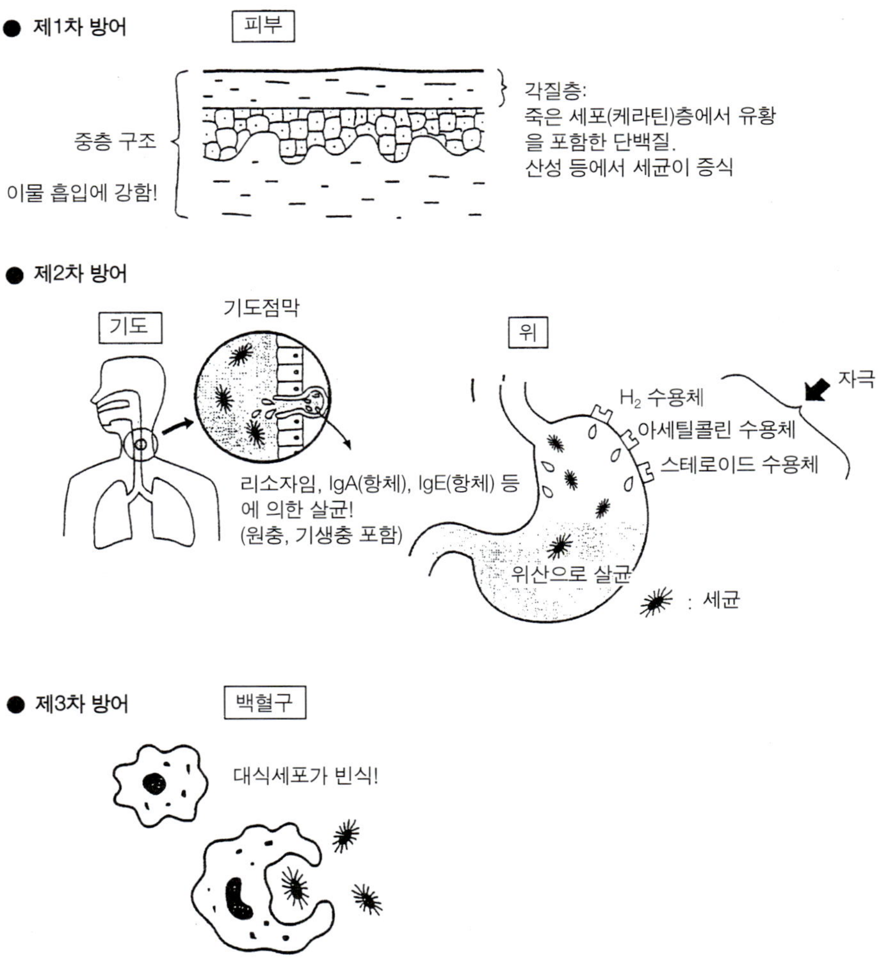

2. 백혈구의 분화

백혈구와 다른 혈구(적혈구, 혈소판)는 원래는 같은 골수조혈줄기세포라고 불리는 세포로부터 골수에서 만들어진다(그림 2). 골수조혈줄기세포는 우선 림프구계 줄기세포와 골수계 줄기세포로 분화한다. 림프구계 줄기세포는 림프아구를 거쳐 림프구로 분화하는데, 그 장소는 주로 흉선이다. 즉 흉선은 림프구를 면역을 담당하는 T림프구로 기르기 위한 훈련소이다. 림프구는 백혈구의 약 36%를 차지한다.

그림 2 백혈구가 만들어지기까지

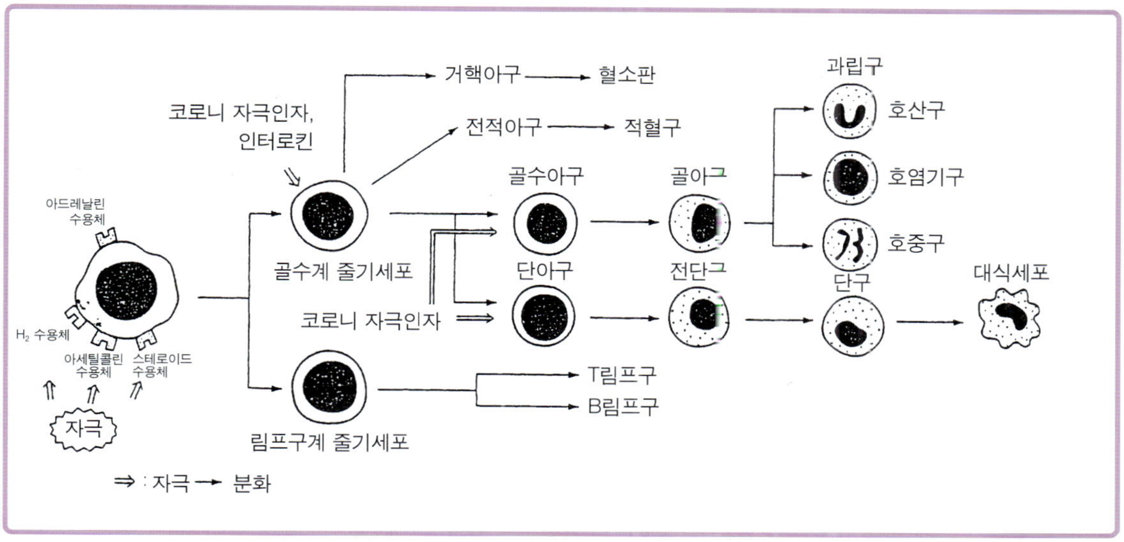

한편, 골수계 줄기세포는 골수에서 적혈구로 분화하는 전적아구, 혈소판으로 분화하는 거핵아구, 그리고 백혈구로 분화하는 단아구와 골수아구로 골수에서 분화해 갈 것이다. 단아구는 백혈구의 약 5%를 차지하는 단구로 분화해 대식세포로써 체내에 침입해 온 이물이나 세균의 포식작용으로 활약한다. 골수아구는 세포 내에 많은 과립을 가진 과립구로 분화한다.

3. 과립구의 일

과립구는 세포내 과립이 색소에 염색되는 정도에 의해 3개로 나눌 수 있다. 산성 색소에 물드는 것을 호산구, 염기성 색소에 물드는 것을 호염기구, 양쪽 모두에 물드는 것을 호중구라고 한다. 가장 많은 것이 호중구로 백혈구의 약 55%를 차지하고 있다. 역할은 단구와 같은 세균이나 이물 포식의 전문가이다. 호염기구에는 히스타민이나 염증 전달물질인 와파린이 포함되어 있어 염증부위의 혈관을 확장하거나 혈액의 응고를 방지한다. 즉 호중구가 일하기 쉽게 환경을 정돈하는 역할이다. 백혈구 중에서는 가장 적어 0.5% 밖에 포함되어 있지 않다. 호산구는 약 3%를 차지하고 주로 항원 항체 반응으로 생긴 복합체의 처리를 주관하고 있기 때문에 알레르기질환이나 알레르기성 부작용이 일어났을 때에 증가한다. 또한 기생충의 처리도 담당하고 있다.

4. 백혈구의 운명

적혈구의 수명 120일, 혈소판 8~12일에 비해 백혈구의 수명은 약간 짧고, 호중구의 평균수명은 약 6일 정도[1]로 5~25개의 세균을 처리하면 죽어버린다.[2] 혈중의 정상수를 유지하려면 매일 10^{10}개의 호중구를 계속 만들 필요가 있다.[1] 그러나 과립구는 긴급사태에 대비하기 위해 순환하고 있는 과립구의 25~30배를 보유하는 골수 외에 예비의 풀을 가지고 있다. 백혈구의 생성이나 방출은 아드레날린[3]이나 당질코르티코이드(스테로이드 호르몬), 집락자극인자(CSF), 인터루킨 등의 사이토카인에 의해 조절되는 것 외에 조혈줄기세포에는 히스타민 H_2, 아세틸콜린 등의 수용체가 있어 이것들에 의해서도 조절되고 있다. 신체 활동이 높아질 때는 아드레날린이 나오지만, 그러한 때에는 창상에 의한 출혈이나 감염의 기회가 증가한다. 아드레날린으로 호중구를 늘려두는 것은 목적에 부합한다. 출혈이나 감염이 일어나 백혈구가 대량으로 필요한 상황이 되면 여러 가지 사이토카인이 나와 열이 발생하고, 또한 스테로이드 호르몬도 작용해 이러한 자극에 의해 골수 풀로부터 말초혈로 방출되어 간세포의 분화가 시작되며 특히 과립구가 증가한다.

백혈구장애의 원인과 환자가 호소하는 증상

약제가 이 백혈구를 손상시킨다고 하면, 어떻게 손상시키는 것일까? 그리고 환자는 어떤 증상을 호소하게 될까?

백혈구장애에서 가장 많은 것이 과립백혈구감소증(granulocytopenia)이다. 또한 백혈구를 만드는 근원인 골수가 파괴되면 백혈구를 포함한 모든 혈구가 감소하는 범혈구감소증(pancytopenia)이나 재생불량성 빈혈이 발생한다.

1. 백혈구가 감소하는 이유

백혈구 수의 기준치는 4,000~10,000/μL 정도이다. 과립구, 특히 호중구는 백혈구의 약 55%를 차지하고 있기 때문에 호중구의 감소는 직접 백혈구 수에 반영된다. 과립구수가 2,000/μL 미만을 과립백혈구감소증이라고 한다. 1,500 이상 2,000/μL 미만이 1등급, 1000 이상 1,500/μL 미만이 2등급, 500/μL 이상 1,000 미만이 3등급 500 미만이 4등급의 과립백혈구감소증이다. 4등급의 과립백혈구감소증은 무과립백혈구증이라고도 불리며 생명이 위험한 상태이다.[4] 호중성백혈구감소증(neutropenia)은 과립백혈구감소증과 동의어이지만, 백혈구감소증은 3,000 이상인 정상 하한 미만으로, 등급은 과립백혈구감소증 각 등급의 기준치의 배(예를 들어 3등급은 1,000 이상 2,000/μL 미만)가 된다.[4)]

과립구가 감소하는 기전은 알레르기(면역학적) 기전과 독성 기전이 있다. 알레르기(면역학적) 기전으로는 II형, III형 반응의 관여가 생각되고 있지만,[5-8)] 면역반응의 형태가 뚜렷하지 않는 경우도 있다. II형 반응의 예를 그림 3에 나타내었다.

그림 3-1은 과립구(호중구)가 세균을 포식하는 기전이다. 침입해 온 세균에 대해서 우선 항체가 생성되어 항원 항체 반응이 일어난다. 그 다음에 보체가 활성화된다. 호중구는 Fc 수용체, C3 수용체를 통해 세균을 포착한다. 그리고 세균을 포식하여 용해소체으로 세균을 파괴해 버리는 것이다. 그림 3-2는 호중구 자신이 파괴되는 과정이다. 약제가 반복해 투여되는 동안에 약제 그 자체 또는 그 대사물이 호중구 표면에 대해 과립구 표면의 물질과 결합해 항원성을 발휘하기 시작해 항체(IgG)가 만들어진다(약제 흡착 햅틴형). 호중구 표면에서 항원 항체 반응이 일어나 보체

그림 3 알레르기(II형) 반응에 의한 호중구의 장애

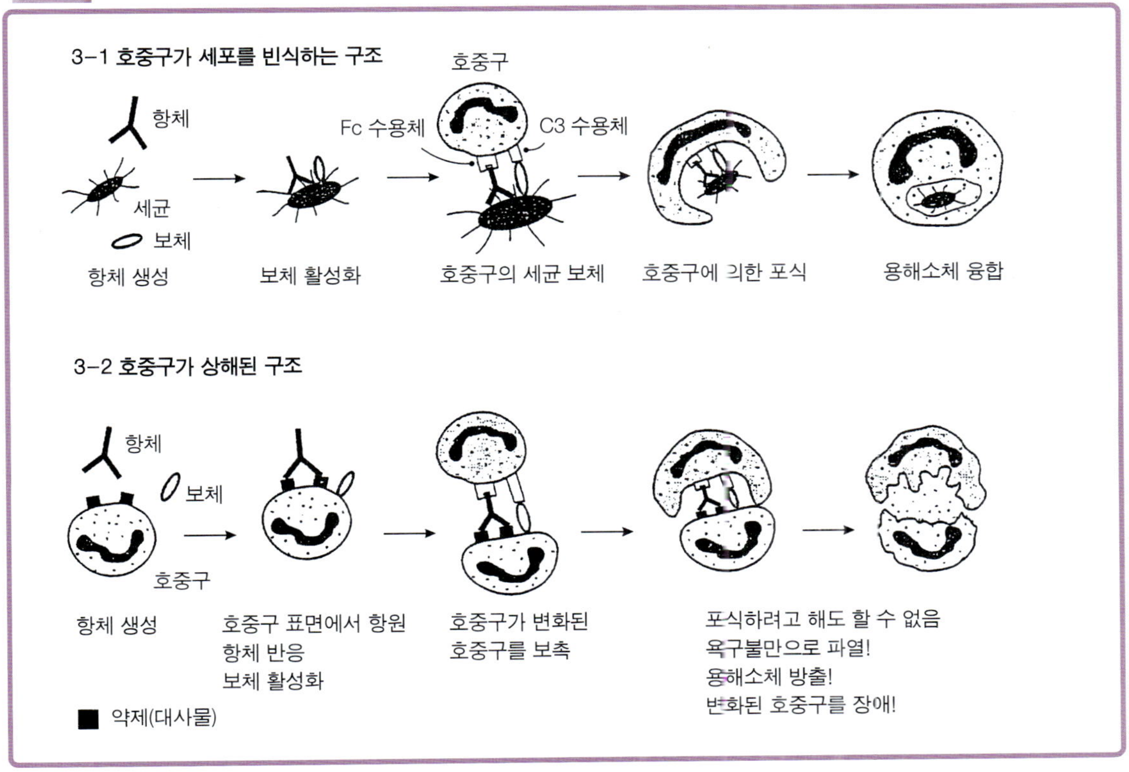

도 활성화된다. 이렇게 변화된 호중구를 본래의 호중구는 이물이라고 인식해 세균과 같이 Fe 수용체와 C3 수용체를 통해 포착한다. 그리고 포식하려고 하지만, 커서 포식을 전부 할 수 없는 경우는 욕구불만이 되어 자기 자신이 파열해 그 속의 용해소체를 방출해 호중구를 파괴해버린다. 또 약제가 호중구의 막에 부착해 막성분 자신이 항원성을 획득해 같은 반응이 일어나는 경우나 그것들이 서로 겹쳐 보체에 의한 직접적인 혈구막장애를 일으키는 일도 있다.[6)]

그러나 보통은 골수와 혈관벽, 순환 혈액 중, 폐, 간, 비장 등에 예비 과립구가 비축되어 있다. 골수에는 순환하고 있는 과립구의 25~30배가 비축되어 있다.[9)] 그러므로 말초에서 과립구가 파괴되어도 일반적으로는 특별한 문제없이 회복한다. 그러나 그 파괴가 매우 격렬한 경우나 백혈구가 대량으로 필요한 상황에 일어났을 경우, 예를 들어 출혈이나 감염이 과립구장애와 동시에 일어나 보충을 위해 분화해야 하는 줄기세포의 분화까지 방해할 수 있는 경우는 비축된 것도 다 써 버려 과립구의 분화도 늦어져 과립구는 전격적으로 감소된다.

또한 이 반응이 골수 과립구의 줄기세포인 골수아구에서 일어나는 경우도 있다. 골수아구가 파괴되면 새롭게 과립구로 분화하는 세포가 부족하게 되어, 골수의 저장분은 전부 소모하게 되면 골수파괴 4~5일 후에 과립구의 감소가 일어난다. 알레르기(면역학적) 기전에 의한 과립백혈구감소증은 어떤 약제에 의해서도 일어날 가능성이 있다.

한편, 독성 기전은 용량 의존성인데 위험인자로는 ① 간장애나 신장장애로 약제의 배설이 늦어 체내의 약물이 높아진 경우 ② 장기간의 약제투여로 골수아구감수성의 항진이나 과립구의 저장 능력이 저하된 경우 ③ 감염이나 출혈 등 백혈구가 다량으로 요구되는 상황으로 세포의 분화 증식이 더욱 더 격렬해진 것 같은 경우 ④ 골수억제를 일으키는 성질을 갖고 있는 약제나 방사선요법과의 병용을 실시하고 있는 경우 등을 들 수 있다. 독성 기전으로 유명한 것은 항암제이다. 항암제는 병용되는 경우가 많아 백혈구감소나 호중구감소의 발생 빈도가 60~100%에 이르므로[7)] 용량규제인자가 되고 있다. 항암제 외에 약이 독성 기전으로 백혈구감소를 일으키기도 하는데 그 예가 H_2 차단제이다.[10, 11)] H_2 차단제에 의한 혈액장애는 후생노동성에서 나온 의약품 부작용 정보가 있다. H_2 차단제의 혈액장애는 과립백혈구감소증뿐만이 아니라 혈소판감소, 빈혈, 즉 범혈구감소증으로써 발생한다. 감염이나 출혈 등으로 분화한 혈구가 필요한 경우, 줄기세포에서 세포 회전에 들어간 DNA의 합성이 시작된다. 이때 골수의 줄기세포에 존재하고 있다고 생각되고 있는 H_2 수용체가 DNA의 합성에 관여한다고 여겨지고 있다. 이러한 상황에 있어 H_2 차단제가 사용되었을 경우, 줄기세포의 분화에 영향을 미칠 수 있다.

즉 독성 기전의 경우는 그 원인이 골수의 줄기세포인 경우가 많아 줄기세포로부터 분화하는 모든 세포(백혈구, 적혈구, 혈소판)의 감소, 즉 범혈구감소증이나 즉 범혈구 감소증 재생불량성 빈혈로써 발현한다. H_2 차단제는 위산의 분비를 억제해 위 내의 세균의 증식을 촉진시키는데 이처럼 감염원을 증가시키는 한편, 앞에서 말한 것과 같이 감염에 있어 중요한 백혈구의 생성을 방해시키는 작용을 한다. H_2 차단제는 일반 의약품으로도 판매가 되고 있어 이에 대한 충분한 주의가 필요하다.

그 밖의 백혈구감소의 위험인자로는 고령, 면역질환, 여성 등이 알려져 있다.[7] 또한 최근의 연구에서는 메티마졸(Methimazole)이나 크로자핀(Clozapine)에 의한 무과립구증에서는 유전자 소인도 관여한다고 보고하고 있다.[8, 9]

2. 백혈구의 감소에서 환자가 호소하는 증상

백혈구는 신체의 방어기구들 중에서 가장 중요한 기능을 하고 있기 때문에 백혈구가 감소하면 감염이 생긴다(그림 4). 우선 세균이 들어오기 쉬운 구강, 인두, 상기도감염이 시작된다. 환자가 호소하는 증상으로는 오한, 전율, 발열(고열), 인두의 발적, 인두통(목의 통증), 편도의 발적, 종창(편도선이 붓는다), 아구창(thrush) 형성(구내염이 생긴다), 경부 림프절 종창(목의 림프선이 부어 있다) 등이 있고, 무과립구증이 되면 구강점막이나 잇몸, 혀 등의 짓무름이나 궤양 등도 발생할 수 있다. 특히 일단 열이 내렸다가 다시 통증을 동반한 발열이 생기는 경우 주의가 필요하다. 감염증이 심해지면 폐렴이나 패혈증이 합병될 수 있다. 이렇게 되면 항생제를 투여해도 그 사망률이 20%를 넘는다고 알려져 있다.[12] 또한 알레르기의 증상으로는 발진, 점막진, 관절통, 근육통, 전신권태감 등이 나타난다. 그 중에는 간장애가 같이 발생하는 경우도 있다.

증상 발생 후의 경과는 빨라, 무과립구증이 되었을 경우 과립구의 회복이 없으면 3~9일 후 정도에 사망한다. 과립구의 수가 회복되면 열이 떨어지면서 수일 내에 증상이 회복된다. 어쨌든 전체 경과는 발병하고 나서 약 1개월 정도이다. 항암제에 의한 백혈구감소의 경우, 빠르면 1주일, 대체로 10~12일에 백혈구 수가 최하점(nadir)이 되었다가 1~2주일 안에 거의 완전히 회복한다. 처음의 백혈구 수 감소는 느리지만 일정한 반감기로 감소하기 때문에 이를 그대로 그려보면 백혈구가 1,000 미만으로 떨어지는 시점을 예측할 수 있다. 또한 감소 속도가 느려지다 다시 증가로 바뀌는 경우도 그래프상에서 1,000(~2,000) 이상으로 회복되는 시점도 예상할 수 있다. 과립구의 증가보다 단구의 증가가 빠르기 때문에 단구가 수%~10%를 넘기 시작하면 회복하기 시작했다고 생각할 수 있다.

그림 4 백혈구감소증에서 환자가 호소하는 증상

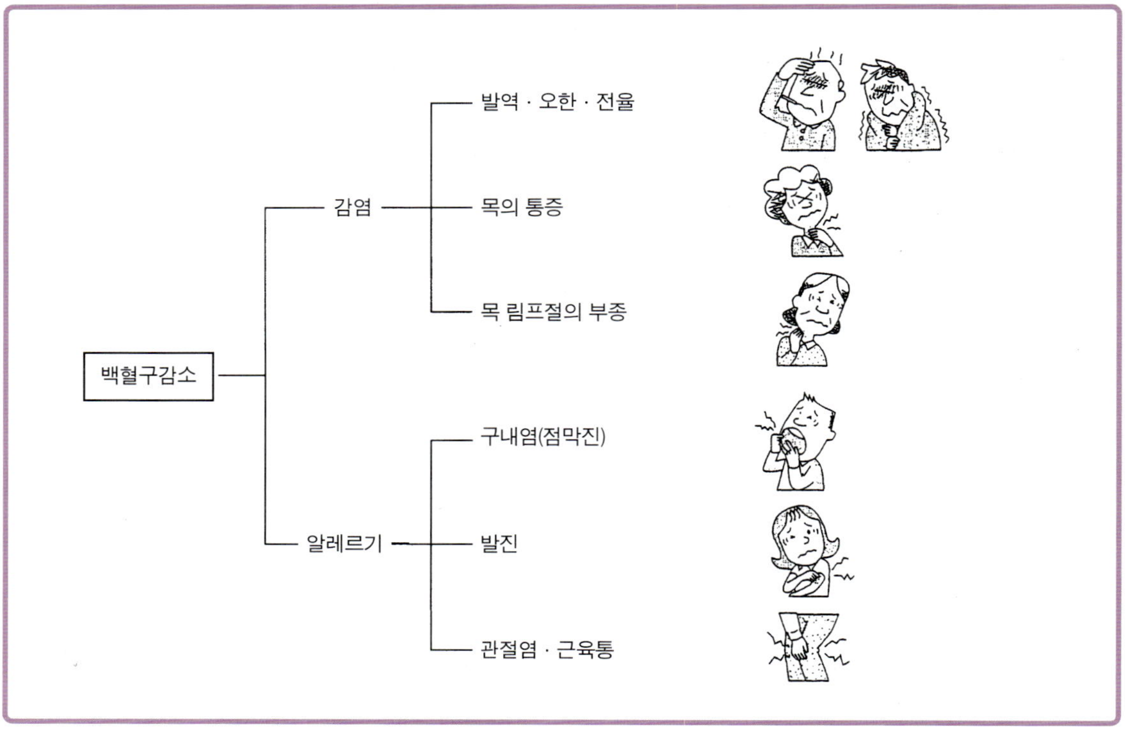

그러나 예외도 있다. Irinotecan을 1회 투여에서도 백혈구가 감소했다가 회복이 되지 않거나 최대 5주 정도까지 걸리는 경우도 있어, 회복의 예측이 곤란한 일이 많다. 반복 투여 후에는 회복되지 못하고 사망하는 경우가 많고, 회복하더라도 최대 2개월까지 걸린는 등, 백혈구감소가 누구에게 어느 정도 생기는지 미리 예측 불가능한 경우가 많다. 이것이, 이리노테칸이 특히 문제로 여겨지는 이유이며[13)], 이는 이리노테칸이 골수에 장기간 잔류(축적)하는 성질이 있는 것과 관계가 있다고 생각된다.[13, 14)]

백혈구장애를 일으키기 쉬운 약제

백혈구장애는 다양한 알레르기(면역학적 기전)성이나 독성의 모두에서 일어난다. 흔히 항암제가 원인 약제로 알려져 있지만, 다른 약에 의해서도 일어날 가능성이 있다. 구체적인 약제에 대해서는 appendix 6-①에 정리했다.

백혈구장애와 감별해야 할 병태

임상에서 자주 경험할 수 있는 백혈구감소는 간경변과 바이러스 감염에 의한 것이다.

1. 간경변

간경변에서의 백혈구감소는 간경변인 것을 알 수 있는 경우가 대부분이므로 판단은 어렵지 않다. 그러나 AST나 ALT의 이상이 없고 혈소판이나 백혈구의 감소 또는 출혈 경향(발치 후 좀처럼 지혈하지 않는 등)이 유일한 증상(소견)인 경우에는 놓치는 경우가 있다.

간경변의 환자에서는 혈청 크레아티닌 수치가 정상적이며, 외관상의 신장기능은 정상적이어도 혈청 알부민치가 떨어져 있으면 유효 순환혈장량이 감소되기 때문에 신장에서의 청소율이 저하되어 신배설성 약제는 혈중농도가 상승한다. 따라서 간경변 환자는 외관상의 혈청 크레아티닌 수치에 관계 없이 주의가 필요하다.

2. 감염증, 특히 바이러스 감염증

황색포도상구균의 외독소에서는 엔테록신이 우유의 식중독으로 잘 알려져 있지만, 그 외 독소의 일종인 로이코시딘(leukocidin)은 백혈구독이다.[15] 이것을 생성하기 쉬운 황색포도상구균 감염증, 특히 패혈증이 되면 현저하게 백혈구가 감소한다. 또한 바이러스성 질환의 경우에는 발진이나 인두통, 관절통에 경도(3,000대)의 백혈구감소를 수반하는 경우가 자주 있다. 한편, 백혈구(특히 과립구) 감소에 의한 증상은 발열이나 인두통, 발진 등 일반적인 상기도 감염이나 바이러스 감염증 시에도 출현하는 증상과 매우 유사한 경우가 많다. 따라서 백혈구감소를 보았을 경우에 약물유발성인지 감염증인지, 그 중에서도 바이러스 감염인지 구별이 곤란한 경우도 종종 있다. 약물유발성이나 세균 감염보다는 바이러스 감염에 의한 경우가 압도적으로 많으므로 일상적으로 바이러스 감염에 수반하는 백혈구감소라고 생각하고 있었는데 실제로는 독성에 의한 과립구 감소인 경우도 있어 주의가 필요하다.

3. 교원병

교원병, 특히 홍반루푸스에서는 백혈구가 감소하는 경우가 자주 있다. 발진이나 관절염을 동반하고 있는 경우가 때문에 이것이야말로 경도 또는 초기의 약물유발성 백혈구감소와의 구별이 매우 어려운 경우가 많다.

4. 기타

급성 골수성 백혈병(acute myeloid leukemia, AML)에서는 말초혈의 백혈구 수가 5만, 10만으로 증가하는 경우가 많지만, 1000 미만인 경우도 있다. 따라서 이러한 예에서는 골수천자하여 골수상을 조사하는 것이 필수이다(혈소판 수와 지혈기능을 확인한 후).

요통 때문에 인도메타신(Indomethacin) 제제가 투여되고 있던 환자에서 백혈구감소증이 확인되었다. 처음에는 인도메타신에 의한 백혈구감소(범혈구감소)라고 생각되어 약물투여를 중지했으나 회복되지 않았다. 골수천자를 했지만 뼈가 매우 약했다. 여러 가지 검사를 한 결과 전립선암의 전신뼈(특히 척추뼈)로의 전이에 위한 백혈구감소였다. 류프로레린(leuprorelin)을 주로 한 치료로 전립선암의 종양표지자가 저하됨에 따라서 백혈구감소는 회복되었고 요통도 개선되었다.

고령자나 여성에서 호중구감소 경향이 생기기 쉬운 것은 운동량이 적은 것도 관계하고 있다고 생각된다. 집에 계속 있는 사람에서는 백혈구 수가 2000~3000 정도로 떨어질 수 있으나 이것은 특별히 병적이라고는 할 수 없다.

백혈구장애의 증례

증례 1 항생물질에 의한 호중성백혈구감소증(neutropenia)의 예 1

53세 여성. 위암 때문에 위절제 후, 세파트렌(세프피라미드/Cefpiramide)을 2g×2/일, 그 다음 3일간은 1g×2/일 모두 14일간 투여하였는데 3일 후의 백혈구 수/호중구 수는 9000/6600/μL가, 중지 5일 전에는 5000/3450이 되고, 중지 2일 후에는 3800/1748, 중지 15일 후에는 1900/418까지 저하되었다. 그러나 다행히 그 2일 후에는 2900/784, 게다가 8일 후에는 4500/1755로 회복되었다. 항암제는 사용되고 있지 않았다. 중지 후 17일째의 골수천자에서는 유핵세포 수 8.1만/μL(약간 저형성~정형성)였다. 병용 약제는 비타민제와 수액 정도였으므로 세파트렌에 의한 것이라고 생각되었다. 수술 후에 항생물질을 장기 사용했다는 점에서 적절한 사용이라고는 할 수 없는 예이다.

증례 2 항생물질에 의한 호중성백혈구감소증의 예 2

53세 남성. 39℃의 발열 등 감기형 증상, 인두통이 있어 세파렉신 1500mg/일과 아세트아미노펜 0.3g ×3/일을 1일 복용. 다음날 가까운 병원에서 세파클로르(cefaclor) 750mg/일을 5일간 외, 세데스 G(Sedes-G)나 그레란에이스 등도 복용했다는 것이었다. 7일째에 각막궤양으로 안과에서 진찰했을 때의 검사에서 백혈구 수가 2900/μL 호중구 3%(호중구 수 87/μL)인 것이 4일 후에 판명되었기 때문에, 내과에 소개되어 진찰했다. 이때의 검사에서는 백혈구 수 3500/μL, 호중구 5%(호중구 수 175/μL)으로 증가 경향이 있어, 9일째에도 백혈구 수 3200/μL 호중구 10%(호중구 수 320/μL)로 확실히 회복하는 경향이 보였다. 그런데 11일에는 백혈구 수 2500/μL, 호중구 1%(호중구 수 25/μL)로 감소해 14일째에는 백혈구 수 4000/μL, 호중구 18%(호중구 수 720/μL)였다. 23일째에는 백혈구 수 3700/μL 호중구 35%(호중구 수 1295/μL) 등이 되었다. 원래(8개월 전)는 백혈구 수 6500/μL, 호중구 54%(호중구 수 3510/μL) 정도인 편이었다. 세파클로, 르세데스 G, 그레란에이스(Grelan-ACE)에 대해 DLST를 실시했는데, 세파클로르만 양성이었다. 회복 도중에 몇 번이나 호중구의 감소가 생긴 원인은 확실하지 않다. 거의 1개월의 시점에서 아직 완전하게는 회복이라고는 할 수 없지만 그 후 세파클로르을 복용하지 않으면서 백혈구 감소는 없었고, DLST가 세파클로르만 양성이었으므로 역시 세파클로르가 원인이었다고 생각했다.

증례 3 항생물질에 의한 무과립구증(agranulocytosis)의 예

47세 남성. 세파클로르(케프랄/Kefral)와 진통지 사용 후, 쇼크와 무과립구증, 혈소판감소증을 수반한 특이한 예를 경험했다.[16] 통상 아나필락시스 쇼크는 기도협착을 수반하는 호흡곤란이 있고 쇼크 상태가 되어드 백혈구나 혈소판의 감소는 수반하지 않는다. 그런데 이 환자는 매우 심한 호흡곤란이 있고 청색증이 분명해 5L/분의 산소 흡입과 아드레날린 주사를 해도 동맥혈액가스에서 산소 분압이 53.5mmHg 밖에 되지 않고, 일시 맥박이 만져지지 않게 될 정도의 쇼크 상태가 되었다. 그러나 호흡음 이상이나 호흡운동장애도 없었다. 게다가 쇼크 2일 후의 혈액검사에서 백혈구/호중구가 2700/54(2%), 다음날은 3900/156(4%)으로 극단적으로 저하되었다. 다행히 순조롭게 회복해 쇼크가 있은지 6일 후에는 8100/3645(45%)로 회복했다.

혈소판도 2일 후에 2.7만/μL의 최저치를 기록 후 순조롭게 회복해 7일 후에는 23.5만/μL가 되었다. 이 예에서는 쇼크 2일 후의 호중구는 2%였지만, 단구가 34%였기 때문에 현저한 감염을 면한 것이라고 생각된다. 쇼크의 6일 후에 실시한 DLST의 결과에서는 케프랄은 133%로 음성으로 생각되었지만 1년 후에 재검사했더니 286%로 분명한 상승을 나타내 양성이었으므로 케프랄에 의한 것이며 II형 또는 III형 알레르기라고 생각되었다. 케프랄에 의한 쇼크를 경험하기 전에는 아나필락시스를 일으키지 않았던 세파렉신(케플렉스/Keflex)에 대해서 케프랄 쇼크 경험 후에는 아나필락시스 쇼크를 일으켰다.

백혈구장애의 치료법

백혈구장애에 있어서도 원인 약제의 중지가 제일이다. 그리고는 감염 방지를 위한 일반적인 요법을 실시하면서 백혈구의 회복을 기다린다. 과립구를 증산시키는 인자인 과립구증식촉진 당단백질 제제의 투여도 효과가 있다고 생각된다.[12)]

참고문헌

1) 市岡正道, 他訳：体液の循環27, 医科生理学展望, pp509-512. 丸善, 1994.
2) 堺章：血液；その成分と働き, 目で見るからだのメカニズム, pp14-15. 医学書院, 1996.
3) Abo T, Kawamura T：Therapeutic Apheresis, 6(5)：348-357, 2002.
4) National Cancer Institute Common Toxicity Criteria (NCI-CTC) version2.0, (April 30) 1999 日本語訳 JCOG版—第2版, 第1回改訂, 2001.
5) 多田富雄監訳：免疫学イラストレイテッド, p321. 南江堂, 2000.
6) 塚田理康：血球の産生機構と血液障害発生の機序. 調剤と情報, 3：857-862, 1997.
7) 田渕崇文, 他：顆粒球減少症, 30：1605-1609, 1994.
8) 日本薬剤師研修センター監：総論 薬物アレルギー, 患者の病態・生理と薬物投与, pp32-43. じほう, 1997.
9) James E Tisdale：Drug-Induced Diseases, American Society of Health-System Pharmacist (Maryland), p673, 2005.
10) Tamai H, et al：association between the DRB108032 histocompatibility antigen and methimazole-induced agranulocytosis in Japanese patients with Graves disease, Ann Intern Med, 124：490-494, 1996.
11) Dettling M, et al：Genetic determinants of clozapine-induced agranulocytosis：recent results of HLA subtyping in a non-jewish Caucasian sample, Arch Gen Psych, 158：93-94, 2001.
12) Sprikkelman A, et al：The application of hematopoietic growth factors in drug-induced agranulocytosis：a review of 70 cases, Leukemia 8：2031-2036, 1994.
13) 浜六郎：臨床使用すべきでない塩酸イリノテカン. TIP「正しい治療と薬の情報」, 11：1-9, 1996.
14) 浜六郎：イリノテカンの反復投与による蓄積毒性の増強. TIP「正しい治療と薬の情報」, 11：15, 1996.
15) ブドウ球菌研究会編：ブドウ球菌, 医歯薬出版, 1986.
16) 浜六郎：セファクロル（ケフラール）—重症アレルギー反応の多発と有用性への疑問. TIP「正しい治療と薬の情報」, 3：58-63, 1988.

빈혈

환자의 호소를 들어보자!

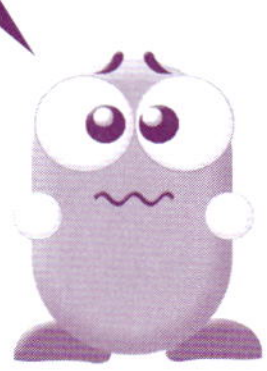

「소변이 붉다」「피곤하다」「두근거린다」
「열이 있다」

D 어떻게 오셨습니까?

P 일전에 받은 약을 복용하면 소변의 색이 변하나요? 어제부터 **소변의 색이 붉은 것** 같은 생각이 들어서요.

D 조금 기다려 주세요. 특별히 소변색을 변화시키는 약은 없는데... 그 밖에 신경이 쓰이는 것은 없습니까?

P 글쎄요. **매우 피곤**하고 움직이면 **두근두근**합니다. **열도 있는 것** 같아요.

부작용

이 환자는 1주일 전부터 상기도염으로 발열, 목의 통증이 있어 항생물질과 해열진통제로서 프라노프로펜(Pranoprofen)이 투여되었다. 열이 떨어져 약의 복용은 3일만에 중지했지만, 다시 열이 나 내원하였다. 환자의 호소로부터 부작용을 생각할 수 있을까?

1. 환자의 호소

「소변이 빨갛다」「피곤하다」「두근두근하다」「열이 있다」. 의학용어로 표현하면 「적색뇨」「권태감」「심계항진」「발열」이 된다.

「적색뇨」라고 하면 일반적인 것은 「혈뇨(hematuria)」이다. 즉, 적혈구가 소변으로 빠져 오는 현상이다. 보통 적혈구는 소변에서 검출되지 않는다. 혈뇨가 나타나는 것은 전신적인 출혈 경향이 있을 때, 신장이나 요로계에 장애가 있을 때, 또는 헤모글로빈이나 미오글로빈이 대량으로 유리되어 처리할 수 없게 되었을 때(헤모글로빈뇨, 미오글로빈뇨) 등이다. 헤모글로빈이 대량으로 유리되는 경우의 예로는 혈관 내에서 용혈이 일어나고 있는 경우를 들 수 있고, 미오글로빈이 대량으로 유리되는 경우에는 근육의 손상 등이 있다. 「권태감」은 특이성이 부족한 자각 증상이다. 「심계항진」이란 맥이나 심장 불쾌감의 총칭으로 정신적인 불안으로 느끼는 경우도 많은 듯하다. 심장의 기능에 어떠한 문제가 있는 심장성 심계항진과 심장 이외의 원인에 의한 것이 있다. 심장 이외의 원인으로는 감염, 빈혈, 저혈당, 갑상선질환, 호흡기나 복부의 질환 등을 들 수 있다.

혈뇨, 권태감, 심계항진. 아무래도 이 환자는 용혈로 인한 빈혈에 걸린 것이 아닐까 생각된다.

적혈구의 기능

1. 적혈구의 분화

적혈구(erythrocyte)는 골수계 줄기세포로부터 분화한다(그림 1).[1]

우선 전적아구로 분화해 더욱 분화가 진행되면 핵이 점점 작아져 최종적으로는 핵을 잃어(탈핵) 핵이 없는 적혈구가 된다. 형태도 구형~원반형이 된다. 이것은 적혈구의 기능을 최대한으로 완수하기 위한 것이다. 적혈구의 기능은 산소를 조직으로 옮기고 이산화탄소를 버리는 것이다. 그 산소를 옮기는 역할을 담당하고 있는 것이 적혈구 안에 있는 헤모글로빈이다. 헤모글로빈은 적혈구에 포함되는 고형 성분의 97%(전체의 약 34%)를 차지하고 있다.

2. 적혈구의 일

헤모글로빈(hemoglobin)은 헴(heme)이라는 철을 포함한 붉은 색소와 글로빈

그림 1 적혈구가 만들어지기까지

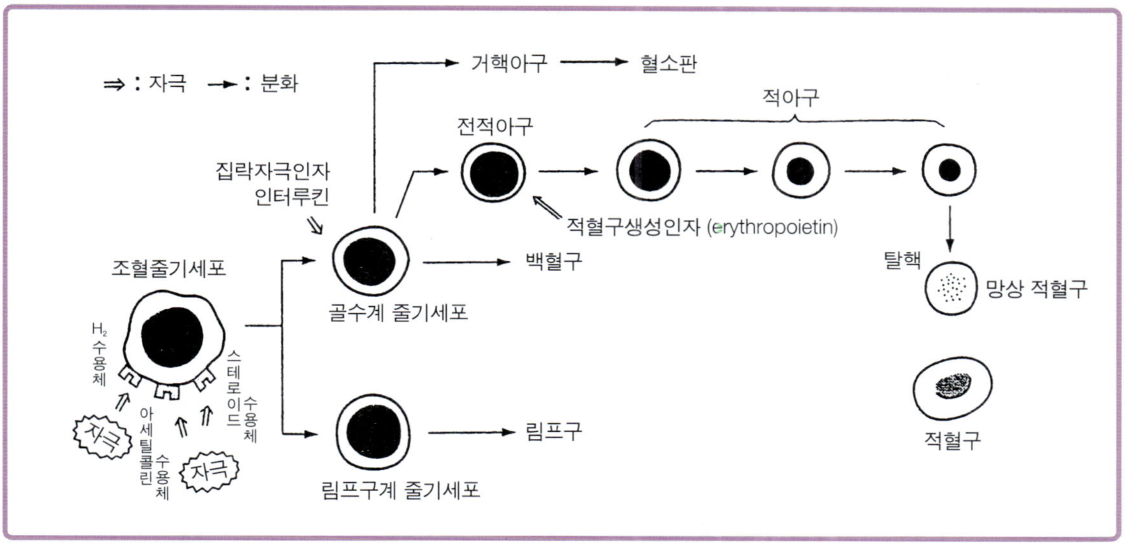

(globin)이라는 단백질이 결합된 것이다. 폐에 들어 온 산소는 헤모글로빈과 결합한다. 헤모글로빈은 옥시헤모글로빈(산화 헤모글로빈)이 되어, 산소의 운송점으로서 말초의 조직으로 가, 산소를 떼어 디옥시헤모글로빈(환원 헤모글로빈)이 된다. 즉 적혈구는 이 헤모글로빈을 옮기기 위한 봉투라고 할 수 있다. 그러므로 헤모글로빈이 많이 들어가도록 핵도 버리는 것이다. 또한 표면적이 커져 산소를 효율적으로 수중에 넣을 수 있도록 원반상으로 변화한다. 원반상으로 변형이 쉽기 때문에 가는 모세혈관도 간단하게 통과해 말초의 조직에까지 도착할 수 있다. 헤모글로빈은 혈액 중에 13~16g/dL 포함되어 있다.

3. 적혈구의 운명

적혈구의 수명은 약 120일이다. 그러므로 매일 전적혈구의 1/120, 대략 200억 개의 적혈구의 수명이 다해 비장에서 처분된다. 그리고 동일한 적혈구가 골수에서 생산된다.[1)] 적혈구로 분화하는 과정에는 빼놓을 수 없는 영양소가 있다. 헤모글로빈의 토대가 되는 글로빈과 철은 말할 것도 없고, 아미노산, 지방산, 비타민 B_6, B_{12}, 엽산, 구리 등이 그것이다. 조혈인자로는 주로 적혈구생성인자가 그 생성을 조절하고 있다.

성숙한 적혈구의 1단계 전을 망상 적혈구라고 한다. 이것은 염색에 의해 핵이 빠진 부분이 그물코 모양으로 물드는 것에 의해 붙은 이름이다. 망상 적혈구는 골수 중이나 말초혈 중에도 나타난다. 대체로 2일이면 이 그물코는 사라져 적혈구가 된다. 따라서 이 망상 적혈구의 수는 골수에서의 적혈구 생성의 정도를 반영한다.

적혈구장애의 원인과 환자가 호소하는 증상

1. 적혈구가 감소하는 이유

그럼 적혈구는 왜 감소하는 것일까(그림 2)? 우선, 적혈구 생산 공장인 ① 골수에 장애가 일어나면 적혈구 생산 능력이 저하되어 적혈구가 감소한다. 다음으로 적혈구의 분화에 필요한 ② 재료 부족이 일어나면 적혈구 생산이 저하되어 적혈구가 감소한다. 만들어진 제품인 ③ 적혈구 자체의 파괴항진이 일어나 적혈구의 생산을따라가지 못하는 경우도 적혈구는 감소한다. 마지막으로 ④ 실혈에 의한 감소도 일어난다.

2. 골수의 장애에 의한 적혈구감소

(1) 약제에 의한 골수장애 기전

약제에 의한 골수장애 기전은 약제 자체나 그 대사물이 골수의 간세포에 장애를 주는 것에 의해 일어난다. 가장 잘 알려져 있는 것이 독성 기전, 즉 항암제에 의한 골수줄기세포 · 전구세포의 직접장애이다. 미국에서는 약 1,000만 명의 암 환자가 있는데 그 중 130만 명이 골수장애를 병발하고 그 중 80만 명이 항암제에 의한 것이라고 보고되고 있다.[2)]

혈구가 분화하기 위해서는 여러 가지 과정이 있다. 어떤 과정을 저해하느냐는 항암제의 종류에 다라 다르지만, 예를 들어 DNA 합성이나 RNA 합성에 의해서도 단백을 생성하고 있기 때문에 DNA 합성 저해작용이나 RNA 합성 저해작용을 가지는 항암제가 투여되면 줄기세포의 분화를 할 수 없게 되어버리는 것이다. 알킬화제나 항생물질계 항암제의 상당수는 방사선 같이 세포분열의 휴지기에 있어도 분열을 저해한다.

알레르기성(면역성)의 기전은 백혈구장애의 알레르기성 기전과 같다. 그밖에도 골수의 줄기세포, 전구세포 주위의 환경을 변화시키는 것에 의하는 것, 조혈인자의

그림 2 약제에서 적혈구가 감소하는 이유

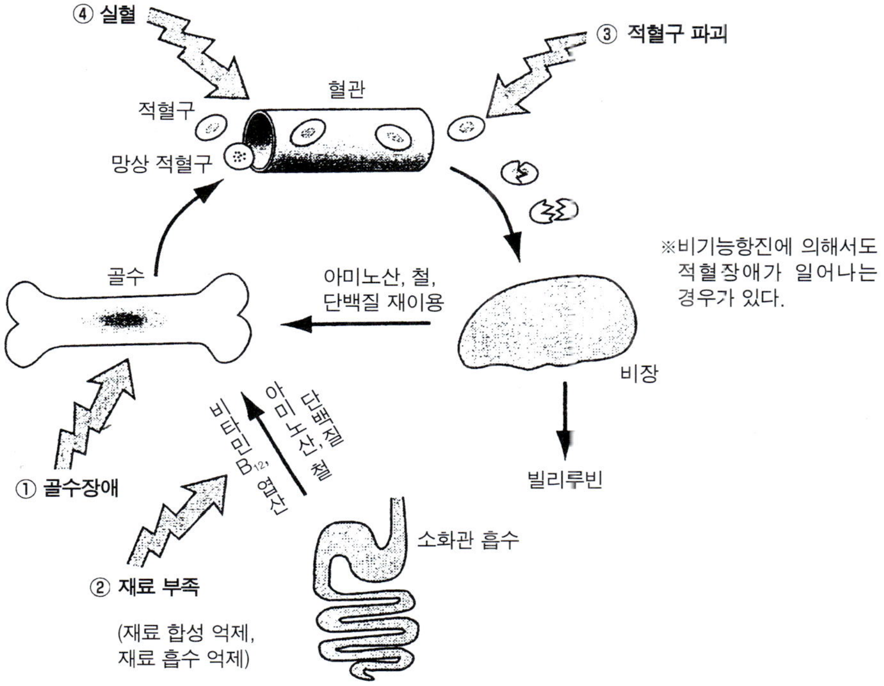

생성, 방출장애에 의한 것, 조혈 억제 사이토카인 생성 증가 등이 알려져 있다.[3] 특히 적혈구의 조혈인자인 적혈구생성인자(erythropoietin)는 주로 신장에서 생성되기 때문에 신장장애에 의해 적혈구생성인자의 생성이 저하되어 빈혈이 일어나는 일도 있다.

이와 같이 줄기세포가 장애를 받으면 줄기세포로부터 분화하는 3계통, 즉 적혈구계, 백혈구계, 혈소판계 모두 영향이 나타난다. 이것은 적혈구감소, 백혈구감소, 혈소판감소로서 나타나 일반적으로는 헤모글로빈 8g/dL 이하, 호중구 1,000/μL 이하, 혈소판 5만/μL 이하가 되면 범혈구감소증이라고 불린다.[4)(주)] 범혈구의 「범(汎)」이란 「모든 것」이라고 하는 의미이다. 또 줄기세포가 장애되는 것이기 때문에 본래라면 말초혈 안에 있어야 할 망상적혈구도 감소한다. 즉, 망상적혈구의 감소는 줄기세포의 장애를 시사하고 있다. 망상적혈구가 감소하지 않고(오히려 부족을 보충하기 때문에 증가하고 있는 것이 많다) 적혈구만이 감소하고 있을 때는 성숙한 혈구가 파괴되고 있는 것이다. 약물유발성 범혈구감소증의 위험인자로는 바이러스성 간염이나 방사선 피폭이 알려져 있다.[5)]

골수의 장애에 의한 적혈구의 감소는 재생불량성 빈혈과 적아구로써 나타난다. 범혈구감소증 또는 적혈구를 포함한 2계통의 감소로 골수 소견상 조혈조직이 적고, 지방조직이 많은 소견이 나타나면 재생불량성 빈혈이라고 진단된다. 또한 적아구로란 적혈구계만이 분화장애를 일으키는 것이다. 백혈구계나 혈소판계는 감소하지 않는다.

주: 빈혈(적혈구감소)의 등급 분류는 헤모글로빈 농도로 판단한다. 시설의 정상 하한(거의 12.0g/dL) 미만~10g/dL까지를 1등급, 10.0 미만~8.0g/dL가 2등급, 8.0 미만~6.5g이 3등급, 6.5 g/dL 미만이 4등급이다.

(2) 골수의 장애로 환자가 호소하는 증상

재생불량성 빈혈에서는 혈구 3계통 또는 적혈구계를 포함한 적어도 2계통의 감소에 의한 증상을 나타낸다. 실은 적혈구의 수명이 약 120일로 길기 때문에, 3계통 중에서도 적혈구감소는 백혈구나 혈소판의 감소보다 늦게 나타난다. 그렇다고 해도 항암제에 의한 재생불량성 빈혈의 경우는 치료 개시 후 1개월 정도부터 일어난다.[6)]

빈혈이란, 적혈구의 가장 큰 기능인 전신에의 산소 공급이 저하한 상태이다(그림 3). 그러면 필연적으로 신체 여러 부위에 기능 저하가 일어나게 된다.[7)] 산소부족은 생명 위기이므로 우선 심장이 산소부족을 해소하려고 박출량을 늘려 심박 수를 늘리고 혈액의 순환을 빠르게 한다. 따라서 맥이 빨라져 심계항진을 느껴 숨쉬기도 괴롭고, 쉽게 지쳐 권태감을 느낀다. 그 다음에 산소의 수요가 많은 장기, 기능 저하가 나타나면 머리가 무겁거나(두중감) 심한 경우는 실신을 일으키는 일도 있다. 또한 기능 저하에 빠질 것 같은 뇌의 혈류를 확보하기 위해 혈류가 변화하기 때문에 두통이 멈추지 않고 이명으로 나타난다. 위장의 혈액순환도 저하하기 때문에 식욕부진, 구토도 나타난다. 뇌나 심장의 혈액 부족을 해소하려면 어딘가의 혈류를 돌릴 수밖에 없다. 우선은 피부의 혈관을 수축해 피부의 혈류를 줄여 보충한다. 피부의 혈관이 수축해 밖으로부터 보이는 적혈구가 감소하는 것이기 때문에 붉은 빛이 감소해 피부나 입술, 손톱, 눈의 결막이 창백해진다. 물론, 붉은 빛의 근원인 헤모글로빈의 감소도 붉은 빛을 감소시킨다. 또 피부의 순환이 나빠지기 때문에 손발의 냉기나 추위를 타는 증상도 나타난다.

백혈구감소증과 혈소판감소증의 증상은 제6장 ①, ③을 보기 바란다.

그림 3 빈혈의 상태

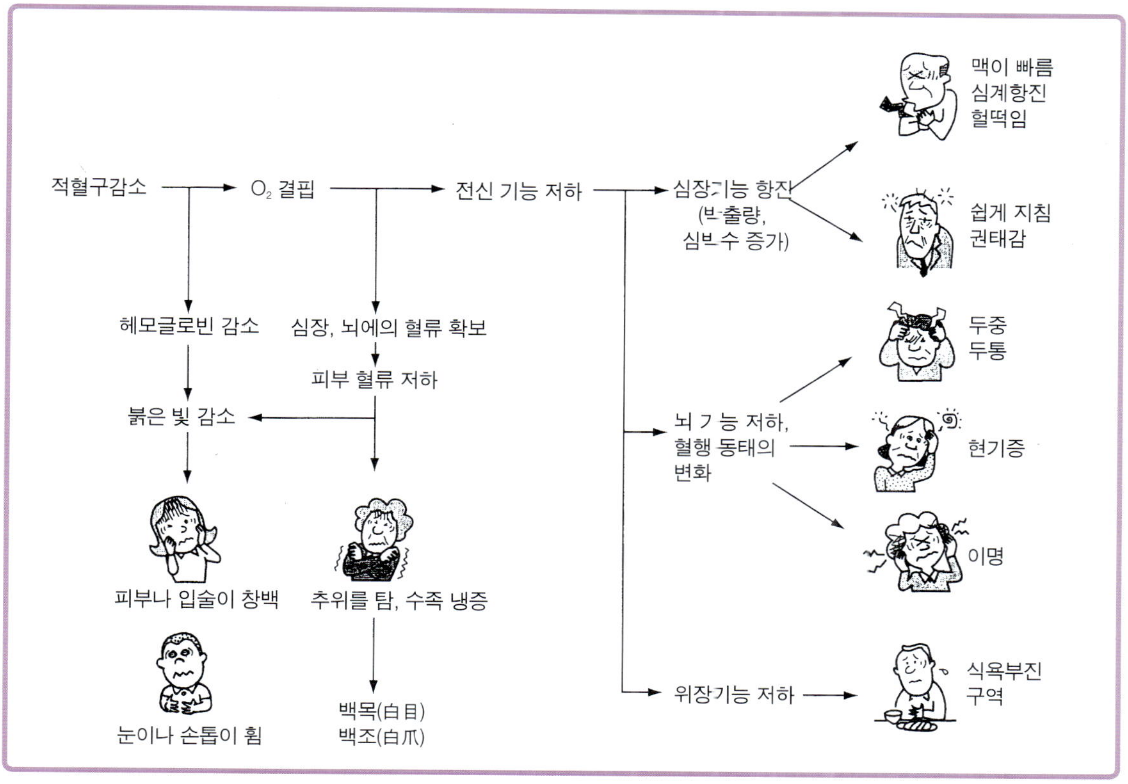

3. 조혈 재료 부족에 의한 적혈구감소

(1) 조혈 재료 부족의 기전

임상적으로 가장 잘 나타나는 것은 철 결핍성 빈혈이다. 철은 조혈에는 없으면 안 되며 또 가장 부족하기 쉬운 재료이다. 따라서 철의 흡수에 어떠한 영향이 주어지는 것 같은 경우, 철 결핍성 빈혈이 일어난다. 또한 구리나 망간의 결핍에 의해서도 일어나는 일이 있다.

또한 비타민 B_{12}와 엽산의 결핍도 결정적인 재료 부족이 된다. 비타민 B_{12}, 엽산 모두 DNA 합성에 필수인 조효소이기 때문에 이것들이 결핍되면 골수에서의 혈구 분화가 잘되지 않고 미성숙 거대적아구(거대한 미숙 적혈구)가 생겨버린다. 이것으로는 적혈구의 기능을 할 수 없기 때문에 빈혈을 일으킨다. 이러한 빈혈을 거대적아구성 빈혈이라고 한다. 위점막의 위축 등에 의해 비타민 B_{12}의 흡수를 방해할 수 있는 것에 의한 거대적아구성 빈혈을 특별히 악성 빈혈이라고 한다. 비타민 B_{12}는 보통은 위벽세포로 만들어지는 내인자와 결합해 복합체를 형성해 소장으로부터 흡수된다. 악성 빈혈 환자에서는 내인자에 대한 항체가 생성되어 이것으로 인하여 비타민 B_{12}의 흡수장애가 일어나는 것이 알려져 있다.[8)] 악성 빈혈의 원인이 불명했던 때에는 매우 난치성이었기 때문에 「악성」이라고 하는 이름이 붙었지만 암이 아니다. 현재는 원인이 밝혀져 있기 때문에 진단이 되면 치료는 용이하다.

이러한 빈혈에서는 DNA 합성을 할 수 없게 되어 위에서 말한 골수장애와 마찬가지로 백혈구계나 혈소판계의 장애도 일어나 범혈구감소증을 일으키는 경우도 있다.

원인은 비타민 B_{12}나 엽산의 소화관으로부터의 흡수장애이다. 비타민 B_{12} 결핍은 주로 식품으로부터의 흡수 저하이며 의약품에 의한 것은 거의 나타나지 않는다. 월 1회의 비타민 B_{12} 주사만으로 치료가 가능하다. 경구투여는 무의미하며 매일 정맥 주사하는 것도 불필요하다. 그 밖에도 위험인자로써 채식주의자나 애주가는 비타민 B_{12}나 엽산 섭취 부족이 되기 쉽다. 또한 DNA 합성이 활발하지 않을 수 없는 상황, 예를 들어 임신, 악성 종양, 감염 등의 경우도 비타민이나 엽산의 수요가 많기 때문에 결핍하기 쉬운 상황이 된다.

중심정맥영양으로 비타민 B_1을 비롯해 비타민제가 보충되지 않은 경우, 유산산증으로부터 쇼크 및 베르니케 뇌병증을 초래하는 일이 있지만, 비타민 B_1결핍증의 범혈구감소를 일으키는 일이 있다.

(2) 조혈 재료 부족으로 환자가 호소하는 증상

철결핍성 빈혈이 악화되면 빈혈 증상 외에 조직내 철분결핍으로 인해 상피의 장애가 일어난다.[9)] 혀의 위축에 의한 혀의 통증, 식도점막 위축에 의한 연하곤란(삼키기 어려움), 손톱의 위축(스푼과 같은 형태), 위점막의 위축에 의한 식욕저하 등이 나타난다. 거대적아구성 빈혈 시에 호소하는 증상으로는 빈혈 증상 외에 소화관 점막의 위축에 의한 혀의 염증 증상을 호소한다. 비타민 B_{12}의 결핍이 심해지면 척수의 변성이 일어나 하지의 저림이나 지각의 이상, 걷기 어려움 등의 신경 증상이 나온다. 엽산 결핍도 같은 증상이지만 신경 증상은 나타나지 않는다(그림 4).

4. 적혈구 파괴 항진에 의한 적혈구감소

(1) 적혈구 파괴 항진의 기전

적혈구가 파괴되는 흔한 원인은 용혈이다. 적혈구 자체의 이상으로 일어나는 용혈과 적혈구 이외의 원인으로 일어나는 용혈이 있다. 적혈구 자체가 원인인 것에는

그림 4 거대적아구성 빈혈과 철결핍성 빈혈의 증상

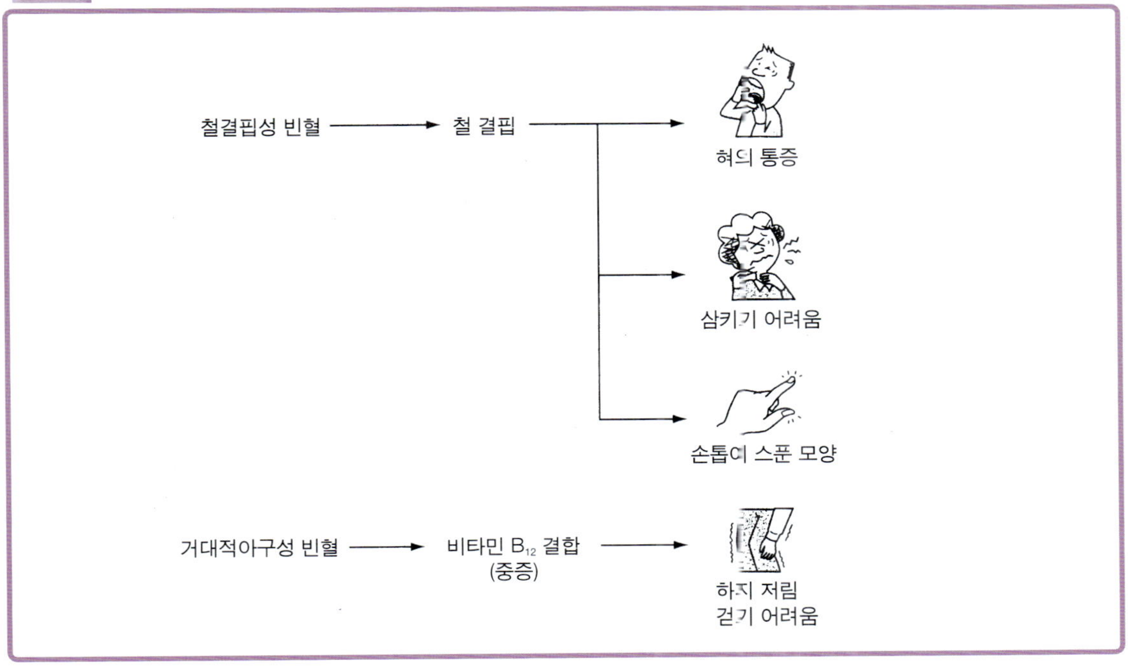

선천적인 효소결손증이 있다. 정상적인 적혈구 내에는 산화물을 환원하기 위한 효소인 포도당 6인산 탈수소효소(G6PD)가 있다. 산화물이 체내에 들어가면 혈구 내에서 과산화물이 생겨 세포를 장애한다. G6PD는 다른 효소 등과 공동으로 과산화수소 등의 과산화물을 환원함으로써 세포의 장애를 막고 있다. 그러나 선천적으로 G6PD가 결손되어 있는 사람은 이 반응이 잘 일어나지 않고 산화제가 되는 의약품을 복용했던 것이 계기가 되어 혈구 내에 과산화물이 생겨 적혈구를 파괴, 즉 용혈 반응을 일으킨다.[4]

적혈구 이외의 원인으로는 알레르기성(면역성) 용혈이 있다. 이것은 흔한 용혈성 빈혈의 기전으로, 말초혈이 파괴되기 때문에 골수 억제보다 급격하게 감소가 일어난다. 적혈구장애를 나타내는 용혈에 관한 항글로불린 검사로서 적혈구막 표면에 결합하고 있는 불완전 항체나 보체를 검출할 수 있다. 적혈구를 파괴하는 면역학적인 기전은 백혈구장애보다 자세하게 알려져 있다.[2] 첫 번째는 약제 또는 대사물이 직접 적혈구막에 강하게 결합해서 항원성을 나타내고 약제에 대한 높은 항체가 만들어져 항원 항체 반응이 일어나고 이 결과가, 호중구 등에 빈식되는 것이다(약제

흡착형). 두 번째는 약제가 적혈구의 막에 약하게 결합해 복합체가 되고 이것에 대한 항체(IgG, IgM)가 생겨 이 3자의 복합체가 형성된다. 이 3자 복합체에 부착된 보체가, 직접 혈구막을 파괴하거나 호중구 등에 빈식되어 혈구 파괴가 일어나는 것이다(3자 복합체형). 세 번째 기전은 약제나 대사물이 적혈구막에 부착하는 것에 의해 혈구막의 성질이 변화해 항원성이 발생하고 이 결과 막성분에 대한 항체가 만들어지는 것이다. 그리고 항원 항체 반응에 의해 대식세포 등에 빈식되어 혈구 파괴가 일어난다(자기항체형).

(2) 적혈구 파괴 항진으로 환자가 호소하는 증상

용혈성 빈혈로 환자가 호소하는 증상으로 우선 빈혈 증상과 황달을 들 수 있다. 황달은 혈중의 빌리루빈(billirubin)이 증가한 상태이다. 적혈구가 파괴되면서 발생한 헤모글로빈은 혈중의 햅토글로빈(haptoglobin)이라고 하는 단백과 결합해 망내계 조직으로 옮겨져 글로빈(globin) 헴(heme)으로 분해된다. 글로빈은 재이용되고 헴(heme)에서 철을 취해 빌리루빈(간접형 빌리루빈)이 된다. 철은 재이용되지만 빌리루빈은 간세포에 옮겨져 포합되어 담즙으로 배설된다.

용혈이 일어나면 이 빌리루빈이 과잉 생성되므로 간에서의 처리가 시간 안에 되지 않아 혈중에 빌리루빈이 고농도로 남아 황달이라는 증상이 나타난다. 얼굴이 노랗고, 눈의 흰자가 노랗게 된다. 또한 혈관 내에서 직접 적혈구가 파괴되면(3자 복합형의 경우) 혈관 내에서 대량의 헤모글로빈이 생성된다. 헤모글로빈은 합토글로빈과 결합해 망내계로 가려고 하지만, 합토글로빈의 결합 능력을 넘는 헤모글로빈이 발생했을 경우 헤모글로빈이 사구체에서 여과되어 혈뇨라는 형태로 나타난다. 이 경우의 혈뇨가 신장이나 요세관의 장애에 의한 혈뇨와 육안적으로 다른 점은 붉은 와인과 같이 맑다는 점이다. 다만 소변의 산성도나 빌리루빈의 혼입으로 변색하는 일도 있다.

그 밖에 마이토마이신 C에 나타나는 미소혈관장애성 용혈성 빈혈 등이 있다. 또한 콜레스테롤이 너무 감소해도(50mg/dL 이하) 용혈성 빈혈이 일어난다(후술).

5. 실혈에 의한 적혈구감소

(1) 약제에 의한 실혈(hemotozemia)의 기전

약제, 특히 NSAIDs에 의한 위궤양 · 십이지장궤양 등에 의한 출혈이 가능하다.[10] 관절통이나 요통 때문에 NSAIDs를 복용하고 있는 고령자는 주의가 필요하다. 고령자일수록 NSAIDs에 의한 위장장애의 영향을 받기 쉬우며 또 조혈의 기능도 저하하기 때문에 빈혈이 생기기 쉽다고 생각된다. 또한 소장이나 대장의 질환도 위험인자가 되며, 고령자에서는 NSAIDs 그 자체에 의한 허혈성 장염을 일으켜 출혈하는 일이 있다.

(2) 실혈의 증상

출혈하고 있는 부위에 의해 그 장애의 증상과 빈혈 증상이 나타난다. 하혈이 있는 경우는 출혈부위와 출혈량에 의해 변의 색이 다르다. 위 · 십이지장궤양으로부터의 출혈은 대부분은 타르형 검은 변이 된다. 항문에 가까울수록 소량으로도 붉은 색이 되어 온다. 다만 위 · 십이지장궤양에서도 쇼크를 일으킬 정도로 단번에 대량의 출혈이 있었을 경우에는 검붉은 변을 보이기도 한다.

적혈구장애(빈혈)를 일으키기 쉬운 약제

적혈구장애도 알레르기(면역학적 기전)성, 독성 모두에 의해서 일어난다. 항암제로 일어나기 쉬운 것은 잘 알려져 있지만 다른 어떤 약이라도 일어날 가능성이 있다. 적혈구감소를 일으키기 쉬운 약제에 대해서는 appendix 6-②에 정리했다.

적혈구장애와 감별해야 할 병태

환자가 빈혈을 일으키고 있는지 어떤지 의심하는 것은 의외로 어려울 수 있다. 원래 살갗이 흰건지 빈혈인지, 또한 자각 증상으로의 현기증이나 심계항진, 헐떡임, 식욕 저하 등은 빈혈 이외의 여러 가지 병에서도 생기는 증상이기 때문이다.

빈혈이 의심되면 간단한 검사에 의해 바로 판명되므로 증상을 통하여 빈혈인지를 의심하는 것이 매우 중요하다. 그리고 빈혈을 일으키기 쉬운 위험요인이 있는 사람에게는 정기적으로 검사를 해 두는 것이 빈혈의 조기 발견의 포인트이다. 적혈구 수와 함께 헤모글로빈 및 적혈구용적률 수치로부터 평균 적혈구 지수를 구하면 빈혈의 종류를 분별하는 기준이 된다.

1. 출혈성 빈혈–철 결핍성 빈혈

일차 진료에서의 빈혈 타입은 주로 철 결핍성 빈혈이다. 철 결핍성 빈혈에서 적혈구 수는 그다지 줄어들지 않지만 하나하나의 적혈구가 작아지므로 소구성 빈혈이 된다. 철 결핍성 빈혈의 원인으로는 여성의 경우는 월경 과다와 철분 섭취 부족, 특히 30대 후반 이후에서는 자궁근종을 수반하는 경우가 많기 때문에 부인과 진찰을 반드시 권한다. 남성이면 위궤양이나 위암, 대장암 또는 대장 폴립 등 소화기의 병이 있는지 검사한다. 만성적인 치질로부터의 출혈도 드물지 않다. 드물지만 자주 넘어져 다치는 사람이 대퇴부의 피하에 대량으로 출혈을 하고 있어 빈혈을 일으킨 경우도 있었다.

2. 급성 실혈성 빈혈

소화관 출혈 등에 의해 급격하게 출혈해 빈혈이 일어나는 경우가 있다.

3. 다른 질환에 수반하는 이차적인 빈혈

적혈구생성인자(erythropoietin)가 관계된 약물유발성 빈혈은 드물지만, 적혈구생성인자 자체를 겸상 적혈구성 빈혈의 환자에게 사용할 경우 겸상 적혈구화가 심각해지는 것이 보고되었다.[11)] 또한 알루미늄의 농도가 높은 사람에서는 적혈구생성인자의 효과가 떨어진다고 보고되었다.[12)]

이 밖에 이차적으로 빈혈을 일으키기 쉬운 병으로는 간장애의 환자 갑상선기능저하, 뇌하수체기능저하, 부신피질기능저하 등의 호르몬 이상, 만성 감염증(결핵이나 폐농양 등), 만성 염증성 질환(류마티스양 관절염, 홍반루푸스, 염증성 장질환) 암〔골수에 전이하고 있는 경우도, 그렇지 않은 경우도 있다. 골수이형성증후군(MDS)도 포함한다〕 등이 있다. 이러한 이차적인 빈혈은 골수의 기능 저하를 통한 빈혈이다.

빈혈을 대략적으로 분류하는 방법의 하나는 적혈구의 용적에 의한 분류이다. 소구성(microcytic), 정구성(normocytic), 대구성(macrocytosis)으로 나뉜다. 철 결핍성 빈혈은 대부분 소구성이지만 초기에는 정구성도 있다(단, 크기의 차이가 큼). 2차성 빈혈이나 급성 실혈성 빈혈에서는 대개 정구성이지만 알루미늄 중독 시에는 소구성이 된다.

적혈구장애(빈혈)의 증례

증례 1 메페남산(Mefenamic Acid)에 의한 범혈구감소증(pancytopenia)

77세 여성. 메페남산(폰탈/Pontal)이 1년 이상 사용되고 있던 예이다. 메페남산 개시 3개월 후에는 Hb이 17.9g/dL, 백혈구 수 7900/mma, 혈소판 수 불명인 것이, 약 1년 2개월 후 범혈구감소증을 일으키고 있었다. Hb 7.9g/dL. MCV 100, 백혈구 수 2700/mma, 망적혈구 수 18‰, 혈소판 수 0.4만/mma, 총빌리루빈 1.0mg/dL, 직접 빌리루빈 0.65mg/dL 이었다. 직접 쿰스, 간접 쿰스는 모두 음성이었지만 항백혈구 항체가 약양성이었다. 골수는 과형성(유핵세포수 60만/mma, 거핵구수 120/mma)으로 빈혈에 비해서는 빌리루빈 수치는 높지는 않았으며 쿰스 반응도 음성이었지만 이것은 매우 약한 반응이 만성으로 경과했기 때문은 아닐까 생각되었다. 병용 약제도 있었지만 메페남산이 사용되기 꽤 이전부터 사용되고 있었고 메페남산 중지 후도 계속하고 있었으나 회복했으므로 메페남산이 원인이었다고 생각되었다.

증례 1 프로부콜(Probucol)에 의한 용혈성 빈혈(hemolytic anemia)

60대 여성. 자전거를 타다 넘어져 대퇴골 골절이 발생하여 9일 후에 수술했다. 수술 후 쇼크 상태가 되었다. 수술 전의 헤모글로빈은 12.4g/dL였지만, 수술 후 쇼크 상태가 되었을 때에는 4.0g/dL, 1/3로 감소되고 있었다. 그 후에도 쇼크가 지속되어 다음날 검사했는데 총 콜레스테롤 수치가 68mg/dL 그 다음날에는 36mg/dL, 이후도 30mg/dL대로 지속해 불행하게도 다장기기능부전에 의해 사망하였다. 이 건으로 상담을 받아 진료기록카드를 보고 놀란 것은, 진료기록카드에는 「고지혈증」이라고 되어 있었다. 원래 고지혈증이 있어 콜레스테롤 저하제인 프로부콜이 처방되었다. 입원 4일째 총 콜레스테롤 수치 207mg/dL였지만, 골절로 입원 후에는 식사 섭취가 적어지고 있었음에도 불구하고 프로부콜이 계속 시행되었기 때문에 현저한 저콜레스테롤혈증이 되고 수술의 스트레스나 마취제 등의 영향도 더해져 용혈성 빈혈을 초래했다고 생각되었다. 총 콜레스테롤 수치가 50mg/dL를 밑돌면 적혈구가 별사탕 모양(유극 적혈구)이 되어 용혈하기 쉬워진다. 이 정도 콜레스테롤이 저하하는 것은 통상 유전적인 병뿐이지만 콜레스테롤 저하제를 사용했을 경우에는 그러한 드문 일이 일어나는 것 같다.

적혈구장애의 치료법

가능한 한 원인을 특정하는 것, 불명의 경우에는 중지 가능한 것을 중지하는 것, 독성의 경우에는 감량으로 가능한 경우도 있으므로 독성인지 알레르기성(과민성) 인지의 구별도 중요하다. 적혈구생성인자의 투여도 생각할 수 있지만, 정해진 치료법은 확립되어 있지 않다.[13] 알레르기성 용혈성 빈혈의 경우에는 스테로이드제가 유효하다고 생각되지만 약제 중지만으로 충분히 완화하는 경우가 많으므로 특히 항생물질에 의한 용혈성 빈혈에서는 감염증 악화의 위험을 범할 필요가 있는지 그 균형을 항상 고려하는 것이 필요하다.

실혈성의 경우, 쇼크 치료의 기본은 보액이다. 혈압이 저하되면 자연스럽게 지혈하지만 수혈이나 도파민에 의한 승압에서는 혈압이 너무 상승해 지혈한 혈관이 다시 출혈하게 된다. 특히 도파민에 의한 승압이 지나치면 구토를 재촉하고 출혈성 위·십이지장궤양의 출혈을 일으키게 된다.

어쨌든 세심한 문진과 빈혈의 정확한 진단, 분류, 약제의 중지(감량), 원인에 근거한 기본적인 치료가 요구된다.

참고문헌

1) 堺章：目で見るからだのメカニズム，医学書院，1996.
2) Tchekmedyian NS : Anemia in cancer patients : significance, epidemiology, and current therapy, Oncology 16 : 17-24, 2002.
3) 塚田理康：血球の産生機構と血液障害発生の機序，調剤と情報，3(7) : 857-862, 1997.
4) 塚田理康：血液障害の種類とその原因薬剤，調剤と情報，3(8) : 1005-1013, 1997.
5) James E Tisdale : Drug-Induced Diseases, American Society of Health-System Pharmacist (Maryland), p690, 2005.
6) Heimpel H : When should the clinician suspect a drug-induced blood dyscrasia, and how should he proceed?, Eur J Haematol, 57(suppl) : 11-15, 1996.
7) 橘敏也：新・病態生理，pp359-360，じほう，1994.
8) 多田富雄監訳：免疫学イラストレイテッド，p275 南江堂，2000.
9) 福山裕三，他：よくわかる内科，p186，金原出版，2004.
10) Morris AJ : Nonsteroidal anti-inflammatory drug enteropathy, Gastrointest Endosc Clin N Am, 9 : 125-133, 1999.
11) NMG Dukes : Meyler's Side Effects of Drugs 13th ed. Elsevier Amsterdam, 1996.
12) Bennet and Plum Cecil Textbook of Medicine 20th ed. WB Saunders Co, 1996.
13) Cella D, et al : Control of cancer-related anemia with erythropoietic agents : a review of evidence for improved quality of life and clinical outcomes, Ann Oncol, 14 : 511-519, 2003.

혈소판장애

환자의 호소를 들어보자!

「퍼런 멍이 생긴다」「코피」

P 아이 때문에 왔는데요.

D 상태가 어떻습니까?

P 최근 자주 **퍼렇게** 멍이 들어요. 살짝 책상에 부딪혔을 뿐인데……. 거기에 **코피**도 잘 나서 걱정이에요. 이 약을 먹기 시작한 후부터인 것 같은 생각이 들어요.

부작용

이 엄마의 아이는 8세이다. 경련 발작이 발현하기 10일 전부터 카르바마제핀(500mg/일)을 복용하고 있었다.

「파란 멍이 생긴다」「코피」. 의학용어로 표현하면「출혈 경향」이다.

손발의 홍반(점상출혈), 빨간 멍 · 파란 멍(자반), 잇몸으로부터 곧바로 출혈, 코피가 잘 남, 이것들은 출혈 경향이 있는 경우에 잘 나타나는 증상이다. 출혈은 혈관, 혈소판, 응고계의 이상 중 하나가 원인이 되어 일어난다. 예를 들어, 혈관이 직접적으로 장애되었을 경우(즉 외상에 의한 혈관벽의 손상 등)나 혈소판의 질이나 양의 이상 및 응고인자의 이상 등이다.

혈소판의 기능

1. 혈소판의 분화

혈소판(platelet)은 간세포로부터 분화한 거핵아구로부터 만들어진다. 거핵아구는 다른 아구와 달리 핵은 분열하지만 세포질은 분열하지 않고 세포질로 과립을 만들어 방출하는데 이 과립이 혈소판이다(그림 1).

2. 혈소판의 일

혈소판의 주요 기능은 혈관 내벽의 보호와 혈액의 응고이다. 혈소판은 항상 혈관 가장자리로 흐르면서 혈관 내벽의 내피세포 사이를 채워 혈구가 혈관 밖으로 빠지지 않도록 하고 있다. 그리고 어떠한 원인으로 혈관벽이 망가졌을 때에 곧바로 수복에 착수할 수 있는 체제를 갖추고 있다.

그림 1 혈소판이 만들어지기까지

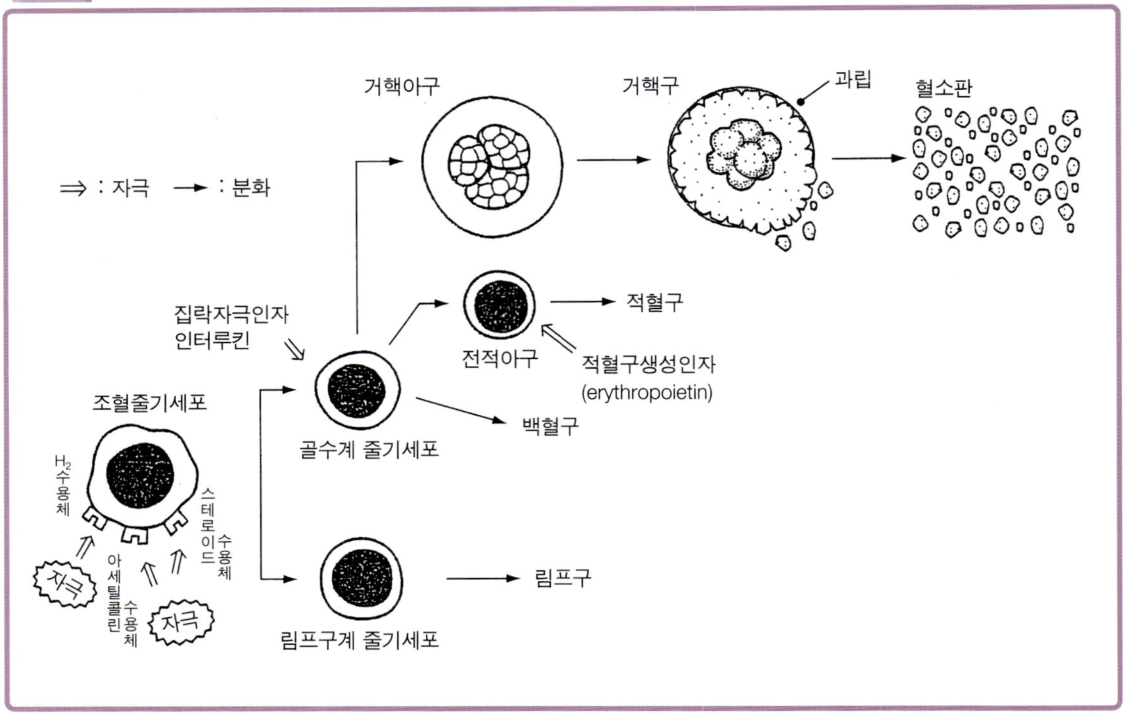

일단 혈관이 찢어지면 그림 2와 같이 출혈을 멈추려고 하는 반응이 일어난다.

이 과정을 3단계로 설명할 수 있다. 우선 ① 혈관 외막에 있는 신경에 의해 반사적으로 혈관은 수축해 혈류를 늦춘다. ② 손상된 혈관의 교원섬유부분에 혈소판이 점착하기 시작한다. 그리고 혈소판 안에 포함되어 있는 카테콜아민, 세로토닌, 히스타민, 아데노신 2인산(ADP), 인지질(혈소판 제III인자), 트롬복산 등이 방출되어 더욱 혈관이 수축해 혈류의 흐름이 늦어진다. 이것은 혈소판이 점착하기 쉬운 환경을 만들기 때문이다. 그리고 혈소판으로부터 ADP나 트롬복산이 방출된다. ③ ADP나 트롬복산은 혈소판의 응집을 촉진해 응집괴는 더욱 크고 단단해진다. 혈소판은 더 많은 혈소판을 끌어당겨 손상된 부분을 막는다. 이것을 혈소판 혈전이라고 부르는데 매우 불안정해 이대로는 언제 벗겨질지 모른다. ④ 이 혈소판 혈전을 토대로 좀 더 단단한 혈전이 만들어진다. 그 재료는 혈장 중에 녹아 있는 섬유인 섬유소원(fibrinogen)이다. 혈관의 손상에 의한 자극으로 외인성, 내인성의 두 기전에 의한 혈액 응고인자의 활성화가 진행되어, 혈장 중의 섬유소원(fibrinogen)이 불용성 섬유소

그림 2 지혈의 구조

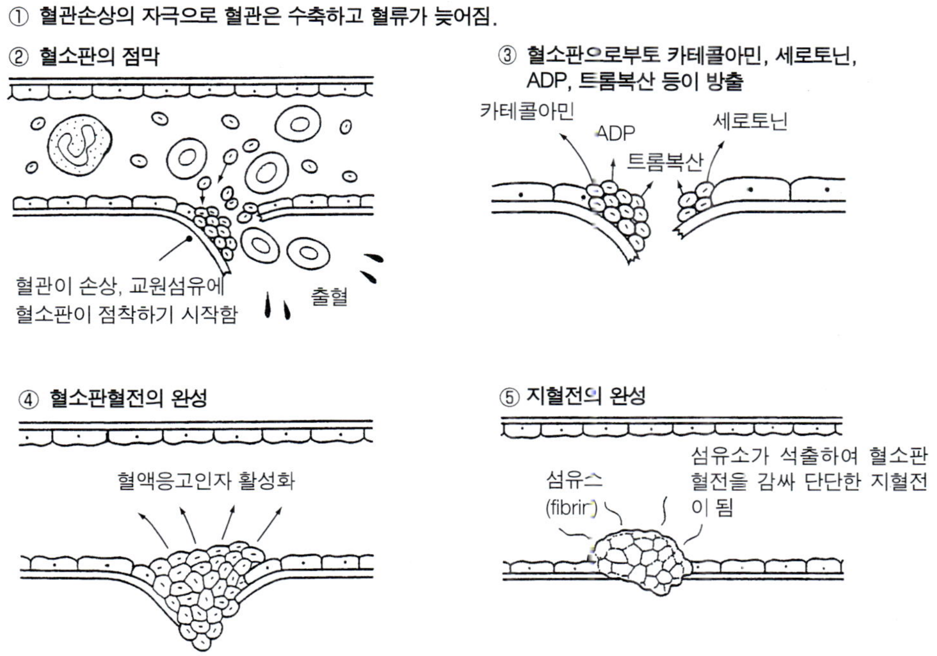

(fibrin)로 변화한다. 십여 종의 응고인자의 공동 작업에 의해 섬유소원(fibrinogen)을 재료로 섬유소(fibrin)는 풀을 만드는 것이다. 섬유소는 혈소판 혈전 외에 혈구 성분도 감싼 후 풀과 같이 굳어져 최종적인 지혈전(적색 혈전)을 만들어낸다. 혈관이 찢어졌을 경우, 이것은 피떡(blood clot)이 되는 것이다. 혈관 내벽에 상처가 났을 경우의 지혈 과정도 기본적으로는 같지만, 혈관 내에 상처가 나는 경우에는 혈관 외막의 신경은 자극되지 않으므로 이에 의한 혈관 수축은 없다.

3. 혈소판의 운명

혈액 내의 혈소판의 수명은 약 1주일이다. 일반적으로는 약 20~30만개/μL의 혈소판이 혈중으로 순환하며, 수명이 다한 혈소판은 비장으로 파괴 · 제거된다.[1)]

혈소판감소의 원인과 환자가 호소하는 증상

1. 혈소판이 감소하는 이유

혈소판이 감소하는 이유도 백혈구나 적혈구와 같다. 우선, 혈소판 생산공장인 골수에 장애가 일어나면 혈소판 생산 능력이 저하해 혈소판이 감소한다. 완성품인 혈소판 자체의 파괴 항진이나 소비 항진이 일어나 혈소판의 생산이 따라잡지 못하는 경우도 혈소판은 감소한다(그림 3).

약제가 골수를 억제해 혈소판을 감소시키는 기전은 백혈구, 적혈구의 경우와 비슷하다. 약제 자체나 그 대사물이 골수의 간세포에 장애를 일으키는 것에 의해 일어난다. 가장 잘 알려져 있는 것이 독성 기전, 즉 항암제에 의한 골수간세포 · 전구세포의 직접장애이다. 그 결과 백혈구감소, 적혈구감소, 혈소판감소의 범혈구감소가 나타난다. 그 중에는 에스트로겐과 같이 혈소판의 전 단계인 거핵구를 선택적으로 억제하는 약제도 있다.[1)] 항암제에 의한 혈소판감소의 경우는 약물 사용 도중만 아니라 중지 후 1개월이나 지나고 나서 혈소판감소가 나타나는 일이 있다. 따라서 투여 중인 약 이외에도 이전에 투여되고 있던 약을 체크하는 것도 필요하다. 혈소판 파괴 항진의 기전은 대부분이 면역을 통해 일어나는 것으로 이것도 백혈구나 적혈구와 같다.

① 약제 또는 대사물이 직접, 혈소판막에 강하게 결합해 항원성을 나타내 약제에 특이성이 높은 항체가 만들어져 항원 항체 반응의 결과, 호중구 등에 인식된다. ② 약제나 대사물에 대한 항체와의 면역복합체가 혈소판막에 결합해 단구나 대식

그림 3 혈소판이 감소하는 이유

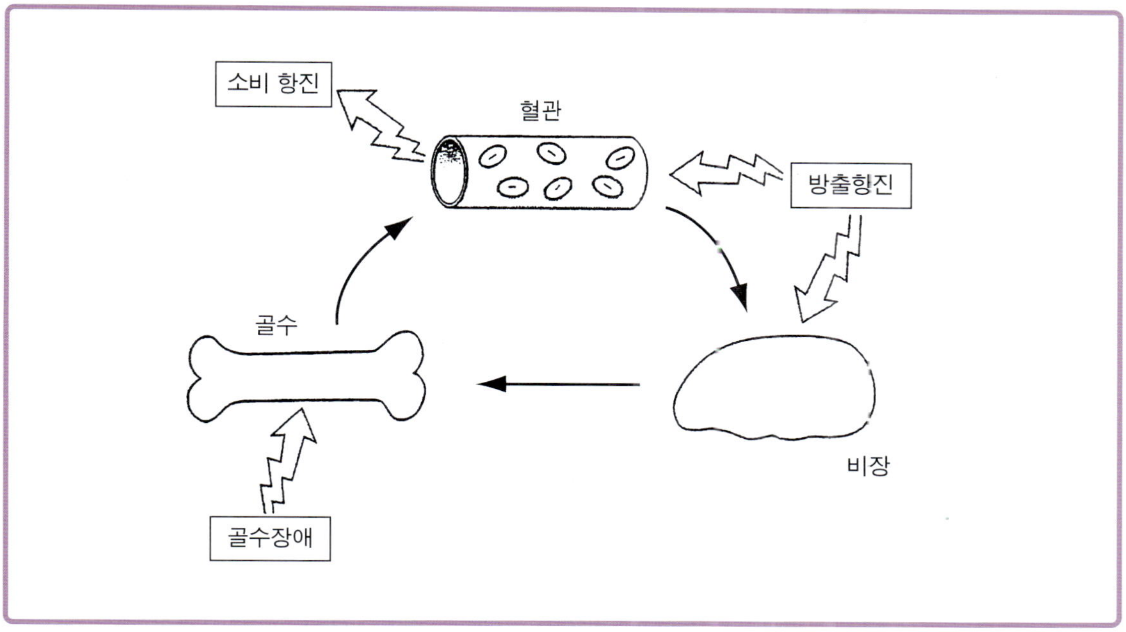

세포 등에 빈식되어 혈소판 파괴가 일어난다. ③ 약제 또는 대사물이 혈소판막에 부착하는 것에 의해 혈구막의 성질이 변화해 항원성을 갖게 되는 것에 의해 막성분에 대한 항체가 만들어져 항원 항체 반응에 의해 대식세포 등에 빈식된다. 이러한 기전으로 혈소판 파괴가 일어난다. 혈소판의 경우는 이러한 반응이 비장을 무대로 해 일어나는 경우도 있다. 면역을 통한 이 반응은 의약품의 투여 개시 후 1주일 정도로부터 일어나는 경우가 흔하다. 투석 환자에게 항상 사용되는 헤파린은 혈소판으로부터 방출되는 혈소판 제4인자(PF 4)가 헤파린과 복합체를 만들어 항원으로서 작용한다. 이 복합체에 대한 헤파린 항체가 생성되어 면역복합체가 만들어지면 혈소판을 활성화 해 PIC와 같은 병태를 일으킨다. 이것을 헤파린 기인성 혈소판감소증(heparin-induced thrombocytopenia, HIT)이라고 한다.[2] 이것은 뇌경색이나 폐색전을 일으켜 사망하는 일도 있다. 이 경우의 뇌경색은 여성에서는 흔히 발생하는데 남성의 2.5배이며, 사망도 2.1배라고 보고되었다.[3] 혈소판감소증을 일으키는 약에 의해 위험인자를 알 수 있게 되는 경우도 있다.[4] 이것에 대해서는 나중에 다룬다. 그 밖에 말초에서 혈소판의 소비항진에 의허 혈소판이 감소하는 일이 있다. 파종혈관내응고(DIC)가 여기에 해당된다.

2. 혈소판의 감소로 환자가 호소하는 증상

혈소판이 10만개/μL 이하로 저하한 경우를 혈소판감소증이라고 한다. 그러나 5만 개/μL 이상 있으면 큰 외상이나 대수술 이외에서는 거의 지혈의 이상은 없고 증상은 나타나지 않는다. 혈소판이 2~5만 개/μL가 되면 작은 상처에서도 출혈이 멈추기 어려워지고 2만 개/μL 미만이 되면 자연스럽게도 출혈의 증상이 보여지게 된다(그림 4).

혈소판은 채혈 시에 응고하기 쉬워 변동하는 폭이 크고 기준치도 검사실에 따라 크게 다르다. 주변 여러 병원의 기준치를 봐도 그 하한은 10.8만~18만/μL까지 다양하지만 응고가 없는 경우에는 대개 15만/μL 정도가 기준이다. 응고의 가능성이 있는 경우에는 채혈 후 즉시 측정하면 이상이 없는 경우가 있으며, 이상이라고 판단 하기 전에는 재검사가 필요하다. 또한 이상이 진행되는 속도를 고려할 필요가 있다. 예를 들어 원래 20만/μL였던 사람이 재검사 후 15만/μL, 다음날에는 12만/μL가 되면 10만 이상의 정상범위에 있더라도 원인을 시급히 검토할 필요가 있을 것이다. 감소의 속도는 큰일에 이르지 않게 하기 위해서 고려해야 할 중요한 요소이다.

그러한 점을 알고 혈소판 수의 등급 분류를 보자. 1등급은 그 시설의 기준치 하한 미만으로 7.5만/μL 이상, 2등급은 7.5만 미만~5.0만/μL 이상, 3등급은 5.0만 미만 ~1만/μL 이상, 4등급은 1만/μL 미만이다.

잘 나타나는 증상은 우선 자반이다. 드문드문 적자색의 작은 반점이나 빨간 멍, 파란 멍과 같은 수 cm의 출혈반이 손이나 다리에 생긴다. 특히 중력의 영향으로 아래 부분에 잘 나타난다. 또한 코피, 잇몸으로부터의 출혈, 월경이 많아지거나 좀처럼 멈추지 않는 현상이 발생한다. 좀 더 혈소판이 감소하면 전신의 피부나 점막으로

그림 4 혈소판감소에서 환자가 호소하는 증상

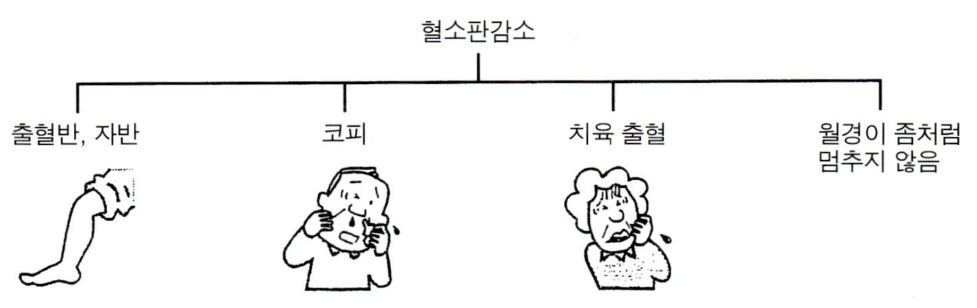

부터의 출혈이 나타나 소화관출혈, 두개내출혈 등 생명에 관련된 출혈이 일어난다.

그럼, 왜 저절로 출혈하는 것일까? 혈소판은 지혈의 주역이었다. 혈소판이 줄어들면 출혈은 멈추기 어려워질 것이라고 하는 것은 예측할 수 있다. 그러나 혈관에 손상이 없어도 자연히 피부나 점막으로부터 출혈해 온다. 이것은 혈소판의 또 하나의 큰 기능인 혈관내벽 내피세포의 사이를 채워 혈구가 혈관 외로 빠져나가지 않게 하는 역할을 할 수 없기 때문인 것이다. 내피세포의 사이를 채으기 위해 3만 개/μL분의 혈소판이 소비되고 있다.[6] 따라서 혈소판이 3만 개/μL 이하로 감소하면 내피세포의 사이를 채우는 혈소판이 부족하게 되어 체내의 혈관내피세포 사이에서 혈구가 빠져 나온다. 즉 체내에서 출혈 현상이 일어나기 시작한다. 면역을 통한 기전의 경우는 알레르기 증상인 발열이나 관절통 등이 나타나는 경우도 있다. 이것은 백혈구장애 등과 마찬가지다.

3. 혈소판의 기능장애

약 중에는 혈소판의 수에는 영향을 주지 않지만 기능을 저하시키는 것이 있다. 혈소판의 기능이 저하하면 수는 줄어들지 않아도 혈소판의 점착이나 응집, 응고에 관련된 인자의 방출에 영향이 있기 때문에 지혈하기 어려워지거나 출혈 경향이 보인다.

혈소판의 기능에 장애를 일으키는 기전은 다양하다. 이것은 혈소판을 중심으로 한 지혈의 기구에 다양한 인자가 관여하고 있기 때문이다. 각각의 인자에 약리학적으로 영향을 주는 약은 모두 혈소판 기능에 장애를 줄 가능성이 있는 것이다. 가장 잘 알려져 있는 것이 아스피린(Aspirin)이다. 아스피린은 그 작용을 역으로 이용해 혈소판 응집억제제로서 사용되고 있다.

혈소판기능저하에서 환자가 호소하는 증상은 혈소판감소와 같다. 그러나 출혈 경향의 정도는 경미하다.

혈소판장애를 일으키기 쉬운 약제

혈소판장애를 일으키기 쉬운 약제에 대해서는 appendix 6-③에 나타냈다.

혈소판감소와 감별해야 하는 병태

혈소판장애는 출혈을 일으켜서 그 자체로 생명을 위협하기도 하지만, 백혈구감소를 수반하면 패혈증으로부터 DIC가 되고, 나아가 여러 장기의 기능부전을 일으켜 생명을 위협하기 쉽다. 혈소판감소를 나타내는 병태의 상당수는 다른 혈구감소와 관련되는 경우가 많다.

1. 간염, 간경변에 수반하는 혈소판감소

진료 현장에서 흔히 볼 수 있는 혈소판감소는 주로 만성 활동성 간염, 또는 간경변에 수반하는 혈소판감소일 것이다. 10만/mm^3 미만인 경우는 물론 5만/mm^3 미만인 경우도 적지는 않다. 다른 응고인자 결핍을 수반하고 있는 경우가 많아, 비출혈이나 잇몸출혈, 피하출혈의 증상을 수반하는 경우도 있다. 발치 후 지혈이 되지 않는 경우에 간경변으로 진단되는 사례가 드물지는 않다.

2. 패혈증, SIRS에 수반하는 혈소판감소

패혈증의 개념이 최근 현저하게 바뀌어 왔다. 이전에는 혈중에 병원균을 증명할 필요가 있었지만, 최근 세균의 독소나 사이토카인류의 조직장애성이 설명됨에 따라 SIRS(systemic inflamatory response syndrome)의 개념이 제창되어 순환혈 중에 균이나 바이러스가 없더라도, 감염이나 췌장염, 화상에 수반해 일정한 전신 증상·소견을 나타내는 경우를 SIRS, 이 중 감염의 분명한 것을 패혈증(sepsis)이라고 부르게 되었다. 백혈구 수는 SIRS의 중요한 진단 기준의 하나로 「백혈구 수가 12,000/mm^3 이상 또는 4,000/mm^3 미만, 또는 백혈구 수가 정상적이어도 미숙형(간상구 등)의 백혈구가 10%를 넘는 경우」라고 여겨지고 있다. 혈소판감소는 이 진단 기준에는 들어가지 않지만 SIRS나 패혈증에 수반해 자주 나타나는 소견이다.

패혈증 쇼크 시에는 스테로이드제(자주 사용되지만, 고용량은 무의미[7]), 발열에 해열제, 항생물질, 항균제, 항바이러스제, DIC에 FOY나 헤파린, 혈액 제제, 그리고 H_2 차단제나 G-CSF도 사용된다. 신장장애나 간장애도 생기면 H_2 차단제에 의한 백혈구, 혈소판감소도 생기기 쉽고, 항생물질이나 헤파린 등도 관여한 혈구감소인지, SIRS, 패혈증에 의한 것인지, 혼연일체가 되어 원인을 잘 모르게 되어버리는 경우도 종종 있다. 이러한 경우에는 처음부터 다시 시작해야 할 필요가 있다.

3. DIC(파종혈관내응고)에 수반하는 것

DIC(Disseminated intravascular coagulation)는 암 환자나 중증 감염증(패혈증)에서 발생하는 경우가 자주 있다. 암 환자에게 혈구감소가 생겼을 경우, 뼈에의 전이인지, 항암제에 의한 것인지, 또는 DIC에 의한 것인지 구별할 필요가 있다. 최초로 체크해야 할 것은 감염의 유무이다. 감염증을 수반하지 않고 혈소판감소만 있고 백혈구감소가 없는 경우에는 DIC일 가능성이 있지만 DIC의 진단은 다른 응고계 검사도 포함한 종합적인 진단이 필요하다. 감염이 없이 혈소판과 백혈구의 감소를 동시에 나타내는 경우는 적어도 DIC보다 암의 골전이나 항암제가 원인일 것이다. 다만 항암제에 의해 골수 억제로 과립구가 극단적으로 감소해 감염(특히 패혈증)을 일으킨 결과, 백혈구와 혈소판이 감소한 뒤 DIC가 되는 경우도 있다. 감염으로 인해 백혈구나 혈소판이 감소하고 있는지 또는 항암제에 의한 골수 억제가 주원인인지는 백혈구(과립구) 핵의 좌방 이동이 중요한 감별 포인트가 된다. 핵의 좌방 이동이 있으면 감염에 의한 감소가 농후하고, 항암제에서 백혈구계가 극단적으로 억제된 결과의 감염이라면 백혈구 핵의 좌방 이동이 없는 경우가 많을 것이다.

4. ITP(특발혈소판감소자색반병)

ITP(idiopathic thrombocytopenic purpura)는 자신의 혈소판에 대한 항체가 생성되어 말초의 혈소판이 파괴되어 혈소판감소를 초래하는 질환이며, 일상 진료에서도 가끔 볼 수 있다. 선행하는 바이러스 감염이 원인이 될 수도 있다. 또 다른 원인으로는 EB 바이러스나 사이토메갈로바이러스, HIV 감염 등이 있다. 선행 감염에 대해서 약제가 사용된 경우 약제에 의한 것인지, 바이러스 감역에 관련된 것인지 구별이 곤란한 경우가 종종 있다.

Pa-IgG(혈소판결합 IgG)의 증가는 혈소판감소가 면역적 기전으로 생긴 것을 나타내지만, 특이적인 검사는 아니기 때문에 이것으로 ITP 진단은 할 수 없다. ITP의 진단은 다른 원인을 제외해가는 것에 의한다. 피하출혈 등 출혈성 질환을 진단하면 바이러스 감염의 유무나 가족력을 물어 즉시 혈소판 수를 포함한 혈액검사와 지혈기능검사(PT, APTT, FDP), 간기능검사, 초음파 진단으로 간비종이나 간경변 유무의 판정, 출혈 시간과 함께 약제의 사용력을 상세하게 청취한다. 게다가 필요하면 골수천자를 실시한다. ITP에서는 골수는 정상적이고 거핵구 수는 정상 또는 약간 증가하고 있다. 대부분은 일과성이지만, 혈소판 수가 4만/mm^3 이상이라면 관찰해도 좋다고 여겨지고 있다. 3만/mm^3 미만에서는 단기간 스테로이드제를 사용한다(1mg/kg/일). 단 바이러스 감염의 급성기에 스테로이드제를 대량으로 사용해서는 안 된다(스테로이드는 부족한 분량을 보충하는 것이 원칙).

5. SLE(전신홍반루푸스) 등 교원병

SLE(systemic lupus erythematosus) 등 교원병에서는 백혈구감소뿐만이 아니라, 혈소판감소도 함께 동반하는 경우가 많은데, 면역적인 기전으로 생각된다.

6. 암(악성 종양)의 골전이, 백혈병 등에 수반하는 것

악성 종양이나 MDS(골수이형성증후군)에 수반해 자주 혈소판감소가 생긴다. 약물유발성 외에도, 면역적인 기전에 의한 혈소판감소, 섬유증(myelo fibrosis)에 수반하는 경우 등이 원인이 된다.

7. HUS(용혈요독증후군) 등에 수반하는 혈소판감소

O-157 감염증으로 알려진 HUS(hemolytic uremic syndrome)에서는, 혈소판 수의 감소나 LDH 증가, 빌리루빈 수치의 정상 범위 내 변동이 비교적 초기부터 관찰되고 있다. 초기의 변화를 정확하게 파악하고 경과 관찰하면서 지지요법을 제공할 필요가 있다. 이 외 TTP(thrombotic thrombocytopenic purpura)에 의한 혈소판감소도 있다.

약물유발성 혈소판감소증의 증례

증례 1 OTC 감기약에 의한 혈소판감소증(thrombocytopenia)

39세 남성. 감기에 걸려 의료기관에서 옥사프로진(알보/Alvo), 세파클로르(세드랄)를 사용하고 있었지만 완쾌되지 않아 시판 중인 아세트아미노펜 등이 함유된 감기약을 복용했다. 시판 중인 감기약 복용 2일 후에 팔다리의 점상출혈, 비출혈, 구강내출혈이 나타나 내원했다. 내원 시, 혈소판 수는 1만/mm^3, 다음날 0.4만/mm^3. 약제를 중지하고 프레드니솔론(프레드닌)을 80mg/일, 60mg/일, 50mg/일로 점감해 입원 5일 후 3.8만/mm^3, 8일 후 10.2만/mm^3 11일 후 14.2만/mm^3, 13일 후 20.2만/mm^{3}가 되었다. 림프구자극시험에서 타제는 완전히 음성(알보 104%, 세드랄 97%)이고, 시판 감기약이 181%(위 양성)였기 때문에 감기약이 가장 의심되었다.

증례 2 해열진통제에 의한 혈소판감소증

89세 여성. 타박상에 폰탈(Pontal)을 3정/일, 약 16일간 사용했는데 설사를 해 복용을 중지하자 설사는 멈추었지만 혈변, 피하출혈이 보여 내원했다. 이전의 혈소판 수는 21.3만mm^3, 헤모글로빈 수치는 14.3g/dL였지만, 내원 시는 혈소판 수 0.2만/mm^3, 헤모글로빈 수치는 9.4g/dL로 저하하고 있었다. 폰탈을 중지해 입원, 신선혈 수혈 등으로 경과 관찰하였더니, 10일 후에는 혈소판 수 4.2만/mm^3, 19일 후에는 12.6만/mm^{3}으로 회복했다.

혈소판감소의 치료법

혈소판감소의 치료도 역시 원인이라고 생각되는 약제의 즉시 중지가 첫 번째이다. 혈소판 기능에 영향을 주는 약제의 투여도 물론 중지한다. 중지 후 1~2주일이면 혈소판은 원래대로 돌아온다.[8] 약을 중지하고 2주일이 지나도 더이상 회복하지 않을 때는 다른 원인을 생각한다.[9] 다만 금 제제에 의한 경우는 늦게 돌아오는 경향이 있다.[10] HIT에 대해서는 치료제로 아가트로반(argatroban)이 사용되고 있다.[11] 지혈제의 투여가 의미 없는 것은 물론이다. 출혈 경향이 심한 경우는 혈소판 수혈을 하는 경우도 있다. 환자는 출혈 예방에 주의할 필요가 있다. 안정이 최우선이다. 타박을 당하지 않도록 주의하고, 양치질이나 배에 큰 힘을 주는 것도 주의해야 한다. 또한 격렬한 기침이나 변비의 해소에도 주위를 기울일 필요가 있다. 원인 약제를 중지하고 나서 대체로 1~2주일 전후로 회복하기 시작한다.

참고문헌

1) 堺章：血液　その成分と働き，目で見るからだのメカニズム，pp16-17．医学書院，1996.
2) 松尾美也子，他：血液凝固と炎症反応　ヘパリン起因性血小板減少症（HIT）発症のメカニズムと現状，ICUとCCU，29：361-369，2005.
3) LaMonte MP，et al：Stroke in patients gatroban therapy，Crit Care Med，32：976-980，2004.
4) James E Tisdale：Drug-Induced Diseases，American Society of Health-System Pharmacist（Maryland），p653．2005.
5) 高橋隆一，他：薬の副作用チェックマニュアル，pp97-108．中外医学社，1994.

6) 河合忠, 他 : 異常値の出るメカニズム, p78. 医学書院, 1994.
7) Annane D, et al : Corticosteroids for treating severe sepsis and septic shock, The Cochrane Database of Systematic Reviews 2004, Issue 1.
8) George JN, et al : Drug-induced thrombocytopenia : a systematic review of published case reports, Ann Intern Med, 129 : 886-890, 1998.
9) James E Tisdale : Drug-Induced Diseases, American Society of Health-System Pharmacist (Maryland), p656. 2005.
10) Klinker KP, et al : Drug-induced hematologic disorders. In DiPiro JT, et al, eds, Pharmacotherapy, A pathophysiologic Approach, 5th ed. New York, NY : McGraw-Hill, 2002.
11) Lewis BE, et al : Argatroban anti-coagulant therapy in patients with heparin-induced thrombocytopenia, Circulation, 103 : 1838-1843, 2001.

CHAPTER 7

호흡기장애

폐장애

환자의 호소를 들어보자!

「기침이 난다」「열이 있다」

D 안녕하세요. 퇴원 후 몸 상태는 어떻습니까?

P 아무래도 개운하지가 않네요. 또 **기침이 납니다. 열도 있구요.** 좋아지는 것 같다가 다시 나빠지네요.

D 언제부터입니까?

P 3일 정도 되었어요.

부작용

이 환자는 35세 남성으로 마이코플라즈마폐렴(Mycoplasma pneumoniae)으로 입원 후 증상이 나아져 5일 전에 퇴원하였다. 입원 기간 중에 미노사이클린(minocycline) 100mg/일을 투여받고 있었다. 그러나 3일 전부터 또 기침이 나고 발열이 있다.

「기침이 난다」「열이 있다」. 이것을 의학용어로 표현하면 「기침」「발열」이다. 약의 부작용에 의한 발열의 원인은 약제열 등 다양하다. 인두통이나 목의 부종 등의 증상이 있는 경우는 우선 감염을 생각할 수 있다. 물론, 기침도 호흡기감염증으로 일어나지만 인두통이나 목의 부종 등이 전혀 없는 경우는 기도나 폐의 장애가 의심된다.

폐의 기능

호흡기는 코, 비강, 인두, 후두, 기관 · 기관지, 폐로 이루어져 있다. 이들의 주요 기능은 바깥 공기로부터 세균 등의 침입을 막는 것과 공기를 폐에 보내 산소와 이산화탄소의 가스 교환을 시키는 것이다(그림 1).

코로 들어간 공기는 코털의 필터로 비교적 큰 먼지나 이물질을 잡고, 비강으로 들어온다. 비강에서 공기는 점액의 수분을 통해 가습되고 가온되어 인두로 들어간다. 인두에는 림프절이 있어 세균이나 바이러스 등의 침입에 대비하고 있다. 비강, 인두, 후두, 기관, 기관지를 아울러 기도(air way)라고 부르는데, 비강 이외의 기도도 점막이나 섬모로 덮여 여기에서도 이물을 제거하고 있다. 또한 기관지는 20회 이상 분기를 반복하여 폐의 말단에 있는 폐포에 다다른다. 공기에 섞여 있는 세균이나 먼지는 이 분기 도중에 기관지의 벽에 붙어 폐포에 도달하지 않게 되어 있다. 기관지의 벽에 붙은 이물은 섬모의 움직임으로 인두까지 옮겨지거나 기침에 의해 기도에서 제거된다. 기도에 들어온 이물의 자극은 기도에 분포하고 있는 미주신경을 자극하고 이 자극은 연수의 기침 중추에 전해져 기침이 일어난다. 기침은 폭발적인 기류를 야기해 이물을 제거한다. 점막의 염증 등으로도 이물에 의한 자극과 마찬가지로 기침이 일어난다. 따라서 기침은 이물을 배설하는 중요한 방어 기능이다.

폐포와 폐포 사이의 부분을 간질(interstitium)이라고 한다. 간질 내에 있는 모세혈관이 그물코 모양으로 폐포를 둘러싸고 있으며 모세혈관 내에는 이산화탄소를 많이 포함한 정맥혈이 흐르고 있다. 그림 2와 같이 폐포의 벽과 모세혈관의 벽은 매우 얇아져 있다. 혈액과 산소가 직접 접하면 혈액은 곧바로 굳어져 버리기 때문에 양자가 직접 접하는 경우는 없고 산소는 산소 농도가 높은 폐포에서 산소 농도가 낮은 모세혈관으로의 확산을 통해 가스 교환을 한다.

그림 1 폐포에서의 가스 교환

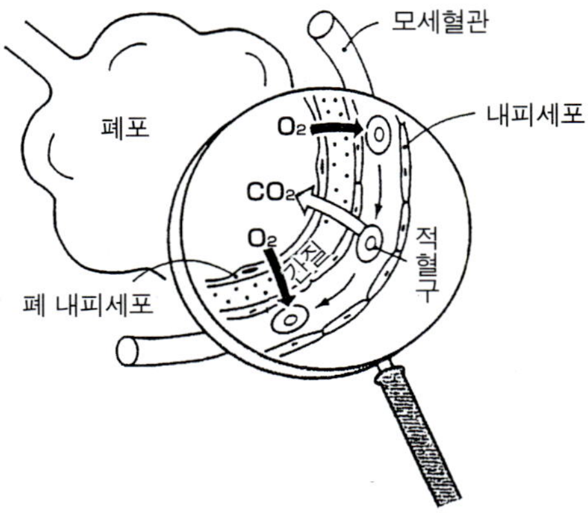

폐장애의 원인과 환자가 호소하는 증상

약물은 호흡기의 다양한 부위에 장애를 일으킬 수 있다. 코나 비강도 예외가 아니다. 예를 들어 약물이 아니지만, 6가크롬에 의한 비중격 천공이나 니켈의 만성 흡입에 의한 비강암 등은 직업병으로 유명하다. 기관지장애로는 가스형 물질의 흡입에 의한 기관지 직접 자극이나 β차단제의 기관지 수축작용 발현에 의한 천식 등이 있다. 또한 호흡을 제어하고 있는 중추에 작용하는 약, 예를 들어 모르핀(morphine)이나 전신마취제 등에 의한 호흡부전도 일어난다. 약물에 의한 폐장애는 이른바 약물유발성 폐장염이라고 불리는 폐포세포의 기질적 장애를 가져오는 것과 폐의 혈관에 장애를 주는 것, SLE형의 폐장애를 일으키는 것 등이 있다.

1. 폐장애의 원인

폐장애는 독성 기전과 알레르기성 · 면역성 기전으로 일어난다. 독성 기전으로 폐장애를 일으키는 것으로써 유명한 것이 항암제이다. 항암제는 혈액이 흐름과 동시에 폐에 들어와 폐의 모세혈관 내피세포나 폐포의 표피세포에 닿는 것으로 직접 세포장애를 일으킨다. 활성산소의 과잉 생성이 직접 세포장애의 원인 중 하나로 여겨진다. 폐포내 대식세포가 세균이나 이물, 담배연기나 유독가스 등에 대응하기 때문에 활성산소(O^{2-})를 항상 생성하고 있다.[1, 2] 일반적으로는 항산화물질에 의해 제거되지만 항암제의 사용에 의해 과잉 활성산소가 생성되어 혈관내피세포를 손상시킨다(그림 2-①). 조직의 손상이 일어나면 혈소판의 활성화, 화학전달물질의 방출이 일어나(그림 2-②), 혈관의 투과성이 항진되며 혈관으로부터 알부민(albumin)이 간질에 누출되기 시작한다. 알부민은 물을 끌어 들이는 역할을 하고 있기 때문에 간질은 부종 상태가 된다(그림 2-③). 호중구의 유주도 시작되고 단백분해효소도 분비되어 림프구의 침윤도 일어나, 인접한 폐포의 표피세포도 손상시킨다(그림 2-④). 폐포의 표피세포가 손상되면 폐포 안으로 삼출액이 들어가다가 폐조직 자체의 손상을 일으키고(그림 2-⑤) 혈소판이나 내피세포로부터 섬유아세포의 증식을 촉진시키는 물질이 생성되어 폐 조직의 섬유화가 일어난다(그림 2-⑤).[2, 3] 말초 기도의 상피세포에는 세 종류가 있는데(I형 및 II형 폐포세포와 클라라세포), 1종류의 세

그림 2 독성 기전

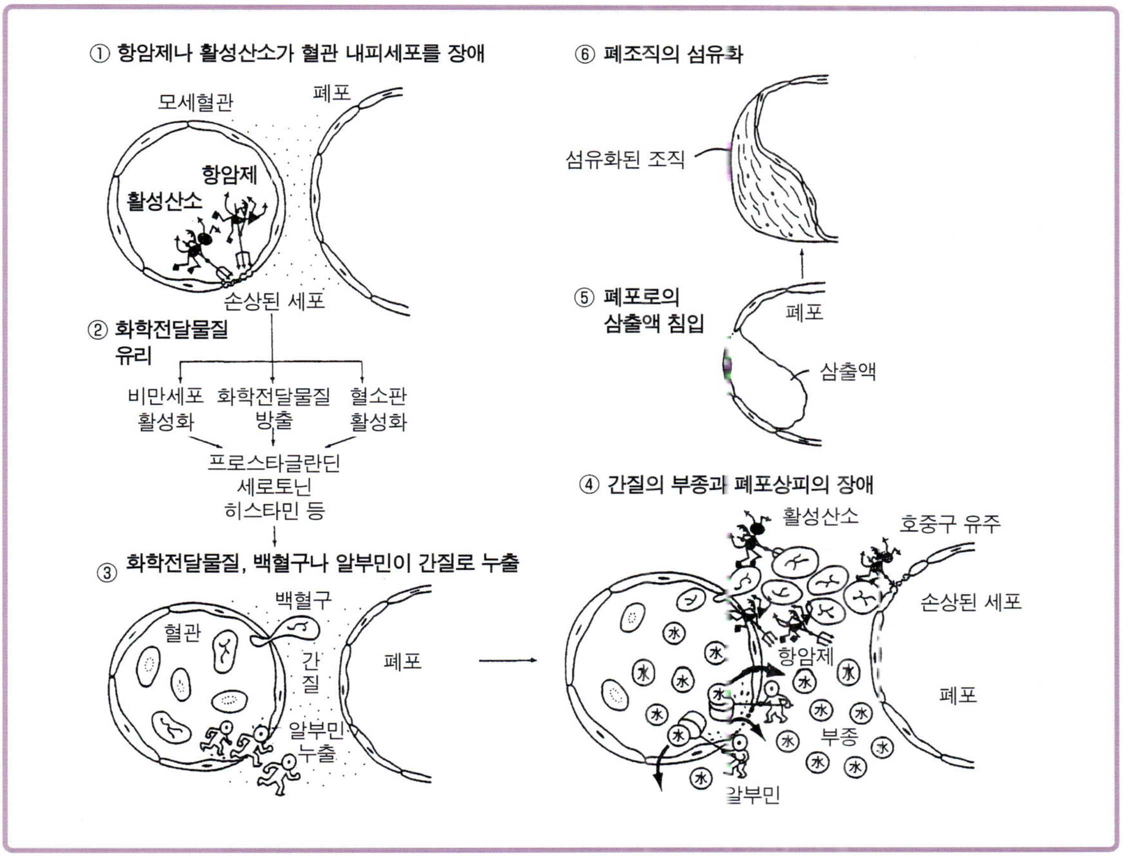

포에 손상이 있어도 다른 세포에 의해 회복된다. 그러나 일정량 이상의 항암제가 장기간 투여되면 회복하지 못하고, 간질에도 섬유화가 일어나 폐장염이 되고 폐섬유증이 된다. 이러한 과정에는 TNF-α이나 TGF-β 등의 사이토카인도 큰 역할을 담당하고 있다.[3)]

게피티닙(이레사/Iressa)은 EGFR(상피성장인자수용체)의 저해제이다. EGFR은 암세포뿐만이 아니라 모든 세포의 자연 재생, 손상조직의 재생에 필요한 수용체로 폐포세포의 손상이 일어났을 경우의 재생에 필수적이다. 게피티닙 투여 시 EGFR을 많이 발현해 세포 회전이 빠른 세포에 영향을 많이 끼치기 때문에 폐포세포의 손상이 회복되지 않는다. 현저한 경우는 폐포세포가 거의 탈락해 간질세포만이 남는 상태가 된다. 급격하게 일어나면 급성 호흡곤란증후군(ARDS)의 형태의 급성 폐장애가 되고 천천히 일어나면 간질성 폐렴이라고 하는 진단이 내려진다.

알레르기 기전에 의한 것은 약제 또는 그 대사물이 햅틴으로 폐의 조직과 결합하거나 혈액 중의 단백질이나 다당류와 결합(햅틴 carrier)해 항원성을 획득하여 일어난다. 이로 인해 대식세포가 활성화되어 그림 3과 같이 T세포와 B세포에 작용한다. T세포는 감작 림프구로서 히스타민(histamine)이나 세로토닌(serotonine) 등의 화학전달물질을 유리시킨다. B세포는 면역글로불린을 생성해 항원성을 가진 햅틴 carrier와 항원 항체 반응을 일으켜 면역복합체가 된다. 면역복합체는 혈소판이나 호염기구로 작용해 히스타민이나 세로토닌 등이 방출된다. 이러한 화학전달물질에 의해 모세혈관의 혈관 투과성이 항진되어 면역복합체가 혈관벽에 침착한다. 그리고 혈소판의 응집과 보체의 활성화가 일어나 이를 처리하기 위해서 호중구가 유주한다. 호중구는 용해소체 효소를 방출하여 혈관벽 자체도 손상시킨다. 혈관벽이 손상되면 이후에는 독성 기전과 같은 경로로 폐 조직을 공격하게 된다. 또한 대식세포는 섬유아세포를 증식하는 인자도 유리시키기 때문에 알레르기 반응에 의한 조직장애와 함께 섬유화가 일어난다.

특이한 예로서 항부정맥제인 아미오다론(amiodarone)은 폐세포 내에 인지질을 침착시키는 것으로 알려져 있다. 인지질을 포식한 대식세포의 기능이 저하되면 장시간에 걸쳐 염증이 악화되고 섬유화된다.[4)]

약제에 의한 폐병변의 형태로서 가장 많은 것은 간질성 폐렴형이다. 그 밖에 과민성 폐렴형, 폐부종형, 급성호흡곤란증후군, PIE증후군형, 폐쇄성세기관지염 · 기질화 폐렴형 등이 알려져 있다.[5)]

위험인자로는 환자가 원래 폐의 질환을 가지고 있었거나 고령자, 흡연자인 경우, 방사선 치료나 산소요법을 받고 있는 경우 등을 들 수 있다.[3, 5)]

그림 3 알레르기 기전

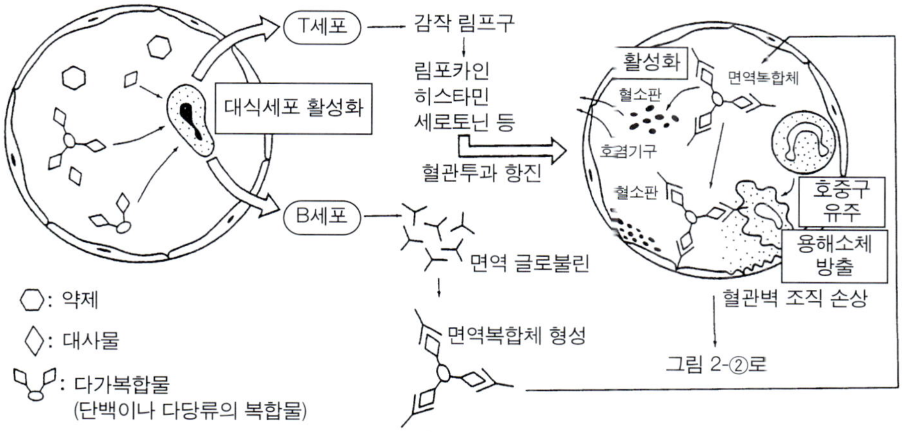

2. 환자가 호소하는 증상

폐조직의 손상은 폐의 본질적인 기능=가스교환 손상이라고 생각된다(그림 4). 가스교환이 저해되면 신체는 산소부족에 빠지게 되고 이를 극복하기 위해 숨을 더 들이마시려고 한다. 그러나 폐가 충분히 작용할 수가 없기 때문에 가슴이 답답함, 호흡이 괴로움, 헐떡임 등이 나타난다. 특히 계단을 오를 때 헐떡인다면 주의가 필요하다. 평지를 걷고 있는 상태에서도 헐떡임이 있으면 즉시 진찰을 받아야 한다. 기침은 여러 가지 자극에 대한 반사 반응으로 폐조직의 염증도 자극으로 작용하여 기침을 유발시킨다. 초기에는 기침만 나타나기도 한다.

가래 등 삼출물(분비액)을 수반한 기침(습성의 기침)도 있지만, 이른바 마른 기침(건성 해수)이라고 불리는, 가래를 수반하지 않는 기침이 더 많다. 그리고 염증이 급격하게 일어나면 발열이 일어난다. 특히 38℃ 이상의 고열을 발하는 경우가 많다.[6] 알레르기 기전이 일어나는 경우, 간장애나 혈액장애의 경우에는 알레르기 증상의 하나로서 발진이 나오는 일도 많지만 폐장애의 경우는 발진 등 피부 증상은 그다지 나타나지 않는다.

혈청 중의 폐표면활성제 단백(SP-A)이나 KL-6이라고 하는 당쇄항원이 간질성 폐렴에서 특히 높아지는 것으로 알려져 있다.[7, 8]

폐, 기도 등 호흡기에 기질적인 손상이 없어도 호흡의 장애가 생기는 일이 있다.

그림 4 폐장애에서 환자가 호소하는 증상

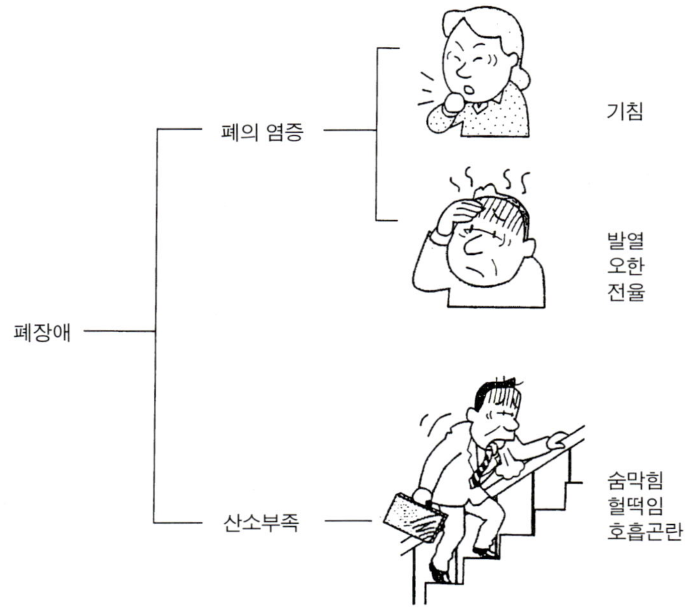

전형적인 예는 수면제나 항불안제, 진정제, 특히 바르비탈제(barbital)이다. 이것들에 Oseltamivir(타미플루/Tamiflu)의 미변화체가 중간에 참가했다. 전형적인 바르비탈제에 대한 기재[9)]를 보자. 바르비탈제(barbital)는 호흡구동작용(respiratory drive)과 호흡조율에 관한 기구의 양쪽 모두를 억제한다. 호흡운동의 구동(respiratory drive)에는 신경원성 구동(neurogenic drive), 화학수용기에 의한 구동(chemoreceptor drive), 저산소성 구동(hypoxic drive)이 있다. 최면 용량으로 신경원성 구동은 감소되지만 통상의 수면 레벨보다는 강하지 않다. 그러나 3배 이상에서는 신경원성 구동이 소실된다. 고용량에서는 화학수용기구동과 저산소성 호흡구동도 억제시키고 용량이 더 증가하면 저산소성 호흡구동을 소실시킨다. 다만 중독이 심각한 호흡억제를 일으키는 레벨에 이르기 전까지는 방어 반사(protective reflex)에 대한 억제는 매우 약하므로 심각한 장애를 일으키는 경우는 없다. 그러나 중추억제제로 인하여 청색증이 생길 정도의 호흡억제가 생겼을 경우, 심폐정지와 호흡 재개 사이의 차이는 경미하므로 주의가 필요하다.

Oseltamivir(타미플루/Tamiflu)는 미변화체가 뇌 내에 고농도로 이행, 중추를 억제하여 저체온을 발생시키고 이상 행동(섬망)이나 환각, 호흡억제로 인해 호흡 정지까지 야기할 수 있으며 이로 인한 사망 사례가 보고되고 있다. 호흡억제에 의한 돌연사의 경우 폐부종(pulmonary edema)이 흔히 나타나고 있다.

호흡억제나 면역계 억제로 인한, 폐렴 발생의 가능성에 대해서도 고려할 필요가 있다. 벤조디아제핀 수용체는 중추뿐만이 아니라. 말초세포에 있어 면역 기능에 크게 관여하고 있는 사실이 밝혀지고 있다.[10] 진해제나 모르핀 등에 의한 기침반사의 억제 등으로 폐렴이 유발되는 경우가 없는지도 확인이 필요하다. 복용 중의 폐렴은 Oseltamivir군이 적은 경향이 있지만(유의차 없음), 복용 종료 후의 폐렴 발생은 Oseltamivir군이 의미가 있게 높았다.[11] 따라서 Oseltamivir 복용 후에 세균성 폐렴에 걸렸을 경우에는 Oseltamivir의 영향(부작용)을 의심할 필요가 있다.

비스테로이드계 항염증 진통제나 스테로이드제, H_2 차단제가 사용되고 있는 경우 염증 반응을 억제한 결과로(H_2 차단제의 경우 위산 억제에 의한 세균 증가뿐아니라 백혈구의 분화나 동원 억제에 의한 방어 기능의 억제도 관계할 수 있다) 폐렴이 발생할 가능성이 있다는 것도 염두해야 한다.

폐장애를 일으키기 쉬운 약제

독성 기전은 항암제가 일으키기 쉽지만, 알레르기성 기전은 어떠한 약에 의해서도 일어날 가능성이 있다. 폐장애를 일으키기 쉬운 약제에 대해서는 appendix 7에 나타냈다.

폐장애와 감별해야 할 병태

「감기는 만병의 근원」이라는 것은 「감기」에 여러 가지 병이 합병하기 쉽다는 것뿐만 아니라 「기침이나 발열을 일으키는 병에는 감기뿐 아니라 여러 가지가 있다」는 것을 의미한다. 감기라고 생각하고 있던 것이 실은 다른 병, 예를 들어 기관지천식이나 폐렴, 심부전인 경우가 자주 있다. 기침은 흔한 증상이고 그 원인에는 감기가 압도적으로 많기 때문에 놓치기 쉽다.

1. 기침만 있고 열이 없는 경우

인두부로부터 폐포에 이르는 기도에 어떠한 변화가 있으면 기침이라는 증상이 나타난다. 상기도에 감염이 있으면 물론 기침이 나고 이물이나 알레르기, 폐암(기관지암)이 있어도 기침이 난다. 그리고 기침이 나는 원인으로는 기관지나 폐의 병변만이 아니라 심부전도 있다.

(1) 천식(asthma)

열도 없는데 기침이 계속되고 있어 가벼운 감기로 생각하고 있었는데, 갑자기 색색거리며(wheezing) 내원하는 사람이 의외로 많다. 지속적인 기침과 갑작스런 색색거림, 청진 시 천명음으로 천식을 진단할 수 있다.

(2) 아나필락시스(쇼크)〔anaphylaxis (shock)〕

아나필락시스(쇼크)도 처음에는 기침만(후두의 부종에 의한)있는 경우가 많지만 두드러기나 안면 부종 등을 동반하며 몇 분 동안 색색거리기도 한다. 말하자면 천식발작까지의 과정이 급속히 진행된다고 할 수 있다. 두드러기가 먼저 발생한 후 기침이 동반되는 경우에는 아나필락시스를 의심하기 쉽지만, 두드러기나 재채기보다 쇼크나 기침, 천식이나 호흡곤란이 먼저 나타나는 경우도 드물지는 않다. 더욱 급격한 경우는 천식 상태를 거치지 않고 호흡곤란이나 격렬한 청색증이 발생한다. 천식의 색색거리는 소리는 좁아진 기도를 통해 호흡이 일어나기 때문이지만, 기도가 한 순간에 막혀 공기의 출입이 없어지면 소리도 나지 않는 호흡곤란이 일어난다. 이러한 경우 속히 아드레날린을 주사하지 않으면 치명적이다. 심정지가 일어난 후에 아드레날린을 주사했을 경우에는 매우 사망률이 높아진다.

아스피린을 비롯하여 비스테로이드계 항염증진통제(NSAIDs)가 사용되었을 때 천식발작이 유발되는 것이 아스피린 천식이다. 발작의 원인이 되는 것은 아스피린만이 아니고 NSAIDs이면 뭐든지 일어날 수 있다. 아세트아미노펜 외에 알칼리성 진통제에서도 드물게 아스피린 천식을 일으키는 것이 보고되고 있지만, 산성 진통제(NSAIDs)에 비하여 절대적으로 빈도가 낮다. 아스피린 천식으로 사망하는 예도 드물지 않다. 아스피린 천식이 NSAIDs에 함유된 첨가제로 유발된 사례도 보고되고 있다. nasal polyp이 있는 천식 환자에서는 아스피린 천식이 일어나기 쉽기 때문에 금기로 여겨야 한다. 아스피린 천식뿐 아니라 모든 천식발작의 경우 발작이 일어나기 전 대부분의 경우 기침이 나오므로, 가능한 한 빨리 발작이 시작된 것을 파악해 재빠른 대처를 하는 것이 중요하다.

천식 환자에게 β차단제는 금기이다. 천식이 없었던 녹내장 환자가 β차단제인 점안제를 사용하는 경우 천식이 유발된 사례가 있다. 천식 환자가 β_1선택적 β차단제를 복용하면 심한 천식 발작이 일어나는데 이러한 경우에도 초기에는 가벼운 기침만 지속되다가 어느 날 갑자기 호흡곤란이 일어난다. 원래 천식이 있는 경우에는 알기 쉽지만 천식이 없었던 환자는 단순한 「감기」로 생각하기가 쉽다. 그러나 β차단제 사용 후 기침이 나면 「천식 유발」을 생각해야 한다.

(3) 심부전(heart failure)

호흡기질환이 아니라 심부전이 기침의 원인인 경우도 드물지 않다. 환자는 감기에 걸렸다고 생각하고 있는 경우가 많지만 열이 없는데 기침이 나오는 경우는 심부전도 의심할 필요가 있다. 이 경우는 기침이 유발되는 상황을 확인하는 것이 중요하다. 밤에 침대에 누우면 반드시 기침이 나고 앉으면 편해지고, 누우면 또 기침이 나오거나 호흡곤란이 생기는 경우에는 심부전을 의심해야 한다. 누우면 기침이나 호흡곤란이 일어나고, 앉으면 기침이 나오지 않는 상태를 「기좌 호흡」이라고 한다. 기좌 호흡이 있는지 여부가 매우 중요한 감별점이 된다. 천명을 수반하는 호흡곤란이 있는 것을 「천식」이라고 하고, 심부전에 의한 호흡곤란을 「심장천식」이라고 하여 기관지천식과 구분한다. 기관지천식의 경우에도 증상이 심해지면 기좌호흡이 일어날 수 있지만 심부전의 경우는 초기부터 이러한 징후가 뚜렷한 경우가 많다.

심장천식을 기관지천식과 구별하기 위하여 무릎의 딱딱한 곳이나 발등(족배부)의 부종을 관찰하는 것도 도움이 된다. 이러한 부분을 손가락으로 눌렀을 때 움푹 패이고, 손가락을 떼어도 잠시 움푹 패여 있는 경우에는 부종이 있다(피하에 수분이 저류)고 생각한다. 기관지천식에서도 발작이 강한 경우에는 오른쪽 심부전을 일으켜 부종이 나타나는 경우도 있지만 그것은 급성으로 발생하는 것으로 심장 가까운 부분에서 부종이 관찰되는 경우가 많다.

(4) 폐섬유증(pulmonary fibrosis), 기타

열이 없는데 기침이 나는 다른 상태로는 만성 기관지염, 폐암, 세기관지염, 과민성 폐장염 등 다양한 것이 있다.

2. 열이 있고 기침이 있는 경우

기침에 열이 동반되는 경우는 염증이 일어나고 있을 가능성을 반드시 염두에 두어야 한다. 열의 정도에 따라 고려해야 할 질환은 다르다.

(1) 미열이 지속하는 경우

37.0~37.5℃ 정도의 미열로 식은땀을 흘리는 등의 증상이 있는 경우에는 만성적인 폐의 염증, 특히 결핵을 생각할 필요가 있다. 혈액검사(백혈구나 혈침, CRP등)를 통해 염증의 정도를 확인하고 흉부 X선을 촬영해 폐의 병변의 유무를 검사한다.

(2) 38°C 이상의 발열

38℃ 이상의 발열이 있는 경우에는 급성의 염증이 생겼을 가능성이 높다고 생각한다. 기침과 발열은 감기나 기관지염만으로도 일어나지만, 호흡음상 폐렴이 의심되는 경우 확인을 위하여 혈액검사(백혈구나 혈침, CRP 등)와 흉부 X선 촬영을 한다.

흉부 X선 촬영의 가치는 폐의 침윤이 있는 위치와 염증의 범위, 흉막병변, 공동의 유무, 폐문부의 림프절 비대를 확인할 수 있는 것이다(단, 무과립구증이나, 고령자 등에서는 음영이 출현하지 않는 경우도 있다). 과거에는 대엽성 폐렴이나 기관지 폐렴, 비정형 폐렴이라고 하는 폐렴의 형태와 병원체가 연관되어 있다고 생각했지만 그 관계가 특이적이지 않아 원인균을 예상하기 어려워 이전만큼 중시되지 않는다. 예를 들어, 항생제가 투여되면 전형적 대엽성 폐렴의 형태를 취하지 않고 비정형이 된다. 원인균은 다른 방법으로 추측 또는 확인한다.

체온이 38℃ 초과 또는 36℃ 미만, 심박수가 90/분 초과, 호흡 수가 20/분 초과(또는 $PaCO_2$<32Torr), 백혈구 수가 12,000/mm^3 초과 또는 4,000/mm^3 미만이거나 간상핵보다 젊은 호중구가 10% 초과되는 네 가지 경우 중 적어도 두 가지를 충족시키는 경우는 전신염증반응증후군(SIRS)으로 감염에 수반되는 SIRS의 경우에는 임상적인 패혈증(sepsis)으로 진단하고 배양이나 감수성 검사를 위한 객담과 혈액을 채취 후 신속하게 경험적 항생제를 투여해야 한다.

(3) 간질성 폐렴(interstitial pneumonia)

기침과 발열, 호흡곤란 등이 있으면, 흉부 X선을 촬영하는 것이 필수적이다. 만성 간질성 폐렴에서 열이 나는 경우는 많지 않지만, 급성 또는 아급성의 간질성 폐렴에서는 열이 나는 경우가 흔하다. 때문에 세균성 폐렴으로 항생제 투여를 받는 경우도 자주 있다. 흉부 X선 촬영상 간유리형 변화, 입상, 망상의 음영 등 간질의 변화가 주요하고 호산구의 증다를 수반하고 있는 경우에는 간질성 폐렴을 고려해야 한다.

폐장애의 증례

증례 1 항생제에 의한 간질성 폐렴(Pneumonia interstitialis)

86세 남성. 자전거를 타다 넘어져 요추압박골절로 모 병원에 입원 중, 배뇨곤란으로 벌룬카테터에 의한 경요도적 지속 도뇨를 했다. 이후 전립선염을 진단받고 아지세프(세프피미졸: 현재는 판매되지 않음) 1일 4g씩 3일, 그 후 약 2주간 1일 2g(1g×2)씩 투여받았다. 항생제 사용 전 0%였던 호산구가 4일째 2.8%, 11일째 5.1%, 17일째 11.0%로 상승했다. 18일째부터는 다른 항생제(세프미녹스나트륨: 메이세린/meicelin)로 변경 변경 12일째 호산구가 1%로 감소했다. 그러나 다시 아지세프를 투여하자, 재투여 7일째에 ESR 증가와 CRP 상승(10.1mg/dL), 호산구 증가(12.4%)가 나타나 다음날 흉부 X선을 촬영한 결과 간유리와 같은 음영이 나타나 아지세프 투여가 중지되었다. 중지 다음날 동맥혈 가스 분석결과, PaO_2가 30.3Torr로 저산소혈증이 관찰되었고 환자는 그 다음날 사망하였다.

위 사례에서 다시 살펴야 할 점으로는 ① 전립선염이 항생제 투여가 꼭 필요한 정도였는가? ② 아지세프 투여 시 호산구 증가가 뚜렷하였음에도 어찌하여 재투여하였는가? ③ CRP 상승 등이 확인된 후에도 원인 약제 중지가 늦은 이유는 무엇인가 ④ 스테로이드 투여의 적응증임에도 스테로이드가 사용되지 않았던 이유는 무엇인가? 등이다.

증례 2 Oseltamivir(타미플루/Tamiflu)에 의한 호흡억제[13]

2세 9개월, 남아. 38.3℃의 발열이 있어 시행한 신속 검사를 통해 인플루엔자 A 진단받고 Oseltamivir DS 등을 처방받았다. Oseltamivir 복용 전 체온은 39.2℃였지만 비교적 건강했다. 복용 10분 후에 잠이 들었고, 약 1시간 반 후에 「머리가 아프다」며 울면서 깨어났다. 안아주고 달래보아도 그치지 않았지만, 40~50분 후 다시 잠이 들었다. 2시간 45분 후에 뒤척거리는 모습이 관찰되었지만 10분 후에는 호흡이 멈추어 있었다. 병원에 이송되었지만 심폐정지 상태로 이 대의 체온은 34℃였다. 소생술 후 일시적으로 심박이 재개되었지만 병원 도착 약 28시간 후에 사망하였다.

증례 3 Oseltamivir에 의한 호흡곤란[14)]

14세, 중학생 남자. 인플루엔자 A라는 진단으로, 첫 번째 Oseltamivir 복용 1시간 후 구토. 약 8시간 후 2번째의 Oseltamivir 복용 1시간 후, 흥분 상태가 되고 격렬한 호흡곤란과 청색증 등의 증상을 나타낸 후 눈이 위로 넘어가고 의식이 없어졌다. 구급대 도착 당시 맥박은 있었지만 호흡은 작아지고 있었으며 체온은 37.4℃였다. 입원 후에도(복용 약 5시간 후) 섬망(착란, 의미 불명의 언동)이 출현했지만 2번째의 Oseltamivir 복용 약 15시간 후에 회복되었다. 위 사례에서는 저산소 상태가 악화되어 저산소성 경련을 일으켰다고 생각된다.

폐장애의 치료

원인 약제를 즉시 중지하는 것이 기본이다. 중지만으로 완화되는 경우도 있지만, 항암제와 같은 독성의 경우는 불가역적이기 때문에 치명적인 경우도 많다. 기전을 토대로 항산화제로서의 비타민 E나 항염증을 목적으로 한 인도메타신, 섬유화의 억제를 목적으로 한 우로키나아제(urokinase) 등의 투여가 시도되고 있지만 유효성은 증명되지 않았다.[15] 환자의 호소에 주의를 기울여 조기에 발견하여 원인을 없애는 것이 무엇보다 중요하다. 알레르기성의 경우는 스테로이드 치료가 효과적인 것으로 알려져 있다.[16] 그러나 기저 감염증이 있는 경우에는 주의가 필요하다.

참고문헌

1) 大柳喜彦：活性酸素と病気, 化学同人, 1994.
2) Jackson RM : Pulmonary oxygen toxicity, Chest, 88 : 900-905, 1985.
3) Cooper JAD Jr : Drug-induced lung disease, Adv Intern Med, 42 : 231-268, 1997.
4) Jessurun GAJ, et al : Amiodarone-induced pulmonary toxicity : predisposing factors, clinical symptoms and treatment, Drug Safety, 18 : 339-344, 1998.
5) 山下直美, 他：薬物性肺臓炎, 呼吸器疾患 state of arts 1995-1998, pp368-370. 医歯薬出版, 1994.
6) 松島敏春：薬剤誘発性肺臓炎とその類似疾患, 日本内科学会雑誌, 86 : 107-112, 1997.
7) Ohnishi H, et al : Circulating KL-6 levels in patients with drug induced pneumonitis, Thorax, 58 : 872-875, 2003.
8) 熊谷和彦, 他：間質性肺炎における KL-6 測定の意義, リウマチ科, 33 : 67-71, 2005.
9) Hardman JG, et al : Goodman & Gilman's The Pharmacological Basis of Therapeutics 10th ed McGraw-Hill, 2001.
10) Galiegue S, et al : The peripheral benzodiazepine receptor : a promising therapeutic drug target, Curr Med Chem, 10 : 1563-1572, 2003.
11) リン酸オセルタミビル（タミフルドライシロップ）新薬承認情報集 http://211.132.8.246/shinyaku/g0201/11/5303990_21400AMY00010.html
12) リン酸オセルタミビル（タミフルカプセル）新薬承認情報集 http://211.132.8.246/shinyaku/g0012/07/53039900_21200AMY00238.html
13) 浜六郎：タミフル脳症（異常行動, 突然死）, 薬のチェックは命のチェック速報 No.59 : 2005.11.12, http://www.npojip.org/sokuho/051112.html

14) 浜六郎：タミフルと睡眠中突然死，異常行動事故死等に関する因果関係の考察
http://www.npojip.org/sokuho/no63-ikensho-kosatu.pdf
15) 吉田清一監修：がん化学療法の副作用対策，pp247-251．先端医学社，1996.
16) Jantz MA, et al: State of the art: corticosteroids in acute respiratory failure, Am J Respir Crit Care Med, 160：1079-1100, 1999.

CHAPTER 8

순환기장애

부정맥
arrhythmia

환자의 호소를 들어보자!

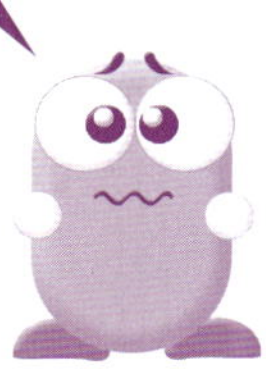

「가슴이 두근거린다」「정신이 아찔해진다」

P **가슴이 두근거리고 정신이 아찔한 느낌**이 듭니다.

D 언제부터입니까?

P 최근의 일입니다.

D 새로운 약을 먹었다거나 병원에 간 일이 있습니까?

P 네, 전에 기침이 멈추지 않아서 근처의 내과에 갔었습니다.

D 약을 받았습니까?

P 약을 받긴 했는데 그것 때문일까요?

D 약은 집에 있습니까? 실례지만 한 번 볼 수 있을까요?

부작용

이 환자는 65세 여성이다. 심방세동이 있어 디소피라미드(disopyramide) 1일 300mg/을 꽤 오랫동안 복용해오고 있다. 이야기를 들어보니 최근에 기침이 계속되어 내과에서 진찰을 받았는데 세기관지염으로 진단받고 약을 처방받은 것 같다. 즉시 약을 확인했더니 에리스로마이신(erythromycin)이었다.

「가슴이 두근거린다」「정신이 아찔해진다」. 의학용어로 표현하면 「심계항진」과 「실신」 또는 「의식상실」이다. 심장이 원인으로 의식이 없어지는 것을 「애덤스-스토크스증후군(Adams-Stokes syndrome)」이라고 한다. 경우에 따라서는 돌연사로 연결되는 중한 증상이다. 심계항진은 심장이 열심히 일하고 있다는 징후(sign)이다. 심장이 열심히 일하지 않을 수 없는 상황이란, 산소나 영양부족으로 어떻게든 전신에 혈액을 공급하려 하는 것 같은 경우로 빈혈이나 저혈당, 심장의 움직임 이상으로 혈액을 보낼 수 없는 경우도 생각할 수 있다. 갑상선기능항진증에서도 심계항진을 느낀다. 심계항진이나 정신이 아찔해지는 느낌은 정신적인 원인에서도 일어나지만 실신이나 의식상실은 주로 뇌의 혈류가 일시적으로 끊어지는 것으로 일어난다. 심장의 움직임이 나쁘면 뇌 혈류가 저하되어 실신 등을 일으킨다.

심장의 기능

1. 심장의 일

살아가기 위해 필요한 산소와 영양분의 수송은 혈액의 주요 기능이다. 전신에 필요한 산소와 영양분을 공급하고 이산화탄소와 블필요한 물질을 회수하여 간이나 신장에 보낸다. 전신에 혈액을 순환시키는 동력원이 심장이다. 심장은 근육의 덩어리로 수축에 의해 동맥에 피를 보내고 확장을 통하여 정맥으로부터 혈액을 받아들인다. 거기에 판막의 기능이 더해져 펌프와 같이 작용하고 있다. 어른의 심장은 보통 1분에 60~80회의 수축과 이완을 반복하고 있다. 1회의 수축과 이완으로 보내지는 혈액의 양은 약 60mL이다. 즉 1분에 약 5L, 1시간에 300L. 무게로 하면 하루에 약 8톤이 된다. 운동을 하고 있을 때는 이 양이 증가하여 무려 1분에 25L, 즉 안정시의 5배에 해당하는 혈액을 보낸다. 100세인 사람이라면 그 사람의 심장은 30만 톤의 탱크(tanker)를 가득 채울 정도의 혈액을 보낸 것이 된다.[1)]

피부 부근을 지나는 동맥을 만져보면 심장의 수축과 이완을 맥박으로 느낄 수 있다. 맥박은 심장의 바로미터이다.

첫째는 수, 맥박 수이다. 일반적으로는 위에서 언급한 것처럼 성인에서 60~80회, 학령기 이후에 70~100회, 유아에서 80~120회, 신생아는 120~140회이다. 50 이하를 서맥, 100 이상을 빈맥이라고 한다. 두번째는 리듬으로 정상적인 것은 규칙적인 리듬이다. 리듬이 불규칙하면 이른바 부정맥을 생각할 수 있다. 세번째는 힘. 정상적인 경우는 일정한 강도로 확실히 알 수 있다. 그것이 약하거나 강약이 있는 경우는 심부전이나 판막의 이상을 나타내는 경우가 있다. 동맥 상태, 즉 동맥경화나 동맥협착 등도 맥박으로 느낄 수 있다. 그것은 동맥의 긴장도, 즉 딱딱함으로 느낄 수 있다. 맥박 수나, 리듬, 강도, 동맥의 경도는 신체의 좌우에서 동일하다. 좌우에 차이가 있는 경우에도 동맥의 이상을 의심할 수 있다.

2. 심박의 발생 구조

심장은 신체로부터 분리된 후에도 당분간은 계속 자동적으로 움직일 수 있다. 태아의 심장 세포는 그 하나하나가 스스로 움직이는 능력을 가지고 있다고 알려져 있다. 생후에는 동결절이라고 하는 부분에 자동성을 가진 세포가 집중한다. 동결절의 자동성은 그 빈도가 높기 때문에 동결절에서 생긴 흥분은 다른 심근세포의 자동성이 발생하는 것보다 빠르게 전해진다. 즉, 동결절의 흥분 상태가 모든 심근세포의 흥분 상태를 조절하게 되어 pacemaker로서 작용하게 된다.[2] 동결절의 흥분은 자동성을 가진 세포를 전도로로 하여 심장 전체에 전해진다. 이것을 자극 전도로라고 하는데 회사를 모델로 하여 설명되곤 한다(그림 1).[3, 4] 가장 중심이 되는 동결절은 사장이다. 심장 회사의 모든 책임을 담당하며 명령을 내리고 있다. 사장의 명령은 비서실이라고 할 수 있는 심방을 통해 심장 부장인 방결절에 전할 수 있다. 만약 사장의 몸에 이상이 있어 일을 수행할 수 없을 때는 이 심장 부장인 방결절이 심박조율기의 작용을 계승할 수 있다. 방결절로부터는 히스속을 통해 2개로 나누어져 좌심실과와 우심실과의 과장(푸르키니에섬유)에게 명령이 전해진다. 그리고 양쪽 과장(푸르키니에섬유)을 통해서 몇 개의 팀(좌각 전지나 후지 등의 주요 다리로부터 세세한 가지로 나누어지고)으로부터 각각의 사원에게까지 명령이 전달되어 심장 회사의 평사원인 심근세포가 열심히 일하게 된다.

회사에는 사장 외에 회장이나 중역도 있다. 회장에 해당하는 것이 뇌이다. 회장인 뇌의 의견에는 사장도 반항할 수 없다. 중역인 교감신경이나 부교감신경을 통해서 사장에게 좀 더 일하라거나 좀 더 쉬라는 의견이 전해진다. 공포나 화, 흥분, 추위, 더위, 통증 등의 자극도 중역의 교감신경이나 부교감신경을 통해 영향을 준다. 또한 주주의 의견도 중요하다. 운동을 하면 산소나 영양의 소비가 격렬해지기 때문에 전신의 근육이 그 보충을 요구한다. 즉, 근육은 주주로서 혈액의 보충을 요구하는 것이다. 그전에 회장(뇌)은 사장에게 그것을 전한다. 심장은 회전을 빠르게 해 혈액을

그림 1 심장 주식회사

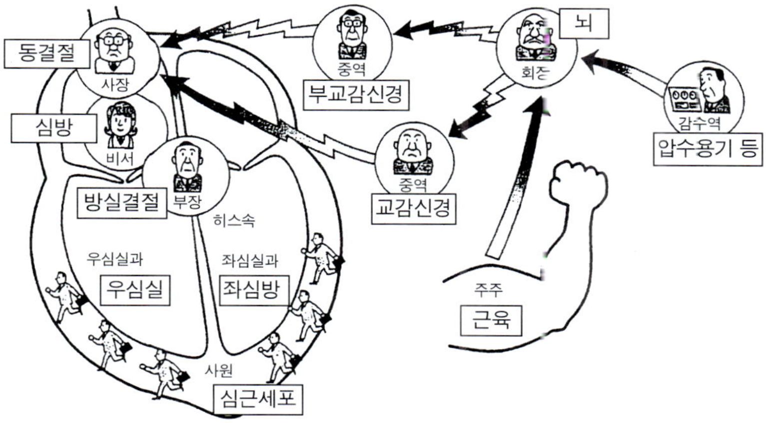

공급한다. 또한 신체내 혈압이나 혈액의 조성(산소나 이산화탄소 농도, pH)을 모니터하기 위한 수용기라고 하는 구조가 있는데 예를 들어 경동먹에 있는 수용기 등이다. 이것들이 혈압의 변화나 산소 결핍 등을 민감하게 감지하여 중추에 전한다. 혈압이나 혈액 조성의 체크는 감사부의 역할이라고 할 수 있다.

3. 「명령」의 정체 = 전기

사장으로부터 사원에게까지 전해지는 「명령」의 정체는 과연 무엇일까? 그것은 심근세포의 막에 있는 이온 채널의 개폐에 의한 이온의 유입 · 유출에 의해 발생하는 전기이다. 세포 내와 세포 외는 각종 이온에 의해 그 농도 차이가 크다.

예를 들어 칼슘의 세포 내외의 농도 차이는 약 1만배이다(세포 외 >>> 세포 내). 또한 사장에서 평사원까지, 각각의 부위별로 이온 채널의 분포는 다르다.

세포 내외의 이온 농도와 분포하고 있는 이온 채널의 종류에 의해 발생하는 전기의 전위나 전도 속도가 달라진다. 또한 심근세포 자체의 직경이나 내부 저항도 각각의 부위 및 위치에 따라 다르기 때문에 심장의 각 부위에서 미묘하게 다르며, 효율적인 자극이 되어 심장을 둘러싸게 된다. 이것은 심장의 수축에 시간 차이를 가져오고 수축의 힘도 미묘하게 변화시킬 수 있다. 따라서 기계의 펌프와 달리 혈구를 손상시키지 않고 힘차게 혈액을 보낼 수 있다.

자극전도와 심장수축 과정을 살펴보면 동결절(그림 2-①)로부터 나온 수축의 명령은 우선 심방 전체에 전해져 심방(그림 2-②)이 수축한다. 그리고 혈액을 심실에 보낸다. 다음 방결절(그림 2-③)에 모인 명령이 천천히 히스속에 전해지는 동안 심방의 수축이 끝난다. 그 후 빠른 속도로 푸르키니에섬유(그림 2-④)에 전해 심실 전체에 명령이 전해진다. 그리고 일제히 심실근(그림 2-⑤)이 수축해 혈액을 폐동맥이나 대동맥에 보낸다. 여기에는 몇 억 년의 진화 과정에서 만들어진 절묘한 시간 차이가 있다. 그 명령의 전달에 의한 전기적인 움직임을 신체의 밖(몇 군데)에서 보고 기록한 것이 심전도이다. 심전도(그림 2 오른쪽)는 각각의 자극전도계에서 발생한 전위 파형이 만들어 내고 있다.

부정맥의 원인과 환자가 호소하는 증상

1. 빈맥성 부정맥이 일어나는 이유

빈맥성 부정맥(tachy arrhythmia)이 일어나는 원인은 질환으로의 부정맥이 일어나는 원인과 기본적으로는 같다(그림 3). 예를 들면, 제멋대로인 사원의 반란이다. 즉, pacemaker인 사장의 명령을 무시한 채 사원이 마음대로 설치는 경우가 있다. 이것이 가장 자주 있는 부정맥이다. 심방인 비서과의 사원이 이따금 마음대로 빨리 명령을 내리는 것이 상실성 기외수축이다. 비서과의 사원이 쭉 스트라이크를 계속

그림 2 자극 전도와 심전도

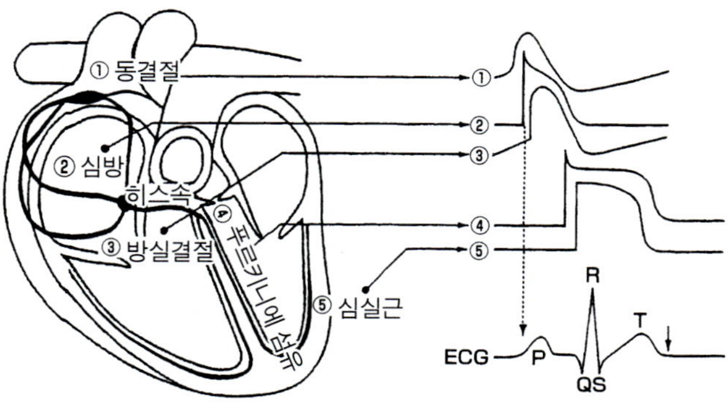

그림 3 빈맥성 부정맥이 일어나는 이유

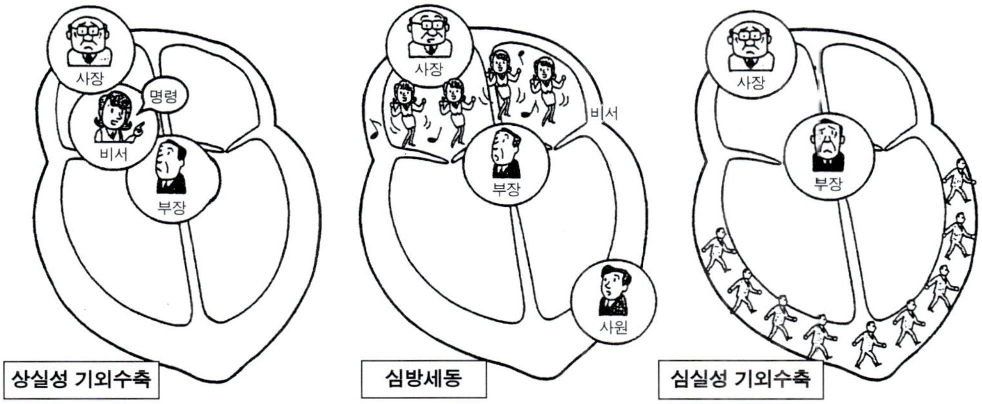

하면 심방이 마음대로 흥분해 버리고 심방으로부터 혈액을 잘 보낼 수 없다. 사장의 명령은 부장에게 전해지기도 하고 전해지지 않기도 하므로 심실의 수축은 불규칙하게 되어버린다. 이것을 심방세동이라고 하며 연령이 증가할수록 잘 나타나게 된다.

심실과의 사원이 이따금 사장을 무시하고 마음대로 행동하면 심실의 흥분성이 높아져 심실성 기외수축이 생긴다. 이것이 3개 이상 연속해 일어나면 심실빈맥이라고 한다. 비교적 느린 심실빈맥에서는 맥박이 만져지는 경우가 있지만, 1분간 180 이상이 되면 맥박으로 만져지지 않고, 뇌의 허혈을 초래해 의식소실을 야기한다. 더욱 중증인 것은 심실세동으로 이 경우는 혈액을 심장으로부터 전혀 배출할 수 없기 때문에 심정지 상태가 된다. Torsades de Pointes(Tdp)는 심실빈맥의 최중증형(치사적 부정맥), 또는 심실빈맥과 심실세동의 중간적 상태라고 할 수 있다.

약제 부작용으로 부정맥이 일어나는 경우는 어떤 것인가? 결국 심장의 움직임 자체가 이온의 흐름으로부터 발생하기 때문에 그 이온의 양이나 이온 채널의 개폐에 영향을 주는 약은 부정맥을 일으킬 수 있다. 이른바 항부정맥제(II군 이외)라고 불리는 것은 모두 몇 개의 이온 채널에 영향을 미쳐 전위의 지속 시간을 연장하거나 단축하거나 한다. 따라서 부정맥을 고치려고 하는 작용 그 자체가 부정맥을 일으킬 수도 있다. 또한 약제 부작용으로 부정맥이 일어나고 있어도 그것은 병태 악화와의 구별이 곤란한 경우가 많기 때문에 병의 악화가 약물유발성 부정맥으로 해석되거나, 그와 반대로 약물유발성 부정맥이 병의 악화라고 해석되고 있는 경우도 있을 수 있다. CAST 연구 문헌에서는 플라시보를 대조로 하여 클래스 Ic군의 플레카이니드(flecainide)나 엔카이니드(encainide)를 사용한 군에서 돌연사가 의미 있게 많았던 것을 토대로 가벼운 심실성 부정맥에 대한 항부정맥제 사용은 유해하다는 결론을 내렸다. 이 임상시험은 심근경색 급성기에 심실성 빈맥 발생 후 안정기에 접어들고 나서도 심실성 빈맥이 지속된 사람을 대상으로 시행한 랜덤화비교시험이었다.

표 1과 같이 특히 예후가 나쁜 악성 부정맥은 Ia, Ic, III군에서 그 빈도가 높은 것이 알려져 있다.[6] 따라서 항부정맥제는 항부정맥제의 부작용을 웃돌 정도로 생명의 위험이 높은 부정맥에 대해서만 엄선해 사용할 필요가 있다.

항부정맥제에 의해 일어나는 부정맥으로 치사적 부정맥이라고 불리는 것에 Torsades de Pointes(TdP)이 있다. 이것은 프랑스어로 「뒤틀림」을 의미하고 있다. 이것은 환자 자신이 전혀 눈치채지 못하는 경우도 있지만 생명과 관련될 가능성도 있는 부정맥이다. 특히, 심전도에서 QT 간격이 약의 복용에 의해 연장되는 상태를 약물유발성 QT 연장증후군이라고 하며, 유전적 배경과의 관련이 활발히 연구되고 있다. 원래 가족성으로 QT 연장이 관찰되는 선천성 QT 연장증후군에서는 이온 채널의 이상에 의해 재분극이 잘 행해지지 않기 때문에 QT 연장이 일어나는 것으로 알려져 있었다. 최근에는 이온 채널의 이상과 유전자 이상의 관계가 연구되고 있다.

약물유발성 QT 연장증후군에 대해서도 그것을 일으킨 환자의 나트륨 채널 유전자의 연구를 통해 몇 가지의 유전 소인이 밝혀졌다.[7, 8] 이것이 해명되면 QT 연장증

표 1 발현 시기별로 나타나는 항부정맥제에 의한 중독 / 사망에 이르는 부정맥

	유발되는 심실빈맥의 악성도			
	양성/불량*a		악성*b	
발현 시기	일찍 발생	늦게 발생	일찍 발생	늦게 발생
항부정맥제의 종류(클래스)				
Ia	++	+	++	?
Ib	+	±	+	?
Ic	+	+++	+++	?
II(β차단제)	+	−	N/A	?
III(아미오다론)	N/A	±	+	?

*a: potentially lethal(치사적이 될 가능성 있음)

*b: malignant(치사적): +++에서는 proarrhythmia의 이벤트가 10~20%에 달한다. 항부정맥재는 울혈성 심부전이 나쁠수록, 좌실 기능이 나쁠수록 또한 심실성 부정맥이 심할수록 사망에 이르는 것 같은 부정맥을 유발하기 쉽다.[6]

+: 위험↑, −: 위험↓, ±: 확실하지 않음, N/A: 적용되지 않음

?: 데이터 없음

후군을 일으키기 쉬운 유전자를 가진 사람에게는 약제를 금기하는 등의 맞춤의료(tailered medicine)로 발전되기를 기대하고 있다. 그러나 심장을 움직이고 있는 구조는 매우 복잡하고 여러 가지 인자가 조화를 이루어 제어하고 있으며 모든 것을 유전자 이상으로 설명할 수는 없다. 항부정맥제에 의한 TdP는 복용 개시나 증량 수일에서 수주 사이 비교적 초기에 일어나기 쉽다고 알려져 있다. 게다가 치료하고자 한 부정맥이 발생하기 어려워져 약이 효과가 있었다고 생각한 후 갑자기 일어나는 경우도 있기 때문에 주의가 필요하다.

환자측의 인자로서 의사가 가장 주의해야 할 것은 상호작용이다. 특히 TdP에서는 QT 연장 작용이 있는 약제가 겹치지 않은지, 또한 복용하고 있는 QT 연장을 일으키는 약제의 혈중농도를 상승시키는 약제를 병용하고 있지 않은지, 항상 체크가 필요하다. 특히 앞서 제시한 환자의 사례에서는 QT를 연장시키는 작용이 있는 디소피라미드를 복용하고 있는 상태에서 같은 QT 연장작용이 있는 에리스로마이신이 추가되어 CYP3A4로 대사되는 두 약제 모두 혈중농도가 높아졌던 것으로 생각할 수 있다. 항생제와 이뇨제의 병용 등도 자주 있는 패턴이다. 다음으로 중요한 것은 중증의 간질환이나 신부전으로 인하여 부정맥을 일으키는 약의 대사나 배설이 저하되어 혈중농도가 상승하는 경우이다. 그 밖에 여성, 원래 심장의 질환이 있는 사람(울혈성 심부전이나 심전도에 이상이 있는 사람 등)이나 전해질 이상(탈수나 설사 등이 심한 경우의 저칼륨혈증이나 투석 환자 다이어트를 위한 이뇨제 남용자, 칼륨이나 마그네슘, 칼슘이 이상이 있는 사람 등)이 있는 사람, 고령자, 원래 서맥이 있는 사람, QT 연장을 일으켰던 적이 있는 사람 등이 위험인자로서 알려져 있다.[9)]특히 여성에서 많이 나타나는 것을 토대로 여성호르몬 주기의 관여가 연구되고 있다.[10)]

의사가 주의해야 할 병태로는 약제는 물론, 심부전, 저산소 상태, 당뇨병 환자의 고혈당이나 저혈당, 교감신경 긴장 상태, 칼륨 등 전해질 이상 등이다. 이러한 상태를 조절하는 것으로 부정맥은 경감시킬 수 있기 때문에 항부정맥제 사용을 줄일 수 있다는 점도 놓칠 수 없다.

2. 서맥성 부정맥이 일어나는 이유

명령 계통이 잘 전달되지 않는 경우에는 서맥성 부정맥(bradyarrhythmia)이 일어난다. 사장(동결절)으로부터 부장(방실결절)에게로 연락이 잘 되지 않는 경우를 동방차단, 부장(방실결절)으로부터 심실에의 연락이 잘 되지 않는 경우를 방실차단, 각각의 사원에게로의 연락이 잘 되지 않는 경우를 각차단이라고 한다(그림 4).

그림 4 서맥성 부정맥이 일어나는 이유

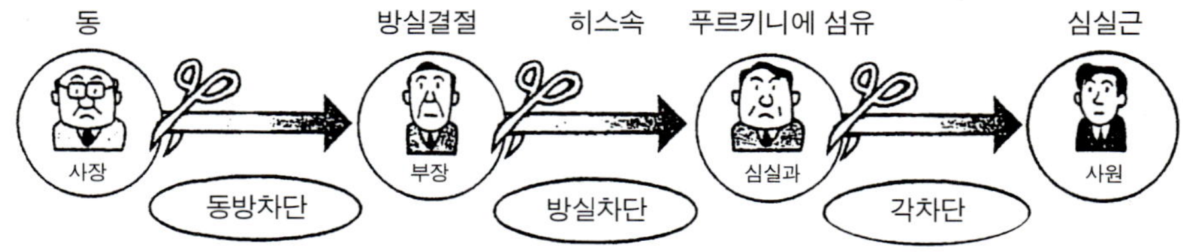

이러한 서맥성 부정맥은 회장이나 중역, 즉 교감신경이나 부교감신경에 영향을 주는 약제에 의해 일어나는 경우가 많다. 예를 들어, II군의 β차단제나 부교감신경 자극제 등이 해당한다. 물론, Ia, Ib, Ic군의 항부정맥제는 나트륨 채널을 차단하는 것으로 히스속으로부터 푸르키니에섬유, 즉 부장으로부터 심실과에의 연락을 방해하여 방실차단을 일으킨다. IV군인 디곡신도 나트륨과 칼륨 ATPase에 작용하고 동결절 등 정상의 자극 생성능에 대해서는 영향을 주지 않고 이소성의 자극 생성(상실이나 심실도)에 촉진적으로 작용한다. 또 전도에 관해서는 기본적으로는 사장인 동결절, 부장인 방실결절을 억제하기 때문에 동방차단 등을 일으키는 일이 있다. 디지탈리스 중독의 경우는 모든 타입의 부정맥이 생길 수 있다고 생각해 두는 것이 좋고 디지탈리스 제제 사용 중에 기이한 부정맥이 나타나면, 우선 디지탈리스 중독을 의심해 저칼륨혈증이나 저칼슘혈증, 저나트륨혈증, 저마그네슘혈증, 저산소혈증 등 디지탈리스 중독을 일으키기 쉬운 상태가 있는지 재평가해야 한다.[11)]

환자측의 인자로는 빈맥성 부정맥과 같이 약물혈중농도를 상승시키는 환경, 상호작용이나 신장장애의 존재나 진행, 같은 작용의 약제의 복수 투여를 조심해야 한다. 서맥 경향이 있는 환자에게도 주의가 필요하다.[12)]

3. 부정맥이 일어나는 것

부정맥이 일어나면 환자에게는 어떠한 증상이 나타날까(그림 5). 사장에서 사원까지 규칙적으로 일을 할 수 있어야만 정상적인 심장의 움직임이 형성되어 혈액이 잘 순환한다. 어딘가의 리듬에 이상이 있으면 혈행에 이상이 일어나 온다. 예를 들어, 건강한 때의 심박 수는 60~80 정도이기 때문에 그 정도로 심장에서 나오는 혈액의 양이 적당하게 확보된다. 심박 수가 줄어들어 서맥이 되면 심박출량이 줄어들기 때문에 필요한 혈액량을 유지할 수 없게 되고 빈맥이 어느 정도를 넘으면 헛도는 것이 되기 때문에 같은 일이 일어나 오래 지속되면 심장 자체가 지치게 된다. 심방과 심실이 동시에 수축하는 경우에서는 혈액의 역류가 일어나기도 한다. 환자는 맥 자체의 이상으로 맥이 불규칙하거나 강해지거나 약해지거나 하는 증상을 느낀다. 또한 개인차가 있지만 동시에 혈행 동태의 이상이 일어나기 때문에 현기증, 눈앞이 깜깜해짐, 정신이 아찔해지는 증상을 느끼거나 일시적으로 뇌혈류가 끊어져 정말로 실신해버리는 경우도 있다. 빈맥이 있으면 심계항진이 있어 가슴이 답답한 증상을 호소하고 서맥이 갑자기 일어난 후 금방 회복하는 경우는 현기증이나 실신의 징조는 거의 없지만 천천히 일어나면 손발이 차고, 쉽게 지치는 증상을 호소한다. 특히 동맥경화 등으로 심장의 힘이 약해져 있는 사람에서는 심부전을 일으키거나 다른 장기 순환에도 장애가 생겨 쇼크나 다른 합병증을 일으킬 수도 있다.

가슴이 두근두근하다는 분명한 자각 증상이 있는 경우에는 부정맥을 의심해 심전도를 시행하게 된다. 12유도의 보통 심전도에서 이상을 발견하여 진단이 되는 경우도 있지만, 그것만으로는 진단을 할 수 없는 경우도 있다. 예를 들어 정신이 아찔해

그림 5 부정맥의 증상

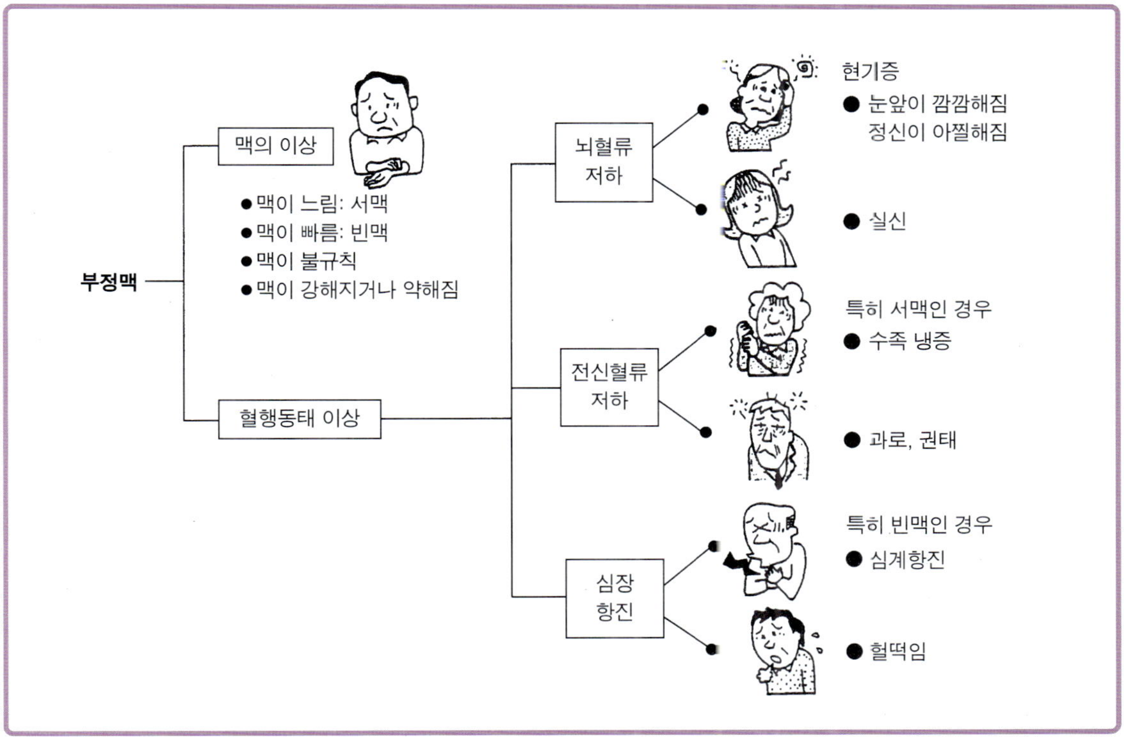

지는 것 같은 느낌이 들거나 실제로 물건을 떨어뜨리거나 다리가 풀리는 등의 경우에는 뇌로 가는 혈액이 심장의 율동 이상 때문에 일시적으로 끊어져 발생하는 일과성 의식소실이 의심된다. 그러나 항상 그러한 일이 일어나고 있다고는 할 수 없기 때문에 12유도의 심전도에서는 이상이 나타나지 않는 경우도 많다. 그 경우에는 홀터심전도(24시간 휴대용 심전계를 장착해 그것을 테이프레코더에 기록 후 해석하는 방법)를 취하게 된다. 기본적으로 약물유발성 부정맥과 질환에 의한 것의 차이는 없다.

부정맥을 일으키기 쉬운 약제

부정맥을 일으키기 쉬운 약제에 대해서는 appendix 8-①에 정리했다.

약물유발성 부정맥의 증례

증례 1 디소피라미드(disopyramide)에 의한 TdP

60대 여성. 디소피라미드의 전형적인 Torsades de Pointes의 예. 외래 진찰 시에 심전도에서 10초 이상 계속되는 심실빈맥이 발견되었으므로 즉시 입원시켰다. 자이로케인(xylocaine) 수액으로 심실빈맥은 안정되었지만 언제까지나 수액을 계속 투여할 수도 없다. 현재는 자이로케인 대신에 같은 클래스 Ib의 멕실레틴으로 옮겨가는 중이지만 당시에는 멕실레틴 같은 것이 없어 클래스 Ia의 프로카인아미드나 디소피라미드(리스모단/Rythmodan R), 그리고 β차단제 등으로 치료했다. 프로카인아미드는 내복으로는 충분히 효과가 없고 많은 양을 투여 하면 간장애 등이 발생하여 사용하기 어렵기 때문에 디소피라미드를 사용했는데 2연속 이상의 위험한 심실성 부정맥은 나오지 않게 되었다. 기뻐하고 있었던 것도 잠시, 4일 후 무렵부터 심실빈맥이 부분적으로 심실세동도 있는 부정맥이 출현하였다. 10연속 이상이나 출현하고 서둘러 자이로케인으로 바꾸어 위험한 상태를 벗어날 수 있었다.

부정맥에 대한 책을 여러 가지 읽어 보면, Torsades de Pointes라는 부정맥이 약제에 의해 유발된다고 나와 있어 「이거다」라고 생각했다. 소중한 경험을 할 수 있었고 동시에 「항부정맥제는 강한 부정맥제유발이다」「리스모단은 외래에서 사용하기에는 역시 위험한 약이다」는 것을 다시 한 번 느꼈다. 그 후, 이 환자는 멕실레틴(mexiletine)의 내복만으로는 부정맥의 조절이 불량하여 심박조율기를 장착해 70/분으로 약간 빠른 심박으로 조율하여 위험한 부정맥이 출현하는 것을 방지할 수가 있었다.

증례 2 디소피라미드(disopyramide)에 의한 QT 연장인가?

93세 남성. II도 방실차단이 있어 이소프로테레놀(isoproterenol) 서방정으로 심박 수 50~80/분 정도로 조절되고 있었는데 타원에 전원 후 이소프로테레놀이 중지되어 디소피라미드(150mg) 2정/일이 투여되고 있었다. 화장실에서 대변을 보려고 힘을 주다가 실신한 직후 진찰 시의 심박 수는 약 30/분(2 : 1의 방실차단)이었다. 디소피라미드 중지한 후 진찰했을 때에는 심박수 60/분으로 회복하고 있었다. 병용약제로는 초산 이소소르비드(니트롤/Nitorol) 3정, 칼리디노게나아제(칼리크레인/Kallikrein) 3정, 토피소팜(그란닥신/Grakaxin) 3정 등이 있었다. 실신했을 때의 심박수는 불명하지만, 원래 차단이 있던 것, 직후 진찰 시의 서댁으로부터 추측컨데 완전 방실차단으로 심정지가 있던 것은 아닐까 생각된다. 또한 서맥으로부터 QT연장에 의해 일시적으로 Torsades de Pointes를 일으켰을 가능성도 부정할 수 없다.

증례 3 디곡신(digoxin)에 의한 부정맥(arrhythmia)

64세 남성. 당뇨병, 당뇨병성 신부전, 심부전의 합병이 있었다. 디곡신 0.25mg을 이전부터 사용해왔고 이상은 없었지만 신경인성 방광으로 비뇨기과로부터 염산 프라조신(미니프레스/Minipress)과 브롬화 디스티그민(우브레티드/Ubretid)을 처방받고 설사를 일으켜 탈수로 의식이 혼탁해 왔다. 심전도상, 완전 방실차단을 동반하는 상실성 빈맥이 관찰되고 있었다(P파의 박수는 100/분이지만, R파는 65/분). 그 다음날에는 R파는 35/분, P파는 100/분이었다. 디곡신 농도가 2.54ng/mL로 높고 혈청 칼륨이 2.4mEq/L로 저하되어 있었다. 디곡신, 브롬화 디스티그민(우브레티드), 염산 프라조신(미니프레스)을 중지하고 아트로핀(atriopine)을 정주하여 일시적으로 63/분의 동조율이 되었지만, 최종적으로는 혈중 디곡신 농도의 저하와 칼륨 수치의 정상화와 함께 동조율로 돌아왔다.

완전 방실차단을 수반하는 상실성 빈맥은 설사로 탈수가 되어 요량 감소하고 디곡신이 축적된 후 저칼륨혈증이 초래했고 서맥은 그 후에 브롬화 디스티그민과 염산 프라조신이 관계하고 있었다고 생각된다.

증례 4 β차단제에 의한 서맥(bradycardia)

60대 남성. 고혈압과 양성 진전 때문에 α, β차단제인 아로티노롤(알말/Almarl) 5mg를 1일 2정씩 사용해 혈압은 146/94 정도로 안정되어 있던 69세 남성이 외출 중에 갑자기 의식소실 발작을 일으켜 구급차로 타원에 입원했다. 두부 CT상 이상은 없고, 심전도상 동성 서맥(심박 수 39/분)을 나타냈다는 것이었다. 아로티노롤은 중지해 당원에 전원하고 나서 심전도 모니터상에는 서맥도 나타나지 않았다. 발작 직후의 심박 수의 39/분이고 아로티노롤 중지 후에는 서맥이 없었던 것으로 미루어 보아 아로티노롤에 의한 서맥으로 애덤스-스토크스 발작을 일으킨 것이라고 생각했다.

부정맥의 치료

1 .부정맥의 예방과 치료

약물유발성 Torsades de Pointes가 생기면 매우 위험하다. 따라서 그렇게 되지 않도록 예방하는 것이 중요하다.

저산소혈증이나 심부전을 합병하고 있거나 저칼륨, 저마그네슘혈증이 존재하는 경우에는 빈맥성 부정맥도, 서맥성 부정맥도 발생하기 쉽다. 이것을 교정하고 원인(의 가능성이 있는) 약제를 중지하거나 감량한다. 하나하나에서는 부정맥을 일으키지 않는 정도에서도 그것들이 복합(약제간 상호작용이나 질환과 금기약의 투여 등)되면 부정맥을 일으키기 쉬워지기 때문에 그러한 조건이 있는지 없는지 항상 체크하는 것이 중요하다.[13, 14)]

2. 서맥성 부정맥의 치료

(1) 서맥성 애덤스-스토크스증후군(Adams-Stokes syndrome)

심폐정지가 있으면 구급 처치의 원칙에 따라 A(airway), B(breath), C(circulation), D(drugs)로 진행시켜 나간다.

칼슘길항제나 β차단제로 생긴 서맥에 대해서는 우선 β자극제인 이소프로테레놀을 사용한다. 다만 원래의 질환이 문제가 될 수 있으므로 최소한으로 사용하는 것이 중요하다. 과량중독형 쇼크를 일으킬 수 있는 약제에 의한 서맥, 혈압 저하 등의 경우에는 아드레날린(보스민/Bosmin)이나 이소프로테레놀(프로타놀/protanol)이 역설적 혈압 저하를 초래할 가능성이 있으므로 사용할 수 없다. 따라서 원인 물질의 확인은 중요하다.

β차단제로 인한 서맥으로 의식소실이 자주 생기는 경우나 1분간 30 미만, 또는 심박의 간격(RR 간격)이 3초 이상이 되는 서맥에는 일시적으로 이소프로테레놀을 최소 한도로 사용할 필요가 있을 것이다. 의식소실이 계속되거나 중증 서맥인 경우에는 이소프로테레놀을 추가해야 할 것이다. 다만 증례 2와 같이 α-차단작용이 있는 디소피라미드로 부정맥이나 서맥이 되어 쉽게 회복하지 않는 경우는 이소프로테레놀만으로는 α-차단작용이 강하게 나와 혈압이 저하될 가능성이 있으므로 노르아드레날린을 병용할 필요가 있을 것이다.

애덤스-스토크스증후군(Adams-Stokes syndrome)을 생각하게 하는 의식소실 발작이 있어, 원인 약제를 중지하거나 감량하고 다른 조건(전해질이나 산소 농도, 심부전의 해소)을 개선한 후 아트로핀이나 이소프로텔레놀을 사용해도 조절할 수 없는 경우에는 pacemaker가 적응이 된다. 애덤스-스토크스증후군을 생각하게 하는 의식소실이나 탈진발작 등이 나타나지 않아도 상기 조건의 개선 후에도 최대 RR 간격이 3초(4초) 이상인 경우에는 pacemaker의 적응이 된다.

약물유발성 부정맥의 대처 방법은 원인약제를 중지할 수가 있는 경우와 중지할 수 없는 경우로 나뉜다. 원인 약제를 중지 할 수 있는 경우는 서맥이 개선되면 체외식 pacemaker를 제거할 수 있지만 서맥빈맥증후군과 같이 빈맥 치료를 위한 클래스 Ia의 항부정맥제나 디지탈리스를 사용하면 서맥이 심화되어 심부전이나 애덤스-스토크스증후군을 일으키는 것 같은 경우에는 pacemaker를 뗄 수 없다. 따라서 체내 pacemaker가 필요하다. 심실빈맥의 경우 조절이 용이하지 못하고, 심근경색 다음에도 발생할 수 있기 때문에 서맥이 되는 약제를 사용할 수밖에 없어 pacemaker를 장착해 약간 빈맥 느낌으로 pacing하면서, 항부정맥제를 사용할 필요가 있는 사람도 있다.

(2) 심부전(heart failure)

원인 약제가 중지 가능한지 여부에 따라 대처가 다르다. 중지 가능한 경우에는 경증이라면 원인약제를 중지 또는 감량하는 것만으로 서맥이 개선되지만 그럼에도 해소되지 않는 경우에는 이뇨제나 혈관확장제를 증량할 필요가 있을 것이다.

약물유발성 부정맥은 Torsades de Pointes뿐만 아니라 생명에 관련되는 만큼 매우 위험한 경우도 많고 치료가 곤란한 경우가 적지는 않다. 그러므로 예방의 중요성을 재차 강조하고 싶다.

참고문헌

1）NHK 取材班：驚異の小宇宙人体　しなやかなポンプ，p41，日本放送出版協会，1989.

2）星猛，他共訳：心臓の自動性と電気的活動，医科生理学展望，pp558-561，丸善，1998.

3）田中悦郎：刺激伝導系，イラストで学ぶ生理学，p54，医学書院，1993.

4）堺章：心臓の働きを調節するしくみ，目で見るからだのメカニズム，p47，医学書院，1996.

5）The Cardiac Arrhythmia Suppression Trial（CAST）Investigators. Preliminary report : effect of encainide and flecainide on mortality in a randomized trial of arrhythmia suppression after myocardial infarction. N Engl J Med, 321(6): 406-412, 1989.

6）Morganroth J：Proarrhythmic effects of antiarrhythmic drugs：evolving concepts，Am Heart J，123（4 Pt 2）：1137-1139，1992.

7）Makita N，et al : Drug-induced long-QT syndrome associated with a subclinical SCN5A mutation，Circulation，106：1269-1274，2002.

8）Yang P，et al : Allelic variants in long-QT disease genes in patients with drug-associated torsades de pointes，Circulation，105：1943-1948，2002.

9）Zeltser D，et al : Torsade de pointes due to noncardiac drug : most patients have easily identifiable risk factors，medicine，82：282-290，2003.

10）Rodriguez I，et al : Drug-induced QT prolongation in women during the menstrual cycle，JAMA，285：1322-1326，2001.

11）James E Tisdale : Drug-Induced Diseases，American Society of Health-System Pharmacist（Maryland），p293．2005.

12）Echt DS，et al : Mortality and morbidity in patients receiving encainide，flecainide，or placebo，The Cardiac Arrhythmia Suppression Trial，N Engl J Med，324：781-788，1991.

13）浜六郎：ドンペリドン（ナウゼリン）注射液中止の理由は心毒性，TIP 誌，1(1)：4-5，1986.

14）浜六郎：薬剤性ショック(5)―心室頻拍；torsades de pointes，medicina，33(11)：2225-2227，1996.

혈압 이상

환자의 호소를 들어보자!

「휘청거린다」「눈앞이 감깜해졌다」

환자가 이마에 상처를 입은 것 같다.

D 어떻게 오셨습니까? 넘어지셨습니까?

P 네..그게..침대에서 내려오다가 갑자기 **휘청하고 눈앞이 깜깜해져** 넘어졌어요. 그래서 이마를 책상 모퉁이에 부딪쳤어요….

D 그런 일이 자주 있나요?

P 네, 최근에 많은 것 같다는 생각이 들어요.

부작용

이 환자는 69세 여성이다. 고혈압으로 강압제를 복용하고 있었는데, 최근 강압제가 1종류 추가되었다.

「휘청거린다」「눈앞이 깜감해졌다」. 의학용어르 표현하면 「실신」이다. 실신은 뇌가 일시적으로 허혈 상태가 되었기 때문에 일어나는 의식소실이다. 침대에서 내려갈 때라고 하는 것으로 보아 잠을 자고 있다가 갑자기 일어선 상태라고 생각된다.

자고 있다가 갑자기 일어서면 혈압은 20mmHg 정도 내려간다. 아무래도 이 환자는 혈압이 갑자기 내려간 것 같다.

혈압의 구조

혈압이란 혈관벽을 누르는 압력이다. 이것은 혈관의 용량과 혈액량, 펌프인 심장의 힘, 이 세 가지의 영향을 받고 있다(그림 1). 그리고 이 세 가지를 조절하고 있는 것이 호르몬과 신경이다(그림 2). 호르몬으로는 뇌하수체로부터의 바소프레신, 부신수질로부터의 아드레날린, 노르아드레날린, 부신피질로부터의 알도스테론, 신장으로부터 나오는 레닌안지오텐신계의 호르몬이 혈관을 수축시킨다. 혈관이 수축하면 혈관의 용량이 줄어들어 혈압이 오른다. 또한 이러한 호르몬은 항이뇨작용이나 심박을 증가시키는 작용이 있으므로 순환혈액량은 증가하고 펌프의 힘은 강해져 직접적, 간접적으로 혈압을 상승시킨다. 교감신경이 흥분하면 상기의 호르몬 분비가 촉진되기 때문에 같은 일이 일어난다.

그림 1 혈압에 영향을 주는 것

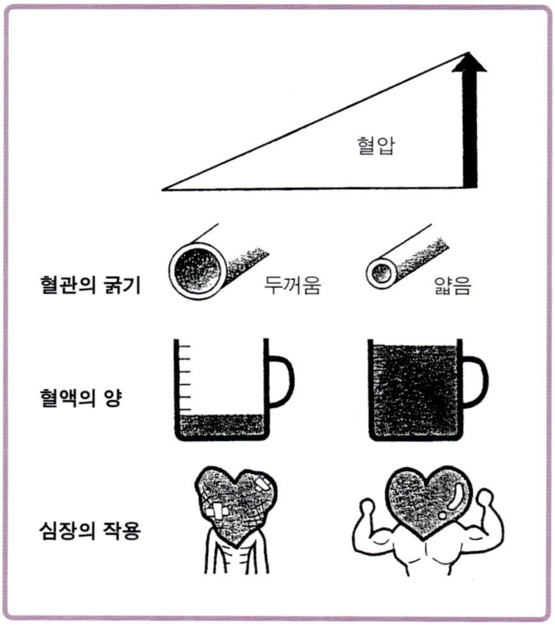

그림 2 혈압의 구조

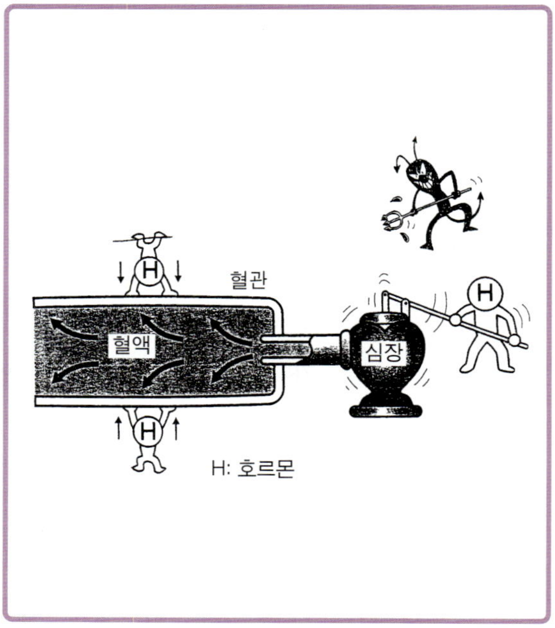

혈압 이상의 원인과 환자가 호소하는 증상

1. 혈압 이상의 원인

앞서 언급한 호르몬이나 교감신경에 촉진적인 영향을 주는 약은 혈압의 변화를 가져와 승압제로서 사용되는 것도 있고 부작용으로 혈압 상승을 일으키게 되는 것도 있다. NSAIDs나 면역증강제 등도 신장 혈류를 감소시켜 이차적으로 레닌을 방출시켜 혈압을 상승시키는 것으로 알려지고 있다.[1] 반대로 이것들을 억제하는 약은 강압제로 사용되고 부작용으로 혈압 저하를 일으킬 수 있다.

환자 요인으로는 음주, 흡연, 과로, 스트레스, 추위, 염분과다, 운동부족 등이 혈압 상승의 원인이 된다.[2] 당뇨병이나 고지혈증, 심장병, 신장병 등은 교감신경의 자극을 항진해 고혈압을 촉진한다. 또한 인슐린 분비를 자극하여 저혈당이 유발되는 경우 아드레날린이 분비되어 혈압을 상승시킬 수 있다. 물론 연령도 큰 요인이다.

설사나 구토, 더운 날 대량 발한에 의한 탈수가 발생하면 순환혈액량이 줄어들게 되기 때문에 혈압이 저하되기 쉽다. 또한 외상이나 월경에 의한 다량의 출혈 등도 주의해야 한다.

2. 환자가 호소하는 증상

고혈압은 자각하기 어려운 것이다. 일과성으로 급격하게 혈압이 상승하는 경우는 두통 등의 증상을 호소하는 경우가 있지만 드물다. 고혈압 상태가 장기간 계속되면 전신의 세동맥이 경화되어 다양한 증상을 야기하는 경우가 있다(그림 3). 예를 들어 뇌의 세동맥이 경화되면 뇌순환장애가 일어나고 혈류 변화에 의해 두통이나 머리 무거움, 현기증, 이명, 구토나 메스꺼움, 어깨결림 등의 증상이 발생한다. 전신의 세동맥경화가 진행되면 강력하게 혈액을 보낼 필요가 생기기 때문에 심장, 특히 좌심실에 부하가 걸려 비대해진다. 그러면 심계항진이나 헐떡임을 느끼게 된다. 다만, 이 경우 감별이 필요한 상황으로는 혈압 이외의 원인으로 인한 두통이나 다른 부위의 통증으로 아드레날린이 분비되어 혈압이 올라가는 것이다. 이 경우는 혈압이 올라가 두통이 발생하는 것이 아니라 두통 때문에 혈압이 상승하는 것이다. 이 경우 통증을 조절하면 2~3주 이내에 혈압도 자연히 나려온다. 이와 같이 원인과 결과가 상반되는 경우도 많다. 이런 경우 강압제를 처방하면 원인(두통)이 없어져 혈압이 매우 내려가 있는데 강압제가 사용되게 되기 때문에 혈압이 너무 내려가 장애가 일어날 수 있다.

그림 3 혈압 상승에서 환자가 호소하는 증상

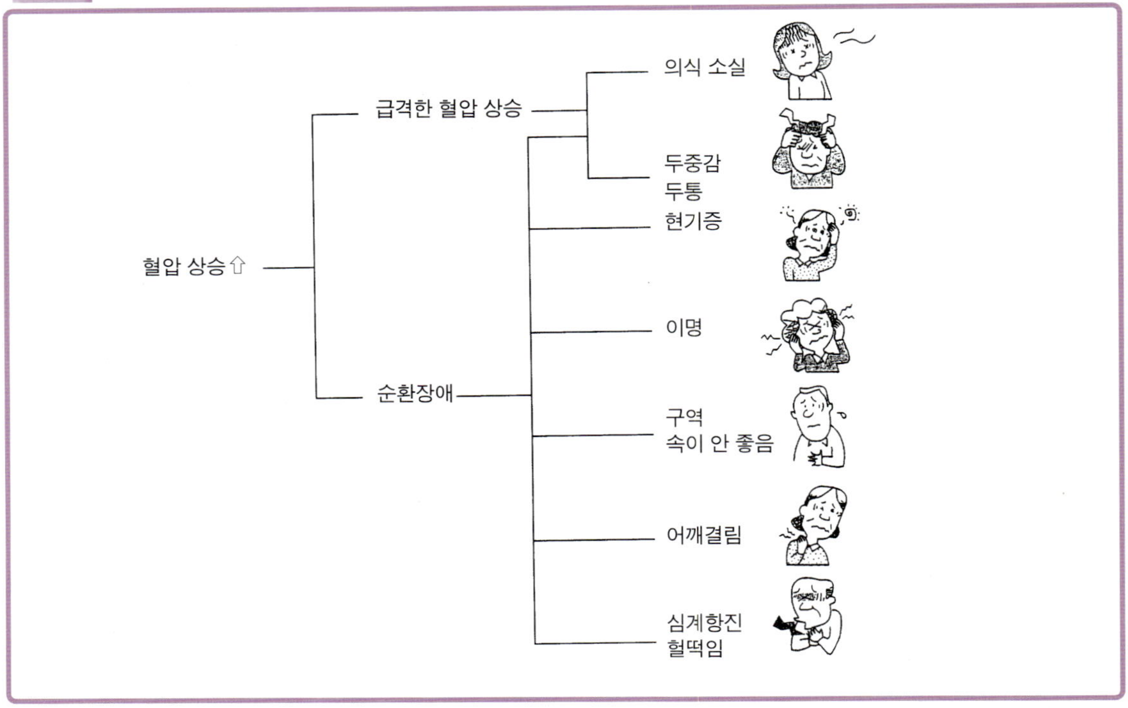

그림 4 혈압 저하에서 환자가 호소하는 증상

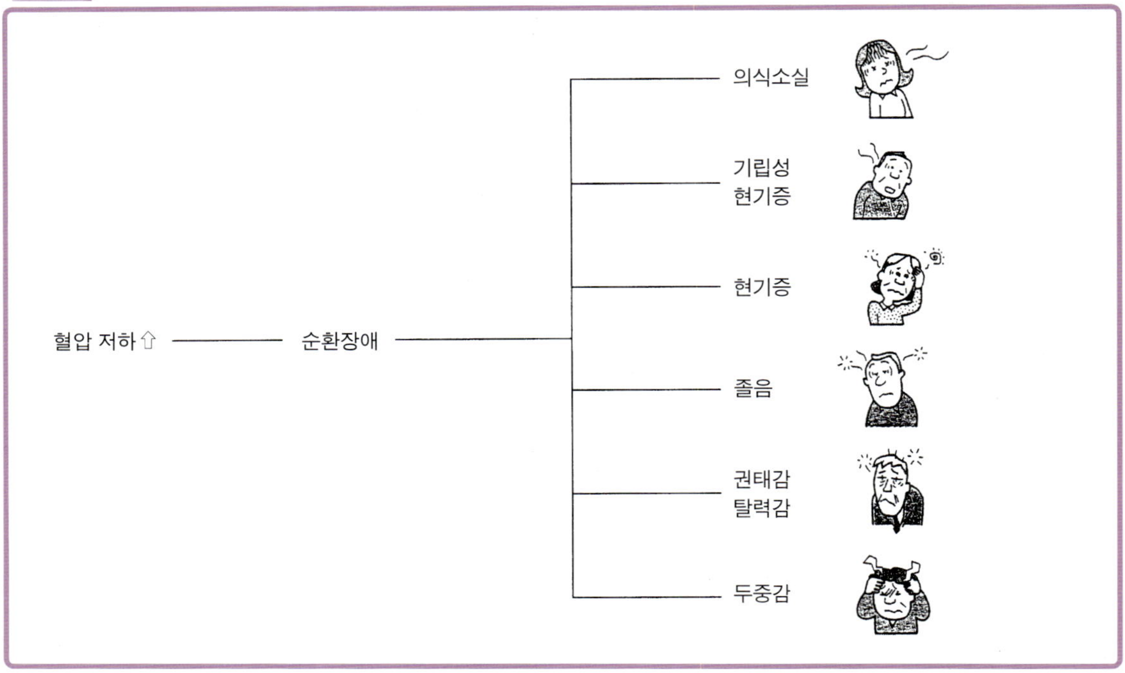

저혈압의 경우 자각증상이 가장 흔하게 나타나는 것이 기립성 저혈압, 이른바 갑자기 일어섰을 때 생기는 현기증이다. 혈압이 내려가 뇌의 혈류가 나빠지면 기립성 현기증뿐만 아니라 현기증, 졸음, 권태감, 탈력감, 두중감 등을 느끼는 경우도 있다(그림 4).

혈압 이상을 일으키기 쉬운 약제

혈압 이상을 일으키기 쉬운 약은 appendix 8-②에 정리되어 있다.

혈압 이상과 감별해야 할 병태

혈압의 상승은 정신적, 정서적 변화나 스트레스에 의해서도 쉽게 일어나고 이 경우 주로 일과성으로 나타난다. 어느 정도 지속되더라도 원인이 되는 스트레스 요인이 수개월 단위, 또는 연 단위로 해소 또는 완화하는 경우도 많기 때문에 그에 따라 혈압도 자연스럽게 저하될 가능성이 있다. 따라서 혈압 상승이 약물유발성인지 아닌지를 판단해야 하는 경우 그러한 요소를 고려해야 할 것이다. 혈압의 저하가 정신적인 변화로 생기는 경우는 흔하지 않지만 탈수, 중증 감염증 또는 다른 요인으로 인한 쇼크 등에 의해 혈압이 저하되는 경우도 많기 때문에 원인을 약제에서만 찾을 수는 없지만 혈압을 상승시키는 약제, 저하시키는 약제는 효과가 명료한 것이 많기 때문에 그런 약제를 사용하는 경우에는 원인이 약제일 가능성이 높다.

고혈압은 크게 본태성 고혈압과 2차성 고혈압으로 나눌 수 있다. 2차성 고혈압으로는 신장질환에 수반하는 고혈압, 내분비성 고혈압, 심질환에 의하는 것 등이 있다. 내분비성 고혈압 중 가장 흔한 것은 갑상선기능항진증이며 알도스테론의 분비과잉을 일으키는 원발성 알도스테론증이나 쿠싱증후군 등도 있다. 또한 성장호르몬의 분비 과잉에 의한 말단비대증(acromegaly)에서도 고혈압이 나타난다.

저혈압을 초래하는 질환으로는 심장의 박출량이 저하하는 것 같은 심근경색 울혈성 심부전, 말초순환장애를 일으키는 쇼크, 기초 대사가 저하되는 갑상선기능저하증, 애디슨병 등이 있다. 또한 패혈증이 심해지면 혈압이 저하된다. 통상보다 30mmHg 이상 저하했을 경우, 또는 수축기 혈압이 90 미만이 되었을 경우에는 패혈증 쇼크라고 부른다. 이 외의 신경질환 중 앉는 것만으로 혈압이 내려가는 병이 있다.

혈압 이상의 부작용 증례

증례 1 OTC약인 에페드린(ephedrine)에 의한 고혈압성 뇌병증(hypertensive encephalopathy)

50대 여성. 시판 중인 콘택 600(페닐프로파노롤아민＝PPA와 아트로핀 유사 약제, 항히스타민제의 복합제)을 복용한 후에 고혈압성 뇌병증을 일으켜 혼수가 된 예이다. 혈압이 높은 사람에서 이런 종류의 약제(에페드린계 혈관수축제＋항콜린제＋항히스타민제) 사용은 부적절하다. PPA에 의한 뇌출혈의 위험성이 알려져 OTC약으로 사용되지 않고 있다.

혈압 이상의 치료법

원인을 판별하는 것이 중요하다. 앞서 언급했듯이 혈압이 높기 때문에 두통이나 현기증이 발생할 뿐만 아니라 두통이나 다른 원인 때문에 혈압이 올라가는 경우도 있다. 약제로 혈압이 상승하는 경우에는 일반적으로 원약제의 중지 또는 감량에 의해 증상은 개선된다. 그러나 시클로스포린(cyclosporine)이나 적혈구생성인자 등 곧바로 중지하기 어려운 약제에 의해 고혈압이 발생한 경우에는 약제 과잉인 경우가 많으므로 적정량 판별이 중요하다. 약제를 감량하고 그 경과를 보는 것으로 해결되는 경우가 자주 있다.[5] 고혈압의 경우 강압제의 불순응도(non-compliance)에 의한 조절 불량의 가능성도 검토할 필요가 있다.[3, 4, 6, 7]

참고문헌

1) Cheng HF, et al : Cyclooxygenases, the kidney, and hypertension, Hypertension, 43 : 525-530, 2004.
2) Chobanian AV, et al : Seventh report of the Joint National Committee on Prevention, Detection, Evaluation, and Treatment of High Blood Pressure, Hypertension, 42 : 1206-1252, 2003.
3) 浜六郎 : 高血圧治療の原則, 薬のチェックは命のチェック No.3 : 6-14, 2001.
4) 浜六郎 : 高血圧は薬で下げるな, 角川書店, 2005.
5) James E Tisdale : Drug-Induced Diseases, American Society of Health-System Pharmacist (Maryland), p335. 2005.
6) 浜六郎 : 下げたら, あかん！ コレステロールと血圧, 日本評論社, 2004.
7) 薬のチェックは命のチェック No.25 : 4-26, 2007.

협심증 · 심근경색 · 심부전

부작용의 원인과 환자가 호소하는 증상

약제에 의한 협심증이나 심근경색은 관상동맥 경련을 유발하여 혈류가 저하되거나 혈소판 응집능이 항진되어 혈전이 형성되어 일시적으로 혈관이 가늘어져 혈류가 감소하여 일어난다. 또한 심박수나 심박출량이 급격하게 증가하면 심근은 필사적으로 작용해야 하기 때문에 산소가 대량으로 필요하게 된다. 이 경우 산소 공급이 부족하면 일과성의 산소 결핍 상태 즉 허혈에 빠지게 되어버린다. 심근허혈을 잘 유발시키는 것으로 알려져 있는 약은 에스트로겐 작용을 가지는 것, 인터페론(interferon), 에르고메트린(ergometrine)이나 히드랄라진(hydralazine) 등의 혈관확장제이다. 증상으로는 협심증의 증상 즉, 갑작스러운 흉통, 조여드는 느낌, 강하게 눌리는 느낌 등이 좌흉으로부터 가슴의 중앙부를 중심으로 일어난다. 때로는 왼쪽의 목덜미, 어깨부위까지 미치는 경우도 있다. 흉통이 오래 지속되거나 의식을 잃는 등의 경우는 구급차를 이용한 빠른 이송이 필요하다.

심부전(heart failure)을 일으키는 약제로는 안크라사이클린계 항암제가 있다. 이것은 유리기(free radical)를 생성시켜, 심근 내의 미토콘드리아의 전자 전달계나 나트륨 칼륨 펌프장애를 일으키는 것으로 알려져 있다. 독소루비신(doxorubicin)의 경우, 550mg/m^2 이상의 투여나 장기간의 투여로 그 위험성이 높아진다.[1] 또한 피오글리타존(Pioglitazone)에 의한 심부전도 잘 알려져 있다. 피오글리타존은 혈장량을 6~7% 늘리는데[2] 위험인자로는 여성, 인슐린 사용자, 심질환의 기왕, 고혈압, 70세 이상, 10년 이상의 당뇨병력, 부종을 들 수 있다.[2] NSAIDs에 의한 심부전도 잘 알려져 있다. 특히 이뇨제를 병용하고 있는 경우의 상대위험도는 이뇨제 단독과 비교해 1.8배라고 하는 보고와[3] NSAIDs의 복용으로 심부전 발생 위험성이 2배가 된다는 보고도 있다.[4] NSAIDs는 OTC에도 있어 복용의 기회가 많은 약제이기 때문에 주의가 필요하다. 이는 매우 심각한 부작용으로 환자의 호소나 과거 병력에 충분히 주의를 기울여 예방하는 것이 가장 중요하다. 초기 증상으로는 복통, 구토, 배가 당김 등이 있고 기침, 호흡곤란, 야간 다뇨, 지치고 나른함, 고령자에서는 인지능력의 저하 등으로 나타날 수 있다.[1)]

부작용을 일으키기 쉬운 약제

appendix 8-③에 협심증, 심근경색이나 심부전을 일으키기 쉬운 약제가 정리되어 있다.

부작용의 치료

협심증, 심근경색, 심부전의 치료는 일반적인 협심증이나 심근경색, 심부전의 치료에 준한다. 원인 약제를 확인하여 중지하는 것이 반드시 필요하다.

참고문헌

1) James E Tisdale : Drug-Induced Diseases, American Society of Health-System Pharmacist (Maryland), p285, 2005.

2) Tang WHW, Francis GS, et al : Fluid retention afer initiation of thiazolidinedione therapy in diabetic patientswith established chronic heart failure. J Am Coll Cardiol, 41 : 1394-1398, 2003.

3) Heerdink ER, Leufkens HG, et al : NSAIDs associated with increased risk of congestive heart failure in elderlypatients taking diuretics. Arch Intern Med, 158 : 1108-1112, 1998.

4) Bleumink GS, Feenstra J, et al : Nonsteroidal anti-inflammatory drugs and heart failure. Drugs, 63 : 525-534, 2003.

CHAPTER 9

소화기장애

위궤양 · 소화관출혈

환자의 호소를 들어보자!

「식욕이 없다」「가슴이 두근거린다」
「식후에 명치가 아프다」「대변 색이 검다」

P **식욕이 없고, 가슴도 두근거리는데** 나이 탓인가요?

D 언제부터입니까?

P 얼마 전부터입니다.

D 그 밖에 신경쓰이는 일은 없습니까?

P 아, 밥을 먹으면 **명치 부근이 아파요**. 그래서 그다지 먹고 싶지 않아요..

D 배변은 어떻습니까?

P 규칙적으로 하고 있지만 **색은 좀 검은 것** 같습니다.

부작용

이 환자는 75세 여성이다. 다리의 상처로 1주일 전부터 록소닌(Loxonin, 120mg/일)과 항생제를 복용하고 있다. 얼굴은 평소보다 창백하고 심계항진 있어 괴로운 것 같다.

「식욕이 없다」「가슴이 두근거린다」「식후에 명치가 아프다」「변의 색이 검다」.

의학용어로 표현하면 「식욕부진」「심계항진」「심와부통」「흑색변」이다. 「심계항진」은 「적혈구장애」에서도 일어난다. 이 환자는 안산도 나빠 적혈구장애인 빈혈이 의심된다. 식욕부진에 심와부통, 흑색변이 있다고 하는 것은 소화관의 출혈이 있는 것은 아닐까?

소화관의 기능

소화관이란 구강(혀, 치아), 인두, 식도, 위, 소장, 대장, 항문을 말한다. 소화관은 입으로부터 항문까지, 말하자면 호스와 같은 것이다. 따라서 몸속에 있지만 바깥 공기와 연결되어 있는 기관이라고 할 수 있다.

그림 1에 소화관의 구조를 나타냈다. 입으로부터 들어간 음식은 우선 타액과 섞

그림 1 소화관의 구조

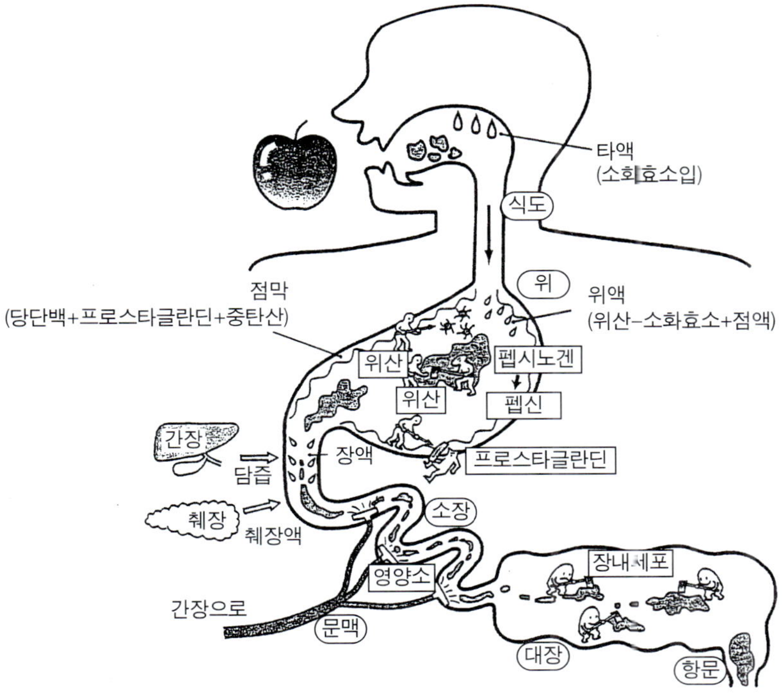

이고 치아로 잘 부수어진다. 타액에는 음식의 탄수화물을 분자량이 작은 덱스트린(dextrin)이나 맥아당(maltose)으로 분해할 수 있는 소화효소가 들어 있다. 잘게 부숴진 음식물은 인두로부터 연하운동에 의해 식도에 들어온다. 식도는 연동운동을 통해 음식물을 위로 보낸다.

위에서는 위액이 분비되어 섞이고 연동운동이 일어난다. 위액은 위산과 소화효소, 점액으로 이루어져 있다. 위산은 실험에 사용하는 「0.1mol/L의 염산」과 같은 산도(pH1~2)를 나타내는 진짜 「염산」이다. 위산은 공복 시에는 1~2L, 음식물이 들어가면 2L나 분비된다.[1)] 위산의 제1기능은 살균이다. 음식에는 많은 잡균이 포함되어 있는데 이것을 우선 위산으로 살균하는 것이다. 또한 단백질을 소화하기 쉽게 하고 철이나 칼슘, 비타민 B_{12}의 흡수에도 관계되어 있다. 위액에 포함되어 있는 소화효소는 펩시노겐인데 펩시노겐은 위산으로 활성화되어 펩신이 된다. 펩신은 pH1~3으로 작용해 단백질을 소화분해한다. 따라서 위산의 분비가 나쁘면 살균을 할 수 없고, 단백질의 소화도 잘 할 수 없게 된다.

위산의 분비는 다양한 인자에 의해 조절된다. 맛있는 것을 보거나 냄새를 맡으면 뇌에 자극이 전해져, 부교감신경이 활성화되어 위벽에 「위액의 분비와 위운동을 촉진하라」고 하는 명령이 전해진다. 반대로 싫은 음식을 보거나 냄새를 맡으면 그 자극은 교감신경을 통해서 위벽에 전해져 위액의 분비 저하, 위운동의 저하를 초래한다. 위에 직접 음식물이 들어가도 그 자극에 의해 위벽으로부터 위액의 분비가 일어난다. 또 소화관 호르몬인 가스트린(gastrin)의 분비가 일어나 위액의 분비를 촉진한다. 가스트린의 분비는 위의 pH로 제어되고 있다. pH가 낮아지면 가스트린의 분비가 억제되어 위액의 분비도 억제된다.

위액에는 또한 점액이라고 하는 중요한 성분이 포함되어 있다. 점액은 위벽의 세포로부터 분비된다. 점액의 가장 큰 역할은 위산으로부터 위의 점막 자체를 지키는 것이다. 위산은 염산이기 때문에 점액이 없다면 위벽을 손상한다. 펩신도 단백질을 소화분해하는 것이기 때문에 단백질로 되어 있는 위벽도 소화분해 할 수 있다. 그러나 그렇게 되지 않는 이유는 점액이 있기 때문으로 점액은 위벽 전체를 덮고 있다. pH가 4~7(위벽으로부터 중탄산이온이 나오고 있음)로 위산을 중화한다. 그로 인해 위의 직접적인 손상을 감소시키고 위산이 없을 경우 펩시노겐은 펩신으로 활성화시키지 않기 때문에 위벽을 펩신의 소화분해작용으로부터 보호할 수 있는 것이다. 이 점액의 정체는 당단백으로 점액을 전자현미경으로 보면 당단백이 염주와 같이 늘어서 뜨개질 코와 같이 짜여 있는 것을 확인할 수 있다.[2)] 또한 점액에는 프로스타글란딘도 포함되어 있다. 몸속에서 다양한 기능을 하고 있는 프로스타글란딘은 위벽에서는 점막을 지키는 기능을 하고 있다.

음식물은 위로부터 소장의 입구, 십이지장으로 들어온다. 소장은 십이지장, 공장, 회장으로 이루어져 있다. 소장에서는 소화효소를 충분히 포함한 장액이 분비된다. 소장의 소화효소를 활성화 시킬 수 있는 pH는 5~7이다. 위에서 온 음식은 우선 장액 등으로 중화된다. 그리고 지방의 소화를 돕기 위해서 간에서 만들어진 담즙과 3대 영양소의 소화를 주관하는 효소 전부를 포함한 췌액이 분비되어 소화가 진행된다.

회장으로부터 대장으로 가는 동안에 흡수할 수 있는 형태로 변화한 영양소나 약이 흡수되어 문맥을 통해 간으로 이동한다. 영양이 흡수된 뒤의 노폐물은 대장으로 들어가고 대장에서 수분이 흡수되어 덩어리가 된다. 대장에는 약 100조(변 중량의 약 1/3)의 세균이 살아 있는데 이것을 장내세균이라고 한다. 장내세균은 수분이 흡수된 덩어리를 부패시키거나 발효시켜 변을 만드는 중요한 임무를 담당하고 있다. 이렇게 만들어진 변은 마지막으로 항문을 거쳐 배설된다.

소화관장애의 원인과 환자가 호소하는 증상

1. 식도궤양(esophagus ulceration)

식도의 점막은 소화를 하는 기관이 아니기 때문에 위나 장의 점막 세포보다 피부에 매우 유사한 세포로 덮여 있다. 그러나 피부의 표면과 같이 각질로 덮이지는 않기 때문에 산이나 자극에 매우 약하다. 식도에 정제나 캡슐이 정체하면 그 내용 약물이 녹기 시작하고 녹기 시작한 약물의 성질과 상태(산성, 알칼리성, 용해 시 발생하는 발열 등)에 따라 식도의 세포가 손상된다. 특히 최근에는 골다공증에 사용되는 약(비스포스포네이트제)으로 인한 손상이 많이 보고되고 있다. 비스포스포네이트제는 강한 산성이므로 적은 물과 복용하면 식도점막이 손상된다. 소화성 궤양의 기왕력이 있는 사람에게 많이 발생하는 것으로 알려져 있다.[3] 또한 비스테로이드성 항염증제(NSAIDs)와 병용하면 그 위험은 더욱 높아진다.[4] 또한 약의 포장에 의한 물리적인 상해도 다수 보고되고 있다.

식도점막이 손상되면 식도부위(흉골하 근처)의 통증이 일어나 온다. 그리고 삼킬 때 통증이 있거나 삼키기 어려운 증상이 발생한다(그림 2).

식도궤양은 환자측의 요인과도 관계가 많다. 물을 마시지 않고 복용하거나 복용하자마자 눕거나 식도에 정체하기 쉬운 환경을 만드는 경우 발생이 증가한다. 보통

그림 2 식도궤양에서 환자가 호소하는 증상

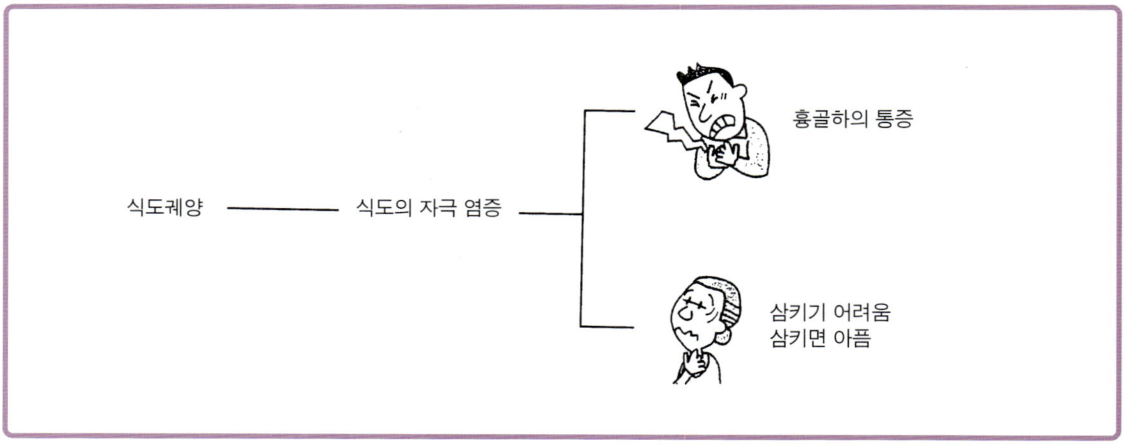

100mL 정도의 물과 복용하면 식도에 약제가 정체하는 일은 없다. 물 없이 먹거나 약을 먹자마자 눕게 되면 위까지 도달하지 않고 정체해 버린다. 특히 고령자에서 취침 전에 약을 먹는 경우 주의가 필요하다. 수분 제한을 하고 있지 않은 환자의 경우 한 컵의 물로 복용하며 복용하자마자 눕지 않도록 충분한 설명을 하는 것이 필요하다. PTP 포장 채 약을 먹는 경우 그런 일이 있을까 싶지만 PTP인 채 먹을 작정이었던 것이 아니라 돌발적으로 먹어버리는 경우도 있다. 최근의 제제는 오음방지를 위해 절취선이 붙어 있지 않음에도 무심코 그대로 삼키는 일이 생길 수 있다. 허둥지둥 약을 먹지 않도록 잘 설명하는 것도 중요하다.

2. 소화성 궤양(peptic ulcer)

위와 십이지장, 소장의 궤양을 소화성 궤양이라고 한다. 약물유발성 소화성 궤양을 일으키기 가장 쉬운 것이 NSAIDs이다. NSAIDs의 작용 기전인 프로스타글란딘 합성 저해가 부작용을 일으키는 기전이 된다. 프로스타글란딘은 소화관의 점막을 방어하는 기능이 있다. 이 프로스타글란딘의 합성이 저해되면 점막을 보호하는 기능이 저하되고 위점막이 약화되어 위산이나 펩신의 공격, 즉 자기 소화가 시작된다. 또 NSAIDs 자체도 분자량이 작기 때문에 쉽게 점액층을 통과해 위점막을 자극하여 손상을 일으키는 한 요인이 된다. 아스피린을 공복 시 2정 복용한 것만으로도 위벽이 울혈을 일으키고 있는 모습을 내시경으로 관찰할 수 있다고 한다.[2)]

NSAIDs도 헬리코박터필로리(helicobactor pylori) 감염도 각각 독립적으로 소화성 궤양의 위험인자인 것이 알려져 있다. 또한 NSAIDs와 헬리코박터필로리 감염이 동반되면 소화성 궤양의 빈도를 증가시키는 것도 확인되고 있다. 그러나 양자가 상승적으로 소화성 궤양을 증가시키는지 여부에 대해서는[5-7] 결론이 나지 않았다.

NSAIDs를 복용하면 반드시 소화성 궤양이 발생하는 것은 아니다. 가벼운 손상이라면 속쓰림이나 소화불량, 위의 불쾌감 정도를 야기한 후 NSAIDs의 복용이 끝나면 자연스럽게 치유될 것이다. 위벽 세포의 재생 능력은 다른 세포에 비하여 월등히 빠르다.[2] 그러나 그 재생 능력을 초과하는 공격을 받으면 '미란' 이라고 하는 짓무른 상태가 되고 그 다음에 궤양, 출혈, 천공이라고 하는 심각한 결과를 일으키기도 한다. 환자가 호소하는 증상으로는 그림 3과 같이 속쓰림이나 소화불량, 위불쾌감, 식욕저하, 위팽만감, 복부팽만감, 명치가 아프다고 하는 증상들이 있다. 그러나 증상은 처음부터 전혀 없는 경우나 NSAIDs를 복용하면 호전되는 경우도 있어 계속 약을 복용하여 더욱 상태가 나빠지기도 한다. 궤양이 발생해 출혈하면 흑색변, 이른바 「타르변」이라고 불리는 새까만 변이 나온다. 혈변은 그 출혈 부위에 따라 색이 다르다. 위나 십이지장, 소장으로부터의 출혈은 변으로 나오기까지 시간이 걸리기 때문에 검게 타르와 같은 색이 된다. 대장으로부터의 출혈은 좀 더 붉은 빛이 있는 암적색(검붉기 때문에 적갈색), 직장이나 항문으로부터의 출혈은 적갈색에서 선홍색이 된다. 출혈하면 혈액이 부족해 지기 때문에 빈혈 상태가 된다. 빈혈의 증상은 심계

그림 3 소화성 궤양에서 환자가 호소하는 증상

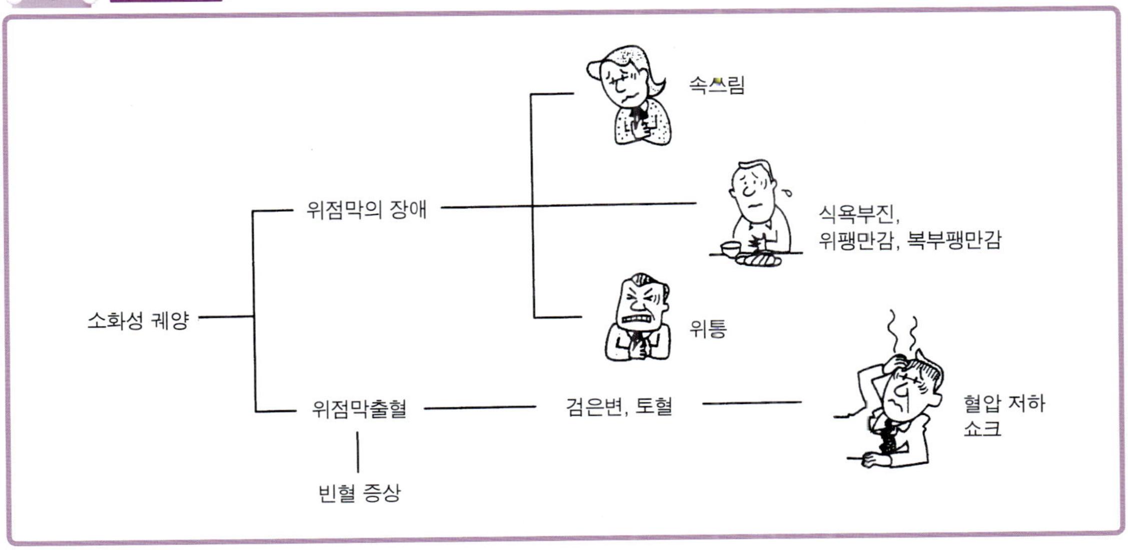

항진, 헐떡임, 안색이 나쁨 등이다. 위나 식도에서 갑자기 대량 출혈하면 토혈하는 일도 있다.

소화성 궤양을 앓고 있는 환자는 물론 주의가 필요하다. 소화성 궤양의 기왕으로 위벽이 위축되고 있으면 위벽의 혈액순환이 나빠 위점막이 취약화되어 있다. 이는 고령자의 경우도 마찬가지다. 연령이 증가하면 위점막의 위축도 진행되는 것이 알려져 있다. 물론 스트레스도 큰 요인이다. 교감신경이 흥분하면 위벽의 혈관이 수축하여 혈류가 저하되어 점액의 분비도 저하한다. 그 밖의 인자로서 흡연과 커피, 향신료, 그리고 술 등의 기호품을 들 수 있다. 특히 흡연은 위액의 분비를 촉진하고 술은 점액을 씻어 내고 위벽에 이르러 위벽을 공격한다. 이러한 인자가 겹치면 소화성 궤양이 쉽게 발생된다.

3. 출혈성 대장염(hemorrhagic enteritis) · 허혈성 장염(ischemic colitis)

NSAIDs로 일어나는 장염의 기전은 소화성 궤양과 거의 같아 대장점막 또는 혈관의 프로스타글란딘 합성 저해가 주요한 원인이라고 생각되고 있다. 메페남산이나 인도메타신파네실에서 보고가 있다. 허혈성 장염은 장에 혈액을 공급하는 혈관이 허혈하고 있는 중에 NSAIDs가 이용되면 부분적인 장경색을 유발해 그 주변에 출혈이 발생하여 생긴다. 또한 항생제에 의해서도 출혈성 대장염이 일어나는 것이 알려져 있다. 그 발생 기전은 아직 뚜렷하지 않으나 항생제 투여로 인해 정상 세균총이 변화하는 것도 한 요인으로 생각되고 있다.

그림 4 출혈성 대장염 환자가 호소하는 증상

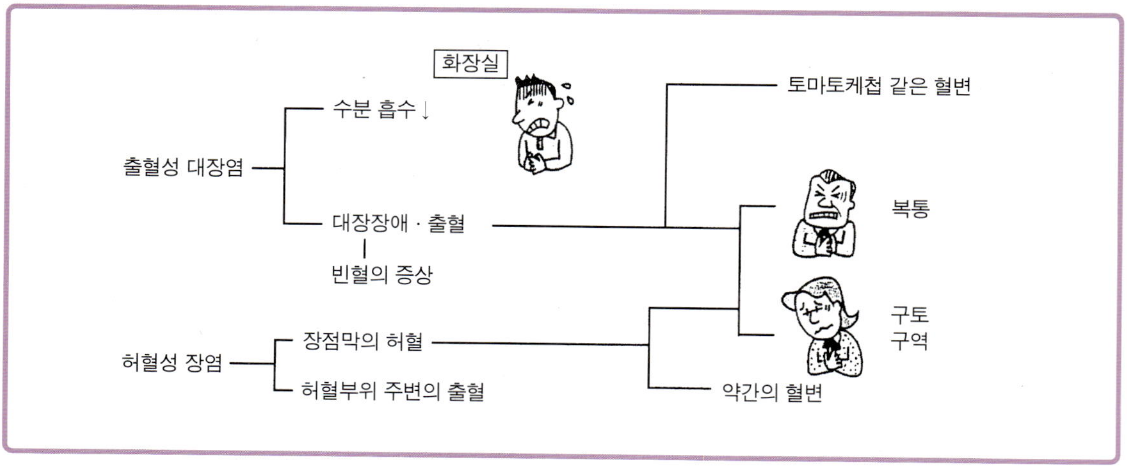

출혈성 대장염의 환자가 호소하는 증상(그림 4)은 우선 대장의 주요 기능인 수분의 흡수가 저해되어 설사의 빈도가 증가하는 것이다. 물론 출혈을 일으키고 있기 때문에 혈변이 나오는데 대장으로부터의 출혈이기 때문에 토마토케첩과 같이 붉은 변이 된다. 하복부통은 거의 반드시 발생하며 구역이나 구토, 발열이 동반되는 경우도 많은 듯하다. 또한 출혈에 수반하는 빈혈도 일어나고 고령자의 경우는 심한 설사로 탈수를 일으켜 급성 신부전을 일으키는 일도 있다.

허혈성 장염에서는 강한 복통과 약간의 혈변이 특징이나 혈변이 거의 없는 경우도 있다.

4. 위막성 대장염(pseudomembranous colitis)

위막성 대장염은 주로 항생제 투여에 의해 일어나는 것이 알려져 있다. 항생제의 투여에 의해 장내세균총에 영향을 미쳐 균교대 현상이 일어난다. 그리고 많은 항생제에 내성인 Clostridium difficile이 이상 번식해 독소를 생성하고 그 독소가 장관점막을 손상시켜 염증을 일으키는 것이 그 주요 원인이라고 생각되고 있다. 손상된 장점막의 표면에는 막과 같은 물질이 생기는데 이것을 위막(pseudomembrane)이라고 부른다.

위막성 대장염의 환자가 호소하는 증상은 출혈성 대장염과 거의 비슷한 증상으로 여러 차례의 물과 같은 설사, 발열, 복통이다. 복통은 통증이 점점 심해지고 완화되고 하는 사이클이 있는 통증이다. 다만 출혈은 적은 듯 하다. 고령자나 수술 후에 항생제가 대량으로 투여되었을 경우에 많이 발생한다.

5. MRSA 장염

항생제에 의해 장내세균총이 변화하여 장염을 일으키는 원인이 되는 다제내성균의 또 하나의 대표적인 예가 MRSA(메티실린내성 포도상구균)이다.[9] 항생제 개시 며칠 후부터 설사가 시작되어 옅은 녹색~옅은 청록색(바다빛)의 수양 설사, 또는 미음 같은 설사, 점혈성 설사가 발생하는 경우가 있다. 고열이 발생하고 패혈증 · 패혈증 쇼크 · 다장기기능부전이 동반되어 치사적 경과를 취하는 경우가 많은 위험한 감염증이다. 장액에 점액, 백혈구, 탈락 장점막 및 그것들로 이루어진 위막이 벗겨진 것이 혼재된 변이 형성된다. 장의 장막면(외측)이 매우 분명하게 발적해 점막에는 백색~황색조의 위막이 생긴다고 여겨지고 있다.

MRSA 감염증의 경우는 포도상구균의 특징이 있어 다른 출혈성 대장염이나 위막성 장염보다 전신감염증인 패혈증의 합병이 많기 때문에 치료도 전신감염증인 패혈증 치료가 중심이 되는 경우가 많아진다.

소화관장애를 일으키기 쉬운 약

소화관장애를 일으키기 쉬운 약제에 대해서는 appendix 9-①에 정리했다.

소화관장애와 감별해야 할 병태

소화관장애에는 점막 아래에 동맥이 지나고 있는 곳에 궤양이 생겨 동맥을 절단해 동맥성 출혈을 하는 경우가 있다. 이것은 위나 십이지장에 생긴다. 또 대장의 경우에는 장에 혈액을 공급하는 동맥이 막혀 장점막이 허혈 상태가 되기 때문에 심한 경우 장이 괴사하는 일도 있다. 궤양이 진행되어 점막뿐만이 아니라 근층도 찢어져 장 외측의 장막까지 침범하여 위장의 벽에 구멍이 뚫리는 것이 천공이다. 또한 위장이 막히는 일도 있다. 장의 자연 운동(유동 운동)으로 일반적으로 장의 내용물은 상부로부터 항문으로 이동하고 있다. 그런데 그 장내용물이 정상적으로 움직이지 못하게 된 상태가 「장폐색증(ileus)」이다. 장폐색증에는 크게 기계적인 장폐색증과 마비성 장폐색증이 있다. 기계적 또는 물리적으로 완전하게 막히는 것이 기계적 장폐색증으로 꼬이거나(교액성 장폐색증) 위의 장이 아래로 비집고 들어가는 장중첩, 외부로부터의 압박, 장내의 종양에 의한 폐색 등이 있다. 마비성 장폐색증은 장이 마비되어 움직이지 않기 때문에 장의 내용물이 이동할 수 없게 되어 일어나는 것이다.

대장 내시경검사 전 처치로서 설사약을 먹는 것으로 장폐색증이 일어나는 일이 있다. 대장암을 가지고 있는 경우 그로 인하여 장 내벽이 좁아진 상태에서 설사약을 먹어 단번에 장의 내용물이 좁아진 장으로 밀어닥치면 마치 출구에 사람이 몰리면 나갈 수 없게 되는 것과 같이 장폐색증 상태가 되어버리는 것이다.

2006년 8월, 피코황산나트륨(sodium picosulfate) 사용 후 장폐색증을 일으켜 사망한 예도 보고되고 있다.[10]

소화관장애의 부작용 증례

증례 1 미노마이신(minocycline)에 의한 식도궤양(esophagus ulceration)

25세 여성. 인두통 때문에 미노마이신의 투여를 받고 있었다. 취침 전에 물 없이 복용하였는데 한밤중에 참을 수 없을 정도의 흉통을 느껴 잠에서 깨었다. 이튿날 아침 시행받은 내시경검사에서 식도에 전형적인 궤양이 발견되었다.

증례 2 디클로페낙나트륨(diclofenac sodium)에 의한 위궤양(gastric ulcer)

급성 후두개염으로 8일에 걸쳐 프레드니솔론 환산으로 총량 925mg의 스테로이드제와 NSAIDs(디클로페낙나트륨)가 투여되고 있었다.

흑색변이 나온 것을 본인도 가족들도 알고 있었지만 병원에 내원하지 않았고 출혈성 소화성 궤양의 진단이 3일 정도 늦어져 쇼크 상태로 진찰했다. 수술한 위에 끊어진 동맥이 2개 노출되어 있을 정도로 심한 궤양이 있었다.

소화관장애의 치료

소화관궤양의 치료는 원인이 된 약제의 중지가 첫 번째이다. 그리고는 일반적인 소화성 궤양의 치료법과 거의 같이 H_2 차단제나 PPI를 투여한다. 또한 NSAIDs에 의한 궤양에는 프로스타글란딘 제제의 투여도 행해진다. 특히, NSAIDs를 중지 할 수 없는 류마티스질환 등에서는 프로스타글란딘 제제(미소프로스톨)의 병용을 시행한다.

대장염의 치료도 원인 약제의 중지가 첫 번째이다. 그리고 출혈이나 탈수의 정도에 따라 반응해 수혈이나 수액이 필요하게 된다. 위막성 대장염의 경우는 증식한 Clostridium difficile에 감수성이 있는 메트로니다졸(metronidazole)을 투여하고 있다. 설사약이나 항콜린제는 장내의 독소의 정체를 초래하기 때문에 금기이다.

(주): 미국 CDC는 반코마이신 내성균의 출현을 생각해 dificile에는 반코마이신을 사용하지 않도록 말하는 권고를 내고 있다.[8]

참고문헌

1) 堺章：消化器，目で見るからだのメカニズム，pp61-72．医学書院，1996.
2) NHK 取材班：驚異の小宇宙人体　消化吸収の妙，p54．日本放送出版協会，1989.
3) Cryer B, et al : Oral bisphosphonates and upper gastrointestinal tract problems : what is the evidence?, Mayo Clinic Proc, 77：1031-1043, 2002.
4) Graham D, et al : Alendronate and naproxen are synergistic for development of gastric ulcers, Arch Int Med, 161：107-110, 2001.
5) Chan FK, et al : Eradication of Helicobacter pylori and risk of peptic ulcers in patients starting long-term treatment with non-steroidal anti-inflammatory drugs : a randomized trial, Lancet, 359：9-13, 2002.
6) Hawkey CJ, et al : Omeprazole compared with misoprostol for ulcers associated with non-steroidal anti-inflammatory drugs, N Engl J Med, 338：727-734, 1998.
7) Yeomans ND, et al : A comparison of omeprazole with ranitidine for ulcers associated with non-steroidal anti-inflammatory drugs, N Engl J Med, 338：719-726, 1998.
8) Recommendations for Preventing the Spread of Vancomycin Resistance Recommendations of the Hospital Infection Control Practices Advisory Committee (HICPAC), MMWR, September 22, 44：1-13, 1995.
9) 花谷勇治：MRSA 感染症，病像と治療，G　感染性腸炎（下痢），in 紺野昌俊編，MRSA 感染症のすべて，p250-263，医薬ジャーナル社，1991.
10) 医薬品医療機器安全性情報 No.227（2006年 8 月）.

장폐색증
ileus

부작용의 원인과 환자가 호소하는 증상

장폐색증(ileus)이란 장관의 통과에 장애가 있는 상태를 말한다. 어떠한 원인에 의해 장관이 기계적으로 폐색된 상태를 기계적 장폐색증, 장관에 분포하는 신경이나 혈관에 영향을 미쳐 장관의 운동이 저하되어 장관의 통과장애가 일어나는 것을 기능적 장폐색증이라고 한다. 항정신병제나 중추성 진통제나 진해제는 항콜린작용이 있기 때문에 장관의 운동을 억제한다. 장관은 교감신경과 부교감신경에 의해 지배되고 있다. 부교감신경이 우세하면 에너지를 비축하는 방향으로 작용한다. 유동운동을 항진시켜 소화 흡수를 높이고 영양 섭취를 활발히 한다.

한편, 교감신경은 에너지를 방출하는 방향으로 작용한다. 근육에 혈액(산소) 공급을 우선하기 때문에 유동 운동을 억제하여 소화 흡수를 억제한다. 스트레스 상태에서 장의 운동이 억제되는 것은 이 때문이다. 부교감신경을 억제하는 항콜린작용을 가지는 약제가 투여되면 장관의 운동이 억제되어 변비가 일어나기 쉽다. 변비로 끝나면 좋겠지만 장관이 마비되면 유동 운동이 일어나지 않고 장관 내에 내용물이 정체해 폐색으로 진행한다. 소화관은 바깥 공기와 연결되는 관이기 때문에 무엇을 삼킬 때 반드시 공기가 들어온다. 그 양은 1일 약 400mL정도 된다. 장관이 폐색하는 곳의 가스도 밖으로 나올 수 없게 되기 때문에 장관은 마치 풍선과 같이 부풀어 올라 장관의 혈류도 나빠져 마비성 장폐색증(paralytic ileus)이라고 하는 사망 예마저 있는 심각한 상태가 될 수도 있다.

α글루코시다아제 저해제의 그 작용 기전을 간단하게 말하면 소화불량을 일으켜 당의 흡수를 늦추는 것이다. 따라서 소화되지 않은 당질이 대장에까지 와, 장내세균에 의해 분해된다. 그리고 발효해 유산이나 초산, 낙산 등의 유기산과 수소나 메탄

가스 등의 가스를 이상 발생시켜 버린다. 이상 발생한 가스는 「방귀」로 배설되지만 이것을 계속 무리하게 참으면 장이 가스에 의해 폐색된 상태가 되어 장폐색이 되어 버린다. 그 밖에 소화관의 평활근에 영향을 주는 약제, 예를 들어 칼슘길항제 등의 혈관확장제에 의해서도 마비성 장폐색증이 일어나는 것이 알려져 있다.[1)]

몸안의 관이 막히면, 최강도의 통증인 「선통(gnawing pain)」이 일어난다. 장도 예외가 아니다. 반대로 장이 완전히 움직이지 못하게 되어도 격통이 발생한다. 그러나 완전히 폐색되어 있지 않는 경우는 통증이 심하지 않은 경우도 있다. 장이 차면 변뿐만이 아니라 가스가 완전히 나오지 않게 된다. 수술 후는 「방귀」를 기다리는데, 이것은 복부의 수술로 마비되어 있던 장이 움직이기 시작한 증거가 되기 때문이다. 또한 배설되지 않는 대변, 위장내용물은 위쪽을 향해 나가게 되기 때문에 초기의 증상으로 오심이 생기고 진행하면 구토하게 된다. 장이 기계적으로 차 있으면 그 부분은 압박받고 있으므로 혈류가 나빠져 괴사를 일으켜 장내의 세균이 혈관으로 들어가 패혈증을 일으키기 쉬워진다. 위험인자로는 장관의 운동이 원래 나쁜 사람을 우선 들 수 있다. 예를 들면 장폐색증이나 장 수술의 과거력, 복부에 방사선 조사를 받은 적이 있는 사람[2)]이나 변비가 있는 사람 외에 고령자도 장관의 운동능이 저하되어 있다. 스트레스가 높아져 교감신경계가 비정상적으로 흥분 상태에 있는 경우나 패혈증 등 중증의 감염증이 있어 균으로부터 외독소나 내독소가 나와 사이토카인류가 대량으로 방출되고 있는 상태, 장관이 극도로 산소 결핍 상태가 되었을 경우(만성적인 저폐기능이나 급성 호흡부전에 의한 저산소혈증 등), 전해질 이상(극도의 저칼륨혈증)이나 당뇨병에 의한 신경장애에서도 변비 경향이 발생하기 때문에 주의가 필요하게 된다. 또한 운동량이 극단적으로 적은 사람(와병생활, 보행장애가 있는 사람 등)이나 항콜린작용을 가지는 약제를 중복 복용하고 있는 사람 또는 과량으로 복용한 경우나 소화관 운동 능력이 미숙한 소아도 주의가 필요하다.

부작용을 일으키기 쉬운 약제

하나하나의 약제 단독으로는 마비성 장폐색증을 일으킬 정도는 아니어도 이러한 부작용이 있는 약제의 종류는 매우 많기 때문에 모르는 사이에 다수의 같은 부작용이 있는 약제가 투여되고 있는 경우가 있다. 변비나 장폐색증을 일으키기 쉬운 약제를 appendix 9-②에 정리했다.

부작용의 치료

원인 약제를 중지함과 함께 개선할 수 있는 것(예를 들어 저산소 상태에 있으면 산소흡입 등)을 실시한다. 통상의 변비 · 장폐색증에 대한 치료를 각각의 원인과 타입별로 실시한다.

참고문헌

1) 黒川泰任, 他：塩酸ニカルジピンの持続静脈内投与中に見られた麻痺性イレウスの1症例, 脳神経, 43(1)：77-80, 1991.
2) 大野友彦：αグルコシダーゼ阻害剤による消化器系副作用, 特に腸閉塞発症についての検討, 新薬と臨床, 44(6)：1114-1116, 1996.

췌장염
pancreatitis

부작용의 원인과 환자가 호소하는 증상

췌장염(pancreatitis)이 일어나는 이유는 간장애나 혈구장애와 같은 알레르기성과 독성의 기전이 생각되고 있다. 어떤 원인으로든 췌장 소화효소의 활성화가 일어나 그것이 췌장 세포의 자기 소화를 일으키기 때문이라고 생각되고 있다. 위험인자로는 부갑상선기능항진, 갑상선 중독, 다발성 골수종이나 콜레칼시페롤(cholecalciferol)의 과잉 투여 등 고칼슘 상태를 들 수 있다. 또한 면역 억제 상태, 크론병과 같은 자가면역질환, 고지혈증 등도 위험인자가 된다. 중증의 패혈증(sepsis)에 수반하는 다장기기능부전의 하나로 췌장염이 일어나는 경우도 있다.

환자가 호소하는 증상은 명치 부근의 갑작스런 격렬한 복통으로 시작된다. 통증은 상복부 전체에 퍼져 췌장의 염증이 악화되면 복부 전체에 손상되는 부위가 늘어간다. 구역이나 구토도 수반되고 열도 발생한다. 췌장의 염증이 격렬해져 췌장 효소가 췌장으로부터 빠져나가면 다른 내장을 소화시키기 되기 때문에 심각한 합병증(쇼크, 신부전, 복막염 등)을 일으키는 일도 있다.

부작용을 일으키기 쉬운 약제

췌장염을 일으키기 쉬운 약제를 appendix 9-③에 나타냈다.

부작용의 치료

원인 약제의 중지가 우선이다. 일반적인 췌장염의 치료를 실시한다. 수액, 절식, 적절한 진통 처치를 실시한다.

참고문헌

1) James E Tisdale : Drug-Induced Diseases, American Society of Health-System Pharmacist (Maryland), p544, 2005.

CHAPTER 10

근 · 골장애

근육장애

환자의 호소를 들어보자!

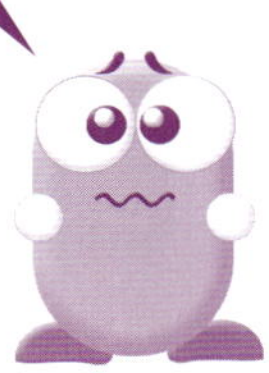

「허리가 아프다」「다리의 근육이 아프다」

D 어떻게 오셨습니까? 어디가 아프십니까?

(환자는 의자에서 일어서려고 허리를 누르고 있다)

P 네, 허리와 다리의 근육이 아파서요. 나이 때문일까요?

D 어떻게 아프십니까?

P 어제 날씨가 좋아서 정원의 잔디깎기를 하루 종일 했는데 다리의 근육과 허리가 아파서 걸을 수 없을 정도입니다.

부작용

이 환자는 72세 여성이다. 고지혈증으로 이미 1년 이상 프라바스타틴(Pravastatin) 10mg/일을 투여받고 있다.

「허리가 아프다」「다리의 근육이 아프다」. 의학용어로 표현하면 「요통」「근육통」이다.

「요통」「근육통」이라고 하면 당연히 근육이나 뼈나 관절의 장애를 떠올릴 것이라 생각한다. 단, 「요통」은 신장의 장애에서도 초기 증상으로 일어나는 일이 있으므로 주의가 필요하다.

근육의 구조

몸을 구성하는 근육에는 자신의 의지로 조절할 수 있는 골격근(skeletal muscle)과 내장의 근육으로 자신의 의지로 조절할 수 없는 평활근(smooth muscle)이 있다.

골격근은 가로 줄무늬가 있어 횡문근(striated muscle)이라는 이름이 붙어 있다. 근육은 근세포라고 하는 섬유상의 세포가 모여 있어 그 근세포의 수축과 이완에 의해 근육 전체가 수축하거나 이완한다. 근세포도 물론 세포이기 때문에 콜레스테롤 등의 지질과 단백질로 구성되는 세포막과 주로 단백질로 된 세포질로 이루어져 있다. 그러나 그 단백질은 보통의 단백질과 달리 수축성을 갖는 섬유단백질이라고 불리는 미오신(myosin)과 액틴(actin)이다. 미오신과 액틴은 칼슘이온의 자극에 의해 결합하거나 분리되어 근육의 수축과 이완을 일으키고 있다. 근육이 수축하려면 에너지가 필요하다. 이 에너지 공급의 구조는 그림 1에 나와 있다.

인간은 음식으로부터 당, 단백질, 지질을 얻고, 그것을 분해하여 ATP와 열을 생성하고 있다. 세포는 ATP 분해과정에 의해 에너지를 얻고 있는 것이다. 근세포도 마찬가지로 ATP를 에너지원으로 이용하고 있다. ATP는 다양한 경로로부터 만들어지지만 근육으로 가장 신속히 ATP를 공급하는 것은 크레아틴 인산(creatine phosphate)이다. 크레아틴 인산은 크레아틴키나아제(creatine kinase)라고 하는 효소로 분해되어 그림 1의 ①과 같이 크레아티닌과 ATP를 만든다.

근육에 있어서 장기간의 에너지 비축의 주역은 글리코겐(glycogen)이다. 글리코겐은 예금과 같은 것으로 조금씩 깨서 사용할 수 있다. 글리코겐은 포도당 6-인산으로 바뀌어 해당계를 통해 TCA 사이클에 들어간다. 지방이나 아미노산도 TCA 사이클에 들어가 NADH나 유비퀴놀(ubiquinol)을 조효소로 하여 산소를 이용한 산화적 인산화(그림 1-②)를 통하여 ATP를 생성한다.

산소는 헤모글로빈과 매우 유사한 미오글로빈(myoglobin)이라고 하는 단백질에 의해 공급 · 생성된다. 이 미오글로빈은 헤모글로빈과 같은 적색을 나타내고 있다. 근육에서는 산소의 공급을 필요로 하는 산화적 인산화를 자주 실시하기 때문에 미오글로빈이 많은 적색을 띠고 있다(적색근). 참치 토막을 생각해 보자. 참치는 붉은 살이다. 즉 적색근이 많다. 참치는 유람어이기 때문에 느려도 좋지만 지속적인 에너

그림 1 근육 에너지 공급의 구조

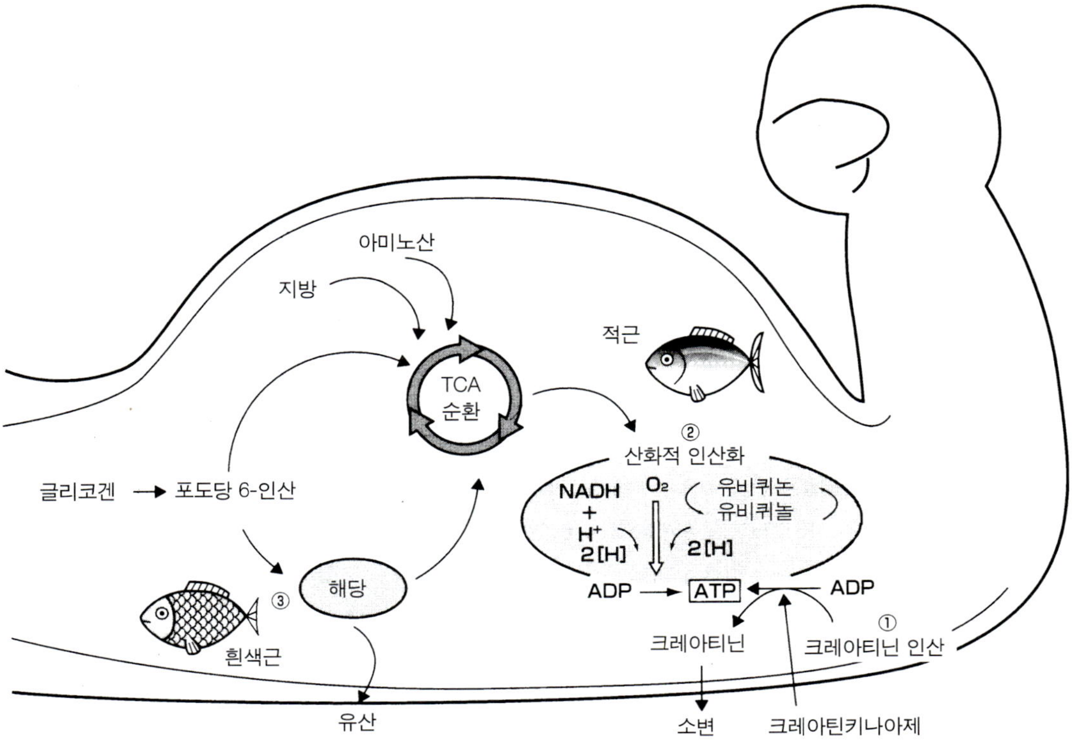

지원이 필요하다. 단기간에 격렬한 운동을 하지 않기 때문에 충분히 산소를 포함하여 에너지를 만든다. 그러므로 참치는 적근이 많아 붉은 살인 것이다.

한편 도미는 흰살 생선이다. 이 흰살은 백색근이라고 불리는 근세포로 이루어져 있다. 이 백색근에는 미오글로빈이 별로 없다. 도미는 근해의 거친 바다에서 단련되면서 자란다. 장거리 운동은 하지 않지만 순발력이 강하지 않으면 거센 파도에는 이겨낼 수 없다. 그러므로 몸이 흰색인 것이다.

즉, 격렬한 운동 중에는 산소 수요가 격렬해 산소부족에 빠지는데 그런 환경에서도 에너지를 얻을 수 있는 구조가 필요하다. 이것이 해당(解糖)계(그림 1-③)로, 그림과 같이 포도당 6-인산을 원료로서 혐기적인 산화를 실시해 ATP와 유산을 생성하고 있다. 그러나 해당에 의한 ATP 생성량은 적기 때문에 단기간 밖에 지속되지 않고 유산으로 근육의 pH가 내려가 근육은 쉽게 지친다.

근육장애의 원인과 일으키기 쉬운 약저

근육이 장애를 받는 기전으로는 우선 물리적인 충격, 근세포의 과잉 에너지 소비, 허혈 등에 의한 근세포의 산소부족에 의한 괴사 그리고 근세포에의 직접장애와 근육의 에너지 공급 시스템에의 영향 등이 생각되고 있다. 근장애에는 근육병증(myopathy)이나 횡문근융해, 다발근육염 등이 있다. 다발근육염에서는 면역학적인 기전에 의한 장애가 추정되고 있다.[1, 2]

1. 물리적인 충격

물리적인 충격에 의한 횡문근융해는 재해나 사고에 의한 것이 많아 충돌증후군(impingement syndrome)이라고도 불린다. 대지진 등의 재해 때에 화제가 될 수 있는 것으로 무너진 건물에 의한 충격으로 근세포가 대량으로 파괴되기 때문에 일어난다.

또한 반드시 기억해야 하는 근육장애가 있는데, 신생아나 유아에게 근육주사를 한 후 일어나는 근단축증이다.[3, 4] 대부분은 대퇴사두절에 생기지만, 어깨의 삼각근 등에도 일어나고 있다. 근육이 적은 신생아에 근육주사를 하면 많은 근육이 붕괴섬유화해 성장하지 않게 되기 때문에 뼈만 성장하여 뼈와 근육의 불균형으로부터 상대적으로 근육이 단축된 상태가 되어 버린다. 일본에서는 7,000명 이상이 피해를 당했다고 여겨지고 있다. 그 대부분은 감기 등 약제를 필요로 하지 않는 상태에서 항생제나 해열제 근육주사를 받아 근육단축증이 발생하였다.

2. 과잉 에너지 소비

근세포의 과잉 에너지 소비에 의한 것으로는 격렬한 운동이나 경련, 고열 후에 발생하는 경우가 있다. 약물유발성으로 인한 것으로는 악성증후군이나 악성 고열이 계속되어 일어나는 경우가 있다. 악성증후군이란 할로페리돌(haloperidol) 등의 정신 신경 용제 등에 의한 뇌내 도파민 수용체 장애에 의해 발병하는 것으로 알려져 있는 부작용이다. 항파킨슨제의 갑작스런 중지에 의해서도 일어날 수 있다.[5] 고열이나 근강직, 의식장애나 부동 상태에 빠지는 것에 의해서도 근육장애가 발생할 수 있는데[6, 7] 격렬한 운동이나 경련으로 인한 불수의 운동 때문에 전신의 근육이 비정상적으로 강하게 수축해 발열과 함께 근세포가 붕괴하여 일어난다. 발열은 근육의 격렬한 수축의 결과로서 생기는 것으로 발열이 원인이 되어 근육이 붕괴하는 것은 아니다. 물론 열사병 등으로 42℃ 이상으로 고온이 되었을 경우는 그 자체가 근육 붕괴의 원인이 될 수 있을 것이다.

또한 바이러스나 세균에 의한 심각한 감염증에 의해 종양괴사인자(TNF) 등의 사이토카인류가 대량으로 생성되어 격렬한 고열이나 경련이 일어나는 것과 동시에 횡문근융해가 유발되는 경우도 있다. 이것은 SIRS(전신염증반응증후군) 또는 패혈증(감염에 의한 SIRS)의 중증화에 수반하는 다장기기능부전의 하나로 근육 장기장애가 생긴 것이라고 해석하는 편이 이해하기 쉬울 것이다.

3. 근육의 허혈

근육에 혈전이나 색전이 일어나면 근세포의 허혈이 일어나 산소나 영양 공급이 끊어지고 근세포가 괴사해 횡문근융해(rhabdomyolysis)가 일어난다. 저칼륨혈증이 계속되어 일어나는 횡문근융해도 이 기전에 의한 것이다. 칼륨은 근육의 간질세동맥의 확장 시에 필요한데 저칼륨혈증으로 칼륨이 부족하게 되면 모세혈관의 확장이 나빠져 혈류가 나빠지고 근세포의 산소부족이 일어난다. 산소부족은 앞의 근육 구조에서도 보았듯이 골격근과 같이 적근이 많은 근세포의 에너지원 확보에 치명적이기 때문에 근세포는 에너지 부족에 빠지고 세포 융해가 일어난다.[2, 8, 9] 예를 들어 글리시리진(glycyrrhizin)이나 감초 제제는 위알도스테론증을 일으켜 신장에서의 칼륨 분비를 촉진시키고 저칼륨혈증이 발생한다. 또한 티아지드계나 루프계 등의 이뇨제나 부신피질호르몬제는 칼륨의 신배설을 촉진하기 때문에 저칼륨혈증을 일으키거나 조장한다고 생각된다. 실제로 감초 제제와 이뇨제와의 병용에 의한 횡문근융해증도 보고되어 있어 주의가 필요하다.[10, 11]

4. 직접장애

근세포 직접장애의 예로는 콜레스테롤 저하제에 의한 횡문근융해를 들 수 있는데 이는 세포막의 콜레스테롤이 저하해 세포막이 불안정화되기 때문이다.[12] 또한 세포 내의 칼슘 농도 상승에 따라 활성산소가 생겨 이것이 세포막장애를 일으킨다고도 알려져 있어 테오필린이나 퀴놀론계 항균제에 의한 횡문근융해의 기전으로 생각되고 있다.[9, 13] 스타틴제에서도 같은 기전이 관여하고 있는 것 같다.[14] 바이러스 감염이나 세균 감염에서는 독소〔포도상구균의 TSST-1이나 장독소(enterotoxin) 등 외독소(exotoxin) 또는 그램음성균인 내독소(endotoxin), 또는 이것에 반응한 대식세포나 호중구 등에서 나오는 사이토카인류]가 관여하거나 세포상해성 림프구를 유도하는 것에 의해 장애가 일어난다.[9] 알코올의 만성적 섭취에 의해도 세포막에 변화가 일어나 이것에 물리적인 충격이 더해지거나 감염 등이 발생하면 근육 융해를 일으키는 경우가 있다.

5. 에너지 공급 시스템의 이상

근육의 에너지 공급 시스템의 이상으로는 우선 에너지원의 부족, 즉 저혈당에 의한 횡문근융해를 들 수 있다. 특히 당뇨병성 케톤산증의 상황에서는 근세포에서의 당의 이용장애에 의해 ATP의 생성이 저하되어 에너지 부족의 상황으로 세포 내에서의 전해질 불균형이 일어나 세포 융해가 생긴다. 저인혈증도 요인이 된다. 인은 ATP 생성에 필수이기 때문이다. 또한 스타틴제는 메발론산(mevalonic acid)으로부터의 콜레스테롤 합성을 저해하는 것과 동시에 유비퀴논(ubiquinone)의 합성도 방해한다. 유비퀴논은 근세포 내에서 유비퀴놀(ubiquinol)로 ATP 생성의 조효소로서 관계되어 있기 때문에 근세포막의 이상뿐 아니라 이것도 근세포 융해의 중요한 한 요인이라고 생각되고 있다.[15, 16] 스타틴제에 의한 횡문근융해와 유전자 이상과의 관계도 연구되고 있다.[17] 같은 스타틴으로 횡문근융해를 일으킨 환자에서는 일으키지 않은 환자에 비해 스타틴의 간내 대사에 관여하고 있는 유전자에 이상이 나타나는 것이 많아 그 때문에 간내 대사가 저하해 순환혈로부터 근조직으로 흐르는 스타틴의 양이 많은 것이 한 요인은 아닐까 여겨지고 있다.

6. 그 밖의 근육장애의 원인

근육병증(myopathy)도 거의 같은 기전에 의해 일어나지만 근세포 그 자체의 괴사는 아니고 위축이 문제이다. 예를 들어, 스테로이드제의 대량 또는 장기 투여로, 근세포의 단백 합성이 억제되어 근육의 단백질이 감소해 근세포의 기능장애를 일으킨다. 프레드니솔론 환산으로 1일 40mg 이상이나 총량이 5g 이상 투여 시 일어나기 쉽다고 알려져 있다.[18, 19] 이밖에 콜히틴에 의한 근세포의 기능장애도 알려져 있다. 이러한 경우 세포막은 파괴되지 않는다.

다발근육염을 일으키는 것으로 알려져 있는 것은 D-페니실라민(D-penicillamine)이나 부시라민(bucillamine)과 같은 면역조절제나 인터페론과 같은 사이토카인이다. 자가면역질환을 유발하거나 원래 가지고 있던 자가면역질환이 현성화되기 때문에 또는 알레르기에 때문에 발생하는 것으로 생각되고 있다.[1]

콜레스테롤은 세포막의 중요한 구성 성분이기 때문에 콜레스테롤 저하제에 의해 콜레스테롤의 합성이 부족해지면 근세포의 붕괴를 일으킬 가능성이 있는 것은 쉽게 추측할 수 있다.

단백질도 세포막의 중요한 요소이기 때문에 저단백혈증이 있고 고콜레스테롤 상태가 되기 쉬운 신증이나 신장장애에 수반하는 고콜레스테롤 상태에는 개입해서는 안 될 것이다.

신증(nephrosis)으로 저단백혈증이 생기면 콜레스테롤이 상승한다. 이것은 알부민을 보상하기 위해 콜레스테롤이 증가하기 때문이다. 콜레스테롤은 알부민의 대용이 될 수는 없지만 부족한 단백질을 보충하기 위해 조금이라도 콜레스테롤을 늘려 어떻게든 세포막의 취약화를 방지한다. 따라서 상승하고 있는 콜레스테롤을 억지로 저하시키면 세포막 손상을 야기한다. 횡문근융해가 생기는 것은 이러한 기전이라고 생각된다.

7. 근육장애에서 환자가 호소하는 증상

근육장애에 의해 환자가 느끼는 증상은 근세포의 융해나 괴사에 의한 통증이나 기능장애(괴사가 없는 위축의 경우, 즉 근육병증의 경우는 통증이 적고 기능장애만), 손상된 근세포에 세포외액이 들어와 발생하는 근세포 부종에 의한 종창감, 그리고 손상된 근육과 관련된 행동이나 동작의 불편 등이 있다(그림 2). 사지에서는 근육통, 근육 종창, 강직, 나른함, 근력 저하, 힘이 들어가지 않음, 전신적으로는 권태감, 지침, 단단히 죄임, 움직일 수 없음, 일어설 수 없음, 몸을 뒤척일 수 없음, 걸을 수 없음의 증상으로 표현된다. 손상부위가 크면 세포외액이 세포 내로 유입되어 탈수 및 순환장애가 일어난다. 손상된 근세포로부터는 세포 내에 포함되어 있던 미오글로빈이나 효소(크레아틴키나아제), 세포의 잔해 등이 새어나와 혈중으로 방출된다. 미오글로빈은 산성뇨($pH < 5.6$)로 글로빈(globin)과 헤마틴(hematin)이 된다. 헤마틴은 요산과 결정을 만들어 요세관을 폐색해버린다. 미오글로빈은 신장의 혈관 수축을 일으켜 괴사한 세포로부터 나온 대량의 수분과 함께 신장의 순환동태를 악화시킨다. 이러한 과정들이 겹치면 급성 신부전이 발생한다. 미오글로빈은 단백질이지만 분자량이 작고 사구체를 쉽게 통과하여 세관으로부터 재흡수된다. 그러나 다 처리할 수 없을 정도 대량의 미오글로빈이 배설되거나 요세관장애가 이미 일어나 있으면 재흡수도 하지 못하고 요중으로 빠져 나온다. 따라서 혈뇨와 같은 적갈색 소변이 나오는 것이다.

위험인자로는 기전으로부터도 예상할 수 있듯이 격렬한 운동이나 경련, 장시간

그림 2 근육장애에서 환자가 느끼는 증상

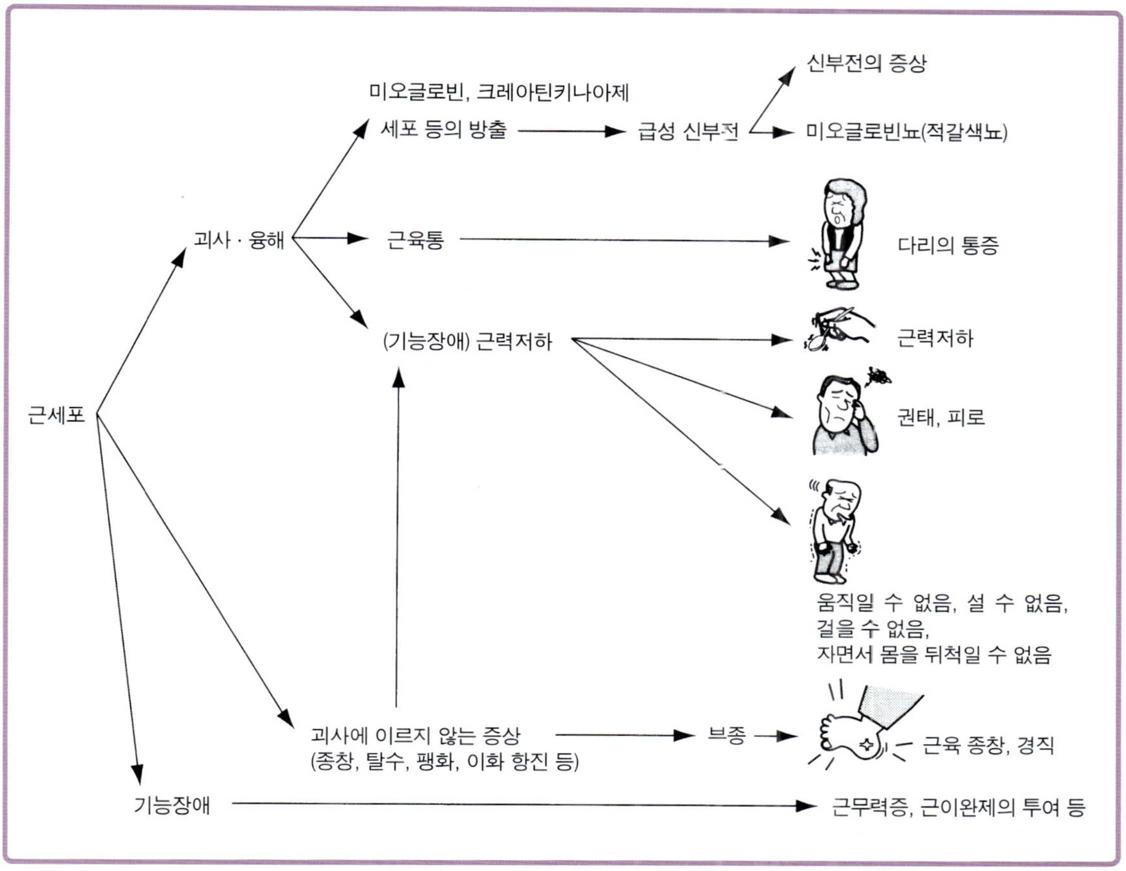

계속되는 발열, 감염증, 만성적인 알코올 섭취, 신장장애(고령자도), 저칼륨혈증, 탈수 상태 등을 들 수 있다. 예를 들어 최초의 환자와 같이 콜레스테롤 저하제를 복용 중인 신장기능이 좋지 않은 고령자가 장시간 수분 보충도 없이 같은 계속 자세를 취하는 것은 피해야 한다.

8. 약물유발성 근육장애를 일으키기 쉬운 약제

약물유발성 근육장애를 일으키기 쉬운 약제에 대해서는 appendix 10-①에 정리했다.

약물유발성 근육장애와 감별해야 할 병태

약물유발성 근육장애를 볼 수 있는 것은 어떠한 경우인지 생각해보자.

1. CPK 상승이 있는 경우

CPK가 상승하고 있는 것이 발견되었을 경우는 다른 상황을 여러 가지 생각해야 한다.

(1) CPK가 골격근 유래인가, 심근 유래인가?

우선 CPK가 골격근으로부터 나온 것인지, 심근으로부터 나온 것인지의 구별이 중요하다. 이를 위해 CPK의 분획을 조사하는데 가장 중요한 것은 심근경색인지 아닌지의 구별이다. 심근의 분획은 CPK-MB이다. 심근경색이면 CPK 중 CPK-MB의 분획이 10% 이상이 되어 있는 경우가 많기 때문에 증상과 심전도, 그리고 CPK-MB의 비율 등을 기준으로 심근경색을 진단한다.

(2) 골격근 유래의 CPK 상승

격렬한 근육운동을 한 경우나 스포츠를 한 경우의 CPK의 상승, 근육주사 시의 CPK의 상승에는 일단 주의가 필요하다. 산림에서 나무 벌채에 종사하고 있는 사람은 CPK가 항상 조금 높게 나오는 경향이 있고 발리볼을 하면서 강한 서브를 연속해 리시브한 다음날 CPK가 상당히 높게 나왔다고 하는 예도 있다.

(3) 약물유발성의 가능성에 대해

근육주사도 1mL 정도라면 문제되지 않을 수 있지만 조직상해성이 있는 고삼투압성이나 pH가 다른 것 등을 근육주사하면 CPK는 상승할 것이다. 다른 의료 기관 또는 같은 병원에서도 다른 과에서 근육주사를 하고 있지는 않은지 확인할 필요는 있을 것이다.

2. CPK 상승이 없는 경우

CPK가 상승하고 있지 않다고 해서 근육장애가 없는 것은 아니다. 최근에는 스타틴제에 의한 CPK 상승이 없는 근장애 예가 보고되고 있다.[16] 또한 통증이 근육장애가 아니라 신경장애에 의해 생기고 있는 경우도 있고 신경장애는 검사로 증명할 수 없는 경우도 적지 않기 때문에 문진에 의해 자각 증상을 정확하게 파악하는 것이 적절한 진단의 지름길이라고 할 수 있을 것이다.

여기에서 자세히 언급하지 않지만 스타틴제 등 콜레스테롤 저하제에 의한 신경장애와 CPK가 상승하지 않는 근육장애는 매우 진단이 어려운 장애이다(제11장 신경장애를 참조).

통증의 유무에 의해 약물유발성 근육장애를 분류하고 있는 문헌도 있다.[20] 통증을 수반하지 않는 것으로는 신경병증(neuropathy)이 생기지 않는 스테로이드제나 β차단제에 의한 것, 신경병증을 수반하는 콜히친(colchicine)이나 클로로퀸(chloroquine)에 의한 것, 중증근무력증(myasthenia gravis)이 유발되는 원인으로 D-페니실라민, 항생물질, β차단제를 들 수 있다. 또한 통증을 수반하는 근장애로는 신경병증을 일으키지 않는 다발근육염(polymyositis), 신경병증(neuropathy)을 수반하는 것으로 L-tryptophan에 의한 호산구-근통증후군, 빈크리스틴 등 저칼륨과 인산결핍을 일으키는 약제에 의한 것이 분류되고 있다. 스타틴에 의한 근육병증(myopathy)은 신경병증을 수반하는 경우와 수반하지 않는 경우가 있으므로 CPK가 상승하지 않고 근육통 증상이 있는 경우는 신경병증을 수반하고 있을 가능성을 의심해 둘 필요가 있다.

3. 사이토카인(cytokine)과 근융해

TSS(Toxic shock syndrome, 독성 쇼크증후군)는 황색포도상구균(staphylococcus aureus)에 의한 심각한 패혈증으로 쇼크를 일으키는 심각한 질환이다. TSS 패혈증 21예의 CPK 수치를 본 보고가 있는데 11예(52%)로 반수 이상이 CPK의 이상을 일으키고 있다(평균치는 900 IU, 범위는 5~11640 IU). 즉, 황색포도상구균에 의한 심각한 쇼크를 수반하는 패혈증에서는 그 반수 이상이 CPK 수치 이상을 도반해 1만 단위를 넘는 것 같은 증례도 있다고 하는 것이다.

이전에는 혈액 중에 균이 증명되지 않으면 패혈증이라고는 불리지 않았지만, 최근에는 균이나 바이러스가 혈중에 증명되지 않아도 패혈증이라고 부른다. 그리고 감염이 없더라도 췌장염이나 대량의 근육의 붕괴 등으로 전신에 일정한 반응을 일으키면 SIRS라고 부르며 그 안에서 감염에 의해 생긴 SIRS를 패혈증이라고 부른다.[21]

일정한 반응이란 ① 체온 상승(38℃ 초과)이나 저체온(36℃ 미만) ② 빈맥(90/분 초과) ③ 빈호흡(20/분 초과) ④ 백혈구 수 증가(12000/mm^3 초과) 또는 감소(4000/mm^3 미만) 또는 간상핵구 10% 초과이다. 패혈증은 이것이 감염으로 일어났을 경우를 말한다. 패혈증이 중증화되면 신장장애나 간장애, ARDS(급성호흡곤란증후균), 췌장염, 뇌병증(의식장애 등), 심근증, DIC 등 다장기기능부전을 일으켜 사망으로 연결된다.

균이 혈액 내에 증명된 시점에서 패혈증을 진단하는 것은 이미 중증화한 후 진단하는 것으로 사망률이 높기 때문에 가능한 한 빠른 단계에서 중증 패혈증으로 진행할 가능성이 있는 병태를 예측하는 방법이 검토되었다. 이 SIRS나 패혈증의 개념은 그것을 목적으로 제창된 것이다.

패혈증에서는 여러 가지 균체 독소(외독소나 내독소 등)가 생체에 작용하여 종양괴사인자(TNF-α)나 인터루킨(IL-1β나 IL-6) 등의 인터페론 등을 분비하여 이것이 외적인 세균이나 바이러스를 공격한다. 그러나 패혈증이 중증화되면 과잉인 사이토카인류는 생체 자신도 공격하게 되고 그 결과 다장기기능부전이 되는 것이다.

비스테로이드항염증제(NSAIDs)를 내독소 등과 함께 동물에 투여하면 NSAIDs 농도 상승에 수반해 TNF-α가 증가한다. 아세트아미노펜에서는 상당히 고농도에서도 TNF-α가 증가하는 경우는 없다. 따라서 감염증 때에 해열의 목적으로 NSAIDs를 사용하면 일단은 해열하지만 TNF-α를 비롯해 사이토카인류를 증가시켜 다장기기능부전을 일으키기 쉬워질 위험이 있고 다장기기능부전의 하나로서 근육장애를 일으켜 CPK가 상승하게 된다고 생각된다.

감기나 인플루엔자 등 바이러스 감염에 합병한 뇌염이나 뇌병증, 라이증후군[22-24]은 바이러스성 감염증에 합병한 다장기기능부전 가운데, 뇌병증과 간장애가 특히 중증화된 것이라고 할 수 있다.

서양에서는 아스피린이 주로 관여하고 있었지만, 원래 일본에서의 아스피린의 사용량은 그다지 많지 않고, 대신 메페남산(mefenamic acid)이나 디클로페낙(diclofenac)이 사용되어 왔다. 후생노동성 연구반의 조사 결과에서도 NSAIDs와 뇌염 · 뇌병증사망과의 관련이 지적되었다. 동물에 바이러스나 세균을 감염시켜 NSAIDs(아스피린을 포함)를 사용한 9논문, 15실험의 결과를 정리한 해석의 결과 NSAIDs를 사용한 동물이 사용하지 않는 경우보다 사망률이 높았다. Mantel-Haenszel법에 따른 중요 통합 Odd비는 10.00으로 높고 95% 신뢰구간의 하한은 6.12였다(6.12~30.06, $P < 0.0000001$).[25]

또한 2000년에 소아의 인플루엔자의 발열에 NSAIDs 해열제의 사용이 제한된 결과, 뇌병증 보고 예 중 NSAIDs 해열제의 사용 비율이 규제 전의 30%에서 7% 이하로 감소되는 것과 동시에 사망 예의 비율도 규제 전의 30% 정도에서 10% 정도로 감소되었다.

심각한 감염증에 동반되어 CPK가 상승하는 경우 SIRS의 정의에 해당하는 병태가 있는지, 그것이 감염증으로 생기고 있지 않은지, CPK 상승 이외에 신장장애나 간장애 등 다른 장기 부전이 있는지 볼 필요가 있다. 다른 장기 부전이 있는 것 같으면 심각한 패혈증이며, 저혈압을 수반하면 패혈증 쇼크가 된다. 또한 해열제로서의 NSAIDs가 관계하고 있지 않는지 주의하면 좋을 것이다.

약물유발성 근장애의 부작용 증례

증례 1 스테로이드 근육병증(steroid myopathy)

24세 여성. 류마티스성 심내막염으로 대동맥판막증에 걸려 판치환술을 받은 환자에게 궤양성 대장염이 합병되었다. 심한 정신적 스트레스도 더해져 궤양성 대장염이 악화되어 지금까지 프레드니솔론을 20mg/일 정도로 조절되고 있었던 것 50~55mg/일로 증량하고, 베타메타손 좌제(0.5mg)를 2개/일 병용하지 않을 수 없게 되었다.

증량 9개월 후 스스로 일어서는 것이 불가능한 상태가 되어, 일단 앉으면 설 수 없게 되었고 안압이 오른쪽 25mmHg, 왼쪽 19mmHg로 상승하고 있었다. 스테로이드제에 의한 안압 상승과 근력 저하의 전형적인 부작용 증상이었다.

안압을 내리기 위해 안과로부터 말레인산 티믈롤(티모프톨/Timoptol)이 처방되었다. 궤양성 대장염의 출혈은 비교적 안정되어 오고 있었으므로 서서히 스테로이드를 감량하여 근력 저하도 회복했다.

이 스테로이드성 근장애(근력 저하)에서는 근육이 손상되는 것은 아니기 때문에 CPK는 상승하지 않고 정상적인 것이 특징이다. 이것이 콜레스테롤 저하제나 패혈증 등에 의한 근융해증과의 큰 차이점이다.

근장애의 치료

근육의 붕괴에 의한 횡문근융해증이나 스테로이드에 의한 근탈력 등은 원인 약제를 중지하고 기다릴 뿐 특별한 치료법은 없다. 다만 고미오글로빈혈증의 결과로부터 신부전일 가능성이 있으면 투석을 고려해야 한다.

악성증후군의 고열은 근육의 긴장이 강한 상태에서 물리적 냉각으로 일시적으로 조금 해열했다 해도 치료는 불가능하다. 또한 이 고열 발현에는 프로스타글란딘이 관여하고 있지 않기 때문에 해열제는 효과가 없다. 항콜린제, 항파킨슨제, 벤조디아제핀, 브로모크립틴 등을 이용해 불수의 운동에 의한 근긴장을 완화시키면 자연스럽게 해열한다. 위의 약제가 소용 없는 경우에는 단트롤렌(dantrolene)이 필요하게 된다.[6)]

근무력증에서도 대부분은 원인 약제를 중지하고 기다리는 것이 기본이다. 그러나 이 경우에는 대증요법으로 중증근무력증용 약제가 효과를 나타낼 가능성이 있다. 인터페론 등에서 자가면역질환이 유발되어 중증근무력증이나 피부근육염 등이 발병했을 경우에는 자연히 생긴 중증근무력증(콜린에스테라제 저해제)이나 피부근육염(스테로이드제) 등에 준한 치료를 실시한다.

참고문헌

1) 日本病院薬剤師会編：重大な副作用回避のための服薬指導情報集Ⅱ；多発性筋炎，pp117-119．1998.
2) Mastaglia FL : Adverse effects of drug on muscle, Drugs, 24 : 304-321, 1982.
3) 浜六郎：薬害はなぜなくならないか，日本評論社，1996.
4) 林敬次：薬害の検証，筋短縮症，浜六郎，他編，くすりのチェックは命のチェック（第1回医薬ビジランスセミナー報告集），p77．1999.
5) オーストラリア治療ガイドライン委員会著，医薬ビジランスセンター，医薬品・治療研究会訳：抗精神病薬治療ガイドライン，医薬ビジランスセンター発行，2003.
6) 加藤健，他：症状各論；7．横紋筋融解症・ミオパチー，医薬ジャーナル，35：865-868，1999.
7) 松石邦隆，他：抗精神病薬に関連した横紋筋融解症，臨床精神薬理，2：853-858，1999.
8) 医科学大事典，p91．講談社，1986.
9) 花井順一：横紋筋融解症，診断と治療，81：495-503，1993.
10) 藤井信一郎：低K血症性筋症・ミオグロビン尿症を伴ったグリチルリチン製剤による偽性アルドステロン症，信州医学雑誌，38：180-186，1990.
11) 中石滋：低K血症性ミオパチーによる横紋筋融解症について，日本内分泌学会雑誌，74：68，1998.
12) Bregestovski PD, et al : Membrane fluidity and kinetics of Ca^{2+}—dependent potassium channels, Biomed Biochim Acta, 48 : s382-s387, 1989.
13) 植松和子：ニューキノロン系抗菌薬による横紋筋融解症，日本病院薬剤師会雑誌，33：271-275，1997.
14) Ucar M, et al : HMG-CoA reductase inhibitors and myotoxicity, Drug Safety, 22 : 441-457, 2000.
15) Hargreaves I, et al : Statins and myopathy (letter), Lancet, 359 : 711-712, 2002.
16) Baker SK, et al : Statin-associated neuromyotoxicity, Drugs Today (Barc), 41 : 267-93, 2005.
17) 千葉寛：有害反応の回避を目指した副作用原因遺伝子の同定とSNPの探索に関する研究スタチンによる横紋筋融解症の原因遺伝子とヌクレオチドの同定，有害反応の回避を目指した副作用原因遺伝子の同定とSNPの探索に関する研究平成15年度総括・分担研究報告書，pp15-28．2004.
18) Bannwarth B : Drug-induced myopathies, Expert Opin Drug Safety, 1 : 65-70, 2002.
19) Zuckner J : Drug-induced myopathies, Semin Arthritis Rheum, 19 : 259-268, 1990.
20) Le Quintrec JS, et al : Drug-induced myopathies, Baillieres Clin Rheumatol, 5 : 21-38, 1991.
21) オーストラリア治療ガイドライン委員会著，別府宏圀，浜六郎・監訳：抗生物質治療ガイドライン，医薬ビジランスセンター発行，1999.
22) 医薬品・治療研究会（浜六郎）：ライ症候群と解熱剤，TIP「正しい治療と薬の情報」，14：1-4，1999.
23) 浜六郎：インフルエンザ脳炎・脳症予防にアセトアミノフェン以外の解熱剤の使用中止を，TIP「正しい治療と薬の情報」，15：3-7，2000.

24) 浜六郎：NSAIDsは解熱剤として使用中止を…；インフルエンザ脳炎・脳症に関する厚生省森島班の研究結果を再度考える，TIP「正しい治療と薬の情報」，15：23-28，2000.
25) 浜六郎：インフルエンザ脳症死亡例の原因は大部分NSAIDs，TIP「正しい治療と薬の情報」，20：147-151，2005.
26) 浜六郎：タミフルと睡眠中突然死，異常行動事故死等に関する因果関係の考察，2005年2月20日（3月1日一部改訂），http://www.npojip.org/sokuho/no63-ikensho-kosatu.pdf

골장애 · 관절장애 · 건장애

부작용의 원인과 환자가 호소하는 증상

1. 뼈, 관절, 힘줄의 구조

뼈는 「지지」「운동」「저장」의 세 가지 큰 역할을 한다. 두개골은 뇌를, 늑골은 심장이나 폐를, 척추는 골수를, 그리고 골반은 생식기를 지키고 있다. 척추나 골반에는 자세를 지지하는 기능도 있다. 사지의 뼈는 주로 운동을 하기 위해서 필요하다. 또한 뼈는 칼슘이나 인, 불소 등의 저장고로도 기능한다.

뼈는 철근 콘크리트에 비유할 수 있다.[1] 철근 콘크리트는 철근을 축으로 해 모래나 돌을 시멘트로 굳혀 강도와 힘을 갖추고 있다. 즉, 철근에 해당하는 것이 단백질로 만들어진 교원섬유, 칼슘이나 인에 해당하는 것이 모래나 돌이고, 다당류가 시멘트의 기능을 하고 있다. 그러나 철근 콘크리트와 달리 항상 새로운 뼈가 만들어지고 낡은 뼈가 흡수되고 있다. 이것은 골아세포와 파골세포에 의해 행해지고 있는데 골아세포는 교원섬유를 만들어내 알칼리성의 인산분해효소(phosphatase)를 분비해 칼슘이나 인을 교원섬유에 침착시킨다. 이것은 수산화인회석(hydorxyapatite)의 결정〔$Ca_{10}(P0_4)6(OH)_2$〕이 되어 뼈가 신생된다. 파골세포는 산성의 인산분해효소를 분비해 수산화인회석을 융해해 뼈를 흡수해 버린다.

성장기에는 뼈의 신생이 왕성하다. 골단 연골의 골아세포가 증식해 뼈를 신생해 나가므로 뼈가 성장해 신장이 점점 증가한다. 그러나 15세 정도부터 골단의 연골층이 서서히 없어지고 뼈의 신생이 멈추어 성장기가 끝난다. 이 골단 연골의 증식에는 성장호르몬이 관여하고 있다. 뼈의 길이 성장은 성장기의 종료와 함께 끝나지만 굵기는 계속 성장할 수 있다. 운동을 하여 칼슘이나 인, 비타민의 섭취가 양호하면 뼈는 굵어진다. 고령이 되면 뼈흡수가 뼈신생보다 많아진다. 또한 교원섬유도 줄어들어 뼈는 탄력을 잃고 골절되기 쉬워진다.

칼슘은 탄산염이나 인산염으로 인은 인산 에스테르(phosphite ester)로서 음식 안에 존재하고 있다. 이것을 섭취해 소화를 하면 인산 칼슘이 형성되고 인산 칼슘은 공장에서 흡수되어 체내로 들어간다.[2] 칼슘의 99%, 인산의 80%를 뼈에 저장할 수 있다. 인의 15%는 근육에도 존재하고 있다. 칼슘과 인은 매우 밀접한 관계가 있어 그 혈중농도는 「Ca×P」가 일정하도록 농도가 조절되고 있다. 이 조절을 담당하는 것이 부갑상선호르몬(PTH)과 칼시토닌(CT), 그리고 비타민 D이다. PTH는 부갑상선으로부터 나오는 호르몬으로 혈중의 칼슘을 증가시키는 방향으로 작용한다. 즉, 뼈에 대해서는 파골세포의 형성과 활성화를 재촉하여 뼈로부터 칼슘의 유리를 촉진한다. 신장에서는 요세관으로부터의 칼슘의 재흡수를 촉진하여 혈중농도를 높이고 인산의 배설을 촉진한다. CT는 주로 갑상선에 존재하는 C세포로부터 분비되는 호르몬으로 PTH와는 반대로 뼈에 대해서는 파골세포의 형성과 활성을 억제해 뼈 신생을 촉진하고 뼈로부터의 칼슘의 유리를 억제한다. 비타민 D는 흡수되면 우선 간에서 수산화되고 신장에서 더욱 수산화되어 활성형 비타민 D로 바뀐다. 그리고 혈중으로 방출되어 장관으로부터의 칼슘이나 인의 흡수를 촉진하고 골아세포를 활성화하여 뼈에 칼슘이 침착하는 것을 돕는다. 한편 칼슘의 혈중농도가 낮을 때는 반대로 작용하는데 파골세포를 활성화하여 혈중 칼슘 농도를 올리도록 작용하는 것이다.

노화와 함께 장의 기능이나 위의 기능이 감소되면 장으로부터의 칼슘의 흡수가 나빠지는데 신장에서의 재흡수가 저하해 배설이 증가하여 혈중 칼슘 농도가 감소한다. 저칼슘혈증을 보충하기 위해 PTH의 분비가 증가하고 뼈에 저장된 칼슘이 녹기 때문에 이차적으로 CT의 분비가 증가되어 뼈로부터의 탈회를 막는다. 그러나 그래도 다 보상할 수 없는 경우에는 뼈의 융해가 진행되어 골다공증이 되는 것이다.

관절이란 뼈와 뼈를 연결하고 있는 부분을 가리킨다. 연결은 결합섬유나 연골, 뼈끼리 결합하고 있는 경우도 있다. 힘줄은 근육을 뼈에 붙이는 기능을 하고 있는 것으로 결합섬유로 이루어져 있다.

2. 뼈, 관절, 힘줄의 장애와 환자가 호소하는 증상

골아세포(osteoblastocytus)나 파골세포(osteoclast), 이것들을 조절하고 있는 호르몬이나 비타민, 장관으로부터의 칼슘이나 비타민의 흡수, 신장으로부터의 칼슘의 재흡수 등에 영향을 주는 약제의 장기간 복용에 의해 뼈의 장애가 일어난다. 뼈의 이상을 가장 많이 일으키는 것으로 알려져 있는 약제는 부신피질스테로이드이다.

골다공증이 일어났을 경우 자각 증상으로는 요통, 관절이 움직이기 어려움, 걸으면 아픔, 관절통 등이 있다. 골절이 일어나는 부위로는 요추의 압박 골절, 흉골, 치골, 대퇴골 경부, 다리나 손가락의 뼈 등이다. 吉川 등[3)]은 부신피질스테로이드를 복용하고 있는 아이 8명의 골염량(bone mineral contents)을 측정하고 있는데 전신골염량에 비해 요추 골염량의 저하가 현저한 것을 보고하고 있다. 골량이 감소하는 것이 아니라 뼈의 석회화를 방해받아 부드러운 뼈 밖에 생성될 수 없는 상태를 골연화증이라고 한다.

또한 약제에 의한 관절의 장애로는 대퇴골골두괴사에 수반하는 고관절증이 있다. 이것도 부신피질스테로이드에 의해 잘 일어난다. 대퇴골골두괴사의 기전은 혈류장애에 의한다고 생각되고 있는데[4)] 혈류장애는 스테로이드의 혈관 수축에 동반되는 허혈과 함께 지방 축적에 의한 물리적 압박으로 정맥동이 압박되어 정맥 울혈을 일으켜 최종적으로는 정맥을 협착, 폐색시킨다. 호발 시기는 6개월 이내가 많지만[5)] 1년~수년에 걸쳐 발병하는 예도 적지는 않다.[6)] 그러나 MRI로 파악할 수 있는 초기 병변은 평균 3.6개월, 빠른 예에서는 6주일 안에 나타나 실제로 병변은 그 이전인 1개월 후 또는 스테로이드제 대량 사용의 1주일 이내에도 생기는 것이 아닐까 추측되고 있다.[7)] 원인질환으로는 SLE가 많다. 자각 증상으로는 고관절, 허리 등의 관절통, 걷기 어려움, 관절이 움직이기 어려움 등이 있다. 예후는 그다지 좋지 않기 때문에 주의가 필요하다.

그 밖에 힘줄장애가 있는데 그 중에서도 뼈, 관절과 같이 부신피질스테로이드에 의한 아킬레스건 단열이 알려져 있다. 또한 뉴퀴놀론계 합성 항균제에서도 같은 부작용이 알려져 있다. 걸을 때 아킬레스건이 아프거나, 아킬레스건 주위가 붓는 등의 증상에는 주의가 필요하다. 부신피질스테로이드를 장기 복용하고 있는 환자에서 뉴퀴놀론계 합성 항균제를 사용하는 상황에는 더욱 주의가 필요하다.

부작용을 일으키기 쉬운 약제

appendix 10-②에 뼈, 관절, 힘줄장애를 일으키기 쉬운 약제를 정리했다.

부작용의 치료

치료 및 예방으로 생활습관의 개선이 중요하다. 금연, 과도한 알코올이나 카페인 섭취를 제한한다. 원인이 되는 약제의 중지나 감량도 물론 필수이지만 골두괴사 등은 일단 일어나 버리면 치유될 수 없다. 불필요한 스테로이드를 사용하지 않게 하여 예방에 노력하는 것이 중요하다. 칼슘이나 비타민 D의 섭취도 행해지지만 가장 효과적인 것은 비스포스포네이트제의 투여이다.[8)] 골염 감소 방지에는 유효하지만, 1년간의 임상시험 메타분석에서는 골절 예방까지는 증명되지 않았다.[9)] 또한 장기 사용 시 부작용과의 균형에 대해서도 검토는 이루어지고 있지 않았다.[9)]

참고문헌

1) 堺章：骨の構造と働き，目で見るからだのメカニズム，pp118-119，医学書院，1996.
2) 千葉百子，鈴木和夫編：カルシウム，元素と健康，pp27-30，南山堂，1996.
3) 吉川朝昭，他：ステロイド療法が若年者の骨塩量に及ぼす影響，整形外科と災害外科，45, 3，pp673-677, 1996.
4) Boss JH, Misselevich I : Osteonecrosis of the femoral head of laboratory animals : the lessons learned from a comparative study of osteonecrosis in man and experimental animals. Vet Pathol, 40(4) : 345-54, 2003.
5) 日本病院薬剤師会編：重大な副作用回避のための服薬指導情報集Ⅰ，骨頭無菌性壊死，pp98-101, 1998.
6) 浜六郎：ステロイド剤による大腿骨頭壊死，medicina，35(5) ; 957-959，1998.
7) 大園健二，久保俊一，他：厚生省研究班病型からみた特発性大腿骨頭壊死の自然経過と予後の予測，「整形外科」編集委員監修，別冊整形外科 No.35「特発性大腿骨骨頭壊死症」，p100-105, 1999.
8) James E. Tisdale : Drug-Induced Diseases, American Society of Health-System Pharmacist (Maryland), p707, 2005.
9) J Homik, A Cranney, B Shea, et al : ME Suarez-Almazor. Bisphosphonates for steroid induced osteoporosis. *Cochrane Database of Systematic Reviews* 1999, Issue 1. Art. No. : CD001347. DOI: 10.1002/14651858. CD001347.

CHAPTER 11

신경장애

추체외로장애
extrapyramidal disorder

환자의 호소를 들어보자!

「걷기 힘들다」「우울하다」

D 어떻게 오셨습니까? 걷기 불편해 보이시네요.

P 그렇습니까? 그러고보니 요즘 **걷기 어려운 것** 같은 느낌을 받았는데 외관상으로도 그렇게 보이나요? 나이탓인가…….

D 언제부터입니까?

P 신경쓰인 것은 최근의 일인데요…….

D 그 밖에 뭔가 신경이 쓰이는 것은 없습니까?

P 남편에게 마중 나와달라고 했어요. 여러 사람에게 폐 끼치기 싫어서…….

부작용

이 환자는 76세 여성이다. 변비와 식욕부진으로 이미 반 년 정도 전부터 메토클로프라미드(metoclopramide) 10mg/일을 복용하고 있다. 기분이 우울한 것 같으며 눈물도 맺혀 있다.

「걷기 어려움」「기분이 우울함」 의학용어로 표현하면 「보행곤란」「우울」이다.

노인에서 원인을 알 수 없이 몸이 불편할 때 「신경 탓이다」라고 하는 경우가 있다. 신경의 장애는 다양한 증상의 원인인 경우가 있다.

추체외로: 신체의 순조로운 움직임을 지지하고 있는 것

인간의 움직임은 실로 순조롭다. 4~5세 아이라도 능숙하게 삶은 계란을 까는 동작을 할 수 있다. 그러나 로보트가 「삶은 계란의 껍질을 흠집 내지 않고 능숙하게 깐다」라고 하는 일련의 순조로운 동작을 재현할 수 있게 된 것은 바로 최근의 일이다. 그럼 삶은 계란을 흠집 내지 않고 잘 까는 동작은 어떻게 조절되고 있는 것일까? 그 중심적 기능을 하고 있는 것이 추체로(pyramidal tract)와 추체외로(extrapyramidal tract)라고 하는 신경전도로이다.

신경(nerve)이라고 하는 것은 뉴런(neuron)의 집합이지만, 뉴런은 신경세포와 돌기로 이루어져 있다. 돌기는 축삭(axon)이라고 하는 신경세포의 흥분을 인접 신경에 전하는 긴 돌기와, 수상돌기(dendrite)라고 하는 신경세포에 흥분을 전하는 짧은 돌기가 있다. 이것들이 모이면 신경섬유라고 불린다. 여분의 전달은 막의 전위를 변동시키는 것에 의해 전하는 전기에 의한 전달(축삭의 전까지)과 화학전달 물질에 의한 화학적인 전달로 행해지고 있다. 화학전달물질로는 아세틸콜린이나 노르아드레날린 외에 도파민, 세로토닌, 히스타민, γ-아미노 낙산(GABA), 글루타민산, 아스파라긴산, 엔케팔린, P 물질 등 다양한 물질이 연구되고 있다.

이 신경섬유의 다발 중, 머리로 생각한 지령을 골격근에 전하는 하행 전도를 주관하고 있는 것을 하행성 전도로라고 한다. 반대로 뜨거운 냄비에 손 대어 「앗, 뜨거워」라며 귓불을 만질 때 최초의 자극은 피부로부터 상행성 전도로를 통해 뇌에 전달된다. 하행성 전도로에 추체로계(pyramidal system)와 추체외로계(extrapyramidal system)가 있다. 추체로계가 메인 전도로로 의지대로 골격근을 움직이게 하는 지령을 전한다. 추체로는 포유류에서만 나타나는데 사람과 유사한 것은 원숭이뿐으로 발생학적으로도 비교적 새로운 것이다.[1, 2] 이 경로는 대뇌의 거대 추체세포라고 하는 출발점에서, 뇌신경으로 중뇌, 교뇌, 연수를 거쳐 연수 하부에서 반대측으로 교차해 척수신경을 통해 골격근으로 연결되어 간다. 이 경로 전체를 추체로(pramidal tract)라고 한다. 오른쪽 뇌에서 장애가 일어나면 왼쪽 반신에 마비가 나타나는 것은 도중에 교차하고 있기 때문이다. 추체로는 단순 · 명료 · 합리적인 전도로로 뉴런을 1회 교대할 뿐이다.[1)]

그림 1 신경의 연결과 전달물질

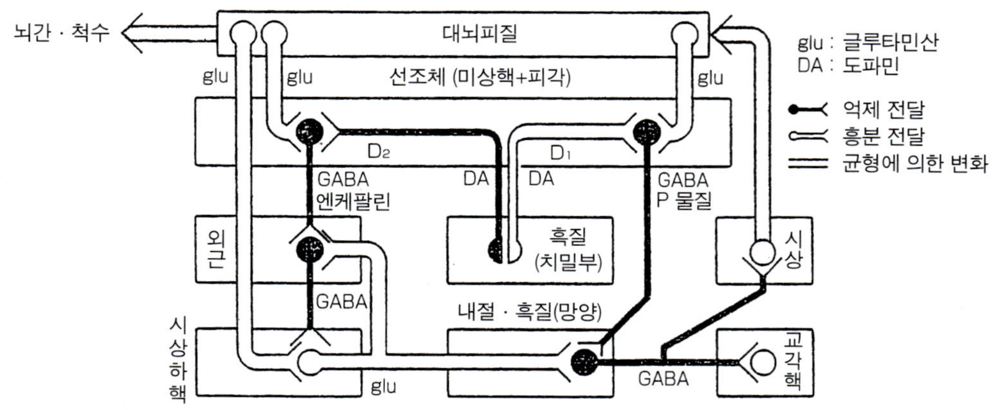

한편 추체외로(extrapyramidal tract)란 무엇일까? 추체외로란 추체로 이외에서 운동 지령을 전달하는 전도로의 총칭이다. 실은 추체로의 단순 · 명료 · 합리적인 전도만으로는 골격근의 미묘하고 정밀한 움직임을 제어할 수 없다. 계란 껍질을 능숙하게 까는 동작은 추체외로계 없이는 할 수 없는 기술이다. 추체로의 출발점은 대뇌의 거대 추체세포이다. 그러나 추체외로의 출발점은 여러 군데로, 대뇌 기저핵, 시상, 적핵, 교핵, 올리브핵, 소뇌 등이 추체외로의 출발점이 된다. 여기에서 출발한 뉴런은 서로 교대하면서 복잡하게 관련하여 그 자극을 골격근에 전한다. 그림 1은 대뇌 기저핵의 각 중추신경의 연결을 도식화[3)]한 것으로 각 부위에서 작용하는 전달물질을 기재했다. 이와 같이 추체로와 추체외로 양자가 서로 조절해 인간 골격근의 아름다운 움직임을 만들고 있다.

추체외로장애의 원인과 환자가 호소하는 증상

추체외로장애(extrapyramidal syndrome)는 주로 대뇌 기저핵의 장애로 일어난다. 대뇌 기저핵에서는 신경이 면밀하게 서로 관련되어 여러 종류의 전달물질이 흥분과 억제를 신경에 전하고 있다. 따라서 신경세포 자체의 장애로 전달물질의 분비가 영향을 받거나 수용체가 저해되거나 수용체의 감수성이 더하거나 과잉되어 자극을 너무 많이 받으면 신경의 흥분과 억제의 균형이 영향을 받는다. 결과적으로 대뇌피질에의 신경전달로 흥분성이 높아지면 운동항진이 일어나고 억제성이 높아지면 무동 상태가 된다. 자극을 받는 근육도 단순하지 않다. 근육에는 주요 근육과 그에 대한 길항근이 세트로 움직이고 있다. 한편을 긴장시키고 다른 한편을 이완시키는 것으로 팔을 굽히고 늘리고 있다. 그러므로 흥분성이 높아져 근육의 긴장이 주근과 길항근으로 동시에 높아지거나 하면 신체는 순조로운 움직임을 취할 수 없게 된다. 파킨슨병의 무동 상태가 이 상태이다. 근육의 흥분성이 저하되고 있는 것이 아니라 오히려 근육 전체가 긴장 과잉 상태가 되어 순조롭게 움직일 수 없다.

질환으로의 추체외로장애에는 파킨슨병(pakinson disease)이 잘 알려져 있지만 이와 반대 증상을 나타내는 유전성 질환으로 헌틴톤병(Humtington disease)이 있다. 이 2개의 병이 반대 증상을 나타낸다는 것은 파킨슨병에서는 근긴장이 항진되어 운동은 반대로 감퇴(근긴장항진-운동감퇴)하는 데 비해, 헌틴톤병에서는 근긴장이 저하되기 때문에 운동이 커지는(근긴장저하-운동항진) 현상이 발생한다. 약물유발성의 추체외로증상 중 근긴장이상증(dystonia)은 일부 근육의 긴장이 비정상적으로 항진해 운동도 항진된다. 파킨슨병은 선체의 도파민 활성의 저하, 한틴톤병은 선조체의 신경세포의 장애와 GABA의 감소가 주원인이라고 생각되고 있다.

약물유발성의 추체외로장애는 주로 도파민의 차단에 의해 일어난다. 발현하는 증상의 종류나 발현하는 시기가 연령에 따라서 다르므로 경향을 분류해 그림 2에 나타

그림 2 추체외로장애의 특징

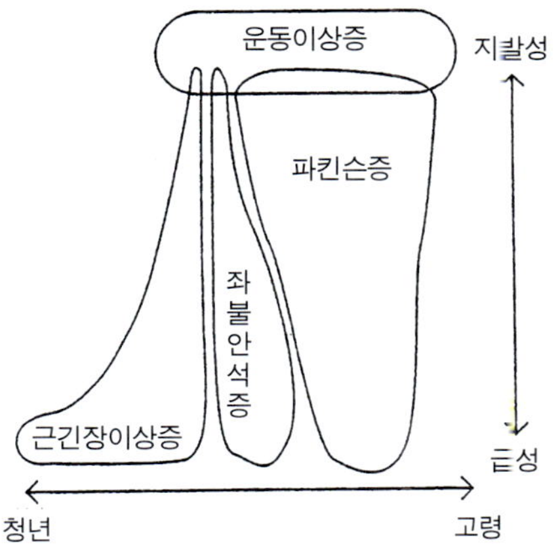

내었다. 가장 급성으로 소아에게 일어나기 쉬운 것이 근긴장이상증(dystonia), 그 다음에 청년기에서 장년기에 일어나기 쉬운 것이 정좌불능증(akathisia), 그리고 비교적 느려 장년부터 고령자에게 일어나기 쉬운 것이 파킨슨증증(parkinsonism)이다. 지발성으로는 지발성 운동이상증이 있다. 그 밖에도 Rabbit 증후군이라든지 Meige 증후군, Restless legs 증후군 등의 병태도 알려져 있다.

그럼 이러한 병태는 왜 일어나는 것일까? 그림 3은 그림 1에서 선조체의 부분만을 좀 더 자세하게 도식화 한 것이다.[3, 4] 실제로는 훨씬 복잡하고 불명확한 부분도 많다. 그림 3-1은 정상 상태로 흑질로부터 나온 도파민 뉴런은 선조체에 들어가 신경종말로부터 도파민이 방출된다. 도파민은 아세틸콜린 뉴런의 도파민 수용체에 결합해 억제자극을 전한다. 아세틸콜린 뉴런은 억제 상태에서 아세틸콜린을 방출한다. 아세틸콜린은 GABA 뉴런의 수용체에 결합해 GABA 뉴런에 자극을 전달(GABA는 억제계의 신경전달)해 갈 것이다.

할로페리돌(haloperidol)이나 클로르프로마진(chorpromazine) 등의 항정신병제가 투여되면 그림 3-2와 같이 항정신병제는 도파민의 수용체(도파민수용체에는 D_1, D_2, D_3 등이 알려져 있는데 특히 D_2 수용체의 저해능이 가장 관여하고 있다고 말해지고 있음)에 붙어 도파민이 달라 붙는 것을 방해한다. 그러면 도파민에 의한 아세틸콜린 뉴런의 억제력이 저하하기 때문에 아세틸콜린 활성이 높아지고 GABA 뉴런도 활성화한다. GABA 뉴런은 억제를 전하는 신경이므로 결과적으로 시상으로부터 대뇌피질에의 흥분 전달이 저하되어(그림 1 참조) 운동이 감퇴되는 현상이 나타나는 것이다(단, 약물유발성 파킨슨증에서 운동 감퇴는 근긴장이상 항진의 결과로부터이고 실제로는 이렇게 단순하지 않을 것이다).

그림 3-3은 지발성 운동이상증의 경우이다. 장기간의 항정신병제 투여에 의해 아세틸콜린 뉴런의 도파민수용체의 수가 증가해 감수성이 항진되어 있다. 항정신병제에 의해 수용체가 저해되지만 도파민은 증가된 수용체에 결합할 수 있기 때문에 아세틸콜린 뉴런의 억제가 더욱 증강된다. 그러면 아세틸콜린의 활성은 저하되고 GABA 뉴런이 억제된다. GABA 뉴런은 억제를 전하는 신경이기 때문에 신경 전달은 촉진되어 시상으로부터 대뇌에의 흥분 전달은 증가해 결과적으로 운동항진이 일어난다. 그러나 도파민 수용체의 감수성 항진만으로는 설명할 수 없는 부분도 있어 아직 해명되지 않고 있다.

파킨슨증(parkinsonism) 위험인자로는 고령, 인지증, 파킨슨병의 기왕, 여성, 젊은 시절의 각성제 사용(각성제 메탄페타민 그 자체와 불순물의 양쪽 모두가 관여하고 있는 것 같다) 등이 있다. 급성 근긴장이상증의 위험인자로는 청년, 전기쇼크요

그림 3 신경전달의 모습

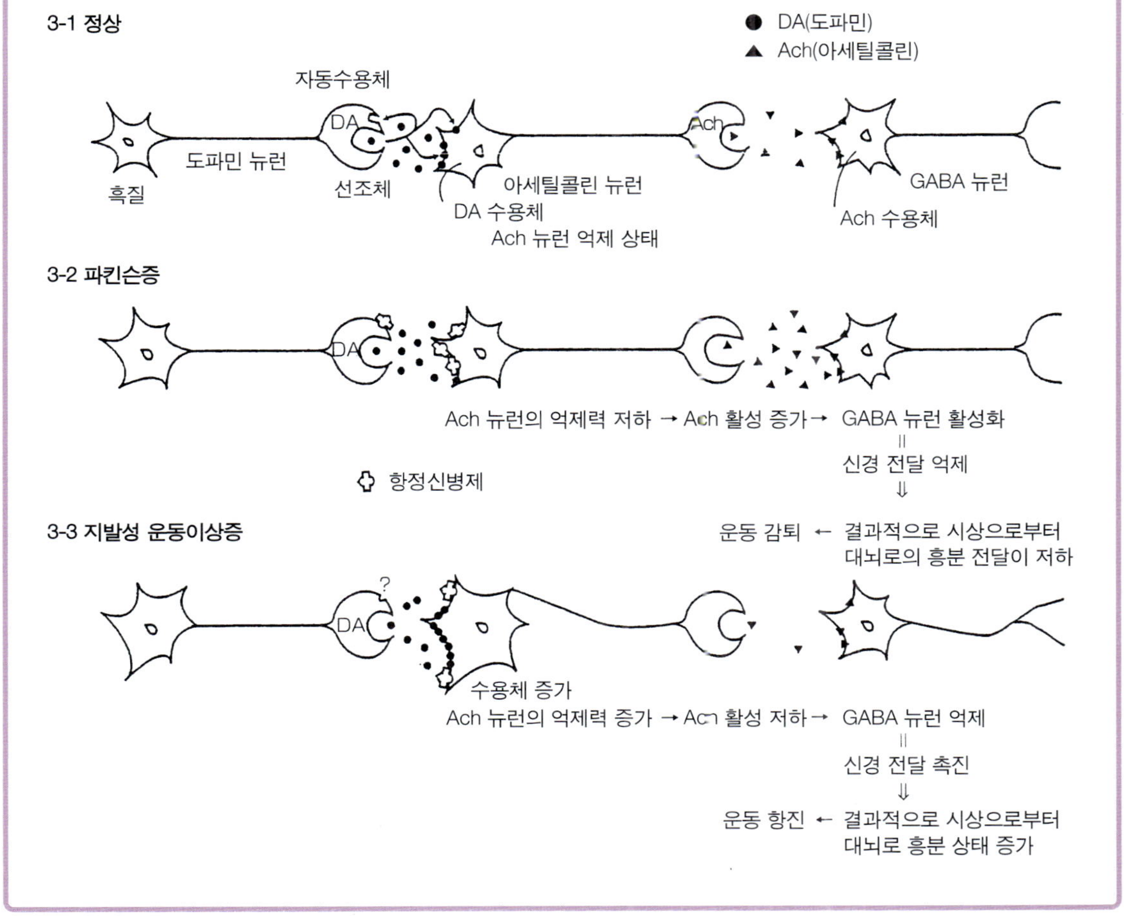

법의 경험, 남성, 정신 발달 지연, 고용량의 항정신병제의 투여 등이 알려져 있다. 정좌불능증의 위험인자로는 아직 명확하지는 않지만, 고령, 정동장애, 여성, 철분부족,[5] 정좌불능증의 기왕, 정신분열증의 음성 증상의 기왕, 고용량의 항정신병제나 급속한 용량 증가 등이 알려져 있다. 지발성 운동이상증의 위험인자로는 고령, 알코올 중독, 하루 투여량,[6] 당뇨병,[7] 투여 기간, 약의 중단, 철결핍, 정신 발달 지연, 뇌의 기질장애, 치료기간 등이 알려져 있다.

표 1에 증상의 설명과 환자가 호소하는 증상에 대해 정리했다. 파킨슨증은 운동 감퇴 증상의 총칭으로 진전, 강직, 무동의 3증상을 특징으로 하고 있다.

표 1 추체외로장애와 환자가 호소하는 증상

증상		설명과 환자가 호소하는 증상
파킨슨증	강직(rigidity, 근경직, 근강직) 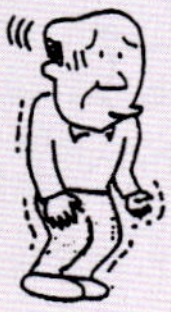	주근과 길항근이 동일한 근긴장항진을 나타낸다. 사지를 움직이려고 하면 납으로 된 파이프를 구부리는 것 같은 저항이 있는 것을 연관형 강직, 걸리는 것이 느껴지는 것 같은 경우를 톱니바퀴형 강직이라고 한다. 강직이 있으면 발걸음을 잘 내지 못하고, 다리를 움츠리는 것이 보여지거나 소고보행(종걸음)이나 전굴 자세가 되어 걸으려고 발을 내딛어도 돌진해버리는 경우도 있다. 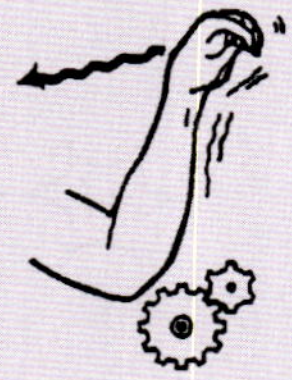
	진전(tremor) 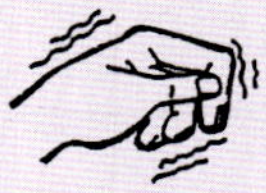	입, 손발, 팔다리, 몸통에 나타나는 규칙적이고 리드미컬한 흔들림. 주근과 길항근이 교대로 수축하기 때문에 일어난다.
	무동(운동불능증, 과동, 동작 완만)	동작의 개시나 변환이 곤란해 동작 그 자체의 속도나 진폭도 저하된다. 활동성이 부족해져 얼굴의 표정도 변화가 부족해진다(가면형 안모). 눈 깜박임도 적고 응답이나 반응도 단조롭고 느리게 된다. 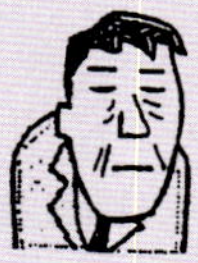
근긴장이상증(dystonia) 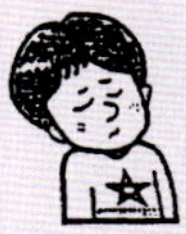		무정위 운동(athetosis, 아래의 운동이상증 참조)보다 더 완만하고 오래 지속되고 강력한 염전운동. 혀나 목, 팔다리, 몸통 등에 나타난다. 근긴장의 이상항진에 의해 일어진다. 몸이 비스듬하게 되는 사경, 뒤로 굽는 후경, 안구가 위를 향한 채로 있는 안구 상전, 혀의 돌출 등이 포함된다. 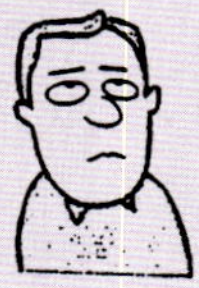
정좌불능증(akathisia) 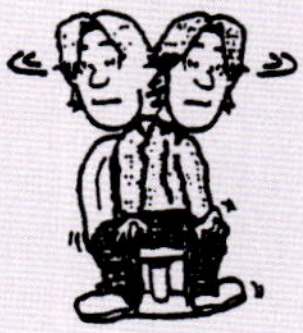		가만히 앉아 없을 수 없는 하는 증상. 가만히 있을 수 없고 우왕좌왕하고 싶어지거나 움직이고 싶어진다. 하지의 이상 감각으로 근질근질한 느낌, 간지러움, 지릿지릿 전기가 통하는 느낌이 있다. 그 때문에 제자리걸음을 하거나 다리를 끊임 없이 움직이거나 한다. 불안이나 침착성 없음, 끈기 없음, 초조함 등이 있어 불면으로 고민하거나 자살 충동을 일으키는 경우도 있다.
운동이상증(dyskinesia) 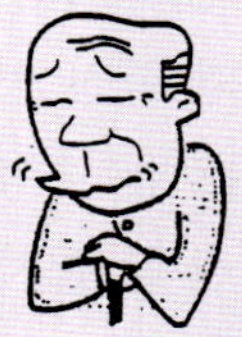		안면, 입, 혀, 턱, 팔다리, 몸통 등에 출현하는 지속적인 불수의 운동의 총칭. 그 중에서도 입 주변(입, 볼, 혀, 턱)이 많다. 껌을 씹는 것 같거나, 혀를 움직이거나 쑥 내밀거나 한다. 눈썹을 찡그리거나 눈을 깜빡깜빡 하거나 찡그린 얼굴 등 얼굴이 당기는 기분이 든다. 의식적으로 멈출 수 있지만 지속되지 않는다. 환자는 눈치채지 못한 경우도 많다. 사지나 몸통에 나타나면 무도병형 운동(choreic movement)이라고 하는 춤추는 것 같은 움직임이나 무정위 운동(athetoid movement)이라고 하는 느리고 불규칙해 자는 것 같은 운동, 목이나 허리를 비트는 것 같은 운동이 보여진다. 이러한 증상이 만성적으로 약을 복용한 후에 일어나는 경우를 지발성 운동이상증(tardive dyskinesia)이라고 한다.

추체외로장애를 일으키기 쉬운 약제

추체외로장애를 일으키기 쉬운 약제에 대해서는 appendix 11-①에 정리했다.

추체외로장애와 감별해야 할 병태

평상시에는 전혀 이상이 없는 사람이 갑자기 찡그린 얼굴을 하고 침착하지 못하게 돌아다니거나, 또는 몸이 굳어 움직이지 못하게 되는 등의 이상이 일어났을 경우에는 비교적 진단이 용이하지만 이러한 증상이 천천히 일어나는 경우에는 좀처럼 약물유발성이라고 인식되지 않는 경우가 많다.

정신분열증에서는 격렬한 초조감 후, 무동 상태가 되어 버리는 일이 자주 있다. 이른바 정신분열증의 음성 증상인 「긴장증(catatonia)」이다.

긴장증(catatonia)은 약물유발성 정좌불능증이나 신경차단제성 긴장증과 구별이 매우 어려운 병태로 정신과 의사도 자주 오진한다. 잘못 진단하지 않게 하기 위해서는 신경차단제(항정신병제)를 일단 감량해 완화되면 약물유발성, 악화되면 원질환의 악화라고 생각하고 다시 증량하는 것으로 대처할 수 있다. 그러나 이것을 원병의 악화로 보고 신경차단제를 증량하거나 하면 더욱 더 증상이 악화되어 끝내 근강직이 증강해 단순한 추체외로 증상을 넘어 악성증후군으로 진전해 버린다.[8-13] 또한 torsades de pointes라고 하는 부정맥을 일으켜 돌연사하는 경우도 있다.[13]

다음에 아래와 같은 증례 1에서도 나타내었듯이 근긴장이상증(dystonia)의 증상은 후궁반장(opisthotonus)이라고 하는 파상풍의 전형적인 증상과도 매우 유사하다.

증례 2에 소개한 사람은 새로운 질환이라고 생각되거나 히스테리라고 오진되는 경우도 자주 있다. 또한 부분적으로 근육이 긴장하기 때문에 단지 「어깨결림」 등이라고 진단되어 중추성의 근이완제나 벤조디아제핀 등이 처방되고 있는 예(다소 완화)가 있다.

추체외로장애의 부작용 증례

증례 1 메토클로프라미드(metoclopramide)에 의한 근긴장이상증(소아)

7세 여아. 개인의원에서 후궁반장(opisthotonus)으로 파상풍을 의심하여 전원하였다. 진찰했을 때에는 이미 목이 약간 오른쪽 후방으로 휘어져 있고 안구는 우상방을 향해 있어 어딘지 모르게 멍해 보였지만 의식이 없어진 것이 아니었다. 맥박은 1분간 140으로 약간 빠르지만 혈압은 정상. 강직성이나 간대성 경련은 없고, 수막염 징조의 경부 경직도 없다. 병력을 확인한 결과 전날 아침부터 구토가 있었고 오후에 38.6℃의 발열이 있어, 오후 4시경에 근처의 병원에서 진찰받았다는 사실을 알았다. 급성 위장염이라고 진단받고 주사와 약을 처방받아 지시대로 복용하고 있었다. 다음날 낮 2시경, 갑자기 「눈이 아프다」, 「눈을 감으려고 생각해도 감기지 않는다」라고 호소하였고 갑자기 목을 기울이거나 오른쪽 후방으로 기울이거나 눈을 위로 굴리거나 까닭 없이 '찡그린 얼굴'을 하거나 했다. 모친이 「똑바로 앞을 봐라」라고 해도 「아무리 하려 해도 할 수 없다」라고 할 뿐 목이나 눈도 원래로 돌아오지 않았다. 약 20분 후에는 원래로 돌아와 모친이 안심했으나 그 20분 후에는 또 같은 발작이 있어 다른 의사(소아과 의사)에게 진찰을 받았다. 오후 6시경에 쥬스를 먹였는데 구토를 하고 그 직후부터 갑자기 몸이 뒤로 젖혀졌다가 앞으로 굽히고, 갑자기 앞(복측)으로 구부리거나 하기를 반복했다.

처음부터 정리하기 위해 최초의 의사에게 문의하였더니 메토클로프라미드(프린페란/Prinperan)가 사용되었었다. 오늘도 메토클로프라미드 10mg를 정주하였고 이 정주를 한 10분 후 정도에 조금 목이 이상한 상태로 움직이는 증상이 발생했다. 그 후 메토클로프라미드(5mg)를 2정씩 1일 3회 식전에 복용하도록 처방되었다.

메토클로프라미드는 중지하고 입원하여 수액을 투여하면서 경과를 지켜보았는데, 입원한지 얼마 되지 않아 지금까지의 증상이 소실되고 이튿날 아침에는 완전히 원상태로 되어 그 후 전혀 발작은 없었고, 5일 입원치료하고 퇴원 후 뇌파검사에서도 이상은 나타나지 않았기 때문에 메토클로프라미드에 의한 근긴장이상증(dystonia)이라고 진단했다. 약의 부작용이라는 것을 몰랐으면 요추천자 등의 검사를 하고도 원인을 찾지 못했을지 모른다. 이러한 근긴장이상증을 일으킨 소아가 아프리카에서 영국으로 이동하여 도착했을 무렵에는 증상이 호전되고 있었다고 하는 예가 문헌에 보고되고 있을 정도이다.

증례 2 메토클로프라미드(metoclopramide)에 의한 근긴장이상증(성인)

54세 여성. 기관지천식과 간경변 초기. 「자주 목이 당긴다」「목이 마음대로 움직인다」라고 하는 증상을 호소하지만 기분탓이나 이상한 사람으로 취급받는 경우가 많았다. 신체 진찰과 문진을 통해 조금이지만 목이 뒤로 젖혀지는 것 같은 느낌이 있어, 그 증상이 출현하기 전에 프린페란 10mg 근육주사를 맞고 그 후 30mg를 내복하고 있었다. 약제가 원인이라고 생각해 디펜히드라민을 소량 사용하고 프린페란 사용을 중지시켰더니 그러한 증상은 나오지 않게 되었다. 이 환자의 경우는 가벼운 근긴장이상증이었지만 좀 더 가벼운 경우에는 단지 결리는 증상만인 경우도 있어, 히스테리로 진단되는 경우도 있다.

추체외로장애의 치료

약물유발성 추체외로장애는 기본적으로는 더뇌 기저핵의 도파민 활성 저하에 의해 발생하기 때문에 약제를 중지하여 도파민 활성을 부활시켜 회복을 유도한다. 중지하지 않는 한 회복은 없다. 특히 항정신병제 이외의 경우는 즉시 중지하는 것만으로 충분히 회복된다. 문제는 항정신병제로 원칙적으로는 감량 또는 중지이지만, 정신 증상과 추체외로장애의 균형에 의해 각각 판단되고 있다. 또 D_2 수용체 저해작용이 약한 약제로의 변경도 행해진다. 상대적으로 과잉인 아세틸콜린계를 억제하는 항콜린작용 항히스타민제인 디펜히드라민이나 프로메타진, 항파킨슨제인 비페리덴(biperiden) 등도 사용되고 있다. L-도파는 무효[9]하고, 지용성 β차단제가 정좌불능증(akathisia)[10]에, 벤조디아제핀계 약제나 시프로헵타딘(cyproheptacline) 등의 항세로토닌제가 진정 증상이 강한 경우에는 우선되지만, 정좌불능증이나 근긴장이상증에 사용되는 경우도 있다.[7] 그러나 지발성 운동이상증(dyskinesia)의 치료에 관해서는 다양한 방법이 시도되고 있지만 결정적 수단은 없다. 항파킨슨제나 항콜린제를 새롭게 투여하는 것은 오히려 악화시키는 경우가 많은 듯하다. 새로운 방법으로 비정형 항정신병제로 바꾸거나 시작하는 방법[11]도 행해지고 있다. 그러나 처음부터 항정신병제약과 항파킨슨제를 병용하는 예도 많아 언제 항파킨슨제를 중지해야 할 것인지 명확한 결론은 나와 있지 않은 것 같다.[12, 13] 항콜린제의 장기 투여에 의한 폐해도 있어 만연한 투여는 권유되고 있지 않다.

참고문헌

1) 堺章：身体の働きを制御するしくみ，目で見るからだのメカニズム，pp148-149. 医学書院，1996.
2) 医科学大辞典，pp91. 講談社，1983.
3) 高倉高明，他：遅発性ジスキネジアの病態と治療，薬物が起こす神経障害，pp74-85. メジカルビュー社，1997.
4) 三浦貞則監：錐体外路系副作用，精神治療薬体系 5　向精神薬の副作用とその対策，pp49-90. 星和書店，1997.
5) Kuloglu M, et al：Serum iron levels in schizophrenic patients with or without akathisia, Eur Neuropsychopsychopharmacol, 13：67-71, 2003.
6) Oosthuizen PP, et al：Incidence of tardive dyskinesia in first-episode psychosis patients treated with low-dose haloper idol, J Clin Psychiatry, 64：1075-1080, 2003.
7) Caligiuri MP, et al：Association of diabetes with dyskinesia in older psychosis patients, Psychopharmacology (Berl), 176：281-286, 2004.
8) オーストラリア治療ガイドライン委員会著：訳補 1　神経遮断剤，抗うつ剤による致死的不整脈と突然死，訳補 2　神経遮断剤性悪性症候群について，向精神薬治療ガイドライン，医薬ビジランスセンター発行，2003.
9) Hardie RJ, et al：Neuroleptic-induced Parkinson's syndrome, Clinical features and results of treatment with levodopa, J Neurosurg Psychiatry, 51：850-854, 1988.
10) Fischel T, et al：Cyproheptadine versus propranolol for the treatment of acute neurolepticinduced akathisia, a comparative double-blind study, J Clin psychopharmacol, 21：612-615, 2001.
11) Emsley R, et al：A single-blind, randomized trial comparing quetiapine and haloperidol in the treatment of tardive dyskinesia, J Clin Psychiatry, 65：696-701, 2004.
12) 高倉高明，他：抗精神病薬と parkinsonism，薬物が起こす神経障害，pp36-45. メジカルビュー社，1997.
13) Soares KVS, et al：Anticholinergic medication for neuroleptic-induced tardive dyskinesia, The Cochran Library, 1999.

말초신경장애

환자의 호소를 들어보자!

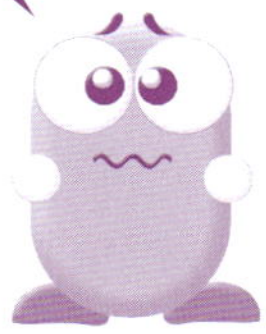

「손이 저린다」

D 어떻게 오셨습니까?

P **손끝이 저린 것** 같은 느낌이 들어요.

D 언제부터입니까?

P 꽤 오래된 것 같아요.

부작용

환자는 손끝을 문지르고 있다. 이 환자는 70세 남성이다. 결핵 치료를 위해 리팜피신과 아이소니아지드, 에탐부톨을 지속적으로 복용하고 있다. 손끝의 저림은 의학용어로 표현하면 「말초의 저림」(말초의 「이상 지각」)이다.

말초신경의 기능

말초신경(peripheral nerve)이란 무엇일까? 말초신경이란 중추신경, 즉 뇌나 척수에 있는 신경 이외의 신경을 가리킨다. 구체적으로는 운동신경, 감각(지각)신경, 자율신경의 세 가지가 있다. 이 세 가지의 신경으로 우리 신체의 세포나 조직이 잘 작용하도록 조절되고 있는 것이다. 우선, 감각신경은 신체가 있는 환경의 정보, 예를 들어 아픔, 뜨거움/차가움 등의 온도, 진동, 시끄러움/조용함 등 소리의 정보를 뇌에 전한다(구심성). 뇌에서는 그 정보를 판단해 그 상황에 따른 대응을 하도록 운동신경을 통해서 운동의 명령을 전신에 전한다(원심성). 추체로, 추체외로와 운동신경, 감각신경은 그림 1[1]과 같이 척수로 연결되어 각 기관으로 직행하고 있다.

한편, 자율신경은 신체 내부 상황의 변화를 조절하는 것이 그 역할이다. 호흡이나 소화, 혈액의 순환 등을 의식하지 않고 자동적으로 실시하고 있는 것은 이 자율신경이 작용하고 있기 때문이다. 자율신경은 뇌나 척수에서 나와 자율신경절에서 뉴런을 교대시킨 후 각 장기로 분포해 나간다.

말초신경장애의 원인과 환자가 호소하는 증상

1. 말초신경장애가 일어나는 이유

그림 1 중추신경과 감각신경, 운동신경의 연결

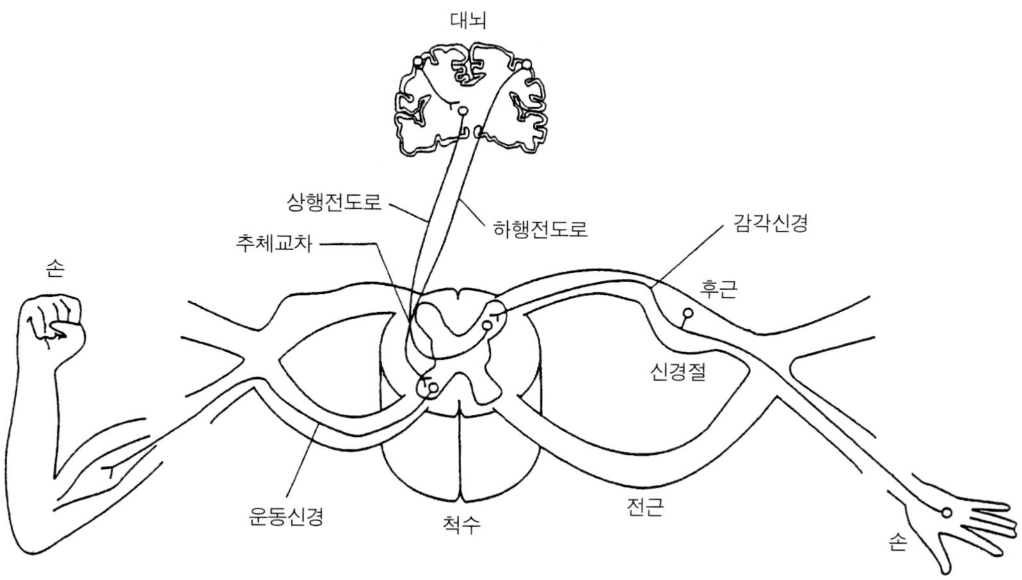

말초신경에 장애가 일어난 상황을 신경병증(neuropathy)이라 부른다. 각각 감각성 신경병증, 운동성 신경병증, 자율신경성 신경병증이라고 불린다. 단일의 말초신경이 침범되었을 경우를 단일신경병증(mononeuropathy)이라고 부른다. 임상적으로는 감각성 신경병증이 많지만, 운동성이나 자율성도 동반되는 경우도 있다. 사지의 몇 개의 말초신경이 거의 좌우 대칭성으로 계통적으로 손상된 경우를 다발성 신경병증이라고 부른다. 그런데 이러한 말초신경은 어떻게 장애를 입는 것일까? 그림 2는 정상적인 신경세포(그림 2-1)와 장애를 받은 신경세포(그림 2-2~4)를 보여주고 있다.

장애의 원인은 아직도 밝혀지지 않은 부분이 많지만 하나의 원인으로 신경에 대한 독성을 가진 약제의 직접 노출이 있다. 보통 중추신경은 뇌혈액 관문, 말초신경은 혈액신경 관문에 의해 보호되고 있어 신경이 직접 약제에 노출되는 일은 없다. 그러나 그림 1의 척수 후근 신경절 부근은 이 혈액신경 관문이 존재하지 않아서 이 부분에 있는 신경세포는 직접 약제의 노출을 받아 그림 2-2와 같이 신경세포체의 변성이 일어나 말초측뿐만 아니라 중추신경 측에도 영향을 미치는 일이 있다.[3)] 척수 후근으로부터 나온 신경은 감각신경이기 때문에 특히 감각신경이 이러한 손상

그림 2 정상 신경세포(2-1)와 장애를 받은 신경세포(2-2~4)

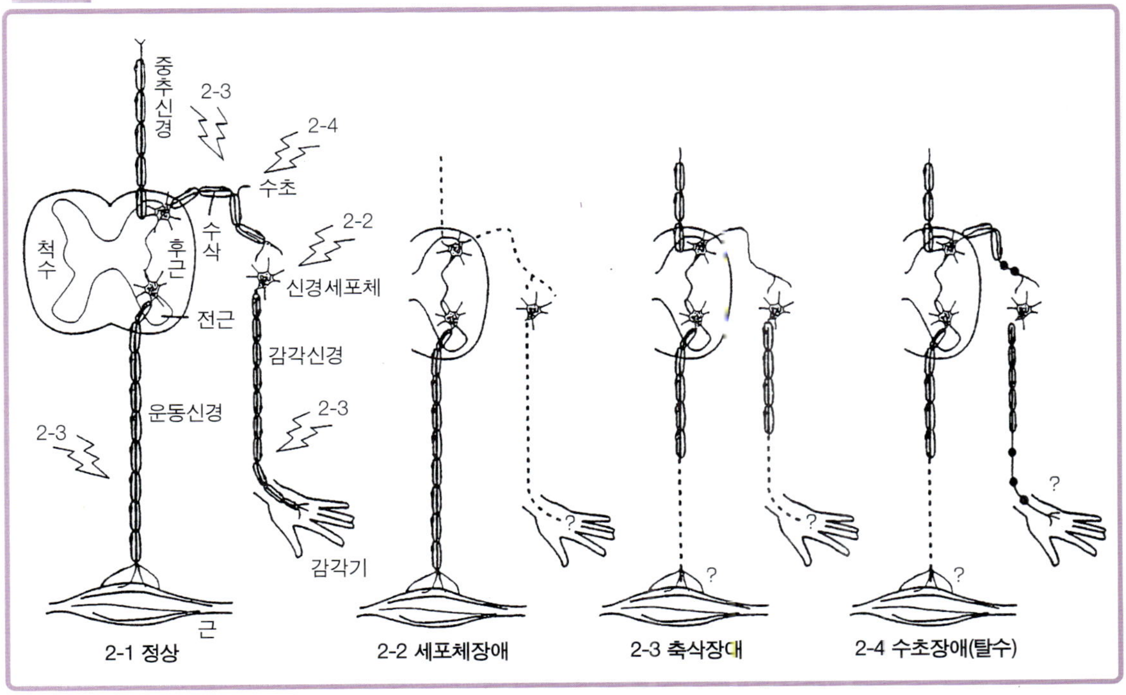

을 받기 쉬워, 세포체가 기능하지 않게 되면 재생을 하지 못해 회복은 나빠진다.

또한 신경세포의 영양 보급을 위한 물질 이동이나 대사, 미세혈관 순환에 영향을 주어 장애를 일으켜버리는 경우나 신경세포 내에서의 에너지 대사에 영향을 주는 경우도 있다.[4] 신경세포도 에너지원으로 포도당이 필요하다. 그러나 이것을 에너지로서 사용하려면 트랜스아미나아제와 조효소로서의 비타민 B군이 필요하다. 비타민 B_1이 부족하면 각기(beriberi)라고 하는 신경 증상을 주증상으로 하는 장애가 일어난다. B_{12}는 척수막을 형성하기 위한 필수품이다. 그러므로 영양이 부족하게 되면 그림 2-3에 나타낸 것과 같이 축삭의 변성이 일어난다. 약제가 일으키는 신경병증에서는 이 축삭의 변성이 가장 많은 듯하다. 변성이 세포체에까지 도달하지 않으면 말초신경의 세포는 재생이 가능하다. 또한 그림 2-4와 같이 척수막이 손상되어 축삭은 유지되지만 척수막이 없어져버리는, 탈수(脫髓)라고 하는 상황을 나타내는 경우도 있다.

자율신경의 경우, 자율신경절도 혈액신경 관문이 없어 약제에 노출되기 쉽다고 알려져 있어 신경세포와 같이 손상되어 다양한 장애가 일어나는 경우도 있다. 그러나 자율신경장애의 원인으로는 신경전달물질의 양에 영향을 미치는 약제의 투여, 즉 약리작용에 의한 장애가 일반적이다.

신경독성이 있는 약제의 총 투여량이 많아지면 발현할 가능성이 높아진다.

2. 말초신경장애로 환자가 호소하는 증상

감각성 신경병증의 경우 감각신경이 손상된다. 시각, 청각, 후각, 미각, 촉각을 오감이라고 하는데 촉각은 피부 감각을 대표하고 있으며, 그 밖에 압각, 온각, 냉각, 통각, 그리고 근육의 신축을 느끼거나 진동을 느끼는 근각이 있다.[1] 감각성 신경병증의 경우는 주로 척수에서 나오는 감각신경이 담당하는 피부 감각에 장애가 생긴다. 청각이 동시에 손상되는 경우도 있지만, 청각이나 시각, 후각, 미각을 주관하고 있는 것은 뇌신경이라고 불리며 이 이상에 대해서는 제13장을 참고하기 바란다. 그림 3에 감각성 신경병증으로 환자가 느끼는 증상을 나타냈다.

운동성 신경병증에서는 운동신경이 손상되기 때문에 그 신경이 주관하고 있는 근육이 위축해 근력의 저하나 근육 긴장성의 저하, 건반사 감퇴 등이 일어난다(그림 4).

자율신경성 신경병증에서는 이른바 자율신경 증상이라고 불리는 기립성 저혈압이나 발한의 이상, 배뇨의 이상, 빈맥이나 서맥 등이 나타난다(그림 5).

그림 3 감각성 신경병증에서 환자가 느끼는 증상

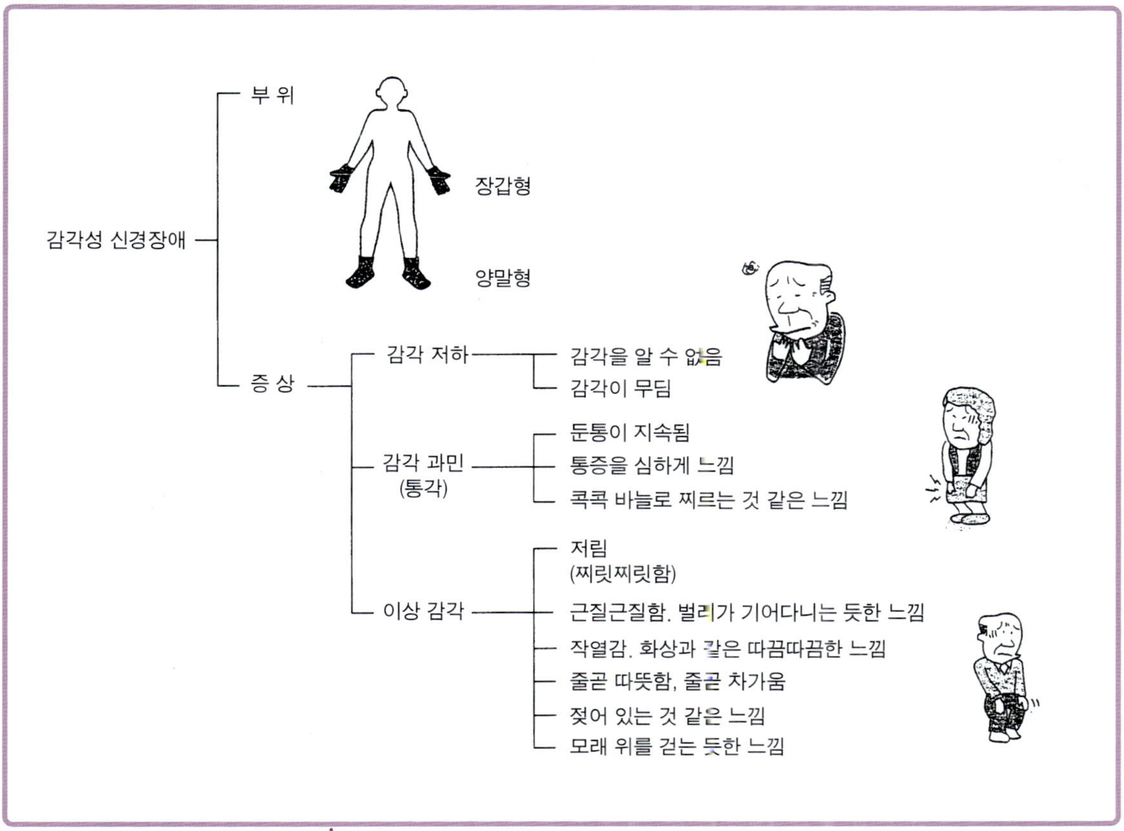

그림 4 운동성 신경병증에서 환자가 느끼는 증상

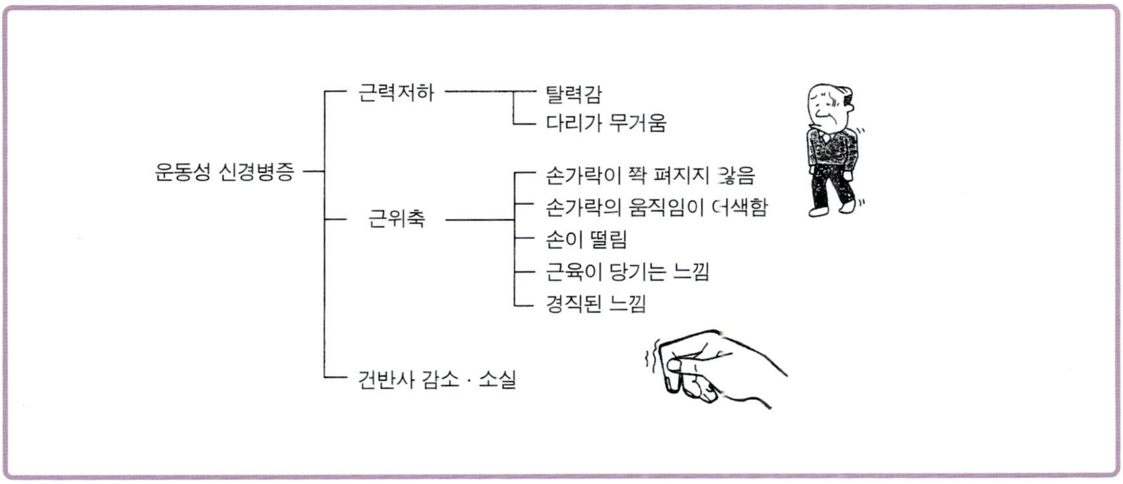

그림 5 자율신경성 신경병증에서 환자가 느끼는 증상

자율신경성 신경병증
- 기립성 저혈압
- 배뇨곤란, 요폐
- 발한 이상
- 발기부전
- 빈뇨, 서맥
- 변비, 설사

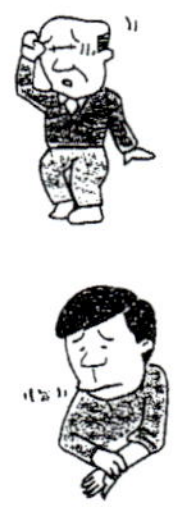

3. 말초신경장애에 중추성 신경장애가 합병했을 경우

신경독성이 있는 약제는 말초신경뿐만 아니라, 척수나 뇌의 조직도 기질적으로 손상시킬 수 있다. 예를 들어 척수가 손상되었을 경우에는 슬개건반사는 항진한다. 신경병증(neuropathy)에서는 건반사는 저하되기 때문에 양자가 동시에 출현하는 경우에는 마비나 저림은 있는데, 건반사는 서로 상쇄되어 오해받을 가능성이 있을 수 있다. 이 경우에는 중추신경장애의 유무를 다른 증상이나 검사 수단으로 진단할 필요가 있을 것이다.

말초신경장애를 일으키기 쉬운 약제

구체적인 약제에 대해서는 appendix 11-②에 정리했다.

말초신경장애를 일으키기 쉬운 약제

증례 1 스타틴(statin)제의 말초신경장애(peripheral neuropathy)[5]

35세 남성. 콜레스테롤 수치 254mg/dL이기 때문에 베자피브레이트(베자톨/Bezatol SR 200mg) 2정이 처방되고 10일 후 비뇨기계 감염증이 일어나 퀴놀론제를 투여했다. 환자는 베자피브레이트 4주간의 처방분을 복용한 후에는 내원하지 않았다. 다음 해의 검진에서도 콜레스테롤 수치가 257mg/dL였기 때문에 베자피브레이트(동량)가 재개되었지만 1개월 후에도 콜레스테롤 수치가 252mg/dL였기 때문에 프라바스타틴(메바로틴/Mevalotin)이 추가되었다. 그 후, 인두염, 편도염, 비뇨기계 감염증이 일어나 11개월 후에는 대상포진이 합병되는 등 감염증이 많이 일어났다.

복용 1년 이후는 위통이 빈발하게 되고 복용 약 2년 후에는 사지의 저림, 근력 저하, 요폐나 배뇨장애, 연하장애 등 다양한 신경병증의 증상을 나타내고, 중추신경장애(소뇌장애)를 생각하게 하는 「의족보행이며 휘청거림」의 소견도 나타났다. 수년 후인 지금도 보행곤란, 연하장애 등의 증상이 남아 있다. 스타틴제에 의한 신경병증의 증례 보고는 이미 많이 있고[6] 다수의 증례 대조연구가 실시되고 있다.[6-9] 대부분에서 유의한 관련성이 나타나고 용량 반응 관계[5, 8, 9]도 나타나고 있다. 플루바스타틴의 임상시험에서도 요폐를 일으킨 예가 보고되고 있고[10] 로바스타틴을 투여한 개에서 대뇌, 소뇌, 뇌간부, 연수 등 중추신경장애 및 신경계의 축삭변성(신경병증)이 나타내고 있다.[11]

따라서 본례는 말초신경장애(신경병증)만이 아니라 중추신경의 장애도 수반한 광범위한 신경 · 근장애, 감염증 등을 나타냈다고 생각되었다.

말초신경장애와 감별해야 할 병태

모든 말초신경질환이 감별 대상이 된다. 각 말초신경장애의 유형을 감별하는 것은 본고의 취지가 아니기 때문에 여기에서는 약물유발성 신경장애를 일반 신경장애와 어떻게 구별하는지 그 원칙에 대해 다루어보고자 한다.

기본은 어떤 약제를 사용하기 전의 증상이 약제 사용 후의 증상에 비해 새롭게 출현한 증상이 있는 경우에 약물유발성의 신경병증을 의심해야 하는 것이다. 신경장애를 일으키는 것이 보고되어 동물 실험에서도 확인되고 역학 조사나 임상시험으로 유의의 관계(가능하면 복수)도 있으며, 용량 반응 관계 등 강력한 관련이 있어 발생 기전에 대해 설명이 가능해 약제로 인하여 신경장애를 일으킬 수 있는 것임이 밝혀진 경우에는 상당한 인과관계가 있다고 생각해도 좋을 것이다.

단, 아나필락시스 쇼크 등과 달리 일반적으로 신경병증 등의 신경장애는 장기간 약을 사용한 후에 처음 출현하기 때문에 증상의 변화를 알아차리기 어려워 진단에

곤란을 겪는 것이 적지 않다. 특별히 신경이 쓰이는 것은 개의 실험으로, 신경 증상이 출현지 않았던 개의 2/3에서 형태학적인 이상이 나타났다는 점이다.

키노포름제에 의한 스몬병(SMON)의 예도 그랬지만 스타틴제 등 콜레스테롤 저하제에 의한 신경병증, 신경장애가 21세기의 스몬병이 되지 않도록 관찰이 필요할 것으로 생각한다.

말초신경장애의 치료

이러한 장애는 발생에도 시간이 걸리고 회복에도 시간이 걸린다. 신경세포체가 살아남아 있으면 재생하므로 약제의 중지에 의해 증상은 차도를 보이지만 멈추자마자 신경세포가 재생한다고는 할 수 없다. 손상 받은 신경세포가 붕괴해 회복기에 접어들 때까지는 오히려 증상이 악화되는 경우도 있다. 또한 신경세포의 재생이 불완전하거나 재생하지 않는 경우도 있다.

키노포름(chinoform)에 의한 신경장애(스몬병)가 유명하다. 항암제가 원인인 경우에는 용량을 줄이거나 불투여 기간을 늘이거나 주사 시간을 늘이는 등의 방법을 사용하고 있다.[12]

참고문헌

1) 堺章：神経，目で見るからだのメカニズム，pp138-141．医学書院，1996.
2) 高倉高明，他：薬剤性感覚障害，薬物が起こす神経障害，pp96-111．メジカルビュー社，1997.
3) Weimer LH : Medication-induced peripheral neuropathy, Curr Neurol Neurosci Rep, 3 : 86-92, 2003.
4) 藤田敏郎，他：末梢神経障害，薬物障害ガイド，pp210-211．南山堂，1999.
5) 浜六郎：下げたら，あかん！ コレステロールと血圧，日本評論社，2004.
6) de Langen JJ, et al: HMG-CoA-reductase inhibitors and neuropathy: reports to the Netherlands Pharmaco-vigilance Centre, Neth J Med, 64(9) : 334-338, 2006.
7) Gaist D, et al: Are users of lipid-lowering drugs at increased risk of peripheral neuropathy? Eur J Clin Pharmacol, 56 (12) : 931-933, 2001.
8) Gaist D, et al: Statins and risk of polyneuropathy: a case-control study, Neurology, 58(9) : 1333-1337, 2002.
9) Corrao G, et al: Lipid lowering drugs prescription and the risk of peripheral neuropathy: an exploratory case-control study using automated databases, J Epidemiol Community Health, 58 (12) : 1047-1051, 2004.
10) Rindone JP, et al: A comparison of fluvastatin 40 mg every other day versus 20 mg every day in patients with hypercholesterolemia, Pharmacotherapy, 18(4) : 836-839, 1998.
11) Berry PH, et al: Brain and optic system pathology in hypocholesterolemic dogs treated with a competitive inhibitor of 3-hydroxy-3-methylglutaryl coenzyme A reductase, Am J Pathol, 132(3) : 427-443, 1988.
12) Verstappen CC, et al : Neurotoxic complications of chemotherapy in patients with cancer, Drugs, 63 : 1549-1563, 2003.

기타 신경장애

부작용의 원인과 환자가 호소하는 증상

그 밖의 신경장애로는 경련, 뇌병증, 뇌혈관장애, 무균성 수막염 등을 들 수 있다. 경련을 일으키는 약제로는 항정신병제, 항생물질, 아스피린이나 테오필린이 잘 알려져 있다. 항정신병제의 경련 유발 기전은 명확하게 알려져 있지 않지만, 하나의 기전으로는 도파민, 히스타민, 노르아드레날린, 세로토닌 수용체에의 영향 및 그에 따른 뇌내 모노아민량에의 영향에 의한다고 생각되고 있다.[1] 또한 이러한 약제는 신경조직으로 생합성 · 대사되는 스테로이드 호르몬인 뉴로스테로이드(디히드로에피안드로스테론, 프레그네놀론, 프로게스테론, 알로프레그나놀론 등)의 조정을 하고 있다. 뉴로스테로이드는 GABA 수용체에 영향을 주어 항불안 · 항경련 · 진정등의 작용을 나타내는 것이 알려져 있어[1] 항정신병제의 투여에 의해 뉴로스테로이드의 양이 변화하여 경련이 일어나기 쉬워질 가능성이 있다. 특히 플루옥세틴(fluoxetine) 등 새로운 항울제는 뉴로스테로이드에 대한 작용이 나타나고 있다. 경련을 일으키기 쉬운 항정신병제로는 설토프리드, 클로카프라민, 페르페나진, 치미페론, 항울제로는 조테핀, 독세핀, 미안세린, 로페프라민, 트라조돈 등이 있다.[2]

항생제나 퀴놀론제에 의한 경련은 GABA 수용체나 벤조디아제핀수용체의 저해에 의해 일어난다.[3] 아이소니아지드에 의한 경련은 아이소니아지드가 GABA를 합성하기 위해서 필요한 pyridoxal-5-phosphate에 결합하기 때문이라고 생각되고 있다. 아스피린에 의한 경련은 살칠산에 의해 뇌의 포도당(glucose)이 고갈되기 때문으로 생각되고 있다.[4] 테오필린은 중독에 의해 일어난다. 일본에서는 통상의 혈중농도로 일어나는 경우가 있다고 보고되고 있지만 항히스타민제 등 경련을 일으키기 쉬운 약제가 병용되고 있거나 저혈당을 수반하고 있는 예가 적지는 않다. 또한 뇌내의 아데노신 수용체 차단에 의해서 일어나기도 한다.[5] 모든 경우에 위험인자로는 중추신경계에 장애가 있는 경우, 고령자나 신생아, 신장기능이나 간기능이 나쁜 경우, 전해질 이상이 있는 경우 등을 들 수 있다. 또한 혈중농도가 상승하기 쉬운 조건, 예를 들어, 과량, 상호작용 등도 원인이 될 수 있기 때문에 주의가 필요하다.

의약품의 부작용에 의한 뇌병증으로는 뇌의 기질적 변화를 수반하는 백질뇌병증(leukoencephalopathy), 이른바 대사성 뇌병증으로 분류되는 베르니케 뇌병증, 라이증후군 등이 있다.[6] 백질뇌병증은 경증인 경우는 가역적이어 원인 약제의 투여 중지에 의해 회복하지만 중증예에서는 불가역적 변성을 일으켜 의식장애, 정신 증상, 운동장애를 주증상으로 하는 다채로운 신경 증상이 출현한다. 후유증을 남겨 직접적인 사인이 될 수도 있다.[6] 베르니케 뇌병증은 일반적인 부작용이 아니고 장기간에 걸쳐 비타민 B_1의 투여를 실시하지 않고 당류 수액을 투여했을 경우에 일어난다. 라이증후군은 인플루엔자나 수포의 해열에 아스피린 또는 다른 비스테로이드 항염증제를 이용했을 때 일어나는 부작용으로 격렬한 구토, 의식장애, 경련 등 다양한 증상이 일어나며 사망률이 높은 질환이다.[7] 일본에서 보고가 많은 이른바 인플루엔자뇌병증 중 사망에 이르는 중증예는 비스테로이드 항염증제와의 관련이 있다고 생각된다.[8]

약물유발성 뇌혈관장애는 빈도가 높은 것은 아니지만 최근 감기약에 들어 있던 페닐프로판올아민(phenylpropanolamine, PPA)에 의한 뇌출혈이 화제가 되었다. PPA의 사용은 중지되어 슈도에페드린(pseudoephedrine)이 사용되게 되었지만 주의는 필요하다고 생각된다. 그 밖에 응고에 영향을 미치는 약제, 와파린이나 헤파린, 아스피린에 의한 출혈, 경구 피임약이나 리스페리돈에 의한 뇌경색에도 주의가 필요하다.[9]

약제에 의한 무균성 수막염은 조영제 등의 이물 주입에 의한 경우도 있지만 대부분은 경구나 정맥내 투여에 의한 약물의 알레르기에 의해 발현한다. NSAIDs, 예를 들어 이부프로펜에 의한 보고는 많이 주의가 필요하다. 증상으로는 발열, 두통, 구토, 빛이나 소리에 대한 과민, 의식장애 등이 일어난다.

Oseltamivir(타미플루/Tamiflu)에 의해 경련이 발생하는 일이 있지만 이 경우는 호흡억제를 통해 저산소혈증이 되어 일어나는 경련이라고 생각된다(타미플루에 의한 부작용에 대해서는 제7장 폐장애 및 제12장 정신장애도 참조).

이밖에 심원성의 실신을 반복하는 애덤스-스토크스증후군(Adams-Stokes syndrome)에서는 심장 정지 시간의 길이에 따라 경련을 일으키는 일이 있지만 간과되는 경우가 많다.

부작용을 일으키기 쉬운 약제와 치료

다른 중추신경장애를 일으키는 약제에 대해서는 appendix 11-③에 정리했다.

치료는 중지, 감량이 원칙이나 중독에 의한 경련의 경우는 투석 등 약제에 따라 처치가 달라진다.

참고문헌

1) Torta R, Monaco F : Atypical antipsychotics and serotoninergic antidepressants in patients with epilepsy : pharmacodynamic considerations, Epilepsia, 43(S2) : 8-13, 2002.

2) 稲田俊也, 笹田和見, 抗精神薬の薬効比較 P1, p50, 162, じほう, 2006.

3) James E Tisdale : Drug-Induced Diseases, American Society of Health-System Pharmacist (Maryland), p111, 2005.

4) Zaccara G, Muscans GC, Messori A : Clinical features, pathogenisis and management of drug-induced seizures. Drug Safety, 5 : 109-151, 1990.

5) 吉田武美, 竹内幸一 : 医薬品の安全性学, p 177, 廣川書店, 2006.

6) 高橋隆一編集 : 薬の副作用チェックマニュアル第2版, 8. 精神・神経障害 D. 白質脳症, pp290-295, 中外医学社, 1998.

7) 荒木清ら : 病気の話 ライ症候群, 検査と技術, 15(2) : 122-127, 1987.

8) 浜六郎 : かぜインフルエンザ脳症死亡例の原因は大部分 NSAIDs, TIP「正しい治療と薬の情報」20(12) : 147-151, 2005.

9) James E Tisdale : Drug-Induced Diseases, American Society of Health-System Pharmacist, p129, 2005.

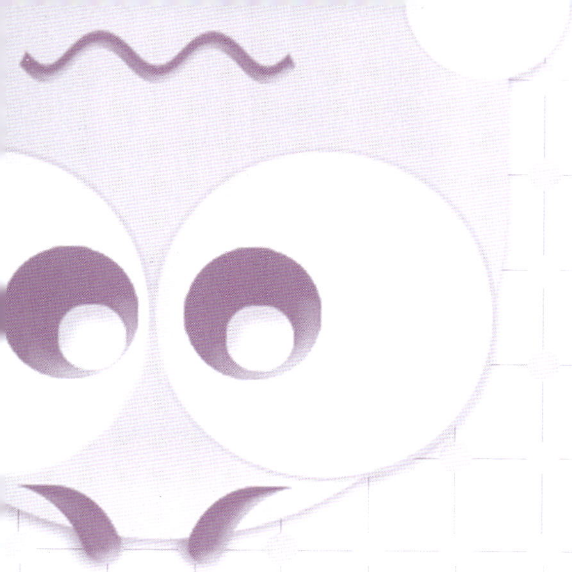

CHAPTER 12

정신장애

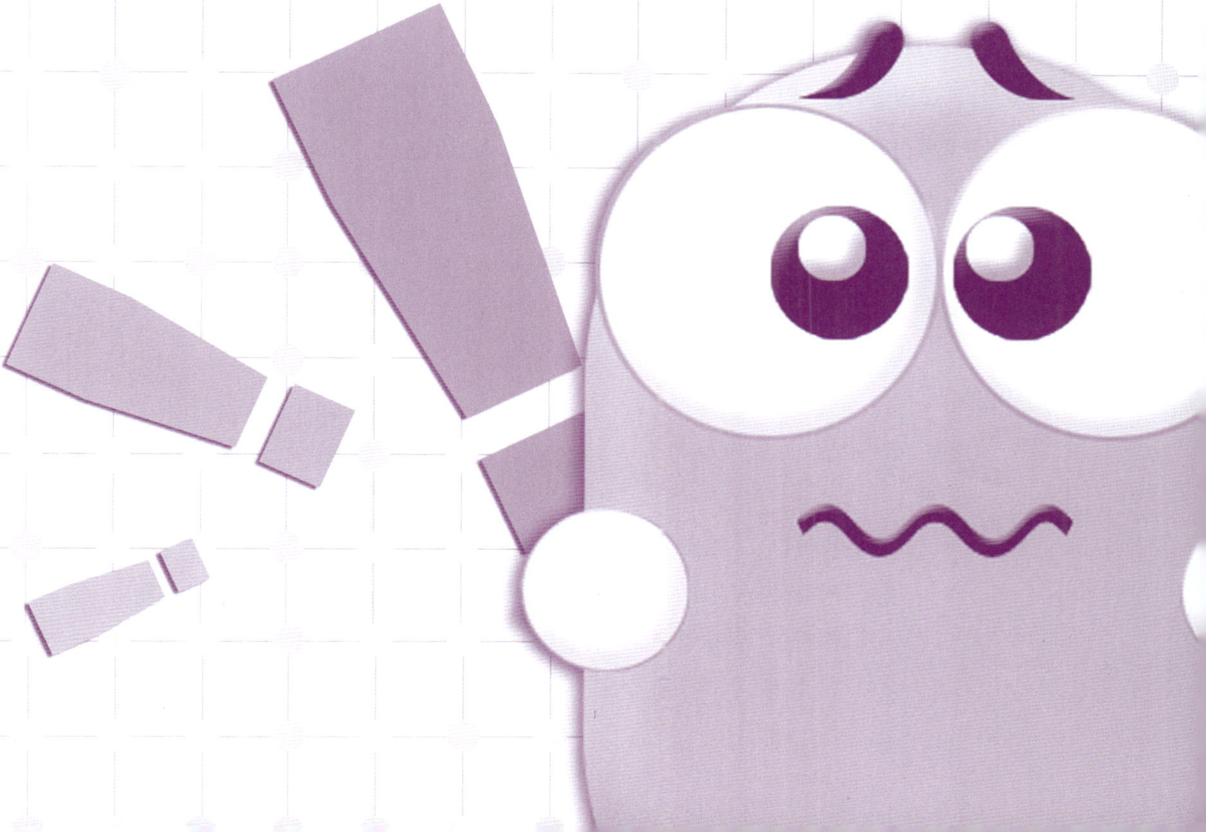

정신장애

환자의 호소를 들어보자 !

「우울하다」「초조하고 안정되지 않는다」
「걱정이 많다」「알 수 없는 말을 한다」

P 약 좀 부탁드립니다.

D 남편분은 어떠십니까?

P 위궤양은 좋아지고 있는 것 같은데 **우울해 하고** 자신의 몸에 자신이 없고 뭘 해도 **초조해 하고 안정이 되지 않아요**. 게다가 아무것도 아닌 것을 **걱정하거나** 가끔 **알 수 없는 말을 하고** 비정상적인 것 같다고 다들 그래요.

D 그렇습니까? 언제부터입니까?

P 퇴원하기 전부터 뭔가 이상하다고 생각하고 있었는데 1개월 정도 지나서인가 점점 심해져서 요즘 특히 심해요.

부작용

「우울하다」「초조하고 안정되지 않는다」「걱정한다」「알 수 없는 말을 한다」. 이것을 의학용어로 표현하면「우울 상태」「초조」「불안」「섬망」이다.

이 환자는 위궤양으로 입원해, 퇴원 후 파모티딘(Pamotidine) 40mg/일을 복용 중이다. 복용 후 한 달 정도 지나 위와 같은 증상을 호소하였다.

약의 복용으로 기분이나, 감정이 영향을 받는 경우가 종종 있다. 따라서 이 경우는 약물에 의한 정신장애로 생각할 수 있으며 아래에서 좀 더 자세히 살펴보자.

정신장애의 종류와 원인

약제가 정신장애(mental disorder)를 일으키기 위해서는 우선 뇌내로 약제 또는 대사물이 이행해야 한다. 정신장애를 일으키기 쉬운 약제측의 요인으로는 혈액뇌관문을 통과하기 쉬운 지용성의 단백 결합율이 낮은 약제인 경우가 있으며 적용상의 요인으로는 잘못해 다량으로 복용했다든지 의도적으로 대량으로 복용한 경우나 알코올 등의 상승 작용이 일어날 수 있는 것을 같이 섭취하는 경우 등을 들 수 있다. 또한 환자측의 요인으로 혈중농도가 높아지는 상황, 예를 들어 신장기능이나 간기능의 악화나 뇌혈관장애 등으로 혈액뇌관문에 어떠한 장애를 일으킬 수 있는 기저 질환, 또한 정신질환의 기왕력이나 환경 등도 영향을 준다.

그럼 어떻게 해서 정신장애가 일어나는 것일까?

뇌는 다양한 물질을 신경전달물질로 이용해 정보를 전달하며 이를 통해 사고나 감정, 기억, 운동제어 등의 기능을 한다. 예를 들어, 불안에는 γ-아미노산(GABA), 노르에피네프린, 세로토닌이, 우울 상태에는 세르토닌, 노르에피네프린 I 도파민이 주로 관여하고 있다고 생각되고 있다.

즉 신경자극제나 차단제, 각종호르몬제, 마약, 항정신병제나 인터페론 등의 신경전달물질의 양이나 그 수용체(receptor), 통로(channel), 전달체(transporter) 등에 어떠한 영향을 줄 수 있는 약제는 많든 적든 다양한 정신 증상을 일으킬 가능성이 있다.

또한 코르사코프 정신병(비타민 B_1 결핍의 후유증)이나 과당(fructose)에 의한 뇌장애에서 인지장애 증상이 나타나는데 이것은 약제(또는 결핍증) 때문에 뇌에 기질적인 손상이 생겼기 때문이라고 생각된다.

환자가 호소하는 증상과 이를 야기하기 쉬운 약제

주요 정신장애에 대해 환자가 호소하는 증상과 이런 증상을 일으키기 쉬운 약제에 대해 알아보자.

1. 기분의 고양 또는 불안정

기분의 고양이나 불안정의 예로는 조증 상태나 불안, 초조감 등을 들 수 있다.

조증 상태인 환자의 증상으로는 특별히 이유가 있는 것도 아닌데 흥분함, 말이 많아짐, 비정상적인 양기, 생각이 꼬리에 꼬리를 물고 이어지는 것 등이 있다. 그러나 그것이 지나면 분노, 기분이 좋지 않음, 신경과민, 그리고 초조해 하거나 불안해 하는 상태가 나타날 수 있다.[1] 초조나 불안이 나타나면 정신적인 증상뿐만이 아니라 자율신경 증상이 동반된다. 극도로 긴장하고 있는 상태를 상상해보라. 심장이 두근거리고 헐떡거리며 목이 마르고 손에 땀을 쥐는 것 같은 느낌이 있거나 불면이 생길 수도 있다.

조증 상태는 갑상선기능항진증이나 쿠싱증후군, 전신홍반루푸스 등에서도 나타난다.[2] 즉, 부작용으로 갑상선기능장애나 부신기능장애 등을 일으키는 약제에 의해서도 조증 상태가 생길 수 있다.

조증 상태를 일으키기 쉬운 약제로는 부신피질호르몬제, 갑상선호르몬제, 그리고 중추신경 자극작용이 있는 마약, 각성제(메탐페타민/methamphetamine) 등이 유명하다. 한편, 흥분이나 불안을 일으키는 것으로 잘 알려진 약제로 교감신경 자극작용이 있는 약제, 즉, β자극제, 테오필린 등의 크산틴 유도체, 염산 에페드린 등을 들 수 있다. 테오필린을 복용하고 있는 환자가 커피를 너무 많이 마시거나 초콜릿을 너무 많이 먹었을 때 초조해지는 경우가 있는데 이것은 커피나 초콜릿 속의 카페인과의 상승작용에 의한 것이라고 생각된다.

항정신병제의 페노티아진계나 부티로페논계, 최근의 리스페리돈 등의 새로운 항정신병제는 다른 장에서 말한 추체외로장애의 정좌불능증(akathisia)을 일으키기 쉽다고 알려져 있다. 정좌불능증은 초조감, 불안, 흥분, 자율신경 증상 등을 일으키기 때문에 정신분열증이 악화된 것으로 오인되어 항정신병제가 증량되기도 한다.

2. 기분, 의욕, 행동의 저하

기분, 의욕, 행동의 저하는 우울증 환자에서 흔히 볼 수 있으며 우울 증상으로 표정이 부족함, 작은 목소리, 이야기가 단조로움, 슬픔, 비관, 의욕의 감퇴, 일의 정체, 사고력 감퇴, 나아가서는 식욕부진, 성욕부진, 불면, 체중감소, 자살염려, 자살기도 등이 나타날 수 있다.[3] 또한 불안이나 초조, 망상 등이 동시에 일어나기도 한다.

우울 상태를 일으키는 약제로는 레세르핀, 교감신경차단제, 부신피질스테로이드제, 인터페론 제제, H_2 차단제 등이 잘 알려져 있다.[3] 각성제나 에페드린계 약제의 이탈 증상으로서도 생긴다. 부신피질스테로이드제로 인한 우울 증상은 약 복용 후 10~60일 정도에 나타난다고 여겨져 지고 있다.[4, 5] 부신피질스테로이드의 사용은 우울 증상의 발생을 3.1배 높인다는 보고가 있다.[6] 또한 환자의 성격이나 기저질환 외에도 약물투여량과도 관련이 있어[7] 80mg/일 이상 복용 시 증상 발생 위험이 높다고 알려져 있다.[6] 우울 상태뿐만이 아니라, 조증 상태, 섬망 등도 일어나는 일이 있어 스테로이드제는 모든 타입의 정신 증상을 시기와 경중을 불문하고 일으킬 수 있다고 생각되고 있다.

인터페론에 의한 정신 증상은 10%[4]에서 20~30%[8]로 다양하게 보고되고 있다. 그 중에서도 우울 상태가 많아 60%를 차지한다고 알려져 있다.[8] 주 3회 리바비린과의 병용 시 새롭게 16%의 우울증이 발생하는데 그 중 4~6%는 자살 염려가 있었다고 한다.[9]

편두통 치료제인 트립탄계의 약제에서도 우울증이 생긴다.[10] 그밖에 GnRH에서도 우울 증상이 고빈도로 일어나는 것이 알려져 있다.[8] 타목시펜에서는 우울증의 기왕이 있는 사람에서 더욱 발병율이 높다고 밝혀졌다.[11]

최근에 항우울제에 의한 자살 관련 보고들이 주목을 받고 있다. SSRI, 특히 파록세틴에 의한 자살사고, 자살기도 횟수가 여러 랜덤화비교시험의 메타 분석을 했을 때 대조군의 2배 이상으로 나왔으며, 특히 18세 미만의 미성년과 소아에서 높았다. Odd비는 2.77(95% 신뢰구간 1.03~7.41)이었다.[12] 18~24세의 청년도 고위험인 것이 판명되었다.

3. 정신병형 증상과 의식장애

정신병형 증상에는 환각이나 망상, 섬망, 착란 등이 포함된다.

환각(hallucination)이란 실제로 존재하지 않는 것을 시각, 청각, 촉각, 미각 등의 감각 기관으로 감지하는 것을 말한다. 망상(delusion)은 사고 내용의 이상을 말한다. 사실이 아닌 것을 확신해 주위에서 설득해도 납득하지 않는 경우이다. 섬망(delirium)이란 이 환각 또는 망상에 의식장애(인지장애)나 이상 행동이 갑자기 일어나는 경우를 말한다(인지증은 이러한 증상이 연단위로 다소의 변동을 하면서 진행하는 경우를 말한다). 고령자에게서 발병률이 높은 것은 연령 증가와 함께 인지증의 전 단계가 진행되고 있기 때문에 약제 등의 영향으로 섬망을 일으키기 쉬워지기 때문이라고 생각되며 고령 입원 환자의 22~38%에서 섬망이 나타난다는 보고도 있다.[13] DSM-IV에서는 섬망은 인지장애로 분류되어 인지증과 같은 장에서 다루어지고 있다. 구체적으로는 야간의 불면이나 불온 행동, 낮의 경면, 환각, 환청 등 여러 가지가 복합되어 발생한다. 특히 저녁부터 야간에 출현하는 경우가 많아 가족에게 큰 충격을 준다. 착란(confusion)은 정신의 통일이 부족한 혼란 상태를 말하는데 대체로 의식장애도 함께 일어난다. 언동이 지리멸렬하거나 지남력장애, 즉 자신이 어디에 있는지 등을 파악할 수 없다고 하는 것 같은 상태이다.

섬망 등을 일으키기 쉬운 약제로는 항파킨슨제, 항우울제, 항정신병제, 수면제, 항조제, H_2 차단제, 디지탈리스 제제 등이 알려져 있다.[14] 항생제인 카르바페넴제나 다량의 페니실린제도 원인물질이 될 수 있다.

최근에 Oseltamivir(타미플루/Tamiflu)를 복용한 뒤 2~3시간 안에 이상 행동 후 사고사한 중학생과 고등학생이 있었다.[15] 그 후 2005년 8월~2006년 7월의 1년간 FDA가 파악한 예로서 일본 95명을 비롯하여 103명의 정신신경계 이상이 보고되고 있다. 자살이나 자살 염려도 보고되어 FDA는 이런 증상이 인플루엔자만으로는 설명이 되지 않는 점, 많은 의사가 관련을 지적하고 있는 점 등을 이유로 타미플루와의 관련은 부정할 수 없다고 생각해 경고를 했다. 또한 후생노동성 연구반의 보고서를 적절히 분석해보면 이상 언동이 미사용에 비해 많으며 특히 발열 첫 날 낮이 위험하다고 하는 것이 확인되었다.[18, 19]

최근에는 항우울제인 세로토닌재흡수저해제(SSRI)의 보급에 의해 그 부작용인 세로토닌증후군이 주목을 받고 있다. 세로토닌증후군(serotonin syndrome)은 뇌 내의 시냅스 틈(간격)에 있어서의 세로토닌 농도가 높아져서 발병한다고 생각되고 있다. 세로토닌증후군의 진단 기준은 다음의 3항목이 나타나고, 다른 병인(감염, 대사질환, 남용, 이탈 증상) 등이 제외되어야 하며, 다른 항정신병제가 투여되거나 증량되지 않았을 경우이다.[20]

증상: 정신 상태의 변화(착란, 조증), 초조, 간대성 근경련, 반사항진, 발한, 오한, 진전, 설사, 협조운동장애, 발열

일반적으로는 약물 복용을 중지하면 24시간 이내에 회복하지만 40°C 이상의 고열이 있는 경우는 위험할 수 있어 주의가 필요하다. 세로토닌 수용체길항제(시프로헵타딘/Cyproheptadine)가 유효하다고 되어 있다.

신경차단제긴장증(catatonia)과 정신분열증 그 자체에 의한 긴장증(catatonia)의 감별이 곤란한 것처럼, SSRI의 부작용, 세로토닌증후군, 우울증의 중증화, 그리고 SSRI의 이탈 증상과의 감별 역시 간단하지 않다.[12]

대처 방법은 우선 SSRI의 증량에 의한 세로토닌 증후군과 그 악화가 가장 문제가 될 수 있어 우선 감량에 의해 증상이 경감하는지를 확인하는 것이 첫 번째이다.

4. 지적 정신 기능의 장애

지적 정신 기능의 장애에는 인지증의 대표적인 증상인 지적 능력의 저하가 포함된다. 인지증은 인지, 기억, 판단, 언어, 감정, 성격 등의 정신 기능이 감퇴 또는 소실하는 것에 의해 일상생활이나 사회생활을 영위할 수 없게 된 상태를 말한다.[21] 앞에 말한 섬망과 다른 점은 섬망이 수시간~수일에 생기는 데 비해 인지증은 서서히 진행된다는 것이다. 이러한 상태는 뇌에 어떠한 기질적인 장애가 나타나고 있는 경우가 많다. 예를 들어, 항암제에 의한 뇌의 위축이나 백질뇌병증 등이다. 또한 최근 인터페론에 의한 건망증이나 인지증 발생 보고가 증가 하고 있으나 이는 원래 뇌에 기질장애가 있는 사람에 있어 더 잘 나타난다.[22]인터페론 투여 시 뇌파에서 서파가 나타나고[23] 기질장애 부위의 혈류저하가 나타난다는 것도 보고되고 있다.[24] 이는 인터페론의 중추신경계에의 직접작용 외에 싸이토카인 네트워크나 신경 내분비계를 통한 영향 때문이라고 생각되고 있다.[25]

5. 다수의 약제가 다채로운 정신장애를 일으킨다

정신장애를 유발하기 쉬운 약제는 많이 있다. 많은 약제가 신경계 또는 신경전달물질에 영향을 줌으로써 그 효과를 발휘하는 것이서 당연히 예측할 수 있을 것이다. 또 약효는 직접 신경계에의 영향을 겨냥하지 않다도, 기본적인 약리학적 성질이 신경계에의 작용이 있는 약제도 많기 때문이다.

발생하는 정신장애의 종류도 매우 다채롭다. 하나의 약제가 단독의 정신장애만 유발하는 것이 아니라 하나의 약제에서도 그 용량이나 사용 기간, 기초질환 등에 의해 매우 다양한 증세를 나타낼 수 있다.

이러한 일을 충분히 이해하지 않고 「그런 일은 일어날 리가 없다」 등이라고 생각하고 있으면 원인을 알 수 없어 대증요법으로 끝내게 되고, 증상을 억제하기 위해서 사용한 약제에 의해 또 다른 부작용이 생긴 결과, 증상이 복잡하게 되어 처음의 원인을 찾지 못할 수도 있다.

예를 들어, 가벼운 파킨슨증에 대해서 항파킨슨제가 사용되었을 경우 섬망이 생길 수 있는 경우가 있지만 초기에 알고 감량하면 기본적으로는 완화된다. 그런데 이 증상을 부작용에 의한 것이라고 인식하지 않고, 신경차단제(항정신병제)를 사용하면 파킨슨증이 악화된다. 여기서 항파킨슨제가 증량되면 섬망이 더 악화된다. 이것이 반복되어 사용 약제가 증량되면 악성 증후군으로 악화되고, 치명적인 부정맥을 일으켜 돌연사하는 경우도 있다.

심부전이나 천식으로 저산소혈증이 있는 경우에도 섬망이 생기기 쉽다. 이 때에는 심근의 운동 역치가 감소되어 있어서 치명적인 부정맥이 발생하기 쉽다. 이러한 환자에게 조심성 없이 신경차단제를 주사하면 돌연사의 우려도 있다.

정신장애를 일으키기 쉬운 약제

정신장애를 일으키기 쉬운 약제를 appendix 12에 정리했다.

정신장애 부작용 증례

증례 1 Oseltamivir에 의한 이상 행동[19)]

14세 남성. 전날부터 발열이 있었지만 약제는 복용하지 않고 그대로 잤더니 이튿날 아침 39°C였다. 오전 중에는 자고 있어 점심에 진찰. 신속검사로 인플루엔자 A라고 진단되어 귀가했지만 식욕이 없어 점심식사는 하지 않고 약제도 복용하지 않았으며 자는 도중 땀을 많이 흘려 옷을 두 차례 갈아입었다고 한다. 오후 4시경 체온을 측정했더니 37.5°C로 열이 내리고 있었다. 가볍게 점심식사를 하고 Oseltamivir(타미플루)의 첫 회분을 1캡슐만 복용하고 그 밖에 약제는 전혀 병용하지 않았다. 복용 1.5시간 후에 자신의 침대에 자러 갔고 30분 후 무렵에 모친이 보러 갔더니 침대에 없었다. 아파트 현관에서 밖으로 나가보니 뭔가 소란스럽게 사람이 모여 있어 내려다보니 아이가 떨어져 있었다. 추락으로 인해 우폐혈기흉, 골반골절 등이 있어 출혈성 쇼크로 5시간 후에 사망하였다. 친구도 많아 복용 전에는 전혀 정신적인 이상이 없었기 때문에 Oseltamivir에 의한 전형적인 이상 행동으로 인한 사고사라고 생각된다.

증례 2 H_2 차단제에 의한 섬망[26)]

66세 여성. 33세부터 당뇨병이 있어 인슐린으로 조절 중이었지만 급성 심근경색(하벽)이 발병해 ICU 및 CCU에 입원했다가 호전되어 일반 병동으로 옮겼으며, 며칠 후부터 파모티딘(가스타) 30mg/일을 복용하기 시작하였다. ICU나 CCU 입원 중에는 섬망이 없었고 CCU에서 일반 병동으로 옮긴 후 신체적으로는 증상이 호전되는 중이었으나 점점 응답이 둔하고 언동이 서서히 악화되었다고 한다. 약 6개월 후에 퇴원했지만 퇴원 후에도 의치를 하지 않고 식사를 하거나 인형에게 말을 걸거나 과식한다고 주의를 주면 「싫어」라고 하며 떨어지지 않는 등 유치한 언동이 점점 심해져 신경질적으로 되었다고 확인되었다. 위 · 십이지장궤양은 없어서 파모티딘에 의한 섬망이 강하게 의심되어 복용을 중지했고 심부전이 있어 치료를 병행하였다. 1주일 정도 뒤 증상이 호전되었으나 과식 등의 문제가 있어 당뇨 재조절도 겸해 입원했다. 입원 후 1주일 정도 사이에 이전의 일도 점점 생각해 낼 수가 있게 되었다. 파모티딘을 중지한 후 환자의 지남력, 기억력이 다시 좋아졌다는 것이다. 그 후 약 1개월 정도의 동안에 가족이 「심근경색으로 입원하기 이전의 정신 상태로 90% 정도 회복한 것으로 생각한다」라고 할 정도로 회복되었다. 전형적인 H_2 차단제에 의한 「섬망」의 예로 볼 수 있는 환자였다.

◉ 참고문헌

1) 高橋隆一・編：薬の副作用チェックマニュアル；精神障害—感情欲動の異常，pp264-273. 中外医学社，1998.
2) 藤田敏郎・監：薬物障害ガイド；気分高揚，pp242-243. 南山堂，1999.
3) 仙波純一・訳：精神薬理学エッセンシャルズ；抗不安薬と鎮静，催眠薬，pp175. メディカルサイエンスインターナショナル，1999.
4) 藤田敏郎・監：薬物障害ガイド；抑うつ，pp228-229. 南山堂，1999.
5) Kershner P, et al : Psychiatric side effects of steroid therapy, Psychosomatics, 30 : 135-139, 1989.
6) Patten SB, et al : Self-reported depressive symptoms in association with medication exposures among medical inpatients : A cross-sectional study, Can J Psychiatry, 40 : 264-269, 1995.
7) Alpert E, et al : Steroid withdrawal psychosis in a patient with closed head injury, Arch Phys Med Rehabil, 67 : 766, 1986.
8) Warnock JK, et al : Depressive mood symptoms associated with ovarian suppression, Fertility and Sterility, 74 : 984-986, 2000.
9) Schaefer M, et al : Adherence and mental side effects during hepatitis C treatment with interferon alfa a ribavirin in psychiatric risk groups, Hepatology, 34 : 443-451, 2003.
10) Millson D, et al : Are triptans with enhanced lipophilicity used for the acute treatment of migraine associated with an increased consulting rate for depressive illness?, Cephalalgia, 20 : 732-737, 2000.
11) Day R, et al : Tamoxifen and depression : more evidence from the national surgical adjuvant breast and bowel project's breast cancer prevention(P-1)randomized study, J Nat Can Inst, 93 : 1615-1623, 2001.
12) オーストラリア治療ガイドライン委員会著，医薬ビジランスセンター，医薬品・治療研究会訳：向精神薬治療ガイドライン，医薬ビジランスセンター発行，2003.
13) Carter Gl, et al : Drug-induced delirium ; incidence, management, and prementation, Drug Saf, 15 : 291-301, 1996.
14) 藤田敏郎・監修：薬物障害ガイド；幻覚，pp234-235. 南山堂，1999
15) 浜六郎：リン酸オセルタミビル（タミフル）と突然死，異常行動死との関連に関する考察，第37回日本小児感染症学会発表ポスター，2005.11.12 http://www.npojip.org/sokuho/no59-1.html
16) 浜六郎：FDA は異常行動とタミフルとの関連を実質的に認め警告，TIP「正しい治療と薬の情報」，21(11)：108-110, 2006.
17) Food and Drug Administration : Center for Drug Evaluation and Research, Tamiflu AE Review 2006 (Memorandum), 2006.
http://www.fda.gov/ohrms/dockets/ac/06/briefing/2006-4254b_09_01_Tamiflu%20AE%20Review%202006%20Redacted_D060309_092.pdf

18) 浜六郎：タミフルは初日昼（初回服用後）に異常言動を起こす（その１）：厚労省研究班報告書と FDA 報告を正しく読めば因果関係は明瞭，TIP「正しい治療と薬の情報」，21⑾：110–116，2006
19) 厚生労働科学研究費補助金平成17年度分担研究報告書，「インフルエンザに伴う随伴症状の発現状況に関する調査研究」（主任研究者：横田俊平横浜市立大学教授）http://www.mhlw.go.jp/topics/2006/10/dl/tp1020-2.pdf
20) 佐藤聡，他：薬局，51：865–872，2000.
21) 藤田敏郎・監：薬物障害ガイド；痴呆，pp238–239，南山堂，1999.
22) 佐藤祐子，他：インターフェロン α 治療中に抑うつ，筋脱力及び異食症などの精神神経症状を呈したＣ型慢性活動性肝炎の一例，精神医学，36：1084–1086，1994.
23) 佐々木信幸，他：インターフェロン療法中の脳波変化；Ｃ型慢性肝炎における preospective 研究，精神経誌，97：1006–1007，1995.
24) 佐々木信幸，他：インターフェロン投与により健忘症状を呈した１例，精神医学，38：627–634，1996.
25) 佐々木信幸，他：インターフェロン投与によりせん妄を呈したＣ型慢性肝炎の３例，精神医学，36：1173–1179，1994.
26) 浜六郎：ヒスタミンH_2受容体拮抗剤による精神症状，医薬品等の副作用に関する調査研究報告書（大阪府医薬品等副作用研究会）平成８年度報告書，1997年３月.

CHAPTER 13

감각기장애

시각장애

환자의 호소를 들어보자!

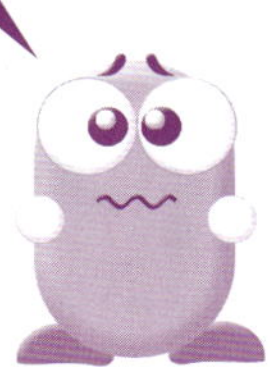

「눈이 잘 안보인다」「시력이 나빠졌다」

D 글자가 잘 안보이십니까?

(약의 설명서를 전해주고 설명했지만 환자는 끊임없이 눈을 비비고 있다. 아무래도 약 설명서의 글자가 잘 보이지 않는 것 같다)

P 아무래도 최근에 눈이 나빠진 것 같아요. 잘 안보여요.

D 언제부터입니까?

P 그렇군요. 눈이 나빠졌다고 생각하게 된 것은 퇴원하고 나서 1개월이나 2개월부터입니까?

부작용

이 환자는 60세 여성이다. 만성 C형 간염이라는 진단으로 2개월 전까지 입원 요양을 받고 있었다. 퇴원 후에는 통원 치료로 인터페론 α(900만 단위/주 3회)를 주사로 맞고 있다. 「눈이 잘 안보인다」「시력이 나빠졌다」를 의학용어로 말하면 「시력장애」「시각장애」이다.

눈의 구조

결막, 각막, 망막, 강막, 맥락막 등의 막이 눈의 어느 부분에 있는지 알고 있는가? 예를 들어 결막. 결막염은 매우 흔한 눈의 질환이지만, 실은 결막은 안구를 구성하는 막이 아니다. 눈꺼풀의 뒤에 있는 막으로, 눈꺼풀의 움직임을 원활하게 하는 기능을 하고 있다. 그림 1은 안구를 잘라낸 단면이다.

「보인다」라는 현상은 카메라와 원리는 똑같다. 우선, 덮개의 역할을 하는 눈꺼풀이 여분의 빛을 차단해 필요한 빛이 필터의 역할을 하고 있는 각막을 따라 카메라의 렌즈의 기능을 하는 수정체에 들어온다. 여기서 굴절되어 망막의 황반부에 이른다. 망막은 필름과 같은 기능이다. 필름에 인화하는 대신에 망막에 있는 눈세포 속의 감광 물질이 변화해 전기신호가 되어, 이것이 시신경을 통해서 대뇌에 전달된다. 그리고 현상된 사진처럼 시각으로서 인식할 수 있는 것이다.

이른바 눈은 눈꺼풀과 안구, 시신경, 눈물로 구성되고 있다. 안구는 크게 3종류로 나눌 수 있는 막과 수 막과 통광장치로 구성되어 있다. 3종류의 막이란 외막, 중막, 내

그림 1 눈의 구조

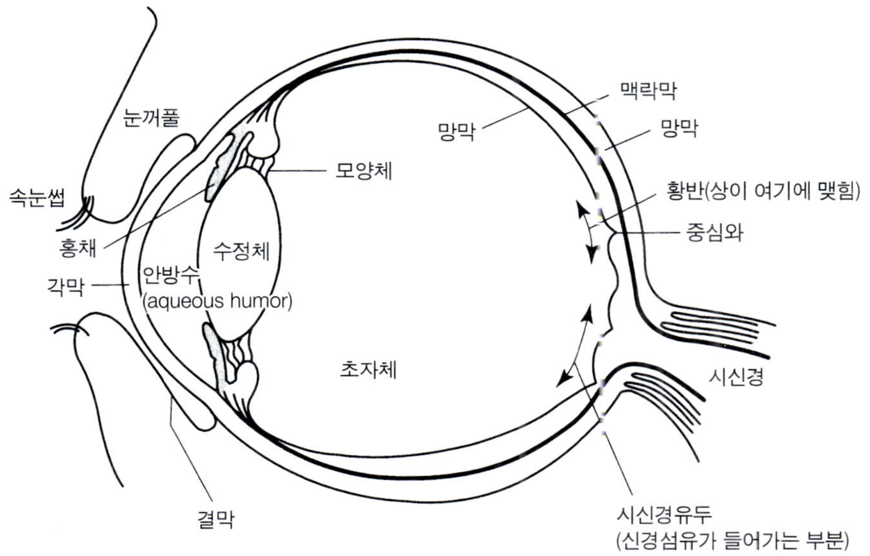

막으로 각각 역할이 다르다. 외막은 가장 바깥에 있어 안구를 보호하는 것이 주요 역할이다. 안구의 전방에 있는 외막이 각막이다. 이른바 「검은 자위」 부분이다. 후방에 있는 외막을 강막이라고 한다. 외막은 안구의 보호가 목적이기 때문에 섬유가 풍부하며 혈관은 별로 없다. 강막은 이른바 「백안」이라고도 한다. 중막에는 맥락막, 모양체, 홍채가 포함된다. 맥락막은 혈관이 풍부하게 분포하여 막의 영양을 주관하고 있다. 모양체는 수정체를 둘러싸고 있어 수정체의 두께를 조절한다. 즉, 원근의 조절을 한다. 홍채는 도너츠형의 막으로 한가운데의 구멍이 동공이다. 홍채는 눈에 들어오는 빛의 양을 조절한다. 내막에는 망막이 포함된다. 망막에는 시세포가 있어 시신경이 집중되는 부분으로 매우 섬세하고 부드러운 막이다.

통광 장치에는 수정체, 초자체, 안방수가 포함된다. 수정체는 렌즈로, 혈관이나 신경이 분포하지 않는다. 초자체는 젤리형으로 수정체와 망막의 사이를 채우고 있는 물질이다. 안방수는 수정체와 각막의 사이를 채우고 있는 림프액의 일종으로, 안압을 유지하기 위해서 항상 일정한 양이 모양체로부터 분비되어 전방 우각으로부터 눈 밖으로 흐르고 있다. 이 흐름이 정상적이지 않으면 안압을 유지할 수 없다. 또한 혈관이 분포하지 않는 수정체나 각막에 영양을 보급하는 기능도 있다. 시신경은 망막의 시세포로 연결되어 시세포 속의 감광물질의 변화를 대뇌로 전달한다.

시각장애의 원인(일으키기 쉬운 약제)과 환자가 호소하는 증상

약제에 의한 시각장애는 국소 투여에 의한 직접적인 장애와 전신 투여에 의해 일어나는 간접적인 장애로 나눌 수 있다. 전자는 점안제나 눈연고제에 포함되는 약제나 첨가제에 의해 장애가 발생하며 후자는 전신 투여된 약제가 혈류를 타고 눈물이나 안방수를 통해 눈의 각 조직으로 운반되어 장애를 일으키는 것이다. 일반적으로 눈에는 혈액 · 방수 관문이나 혈액 · 망막 관문이 있어, 약물이 통과를 못하지만 고령자나 어떠한 원인으로 혈중농도가 비정상적으로 높아진 것 같은 경우, 또 조심성 없게 장기간 사용되고 있는 경우 등에서는[1)] 문제가 생길 수 있다. 이 경우 알레르기 반응이나 세포독성에 의해 장애가 생기거나 약제가 눈의 조직에 침착해 장애를 일으키는 경우가 많다. 또한 약리 작용에 의해 장애가 생기는 경우도 있다.

1. 국소 투여에 의한장애와 환자가 호소하는 증상

표 1에 국소 투여에 의한 부작용의 예와 환자가 호소하는 증상을 나타냈다. 국소 투여에 의한 장애에는 점안제에 의한 결막염이나 각막염이 가장 일반적이다. 원인이 I형 알레르기인 경우는 급격하게 결막의 충혈이 일어나 눈물이 나온다. IV형 알레르기 반응에서는 결막의 충혈은 물론, 눈꺼풀이 붉게 부어 접촉피부염의 양상을 나타낸다. 어떤 점안제에 의해서도 일어날 가능성이 있는 부작용이지만 특히 첨가되어 있는 방부제에 의한 것이 많이 알려져 있다. 이러한 경우의 증상으로는 눈의 충혈, 이물감, 눈꼽, 눈물 등이 있고, 접촉피부염의 경우는 눈꺼풀이나 눈의 주위가 붉게 붓고 가려움을 수반하는 경우 등이 있다. 점안제를 투여하고 있는 환자에서 「눈이 간질거리고 주위가 가렵다」라고 호소하는 경우 주의가 필요하다. 또 이독수

표 1 국소 투여에 의한 눈장애의 예와 환자가 호소하는 증상

부작용	기전	원인이 되는 점안제	환자가 호소하는 증상
접촉성 피부결막 · 각막 · 안검염, 안류천창포	알레르기	접촉피부염, 각막염: 모든 점안제 안류 천창포: 이독수르딘, 아미글리코시드계 항생물질, β차단제	충혈, 이물감, 눈꼽, 눈물, 눈꺼풀의 발적, 부종, 눈 주위의 가려움
각막 상피장애	세포독성	항바이러스제, 아미노글리코사이드계 항생물질, 항진균제, 방부제, NSAIDs 점안, 국소마취제, 레스큐라	충혈, 이물감, 눈꼽, 눈물, 안통, 시력 저하
각막 침착	침착	에피네프린, 노르플록사신, 피마리신	자각 증상 없음
각막궤양, 건조성 결막염	결막배세포에의 영향	β차단제의 점안, 내복	눈의 건조로부터 시작, 그 후는 각막상피장애와 같다
각막헤르페스, 각막진균증, 녹농균감염증	감염의 유발	스테로이드 점안	각막염이나 각막상피장애와 같다
속눈썹의 백화, 눈 주위 백반	색소탈실	뉴퀴놀론, 설파제, 니트로프란	속눈썹이나 눈 주위가 하얗게 된다
속눈썹의 증생, 눈 주위 착색	색소침착	키사라탄	속눈썹이 길어진다, 눈 주위가 검게 된다

리딘(idoxuridine) 등의 점안제에 의해 자가면역질환인 안류 천포통이라고 하는 질환과 매우 유사한 증상이 생기는 경우 만성적으로 예후는 좋지 않다.

한편 점안제의 주성분 또는 첨가제의 세포에 대한 직접 독성에 의해 각막이 손상되는 경우도 있다. 항바이러스나 항균제가 잘 알려진 예이다. 이것의 작용기전은 DNA의 합성저해 또는 단백합성저해이다. 각막이나 결막도 물론 단백질로 되어 있으므로 장기적으로 점안제를 투여 시 각막 표피의 장애를 일으킨다. 각막 실질이 상해를 받았을 경우는 안통을 수반하고 각막의 손상 때문에 무시나 시력의 저하를 일으킨다. 또한 장기적으로 β차단제를 점안하는 경우 눈물 건조증과 같은 증상이 나타나고 심해지면 각막궤양을 일으키는 것으로 알려져 있다. 원인은 결막의 잔세포에의 영향이라고 알려져 있다.[2, 3] 이는 약을 복용하는 경우에도 일어날 수 있는 부작용이다.

그 밖에 각막에 색소가 침착하는 일도 있다. 대표적으로 에피네프린 점안이 원인이 될 수 있으며 특별한 자각 증상은 없다. 또 뉴퀴놀론계의 점안제도 눈물의 pH 변화로 인해 용해도가 저하되어 침착하는 경우가 있다.[4] 스테로이드의 점안에서는 원래의 눈의 감염증이 재발하는 경우가 자주 있다. 이는 실제 보고되는 것보다 발병율이 더 높은 것으로 생각된다. 또한 안약의 국소 농도가 진하고, 밤, 취침 전에 점안 등을 하면 고농도의 약제가 장시간 정체해 멜라닌생성세포에 변이를 일으킬 가능성이 있다.[5]

2. 전신 투여에 의한 장애와 환자가 호소하는 증상

표 2에 전신 투여에 의한 부작용의 예와 환자의 호소를 나타냈다. 전신 투여에 의한 결막이나 각막의 장애로는 스티븐스-존슨증후군이나 독성 표피괴사증이 가장 중증이다. 이것은 결막이나 각막뿐만 아니라 전신의 점막이 침범될 수 있는 피부장애로, 모든 약제에서의 증상 발현이 보고되고 있다. 또한 눈장애가 알려져 있는 약제에 대해서는 appendix 13-①에 정리했다.

(1) 각막장애

각막의 장애로는 내복한 약제가 각막에 침착하는 경우가 있다. 아미오다론, 인도메타신이나 나플록센, 페노티아진계나 부티로페논계의 항정신병제가 원인으로 알려져 있다. 자각 증상이 없는 경우도 많지만 그 중에는 안정피로를 호소하는 경우도 있다. 아미오다론의 각막장애는 70~100%라고도 보고되고 있다.[6]

산동(mydriasis, 동공산대)은 검사를 위한 산동제를 투여 시 일어나지만, 교감신

표 2 전신 투여에 의한 눈장애의 예와 환자가 호소하는 증상

상해되는 기관		전신투여 부작용	기전	대표적인 원인 약제	증상
눈꺼풀	결막	스티븐스존슨증후군, 독성 표피괴사증, 결막염	알레르기, 면역학적 기전	모든 약제에서 일어날 가능성이 있음	발열, 붉은 반점, 눈의 충혈, 입의 거침, 수포, 인두의 이화감
외막	각막 강막	스티븐스존슨증후군, 독성 표피괴사증	알레르기, 면역학적 기전	모든 약제에서 일어날 가능성이 있음	
		각막 혼탁	침착	아미오다론, 인도메타신, 나플록센, 페노티아진계, 부티로페논계	자각 증상은 없는 경우가 많음
중막	홍채 모양체 맥락막	산동	약리작용	산동제, 교감신경 자극작용, 항콜린작용을 갖는 약제(항정신제, 항히스타민제, 항경련제, 항파킨슨제, 시판 중인 감기약 등)	눈이 희미함, 눈부심
		축동, 근시화	약리작용	축동제	어둡게 느낌
내막	망막	망막증	불명	인터페론	시력 저하
		망막 색소침착, 색소탈실	침착, 탈실	페노티아진계, 타목시펜, 인도메타신: 침착, 지다노신: 탈실	시력 저하, 암순응장애
		망막 부종, 망막 출혈, 황반증, 망막 혈관장애, 그물막시세포장애, 망막 색소 상피 세포장애 등	불명	디지탈리스, 클로람페니콜, 에탐부톨, 필, 와파린, 티오리다진, 타목시펜 등	색각 이상, 시력 저하, 시야 이상, 일그러져 보임, 야맹
신경	시신경	시신경염, 시신경 위축	불명	에탐부톨, 이소니아지드, 스트렙토마이신, D-페니실라민, 시스플라틴, 타목시펜, 필, 부신피질스테로이드, 아스피린, 디지탈리스, 비타민 A, NSAIDs, 실데나필, 아미오다론 등	색각 이상, 시력 이상
통광장치	수정체 초자체	백내장	약리작용, 침착	부신피질스테로이드, 페노티아진계, HMG-CoA 환원효소저해제	시력 감퇴, 눈부심, 희미함
		굴절·조절 이상	불명	아스피린, 아세타졸아미드, 티아지드 등	시력 저하, 근시화, 조절장애
	안방수	녹내장, 안압 상승	약리작용	부신피질스테로이드, 항콜린작용, 교감신경 자극작용을 갖는 약제, 항정신병제, 항우울제, 항히스타민제, 항간질제, 항파킨슨제, 디소피라미드 등	시야 결손, 무시, 홍시증, 안통, 두통, 구토

경 자극작용 또는 항콜린작용을 가지고 있는 약제에 의해서도 일어날 수 있다. 그러나 산동 자체의 문제보다 동시에 일어나는 안압의 상승이 녹내장 등을 일으키기 때문에 주의가 필요하다.

(2) 망막장애

망막은 필름의 기능을 하는 중요한 부분으로 시세포나 시신경이 존재한다. 따라서 이곳에 장애가 생기면 시력의 저하나 시야 · 색각의 이상 등 다양한 증상이 생긴다. 시세포나 시신경이 있는 황반부에 문제가 생기면 시력의 저하와 색각의 이상이 일어난다. 그 이외의 부분에 손상이 생기면 야맹이나 시야의 이상으로서 나타난다. 최근 인터페론에 의한 망막장애가 가장 많이 보고되었다. 그 원인은 여러 가지 가설이 있어 명확하지 않다. 今泉 등[7]은 인터페론(interferon) 투여 중의 45예에 대해서 안저검사를 한 결과 18예(40%)에 망막병변이 나타났다고 한다. 인터페론 개시 2주~5개월 사이에 발병해 인터페론 투여를 중지한 후 완화되는 경우가 많았다. 또한 인터페론의 종류에는 차이가 없고, 투여량이 많은 증례에 많이 발현하는 경향이 있다고 보고하였다. 원래 당뇨병성 망막증이나 고혈압 등의 혈관병변이 있었던 경우 발병하기 쉽다는 보고도 있어[8] 정기적인 눈의 검사가 필요하다. 인터페론에 의한 망막장애의 특징은 투여 중에는 별다른 증상이 없어도 투여 후 어느 정도 시일이 경과하고 나서 증상이 생기는 경우가 있는 것으로 주의가 필요하다. 투여 전에는 눈에 아무 이상이 없었던 사람이, B형 활동성 간염 때문에 타병원에서 인터페론(interferon)을 투여 받아 4개월 후에 망막 박리를 일으킨 적도 있다. 인터페론은 사이토카인(cytokine)의 일종으로 종양괴사인자나 인타로이킨 등의 사이토카인류처럼 바이러스나 종양세포의 증식을 저지 · 억제하는데 사람의 조직에 있어서도 비슷한 작용을 할 수 있다. 이러한 사이토카인류에 의해 조직에 변화가 생기면 이전까지 이물로 인식되지 않았던 자기의 조직을 이물로서 인식하게 하여 자가면역 현상의 원인이 될 수 있다고 생각된다.

또한 최근 실데나필에 의한 눈장애가 보고되었으며[9] 안진이나 눈부심에 약해지는 것 등 허혈성 시신경장애가 보고되고 있고 용량이 많으면 그 가능성이 높아질 것으로 보여진다.

(3) 약물유발성 백내장

한편 심각한 시각장애로 백내장과 녹내장을 들 수 있다. 백내장은 수정체의 혼탁이나 노화에 의해 자연히 일어난다. 약제에 의해 일어나는 수정체의 혼탁은 각막과 마찬가지로 구성 성분인 단백질에 영향을 미치는 것으로 생각된다. 단백의 응고 등에 의한 변성이나 단백질에 침착해 혼탁을 초래하는 경우도 있다. 일반적으로 수정체의 혼탁은 불가역적이며 진행하면 시력이 저하된다. 가장 잘 알려진 원인 약제가 부신피질스테로이드제이다. 장기 연용의 전신 투여뿐만이 아니라 국소 투여나 흡입에서도 일어나는 것으로 알려져 있다. 프레드니솔론의 환산량을 기준으로 10~15mg/일(성인), 1~3mg/kg(소아), 6개월 투여 후에 발생 빈도가 증가한다고 여겨지고 있다.[10)] 소아나 국소 투여의 경우는 좀 더 조기에 발병하는 경우도 있어 환자의 모니터링을 보다 주의 깊게 할 필요가 있다. 자각 증상은 초기에는 거의 없지만 증상이 악화되면 시력감퇴 외에 눈부심, 뿌옇게 보임 등의 증상을 호소하는 경우도 있다. 그 밖에 페노티아진계나 부티로페논계의 향정신제은 수정체나 각막에 침착해서 백내장을 일으킨다.

(4) 약물유발성 녹내장

약제에 의한 녹내장은 안방수의 순환장애로 인해 안압이 상승하여 시신경을 압박함으로써 시신경이 위축되어 시야가 결손되어(시야의 일부분이 안보임) 점차 실명하게 되는 것이다. 부신피질스테로이드제에 의한 녹내장은 만성 개방우각녹내장이라고 하며, 항콜린작용이 있는 약제나 교감신경자극제 등 산동을 일으키는 약제가 원인이 되어 일어나는 녹내장을 폐색우각녹내장이라고 한다. 그림 2에 그 차이를 나타냈다. 모두 안방수의 순환장애이지만 손상되는 부위에 따라 안압의 상승의 급격도가 다르다. 개방형은 안방수의 유출을 서서히 방해하기 때문에 안압 상승도 완만해 만성적으로 경과한다. 반면, 폐색형은 급격하게 안방수의 유출을 방해할 수 있어 안압이 급격하게 상승한다. 따라서 증상도 개방형은 자각 증상이 적어 진행되고

그림 2 두 녹내장의 차이

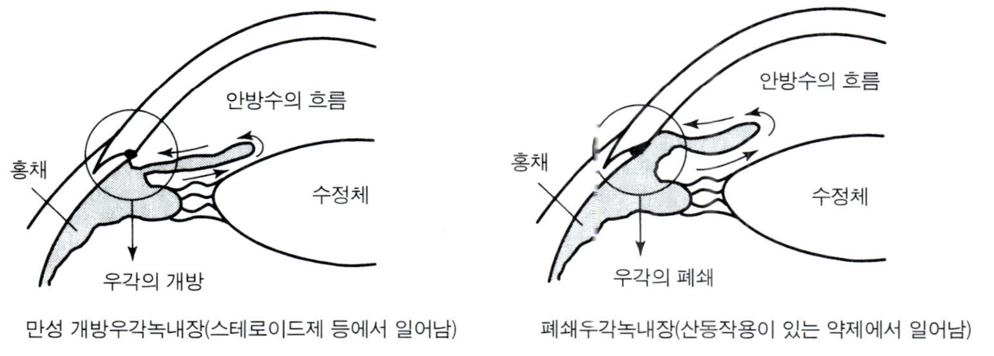

나서야 비로소 시야의 결손이라고 하는 증상으로서 자각된다. 폐색형은 급격한 안압 상승에 따라 안개가 낀 것처럼 보이는 무시증(anopia)이나 홍시증(irisopsia)이 일어나고 급격하게 시력이 저하되며 안통이나 두통, 구토를 수반한다.

3. 그밖의 눈장애

안검은 눈 주위를 둘러싸고 있는 안륜근으로 움직이므로, 근육의 탈력을 일으키는 작용을 하는 약제가 강하게 작용하면 안검이 내려간다. 중증근무력증의 환자에서 콜린작동제로 잘 조절되고 있어도 감기로 인한 설사 때문에 브롬화 부틸스코폴라민(부스코판/Buscopan)이나 항히스타민제 등의 처방을 받는 경우 악화되는 일이 있다. 안검뿐만이 아니라 눈을 움직이는 외안근까지 영향을 받아 사시가 되는 일도 있다.

추체외로 증상을 일으키는 약제를 유아나 청년이 과잉 복용하면 의식은 있는데 눈이 위로 넘어가는 일이 있다. 이것은 근긴장이상반응(dystonia)으로서 추체외로계의 이상으로 외안근의 근육의 조절이 잘 되지 않게 되는 것이 원인이다.

눈물은 눈 표면에 어떠한 자극이 가해지면 나온다. 점안제의 사용 시에도 직접적인 자극이 있으면 나오지만 결막이나 각막 등 눈의 표면에 염증이 있는 경우에도 나온다.

반대로 눈물이 나오지 않게 되는 것도 문제이다. 기능적인 이상으로는 항콜린작용이 있는 약제는 모두 원인이 될 수 있다. 기질적인 이상으로는 쇼그렌증후군(Sjögren syndrome)과 같은 자가면역질환의 여부를 확인할 필요가 있다. 이러한 자가면역질환을 일으키는 원인이 될 수 있는 약제로서는 인터페론이 그 대표이다.

포도막은 홍채, 모양체, 맥락막을 총칭하는 것이다. 이 부위가 염증을 일으키는 것이 포도막염으로 베체증이나 사르코이드시스 등 전신의 알레르기성 질환이나 자가면역질환, 감염증의 한 증상으로서 일어나는 것이 많다. 한편, 드물게 약물유발성 알레르기나 약물유발성의 자가면역질환의 한 증상으로서 일어나는 일이 있다. 예를 들어 HB 백신 주사 후에 포도막염을 일으켰다는 보고가 있었다. 드문 경우이지만 고위험군의 환자를 대상으로 백신접종을 할 때는 주의가 필요하다. 이 경우의 증상도 초기 단계에는 시력 저하나 무시, 눈앞에 검은 점이 보이는 등 비특이적이다.

눈의 부작용과 감별해야 할 증상

1. 이상이 아닌 증상: 비문증(muscae volitantes)에 대해

눈의 부작용 증상이 심각한 것 중에서도 처음에는 특이적이지 않은 증상도 많이 있다. 환자가 정상을 이상으로 착각하기 쉬운 것은 비문증이다. 이것은 초자체 안에 생길 수 있는 수포와 같은 것으로, 밝은 곳을 보면 먼지 같은 부정형의 것이 자주 보여 응시하면 그 방향으로 자꾸자꾸 움직인다. 곧바로 다시 보면 또 원래의 위치로 돌아온다. 이것은 아무런 이상이 없다. 단, 그 중에는 검은 점이 새롭게 생기고 있는 초기의 증상(출혈 등에 의한)인 경우도 있으므로, 그러한 것이 아닌 것을 확인해 둘 필요가 있다.

2. 염증의 징후: 발적 · 충혈, 가려움 · 통증 · 이물감, 눈물(적거나 많거나) · 안지, 부종

눈의 발적 · 충혈 · 가려움 · 통증 · 이물감 · 부종은 염증의 징후이다. 이 경우에는 눈 이외의 전신 증상(발진, 발열, 호흡곤란, 부종 등)도 고려해 전신 증상이 동반되는 경우에는 전신적인 염증의 하나로서 일어나고 있다고 생각할 수 있다.

다만 급성 녹내장의 발작에서는 눈이 충혈되고 안통이 심해져 단지 기능적인 장애만 있는 것이 염증의 경우로 발견되는 경우도 있다는 점은 주목해둘 필요가 있다.

그리고 원래의 병에 대해서도 초기의 경우에는 구별이 곤란한 경우가 있다. 알레르기라고 생각되어 스테로이드제의 점안제가 투여된 경우 감염증 증상이 악화되는 경우도 있는 것이다. 그러나 번거롭게도 감염증에서도 스테로이드제의 점안으로 일시적으로는 증상이 가벼워지므로 스테로이드제의 해로 감염증이 유발되었는지 원래의 감염증이 악화되었는지 알기 어려운 경우가 많다.

어차피 스테로이드제나 비스테로이드항염증제(NSAIDs)의 점안제를 사용하고 있어 일단 가벼워진 증상이 재차 악화되어 온 것 같은 경우에는 감염증을 의심할 필요가 있는 것은 당연하지만 또 국소 제제에 의한 알레르기도 의심할 필요가 있을지도 모른다. 감염증으로는 세균성 외에 바이러스성인 경우도 있을 것이다.

3. 염증 증상이 없고, 비특이적인 증상이 있는 경우

위와 같은 염증 증상이 없거나 눈이 뿌옇고 눈부심(어두움), 시력저하, 색각이상 등의 비특이적인 증상이 있는 경우는 그림 3의 각종 질환들을 감별할 필요가 있어 안과에서 진찰을 받아야 한다.

4. 염증 증상이 없고, 아래와 같은 특이적인 증상이 있는 경우

염증 증상이 없고 시야에 상당히 큰 검은 부분이 있어 주변이 안 보이거나(주변 시야장애), 보려고 하는 중심부가 보기 어려운(중심시야장애) 경우 등에서는 그림 3과 같은 망막이나 시신경, 뇌 등의 기질적인 이상이 있는지 확인하기 위해 안과에서 진찰을 받아야 한다.

5. 부작용 증례

24세 여성. 근탈력에서도 소개한 예이지만 궤양성 대장염 때문에 프레드니솔론

그림 3 눈에 있어서 부작용과 감별해야 하는 증상

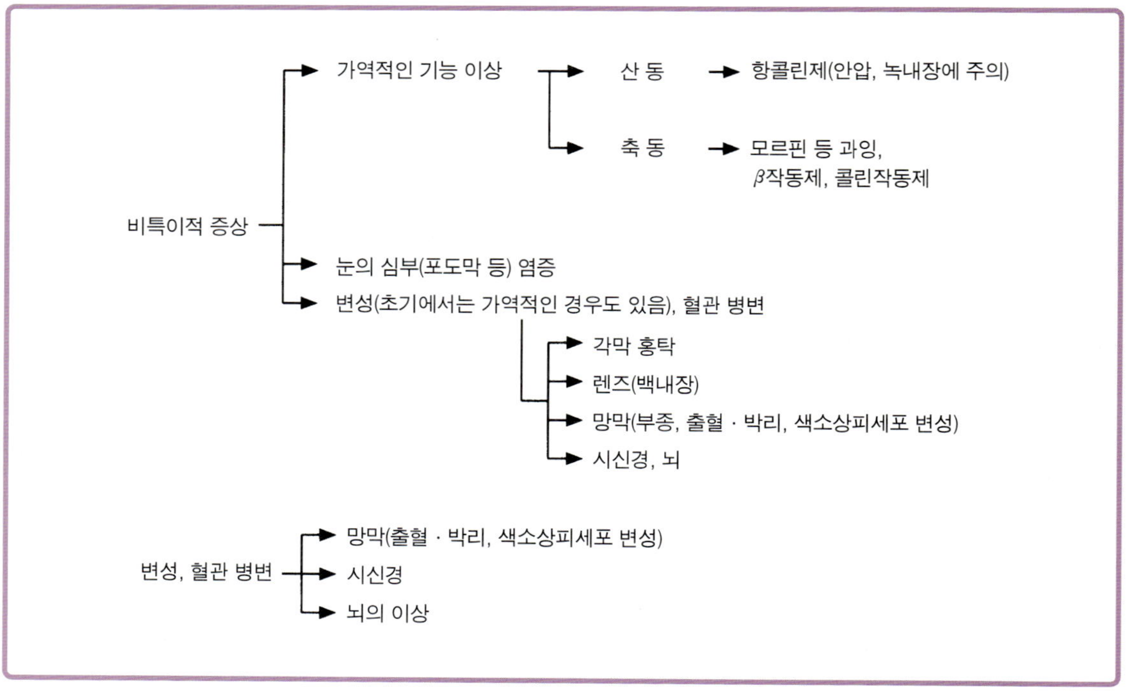

50~55mg/일＋베타메타손 좌제(0.5mg) 2개/일을 병용하고 있으며 약 9개월 후, 근력 저하 때문에 일어날 수 없게 되었으며 안압이 오른쪽 25mmHg, 왼쪽 19mmHg로 상승되었다. 스테로이드제에 의한 안압의 상승과 근력 저하의 전형적인 부작용 증상이었다. 안압을 내리기 위해 안과에서 말레인산 티몰롤(티모프톨/timoptol)이 처방되었다. 궤양성 대장염의 출혈은 비교적 안정되어 서서히 스테로이드를 감량했더니 이후 근력 저하와 안압도 회복되었다.

6. 눈장애의 치료

기본적으로는 투여의 중지나 감량과 대증요법이 주된 치료이다. 안진이나 결막염 등이 가벼운 경우 자연치유 또는 투약에 의해 완화된다.

참고문헌

1) Abdollahi M, et al : Drug-induced toxic reactions in the eye : an overview, J Infus Nurs, 27 : 386-389, 2004.
2) Herreras JM, et al : Ocular surface alteration after long-term treatment with an antiglaucomatous drug, Ophthalmology, 99 : 1082-1088, 1992.
3) 横井則彦：β遮断剤と角膜障害，新しい眼科，11：873-874，1994.
4) 中島章，秋吉正豊編：薬物と感覚器障害，ソフトサイエンス社，1980.
5) 山田昌和，他：点眼剤の副作用，眼科，40(6)：783-790，1998.
6) Ikaheimo K, et al : Visual functions and adverse ocular effects in patients with amiodarone medication, Acta Ophthalmol Scand, 80 : 59-63, 2002.
7) 今泉寛子，他：インターフェロン投与患者にみられた網膜血管障害，臨床眼科，48：171-175，1994.
8) 小暮美津子：C型慢性肝炎に対するインターフェロンアルファ 2a(IFN) 投与で網膜症が悪化した糖尿病の 1 例，診断と治療，84：787，1996.
9) Pomeranz HD, et al : Sildenafil-associated nonarteritic anterior ischemic optic neuropathy, Ophthalmology, 109 : 584-587, 2002.
10) 柳川忠二：副腎皮質ステロイドによる白内障・緑内障，月刊薬事，40：999-1001，1998.

청각장애

부작용의 원인과 환자가 호소하는 증상

귀는 크게 외이, 중이, 내이의 3개로 나누어진다.[1] 소리가 발생하면 우선 외이로 들어간다. 외이(external ear)의 기능은 소리를 모으는 것으로 그 소리를 전달해 공명시킨다. 그리고 음파로서 중이에 전달한다. 중이(middle ear)에는 고막, 이소골, 고실, 이관이 있다. 우선 고막이 음파에 의해 생긴 압력에 의해 진동한다. 그 진동은 이소골에 전해져 적당한 힘의 진동으로 변환된다. 그리고 진동은 이소골 속의 아부미골 아래에 집중되어 누르는 힘(음압)이 되어 내이의 전정을 움직이다.

내이(internal ear)에는 전정, 와우, 골반규관이 있다. 와우 속은 림프액으로 채워져 있어 전정이 진동하면 그 진동을 파동으로 바꾸어 전하는 기능을 한다. 림프액에는 외림프액과 내림프액이 있는데, 외림프액은 혈청이고, 내림프액은 고칼륨으로 저나트륨인 세포 내와 같은 전해질 조성이 되어 있다. 이 전해질 조성이 와우에 높은 전위를 갖게 하고 있다. 그리고 림프액의 진동에 의해 청각세포 털의 부분이 변형해 전기적인 변화가 일어난다. 높은 소리는 진동 수가 빨라 전달되어 와우의 입구 부분에서 진동한다. 한편, 진동 수가 적은 낮은 소리는 와우의 깊은 곳까지 진행되어 진동한다. 이것이 와우의 말단에 있는 신경에 전해져 여러 가지 신경을 거쳐 대뇌피질의 청각들에 이르러 소리로서 느낄 수 있는 것이다. 전정과 골반규관은 평형감각을 주관하고 있다. 전정 안에는 림프액과 이석(otolith)이라고 불리는 모래와 같은 것이 있다. 몸이 기울게 되면 이 이석이 이동해 감각세포에 전해져서 몸의 기울기를 느낀다. 골반규관의 안도 림프액으로 채워져 있어 주로 몸의 회전을 지각한다.

약제에 의한 청각장애는 주로 내이에의 영향으로 일어난다. 「제8뇌신경장애」라는 표현을 자주 사용하는데, 그에 앞서 전정이나 골반규, 그리고 와우에 대한 장애가 일어난다. 그 부위에 있는 청각세포(유모세포)의 변성이나 탈락, 소실 등에 의해 일어나는 경우, 와우의 림프액의 분비나 조성에 영향을 주는 경우가 많다.[2, 3] 환자가 호소하는 증상으로는 전정이나 골반규관에 대한 장애의 경우 이것들이 주관하고 있는 평형감각에 이상을 초래하므로 몸을 움직이면 현기증, 불안정감, 현기증이나 평형감각의 이상 때문에 야간에 외출하는 것이 구섭다는 것 등이 있다.[4] 와우에 문제가 생겼을 경우는 소리가 들리는 방법의 변화, 즉 귀울림이나 난청, 이폐감, 청각과민이 일어난다. 와우의 청각세포가 장애를 받는 경우는 와우의 입구에 있는 고음부의 진동을 감지하는 청각세포가 손상되어 고음부의 난청(감음난청)이 일어난다. 따라서 보통의 대화와 같은 소리에서는 알아차리기 어렵다.

부작용을 일으키기 쉬운 약제

난청, 이명, 현기증 등의 청각장애를 일으키기 쉬운 약제를 appendix 13-②에 정리했다.

부작용의 치료

원인 약제의 중지가 우선이지만 불가역성 청각장애도 있기 때문에 예방이 가장 중요하다. 그러기 위해서는 주의 깊은 모니터링, 환자에게 정보 제공이 필요하다.[5]

참고문헌

1) 堺章：聴覚・平衡覚，目で見るからだのメカニズム，pp160-163，医学書院，1996．
2) 徳増厚二：薬剤と聴覚・平衡障害，薬剤と知覚・感覚障害，pp47-59，ミクス，1995．
3) 武田憲昭：第８脳神経障害，医薬ジャーナル：647-649, 1999．
4) 徳増厚二：聴器症状，薬物による副作用と中毒，pp132-141，ミクス，1995．
5) James E. Tisdale : Drug-Induced Diseases, American Society of Health-System Pharmacist (Maryland), p754, 2005.

후각장애

부작용의 원인과 환자가 호소하는 증상

냄새를 느끼는 세포를 후각세포라고 하며 코에 있다. 「냄새」는 한자로는 「취(臭)」 또는 「향(香)」이라고 표현된다. 전자는 「싫은 냄새」를, 후자는 「좋은 냄새」를 나타내는데 이 냄새의 정체는 공기 중에 감돌고 있는 미립자이다. 이 미립자가 코에 들어가 코의 점막에 있는 점액에 녹아 후각세포에서 나와 있는 취모에 부착하여 후각세포를 흥분시키며 그것이 후각신경을 통해 대뇌피질의 후각영역에 전해져 처음으로 냄새로 인식된다.

그럼, 약제에 의한 후각장애는 어떻게 해서 일어나는 것일까? 우선 청각장애와 같이 후각세포에 대한 직접 독성을 들 수 있다. 항암제인 테가푸르(Tegafur)의 후각장애가 유명한데 테가푸르는 환각세포를 소실시키는 것이 알려져 있다.[1] 또한 점비제를 장기간 사용하고 있는 경우 비염형 증상을 일으키는 경우가 있다. 후각 이상에서는 냄새를 느끼지 않게 됨, 냄새의 감수성이 나빠짐, 냄새가 변화함, 이취를 느낌 등이 있다.[2]

부작용을 일으키기 쉬운 약제

후각이나 미각의 이상이라고 하는 것은 심각하지 않은 경우도 많아, 환자가 웬만해서는 호소하지 않는 경우도 많을 것으로 생각한다. 그러므로 후각 이상을 일으키기 쉬운 약제에 관해서는 환자에게 충분한 정보를 제공해 주의를 주고 원인 약제가 투여되고 있는 경우에는 이상이 실제로 나타나지 않는지를 질문하는 질문을 하는 것이 필요하다. 후각 이상이 보고되고 있는 약제는 appendix 13-③에 정리했다.

부작용의 치료

후각 이상의 경우도 원인 약제의 중지가 가장 중요하다. 증상이 회복하기까지 수주일~수개월 걸리는 경우가 많다.[2] 취세포는 평균 1개월이면 교체된다. 따라서 기저세포가 침범되지 않은 한 원인 약제의 영향이 소실하고 나서 약 1개월이면 회복할 것이다.

참고문헌

1) 山岸益夫ら：テガフール嗅覚障害患者嗅粘膜の観察, 耳鼻科展望, 33：149-153, 1990.
2) James E Tisdale : Drug-Induced Diseases, American Society of Health-System Pharmacist, p752, 2005.

미각장애

부작용의 원인과 환자가 호소하는 증상

맛을 느끼는 미세포는 미뢰(gustatory bud)라고 하며 혀의 표면에 있는 유두라는 돌기에 있다.[1] 미뢰는 미세포와 거기서 나와 있는 미모(gustatory hair), 그리고 미세포의 흥분을 전하는 미각신경으로 이루어져 있다. 코의 후각세포가 냄새를 느끼는 구조와 같이, 맛을 가진 물질이 타액에 녹아 미모를 자극한다. 미모의 자극은 미세포에 전위 변화를 일으켜 이것이 미각신경에게 전달되어 대뇌피질의 미각 중추에 이르러 최종적으로 맛으로서 인식된다. 미각에는 신맛, 짠맛, 단맛, 쓴맛의 4개가 있는데 혀의 부위에 따라 감수성이 다르다. 이 4개의 맛을 기본으로 하여 음식의 온도, 외형, 맛, 소리 등의 요소도 관련되어 고유의 맛으로서 인식한다.

미각장애가 일어나는 이유는 청각장애나 후각장애와 같이 우선 미뢰나 미세포에의 직접장애를 들 수 있다. 그러나 이것은 입안의 염증 외에 담배나 술 등의 기호식품이나 아주 매운 식품에 의해 일어나는 경우가 많은 것으로 보인다. 약제에 의한 미각장애에서 가장 많은 것은 아연 결핍에 의한 것이다. 아연은 필수 원소이며 체내에서 다양한 역할을 담당하고 있지만, 특히 효소 활성의 중심이 되는 원소의 하나이다. 탄산 탈수소산소나 알코올 탈수소산소, 그리고 알칼리포스파타제 등은 아연이 중심원소이다.[2] 알칼리포스파타제는 미세포 주변에 있어 미각의 수용에 큰 기능을 하고 있다고 알려져 있다.[3] 그러므로 아연이 결핍되면 알칼리포스파타제가 생성되지 않아 맛을 느낄 수가 없게 되는 것이다.

부작용을 일으키기 쉬운 약제

잘 알려져 있는 것은 아연 결핍을 일으키는 약제이다. 즉, 아연과 킬레이트를 만들 가능성이 있는, 타이올기(thiol group)나 카르복실기(carboxyl group), 아미노기(amino group) 등을 가지고 있는 약제 등이 알려져 있다.[4, 5] 캅토프릴(captopril)의 미각장애 보고에서는 우선 감미의 저하를 느끼고 그 다음에 짠맛이 쓴맛으로 바뀌었다고 보고되고 있다.[6]

또 최근의 보고에서는 인터페론(interferon)에 의한 안면의 말초 신경장애에 병발해 미각장애가 일어난 예[7, 8]나 건강식품 등으로 일어난 예[9]도 보고되고 있다.

appendix 13-④에 미각장애의 보고가 있는 약제를 정리했다.

부작용의 치료

아연 결핍에 의한 것이라면 아연을 투여한다.

미세포는 약 10일에 걸쳐 바뀐다. 따라서 미각상실이 있는 경우는 원인이라고 생각되는 약제를 중지해 미세포의 재생을 기다린다. 원인 약제의 영향이 소실하는 시간을 감안하면 약제 중단 후 통상 2주일 정도면 자연스럽게 미각은 돌아온다. 환자에게 이런 정보를 설명하여 안심시킨 후 약을 처방한다..

참고문헌

1) 堺章：味覚，目で見るからだのメカニズム，p165，医学書院，1996.
2) 千葉百子ら：健康と元素，p66，南山堂，1996.
3) 医科学大事典，味覚障害，p181，講談社，1986.
4) 富田寛：薬剤と味覚・嗅覚障害，薬剤と知覚・感覚障害，pp60-71，ミクス，1995.
5) 藤田敏郎ら：味覚異常，薬物障害ガイド，pp308-309, 1999.
6) 坂東重信ら：ACE 阻害薬による味覚障害，Medical Pranctice，7, 11. 1894, 1990.
7) 廖昭銘：インターフェロン-α 2a 治療中に，運動神経障害を呈したC型慢性活動性肝炎の2例，肝臓，34, 11: 904-909, 1993.
8) 土屋喜裕：インターフェロンアルファ-2b 投与中に末梢性顔面神経麻痺をきたしたC型慢性肝炎の1例，診断と治療，84: S 834, 1996.
9) 石丸正：ギムネマ茶習慣的飲用者に見られた味覚異常の1例，耳鼻咽喉科臨床，S 88, 79, 1996.

CHAPTER 14

대사장애

당대사장애

환자의 호소를 들어보자!

「현기증」「휘청거림」「가슴이 두근거려 괴로움」「식은땀」

D 어떻게 오셨습니까? 걱정스러운 일이 있습니까?

P 요전날 아침에 일어나 식사 준비를 하려고 생각하는데 현기증이 나서 휘청거리고, 가슴이 두근거리고 식은땀이 나서 주저앉아 있었습니다.

D 언제부터 그랬습니까?

P 깨달은 것은 최근입니다.

D 그밖에 마음에 걸리는 것이 있습니까?

P 별로 없는 것 같습니다.

부작용

이 환자는 76세 여성이다. 발작성 심방세동이 있어 호박산 시벤조린 300mg/일의 투여를 받고 있다.

호소의 내용을 의학용어로 표현하면「현기증」「휘청거림」「심계항진」「냉한」이다. 현기증, 휘청거림, 심계항진, 식은땀은 저혈당 외에 부정맥, 혈압 저하 등으로도 일어난다.

당대사, 지방질 대사의 구조

혈당(blood sugar)의 근원은 무엇일까? 물론 식사에 포함되는 당질(carbohyclrate)이다. 식사로 섭취된 당질은 소화효소의 작용으로 포도당(glucose)이나 과당(fructose), 갈락토오스(galactose) 등으로 분해되어 장관에서 흡수되어 문맥을 통해 간장으로 옮겨진다(그림 1). 간에서는 신체의 에너지원으로서 필요한 포도당을 혈중으로 보내고 나머지를 글리코겐으로 저장한다. 말초조직의 에너지 수요가 높으면 혈당(포도당)이 동원되어 소비된다. 그러면 혈당 수치가 내려가기 때문에 이 글리코겐을 포도당으로 바꾸어 보급한다(반대로 필요 이상의 포도당은글리코겐으로 바꾸어 저장해둔다). 이 조절을 하는 것이 인슐린이나 글루카곤, 아드레날린, 스테로이드 호르몬 등의 호르몬이다.

아드레날린이나 글루카곤은 혈당 수치를 올리는 호르몬의 대표이지만 아드레날린은 부신수질로부터 분비되고 글루카곤은 췌장으로부터 분비되며 인슐린과 반대

그림 1 혈당 조절의 구조

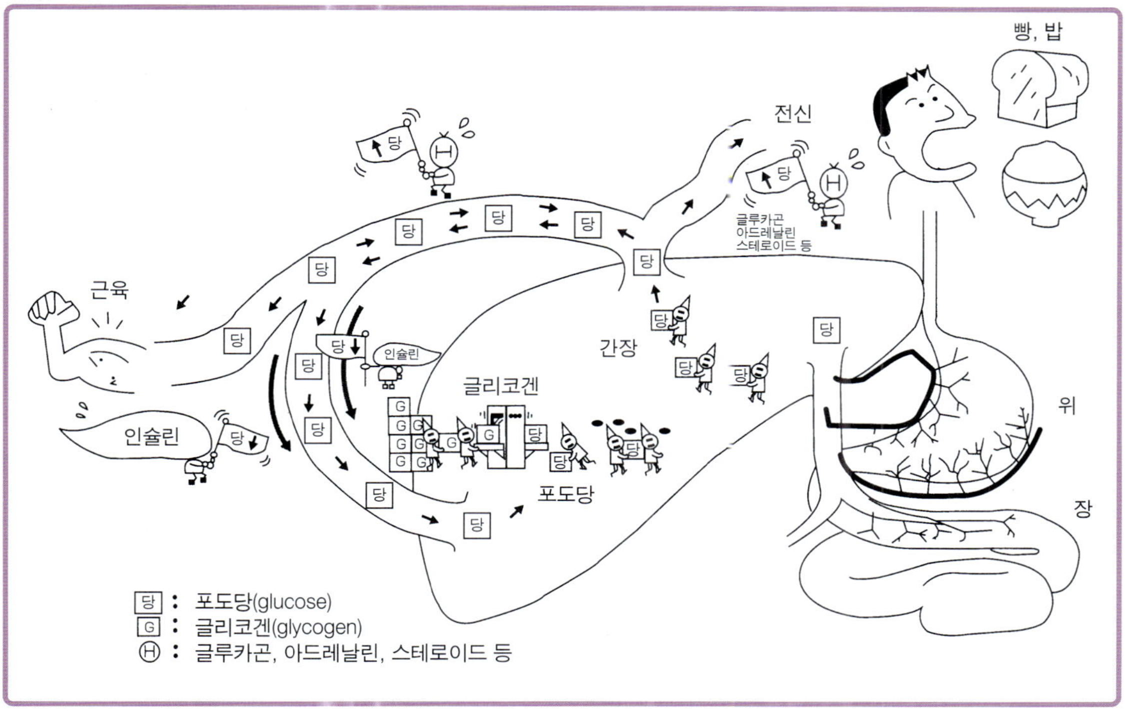

의 작용을 한다. 그 밖에 노르아드레날린, 당질 코르티코이드, 부신피질자극호르몬, 성장호르몬, 갑상선 및 갑상선자극호르몬 등도 혈당 수치를 올리는 방향으로 작용한다. 예를 들어 간에 작용해 포도당의 합성을 촉진하고(당신생) 말초조직에서는 조직에 포도당이 포함되어 단백질이나 지방질로 저장되는 것을 억제한다. 또한 췌장에 작용해 인슐린의 분비를 억제한다.

한편, 혈당 수치를 내리는 기능을 하는 것은 유일하게 인슐린뿐이다. 인간의 몸은 어딘가 이상이 일어나면 다른 것으로 대체하는 다수의 호르몬에 의해 조절되고 있지만 「혈당을 내린다」라는 것에서는 예외이다.

인슐린의 기능은 단지 혈당 수치를 내리는 것만은 아니다. 인슐린은 포도당을 글리코겐으로 저장하고 포도당을 에너지로 바꾸며 아미노산을 이용해 단백질을 합성하고 지방산을 중성 지방으로 만들어 저장해서 만약의 사태에 대비한다. 인슐린으로 혈당 수치가 내리는 것은 혈당 수치 그 자체의 조정뿐만이 아니라. 100종류 이상의 효소 등을 합성하기 위한 유전자의 발현을 제어해 지방이나 단백질의 대사에도 깊게 관여하여 대사 전체를 양호하게 한 결과라고 할 수 있다.[1)]「저혈당 반응(hypoglycemic reaction)」은 이러한 인슐린의 본래의 작용과는 호환되지 않아 몸에 좋지 않은 사건이다. 이것을 이해하면 저혈당 반응이 인슐린 주작용의 연장이 아니라 몸에 있어 좋지 않은 반응, 즉 adverse reaction(부작용)인 것을 쉽게 이해할 수 있다.

인슐린은 당의 대사에 관해서는 간장에 작용해서 글리코겐의 저장을 추진하거나 당신생을 억제한다. 또한 말초에서는 골격근이나 지방조직에서 포도당을 포함하여 소비시키거나 나머지를 축적시키는 기능을 하고 있다.

혈당을 변화시키는 호르몬이 균형 있게 유지되고 있으면 혈당 수치는 항상(식후라도) 100mg/dL 전후를 유지할 수 있다.

인슐린의 분비의 제어는 그림 2와 같이 행해지고 있다.[2-4)] 직접적으로 주요하게 제어하는 것은 물론 포도당이다. 포도당은 주로 췌장의 β세포로 들어가며 그 대사를 통해 생성된 ATP(또는 ATP/ADP비의 변화)에 의해 췌장 세포막의 K^+ 채널이 닫힌다. 그러면 세포막은 탈분극되어 그 자극은 Ca^{2+} 채널을 활성화시켜 세포 내에 Ca^{2+}가 유입한다. Ca^{2+} 농도의 상승은 인슐린을 포함하고 있는 과립이 세포막으로 이동하게 하고 과립은 세포막과 융합해 과립의 내용물인 인슐린이 세포 외로 방출된다. 당뇨병에 사용되는 설포닐우레아제(SU제)는 이 K^+ 채널을 닫는 것으로 인슐린의 분비를 촉진하는 것이다. 이 밖에 β세포 위에 있다고 생각되는 수용체에 포도당이 결합해 분비가 활성화되는 기전도 있다고 알려져 있다.

혈당 수치가 높아지면 소변에서도 당이 검출되게 된다. 포도당는 사구체로 전부

그림 2 인슐린 분비 억제

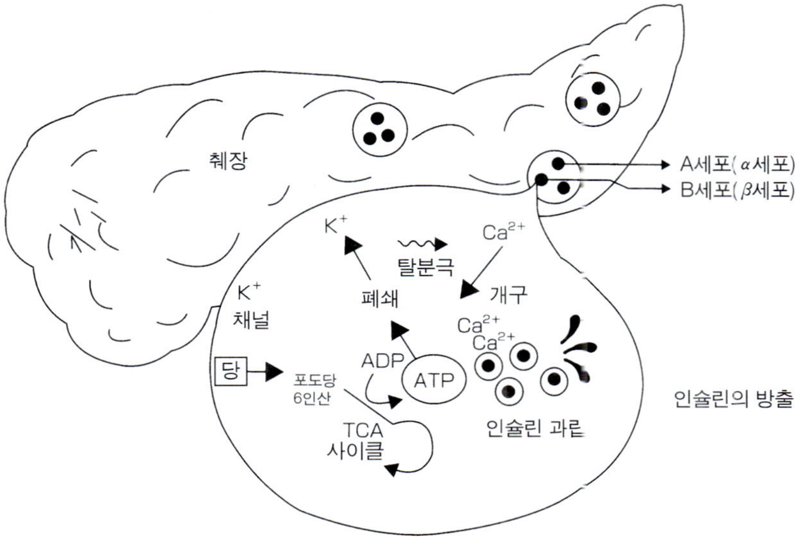

여과되지만 근위 요세관으로부터 100% 재흡수된다. 그러나 재흡수해야 할 포도당가 너무 많아지면(혈당 수치 180mg/dL 이상) 재흡수를 할 수 없어 소변으로 당이 빠져나가 당뇨가 발현한다.

당대사장애의 원인과 환자가 호소하는 증상

1. 당대사이상이 일어나는 이유

저혈당(hypoglycemia)이 일어나는 이유는 인슐린의 작용 분비 항진 또는 작용의 증강, 인슐린 저항성의 개선이다. 그 밖에 인슐린의 작용에 길항하는 아드레날린이나 노르아드레날린, 코르티졸이나 ACTH 등의 결핍 또는 그 길항제가 사용되고 있는 경우에 의해서도 일어난다. 혈당강하제인 SU제 등은 ATP 의존성의 K^+ 채널을 닫는 것에 의해 Ca^{2+} 채널을 열어 인슐린의 분비를 촉진한다. 다른 종류의 약도 K^+ 채널이나 Ca^{2+} 채널에 영향을 줄 수 있는 경우 저혈당의 발생 가능성이 있다.

저혈당을 일으키기 쉬운 환자측의 위험인자로는 고령, 신장장애, 간장애, 식사 섭취량(탄수화물)의 저하, 저혈당을 일으키기 쉬운 약제의 병용(혈당강하제끼리, 혈당강하제와 NSAIDs),[5] 음주, 입원한 지 30일 이내 등이 알려져 있다.[6]

고혈당의 이유로서는 인슐린에 대한 작용을 들 수 있다. 약으로 고혈당이 된다는 것은 그 약이 인슐린의 분비를 억제하거나 또는 조직에서의 인슐린 작용을 저하시키기 때문이라고 생각된다. 췌장의 β세포로부터 인슐린 분비를 억제하는 약제로는 ATP 의존성 K^+ 채널을 열거나 Ca^{2+} 채널을 닫아버리는 약제나, 췌장의 세포 자체에 장애를 줄 가능성이 있는 약제 등이 포함된다. 다만 그러한 작용이 직접적으로 당대사에 영향을 줌으로써 나타나는지, 잠재적인 당뇨병 상태를 표면화시킬 뿐인지는 확실치 않아 양자의 가능성도 배제할 수 없다. 한편, 인슐린의 조직에서의 작용을 저하시키는 약으로는 부신피질스테로이드와 같이 포도당이 조직에 들어가는 것을 방해하거나 인슐린 수용체의 수나 친화성을 감소시키는 경우가 있다.

고혈당을 일으키기 쉬운 환자측의 위험인자는 당뇨병의 위험인자와 일치한다. 예를 들어, 비만, 당뇨병의 가족력, 운동부족, 고혈압, 고혈당을 일으키기 쉬운 약제의 병합요법 등이다.[8]

2. 당대사이상으로 환자가 호소하는 증상

저혈당 증상을 그림 3에 나타냈다.

현저한 공복 등 어떠한 이유로 신체가 저혈당 상태가 되면 그것을 만회하라고 자극이 뇌로부터 부신에 전해진다. 부신의 수질에서 아드레날린이 분비되고 혈액과 함께 체내로 분포된다. α수용체 또는 β수용체가 우위인 기관에서는 교감신경의 흥분이 일어나 기능항진이 시작된다. 우선은, 부족한 당의 동원을 위해 β수용체를 통해 간에서의 글리코겐 분해가 촉진되어 포도당이 유리된다. 심장은 β수용체를 통해 흥분되어 심박 수가 증가하고 심장의 수축력도 늘어나 혈압을 올리려고 하기 때문에 환자는 심계항진나 빈맥을 느낄 것이다. 첨부 문서 용어에서는 심계항진이라고 되어 있다. 아드레날린의 분비는 불안감이나 초조감을 일으킨다. 공복이 되면 초조해하는 사람이 단 것을 먹으면 증상이 사라지는 경우 「아드레날린」 때문이라고 생각해도 좋을 것이다. 심한 경우는 심계항진나 빈맥을 일으키지만 이유를 알 수 없이 불안감이나 초조감이 심해지는 일도 있다. 피부의 혈관에서는 α수용체가 우위이므로, α수용체가 흥분하면 혈관이 수축하며 환자의 안색은 창백해질 것이다. 골격근에서는 진전, 즉 흔들림이 일어난다. 땀샘도 교감신경에 지배되고 있는데 흥분했을 때 「손에 땀을 쥔다」는 것이 그것이다. 전달 물질은 아세틸콜린이지만 교감신경이

그림 3 저혈당의 증상

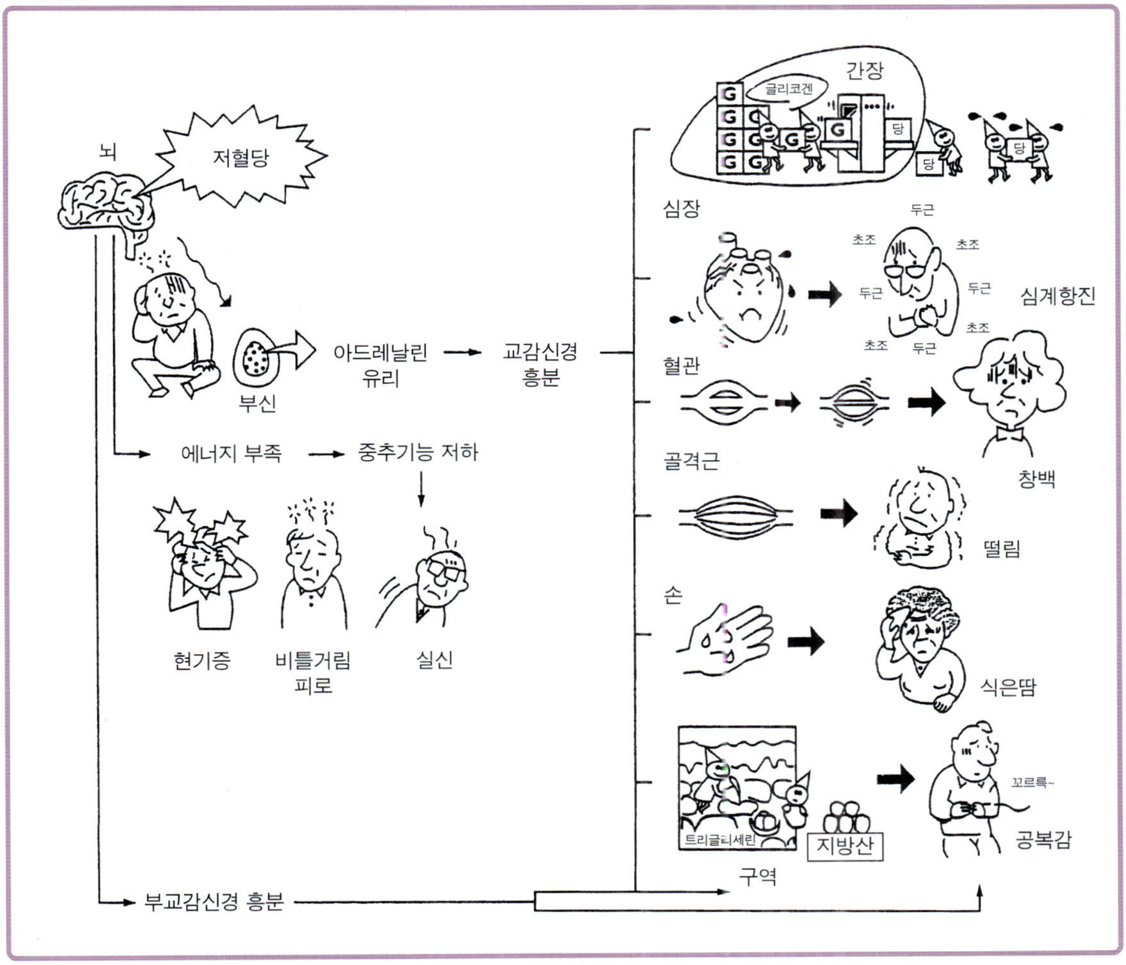

흥분하기 때문에 발한이 증가한다. 특히, 이마, 손바닥, 겨드랑 밑 등에 식은땀이 난다. 전신의 감각으로는 속이 메스꺼움, 탈진감을 느끼는 사람도 있다. 당뇨병 환자에서는 심계항진나 식은땀보다 메스꺼움이나 화남, 식욕 없음 등의 증상이 저혈당의 주요 증상인 사람이 있다. 식욕이 없기 때문에 식사를 하지 않으면 더욱 더 저혈당이 계속되어 시간이 지나도 저혈당이 좋아지지 않는다(대처 방법은 뒤에 기술).

공복감도 느낀다. 공복감을 넘어 기아감이라고도 하는 느낌이다. 이것에는 시상하부의 섭식 중추가 관여하고 있다. 섭식 중추는 혈중의 포도당이나 인슐린, 유리지방산에 영향을 받는다고 여겨지고 있다. 특히, 유리 지방산이 증가하면 섭식 중추가 흥분해 기아감이 발생한다. 지방조직은 β수용체가 우위로, 트리글리세리드의 분해가 일어나 지방산이 유리되어 기아감이 심해지게 된다.

또한 포도당의 부족이 계속되면 신체의 에너지가 부족하게 되어 점차 중추신경계가 기능저하에 빠진다. 증상으로는 두통, 경도의 언어장애, 의식혼탁, 경면, 실신, 심해지면 경련, 혼수에 빠지는 일도 있다. 환자가 호소하는 증상으로는「머리가 아픔」「알 수 없는 말을 함」「혀가 제대로 돌지 않음」「멍함」「졸음」「눈앞이 깜깜해져 넘어질 것 같게 됨」「의식이 없어짐」등이 있을 수 있다. 저혈당성 혼수는 경우에 따라서는 생명에 위험이 될 수도 있는 부작용이다. 다만 이 모든 증상이 모든 환자에게 일어나는 것은 아니며 사람에 따라서 일어나는 증상은 다르다.

다른 측면에서의 저혈당 증상을 생각해보자. 환자 중에는 새벽녘 매일 식은땀을 흘리지만, 병원에서 혈당 수치를 재면 정상치였기 때문에 저혈당이 진단되지 않았다고 하는 예도 있다. 식은땀을 흘리는 시간부터 병원에서 측정하기까지는 3~5시간이 지나기 때문에 그 사이에 몸은 아드레날린을 분비하여 혈당을 정상치로 되돌려 놓는다(저혈당 증상의 직후라도 벌써 혈당은 최저치가 아닐 가능성이 있을 정도이다). 30분~1시간 정도 경과하면 경도의 저혈당은 자력으로 정상치로 회복된다. 그 때문에 우물쭈물 하다가 측정 시간이 늦으면 곧바로 최저치를 지나 정상치가 되어서 저혈당을 진단할 수 없을 가능성이 있다. 오히려 측정한 혈당 수치가 정상이라도 그 1시간 정도 전에 심계항진나 식은땀, 흔들림 등의 저혈당 증상이 있으면 이것은 저혈당의 에피소드로 진단해야 한다.

식사요법이나 운동요법을 실시해도 혈당 수치가 조절되지 않는 경증의 당뇨병으로 혈당강하제를 처방받는 환자나 인슐린을 사용하고 있으면서 혈당치나 HbA_1C 수치로는 비교적 조절이 잘되는 것으로 보이는 환자가 식욕이 사라져 별로 먹을 수 없게 되어 병원에 온 경우에는 주의가 필요하다(감기 등). 식욕이 없기 때문이라고 해도 공복 시 혈당은 대부분 90~110mg/dL 정도로 분명한 저혈당의 증상은 없다. 그러나 저혈당이 있는 경우에는「기운이 없음」「식욕이 없어 먹을 수 없음」등의 저혈당 증상이 나타난다. 이러한 경우 상대적으로 인슐린이나 혈당강하제 과잉인 경우가 많다. 또한 격렬한 운동을 했을 때, 설사나 구토가 계속되어 음식섭취를 제대로 하지 못함에도 불구하고 용량 조절 없이 그대로 복용하는 경우에도 주의가 필요하다.

고혈당의 증상으로는 구갈, 다음, 다뇨, 권태 등을 들 수 있다. 이것들은 당뇨병의 초기 증상과 같지만 주로 다량의 포도당이 그 원인이 된다(그림 4). 포도당은 사구체로 여과되어 요세관으로부터 재흡수되지만, 너무 많으면 재흡수할 수 없게 된다. 따라서 요세관강의 포도당 농도가 비정상적으로 높아지기 때문에 삼투압이 높아진다. 이를 교정하기 위해 요세관의 각 부분에서의 물의 재흡수가 억제되어 이뇨작용이 일어난다. 이것은 뇌부종 등이 있을 때 사용되는 글리세롤이나 만니톨의 삼투압 이뇨와 같은 원리이다. 이뇨가 일어나면 다뇨가 되어 신체는 탈수 상태에 빠지며, 환자는 나른하고 지치기 쉬운 증상을 느낀다. 인슐린이 부족하여 포도당이 불완전 연소되고 지방이나 단백질의 대사가 좋지 않은 것도 탈수상태를 더욱 악화시키는 요인이 된다. 그리고 체내는 물부족 상태이므로 혈장 삼투압도 상승한다. 이러한 자극이 시상하부의 구갈 중추에 전해져 구갈이라고 하는 증상이 생기고 물을 마시게 한다.

인슐린의 부족이 계속되면 체내에서는 포도당의 이용 저하가 일어나, 근육의 단백질이나 지방조직의 중성지방을 분해해 에너지르 사용하기 때문에 점점 몸이 마르게 된다. 또한 중성지방의 분해에 의해 생긴 지방산의 대사에 의해 케톤체가 생성되어 혈액은 산성으로 기운다. 이로 인해 케톤산증이라는 증상이 생겨서 병원에 오게 되는 일도 있다. 심해지면 의식장애를 일으켜 호흡 중추를 억제함으로써 천천히 크게 숨을 쉬는 상태가 된다.

그림 4 고혈당의 증상

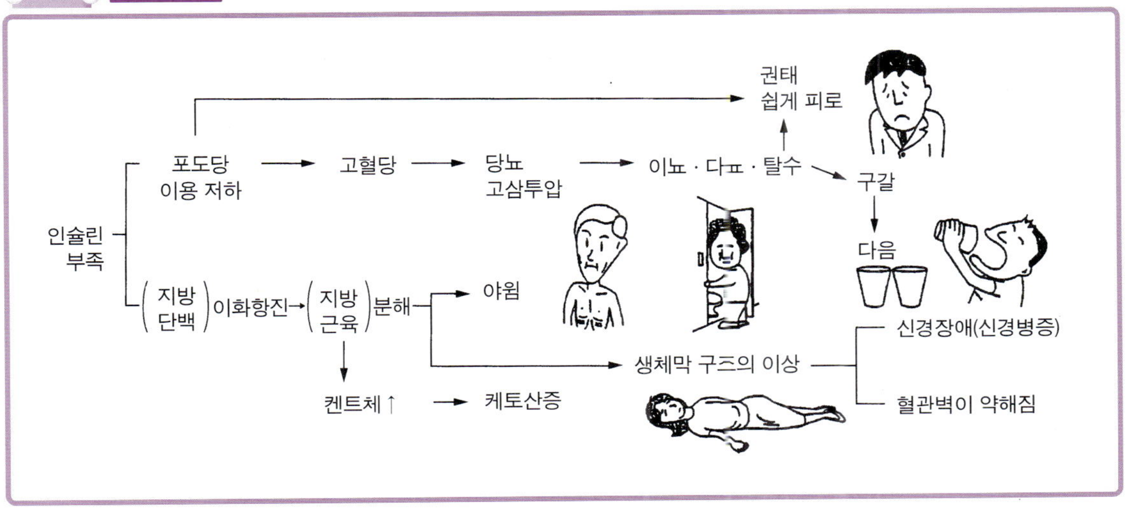

당대사장애를 일으키기 쉬운 약제

저혈당, 고혈당을 일으키는 주요 약제와 그 기전을 appendix 14-①에 정리했다. 고지혈증의 가능성이 있는 약제에 대해서도 함께 기재하고 있다.

당대사장애의 부작용 증례

증례 1 무코테인(mucotein)에 의한 저혈당(hypoglycemia)[3)]

2세 7개월 여아. 콧물, 기침. 37.4℃ 정도의 발열, 가벼운 감기 증상으로, 단골 A병원에서 진찰을 받았다. 가벼운 천식형 기관지염으로서 진단받고 처방된 테오필린(테오듀/Theodur), 카르보시스테인(무코다인/Mucodyne), 말레인산 클로르페라민(포라라민/Polaramine), 황산 테르부탈린(브리카닐/Bricanyl), 히벤즈산 티페피딘(아스베린/Asverin 시럽), 세픽심(세프스판)을 복용했다.

문제의 날 전날까지는 비교적 건강해 저녁식사도 밤 8시경에 잘 먹고 평소처럼 잤다. 이튿날 아침 6시경에 깨어 다시 잤지만 열은 없었다. 8시 반 무렵이 되어도 일어나지 않아 보러 갔더니 양 팔에 몇 초씩 실룩실룩 경련을 일으키고 있어서 A병원 소아과에서 급히 진찰을 받았다(오전 9시 10분).

진찰 시에는 이름을 불러도 대답하지 않고 양 눈이 오른쪽으로 치우쳐(공동 편시로 뇌장애의 징후) 있었다. 체온은 39.5℃ 였다. 산소 흡입이나 링거, 디아제팜을 주사해도 경련은 멈추지 않다. 검사에서 혈당 수치 23mg/dL라는 결과가 나왔다. 진찰 25분 후, 포도당 정맥주사 후 비로소 경련은 멈추었다. B병원으로 전원된 후의 검사에서는 혈당 수치는 올라가 있었고(355mg/dL), 여러 가지 치료를 했지만 말도 거의 하지 못하고 보행 시에도 부축이 필요한 후유증이 남았다. 테오필린은 혈중농도(3.5μg/mL)를 보니 원인이라고 생각되지 않았다(치료영역 7~15μg/mL보다 낮다). 약 1시간은 저혈당 상태가 계속되었다고 생각되며, 항경련제로는 치료되지 않고 포도당 주사로 증상이 호전되어 경련이나 뇌장애의 원인은 「저혈당」이라고 생각되었다.

건강한 아이는(신생아, 특히 미숙아를 제외하면) 혈당 수치가 60 미만이 되는 경우는 거의 없다. 카르보시스테인(무코다인/Mucodyne)도 항히스타민제도 첨부 문서에는 혈당이 떨어진다는 언급이 없지만 항히스타민제는 교감신경 차단작용이 있으므로 저혈당을 일으킬 가능성이 있다. 문헌 검색결과 카르보시스테인도 저혈당을 일으킬 수 있는 것으로 확인되었다. SH기를 가지는 약물에는 6-메르캅토퓨린(6 MP)이나 거담제 카르보시스테인 등이 있다. 6 MP를 사용한 아이의 50% 이상, 특히 6세 미만의 유아에서 저혈당이 생기기 쉬웠다고 보고되고 있다.

증례 2 니페디핀(nifedipine)에 의한 고혈당(hyperglycemia)

69세 여성. 원래 심근경색이 있었고 고혈압 때문에 니페디핀제(에마베린/emabeline) 30mg/일을 사용하기 시작했으며 1.5개월 후, 부종과 심부전 증세 때문에 푸로세미드(라식스/Lasix) 20mg를 주 3일~격일로 복용하기 시작하였다. 니페디핀 복용 전까지는 공복혈당이 120~50mg/dL 정도이던 것이 5개월 후 346mg/dL, 7개월 후 406mg/dL, 그 2주일 후 531mg/dL가 되고 요당 3+이어서 입원하였다. 인슐린(중간형)으로 치료하면서 공복 시 혈당 156mg/dL 정도로 조절되어 1개월만에 퇴원했다.

당대사장애와 감별해야 할 병태

의 사	「어떻게 오셨습니까?」
환자의 아내	「실은, 남편이 최근 과식해서 곤란합니다. 게다가 "너무 과식하면 몸에 안 좋아요" 라고 해도 듣지 않아요. 그 뿐만 아니라 최근에는 점점 신경질적이어져 "남편이 나를 못먹게 하는거야?" 등이라고 하며 대단히 험악한 얼굴로 흥분합니다. 요 전날은 때릴 것 같았어요. 바로 2~3개월 전까지는 그렇지 않았는데…」
의 사	「목이 마른다든지, 물을 자주 마신다든가 화장실을 자주 간다고 했던 적은 없습니까?」
환자의 아내	「그렇네요. 2~3개월 전부터 쥬스나 콜라를 자주 마시고 있어요. 2리터 병을 하루에 비워요」

이러한 예는 당뇨병임에 틀림없다. 곧바로 혈당을 측정해 고혈당을 확인하면 당뇨병이 확정된다.

주목하고 싶은 것은 「2~3개월 전까지는 그렇지 않았다」는 것으로 「최근 신경질적이어졌다」「대단히 험악한 얼굴로 흥분한다」 등이다. 이것은 가족에게 있어서는 심각한 일로 당사자의 성격이 바뀌어 버렸다고 생각되는 일이다. 이것은 당뇨병 때문에 정신적인 이상이 초래된 것이라 생각된다. 인슐린으로 혈당을 적절히 조절함으로써 급속히 그러한 증상이 사라졌기 때문이다.

성적인 문제는 특히 남성의 경우 의사나 약사에게는 호소하기 어렵다. 그러나 비아그라(Viagra)를 요구하는 사람 중에는 당뇨병의 초기 증상 또는 조절 불량에 의한 발기부전의 환자가 있을 것이다. 비아그라를 처방하기 시작한 환자 중에서 이전에 전혀 혈당치를 체크한 적이 없으면 혈당치를 체크해 보도록 권하는 것이 좋다.

여성의 경우에는 아직 폐경 연령도 아닌데 생리불순이 되거나 성적인 만족을 얻을 수 없는 등의 증상이 당뇨병의 초기 증상인 경우도 있다. 물론, 생리불순은 여러 가지 약제로 인해서 생길 수 있기 때문에 당뇨병이 아니라도 약물유발성 생리불순은 있을 수 있다. 남성에서도 발기부전을 일으키는 약제는 많아 단순히 약물유발성 발기부전도 있다.

치조농루(치주병)나 발치가 많아서 치과에 내원하고 있는 사람이나, 뾰루지(종기나 부스럼, 항문 주위 농양) 등으로 외과에서 진찰받고 있는 환자에서도 혈당검사를 한 적이 없다면 검사를 권하도록 한다.

소아의 경우에는 구토를 해 녹초가 되는 것이 유일한 증상인 경우가 있다.

다른 질환과의 감별을 위해서도 진찰이 필요하다.

고혈당 때문에 인슐린을 필요로 하고 있던 환자가, 점점 인슐린의 필요량이 적어지는 것은 자주 볼 수 있다. 장거리 트럭 운전기사인 남성은 어느 날 갑자기 공복 시의 혈당 수치가 500mg/dL 이상이 되어 입원했다. 포도당 부하시험에서는 인슐린의 분비가 전혀 나타나지 않았기 때문에 인슐린을 1일 4회(울트라렌테™ 1회로 레귤러 인슐린 3회) 법으로 투여하기 시작했다. 우선 공복 시 혈당을 200mg/dL 정도로 안정시키려고 했지만, 같은 인슐린 양에서도 자꾸 혈당 수치가 내려가 150mg/dL까지 가면 두통이 생겨 인슐린을 차례로 감량했지만, 1개월도 되지 않아 공복 시 혈당 수치가 약 100mg/dL이 되었으며 변함없이 두통을 호소하였다. 인슐린의 필요량이 갑자기 감소해 버려 완전히 인슐린이 불필요하게 되었다. 이 사람의 경우는 인슐린을 중지하고 당부하시험을 했는데 거의 정상의 인슐린 분비 패턴으로 돌아와 있었다. 장거리 트럭의 자영업으로 며칠이나 철야로 일하고 난 후에 급격하게 당뇨병이 악화된 것이었다. 이것으로 보아 인슐린을 분비하는 췌장의 β세포 자체로 정상적으로 일하기 위해서는 인슐린이 중요한 역할을 하고 있다는 것을 알 수 있다.

포도당이 췌장의 β 세포에 들어가서 해당계로 대사되고 피루빈산(pyruvic acid)이 되기까지 우선 포도당 1분자당 2분자의 ATP가 필요하다.

포도당이 해당계로 대사되어 ATP를 생성하는 반응은 몇 단계인가 있지만, 율속

효소(rate limiting enzyme)인 헥소키나아제(hexokinase), 포스포프룩토키나아제(phosphofructokinase), 피루빈산키나아제(piruvate kinase)의 활성은 인슐린에 의해 유도되기 때문에 인슐린이 필수이다. 만약, 인슐린이 절대적으로 부족한 경우는 이 반응 자체가 진행되지 않기 때문에 인슐린이 분비되지 않아 더욱 더 인슐린이 부족하게 되어 악순환에 빠지게 된다.

당대사장애의 치료

약물유발성 고혈당의 치료는 원인 약제로 중지할 수 있는 경우에는 중지하는 것 이외에는 기본적으로는 통상의 당뇨병 치료와 같다. 약제를 중지한 것만으로도 회복되는 경우는 운동부족이나 과식으로 당뇨병에 걸렸을 때 그것을 시정하는 것으로 조절이 가능한 것과 같다. 단, 감량이나 중지를 할 수 없는 약제의 경우에는 원인 약제를 계속하면서 인슐린을 필요로 하는 경우가 있다.

인슐린이나 경구 혈당강하제에 의한 저혈당은 잘 알려져 있기 때문에 설명을 반복할 필요가 없을지도 모르지만, 의외로 잊어버리기 쉽기 때문에 다시 설명을 하려고 한다.

통상, 저혈당은 심계항진이나 식은땀으로 알게 되는 경우가 많지만, 민감한 사람은 비정상적인 공복감이나 피로, 초조함, 메스꺼움이나 화, 두통 등으로도 알 수 있다. 가능하면 이러한 가벼운 증상으로 알아차려 대처할 수 있도록 지도한다.

저혈당 증상을 느꼈을 때에 사탕을 먹거나 쥬스를 마시면 회복된다. α 글루코시다제 저해제를 복용하고 있는 경우 설탕 섭취로는 혈당 수치가 상승하지 않기 때문에 포도당을 마시도록 해야 한다.

당뇨병 환자가 혼수를 일으켰을 경우에는 이전에는 저혈당이라고 가정해서 포도당 정맥주사를 하도록 되어 있었지만, 현재는 1분이면 간편하게 혈당 수치를 측정할 수 있으므로 수액로의 확보 등을 하고 있는 동안에 혈당 수치의 결과를 확인하여 적절하게 처치할 수 있다. 물론, 고혈당보다 저혈당에 의한 장애가 더 심각하기 때문에 혈당 수치를 측정하는 수단이 없는 경우에는 우선 포도당이 필요하다.

저혈당이 심한 경우임에도 혈당강하제를 투여하여 저혈당이 지속되어 계속 식욕이 없고, 이 때문에 식사를 하지 않아 더 저혈당이 되는 경우도 있다. 이러한 경우에는 혈당강하제를 일단 중지한다. 그것만으로 조금 혈당 수치가 올라가 식욕이 생기는 경우가 있는데 이 경우는 식사요법만으로 잘 회복될 수 있다. 그러나 원래 인슐린 분비가 거의 없는 인슐린 결핍성 당뇨병인 경우 혈당강하제를 중지하는 것만으로는 좋아지지 않는다. 그러나 에너지원인 식사를 섭취할 수 없는 상황에서 인슐린을 단 번에 많이 주사하면 저혈당이 되기 때문에 인슐린을 2단위 정도로부터 투여하면서 식사를 시작하고, 점점 식욕이 생기면서 많이 먹을 수 있게 되면 3단위, 4단위로 조금씩 증량한다. 그렇게 해서 6~8단위 정도의 인슐린을 투여 하게 되면 식욕도 생겨 정상적인 식사를 할 수 있고 건강도 되찾을 수 있다.

인슐린 사용 중에 식욕이 없어진 사람에서는 인슐린을 일단 감량해 공복 시 혈당이 150mg/dL가 넘는 정도로 유지하면 오히려 식욕이 늘어 다시 원래대로의 식사량과 인슐린 양으로 돌아오는 일이 있다. 즉 혈당강하제나 인슐린을 일시 감량해 혈당 수치를 올려 메스꺼움이 해소되고, 식욕이 생기고 나서 다시 적절한 용량의 인슐린이 투여되었는지를 점검하고 필요 시 천천히 보정해야 한다.

한마디로 저혈당이나 고혈당이라고 해도 좀처럼 다루기 힘들다. 증상의 경과나 환자의 호소, 행해진 치료나 검사 데이터, 증상과 검사의 타이밍 등도 잘 검토해 둘 필요가 있다.

고혈당은 치료 시작이 약간 지체되어도 후유증이 적지만 심각한 저혈당의 경우에는 2~3시간 정도의 단시간 지속이라도 불가역적인 뇌의 변화를 일으켜 후유증을 남기는 일이 있다. 따라서 혼수에 대해서는 신속한 대처가 필요하다. 스스로는 먹고 마실 수 없는 저혈당증성 혼수인 사람을 약국에서 진찰했을 경우에는 즉시 구급차를 불러야 한다. 고혈당의 경우, 원인 약제의 중지와 함께 인슐린에 의한 조절이 필요한 경우가 많다.

참고문헌

1) Hardman JG, et al : Goodman&Gilman's The Pharmacological Basis of Therapeutics 10th ed McGraw-Hill, 2001.
2) 星猛, 他訳：医科生理学展望；膵臓の内分泌機能と炭水化物代謝の調節, pp357-359. 丸善, 1997.
3) 麻生芳郎訳：一目でわかる内分泌学；インスリンⅠ, pp70-71. メディカルサイエンスインターナショナル, 1995.
4) 橋本信也：治療薬ハンドブック；糖尿病薬, 経口血糖降下剤, pp133. 羊土社, 1997.
5) Sone H, et al : Ibuprofen-related hypoglycemia in a patient receiving sulfonylurea, Ann Intern Med, 134, 344, 2001.
6) James E : Tisdale : Drug-Induced Diseases, American Society of Health-System Pharmacist (Maryland), pp372. 2005.
7) Luna B, et al : Drug-induced hyperglycemia, JAMA, 286, 1945-1948, 2001.
8) James E : Tisdale : Drug-Induced Diseases, American Society of Health-System Pharmacist (Maryland), pp371. 2005.
9) 浜六郎, 他：感冒関連脳症と薬剤性低血糖症—とくにカルボシステイン, 抗ヒスタミン剤との関連について, TIP「正しい治療と薬の情報」, 16(11), 113-118, 2001.

전해질장애

환자의 호소를 들어보자!

「설사약의 남용」「권태」「탈진」「신경과민」

젊은 여성이 최근 자주 설사약을 사러 오는 것 같은 생각이 들었다.

D 변비가 심하십니까?

P 아니요... 설사약이 다이어트에 아주 효과적이라고 들어서요.

부작용

이 여성은 별로 뚱뚱한 것은 아니다. 오히려 말랐다. 이야기를 잘 들어보니 대량의 설사약을 복용하고 있는 것 같은데 최근 몸이 나른하고 힘이 없기도 하고 초조해하게 되었다는 것이다.

이 환자에게는 어떠한 일이 일어나고 있는 것일까? 의학용어로 표현하면 「설사약의 남용」「권태」「탈진」「신경과민」이다. 설사약의 남용은 체내의 전해질 균형에 큰 영향을 준다.

전해질의 기능

신체의 대부분은 수분이다. 성인에서 체중의 50~60%가 체액, 즉 수분이다. 유아에서는 수분의 비율이 75% 정도가 된다. 그러므로 유아의 설사나 구토는 수분이나 수분내에 포함되어 있는 전해질의 밸런스를 쉽게 무너뜨릴 수 있어 주의해야 한다. 신체의 반을 차지하는 체액에는 당, 단백질, 지방질, 아미노산 그리고 전해질이 녹아 있다.

1. 전해질이란

전해질이란 과연 무엇일까? 전해질이란 물에 녹아 이온이 되는 물질을 말한다. 나트륨, 칼륨, 칼슘, 마그네슘, 염소, 무기 인 등이 체내에서 중요한 기능을 하고 있다. 이것들은 신체 안에서 대개 일정한 농도를 유지하고 있으며 이로 인해 체액의 양이나 산성도가 일정하게 유지되고 있다. 이 밸런스가 무너지면 신체는 항상성을 유지하지 못하고 다양한 장애가 일어난다.

생물은 바다로부터 태어났다. 그 자취가 세포외액이다. 체액은 바닷물과 유사한 성분으로 나트륨을 많이 포함하고 있다. 생물은 바다와는 다른 환경을 세포라는 형태로 만들어 냈다. 따라서 세포의 안쪽은 바닷물과 달라 칼륨을 많이 포함하고 있다. 예를 들어 혈액은 세포외액의 일종이기 때문에 나트륨을 많이 포함한다. 적혈구는 하나의 세포이기 때문에 적혈구 속은 세포 속과 같이 칼륨을 많이 포함하고 있다. 이 나트륨과 칼륨의 농도 차이는 반드시 유지되어야 하지만 농도 차이에 의해 세포외액의 높은 농도의 나트륨이 낮은 농도인 세포 내로 넘어가게 되어 세포는 에너지를 사용해 나트륨을 세포 외로 퍼내기 시작한다. 이것을 나트륨 펌프라고 한다.

2. 삼투압의 조절

한편, 체액에는 나트륨이나 칼륨뿐만이 아니라 당이나 단백질도 녹아 있다. 이러한 입자들이 세포막을 사이에 두고 양측에 있으면 그 농도를 같게 하고 싶다고 하는 욕구가 생긴다. 그것이 안정적이기 때문이다. 이 욕구의 힘을 삼투압이라고 한다. 그렇지만 세포막의 구멍은 작기 때문에 단백질 등은 통과할 수 없다. 따라서 대신에 작은 입자의 물이나 대량의 나트륨이 이동해 조정하고 있다. 그러므로 체액의 양이나 전해질, 특히 나트륨 양의 변화는 삼투압의 변화로써 나타난다. 이 삼투압의 변화는 시상하부에서 감지된다. 예를 들어 그림 1의 A코스와 같이 수분을 비정상적으로 상실하면 체액 삼투압이 상승한다. 이 상황을 시상하부가 검지해 뇌하수체 후엽으로부터 항이뇨호르몬(ADH)이 분비된다. ADH는 신장으로 수분 재흡수를 촉진하기 때문에 밖으로 버려지는 요량이 줄어들어 체액량이 증가해 삼투압이 내려가 항상성이 유지되는 것이다. 그림 1의 B코스는 체액량은 그대로이면서 어떠한 원인으로 전해질이 과도하게 감소해버린 경우이다. 전해질의 감소로 혈장의 삼투압은 내려간다. 그러면 ADH의 분비는 억제되어 신장에서의 수분 재흡수가 억제되어 요량이 증가해 체액량은 줄어든다. 체액량이 줄어들면 순환혈액량도 줄어들어 신장에서는 신장동맥의 혈압이 저하되고 사구체의 여과압도 저하되기 때문에 반대로 소변이 만들어질 수 없게 된다. 따라서 사구체로부터 레닌이 분비되어 혈액 중에서 안지오텐신 I로 변화해, 안지오텐신 II가 되어 부신피질로부터 알도스테론의 분비를 재촉한다. 알도스테론은 신장에서 나트륨의 재흡수를 촉진하는 기능이 있다. 나트

그림 1 체액 삼투압의 조절

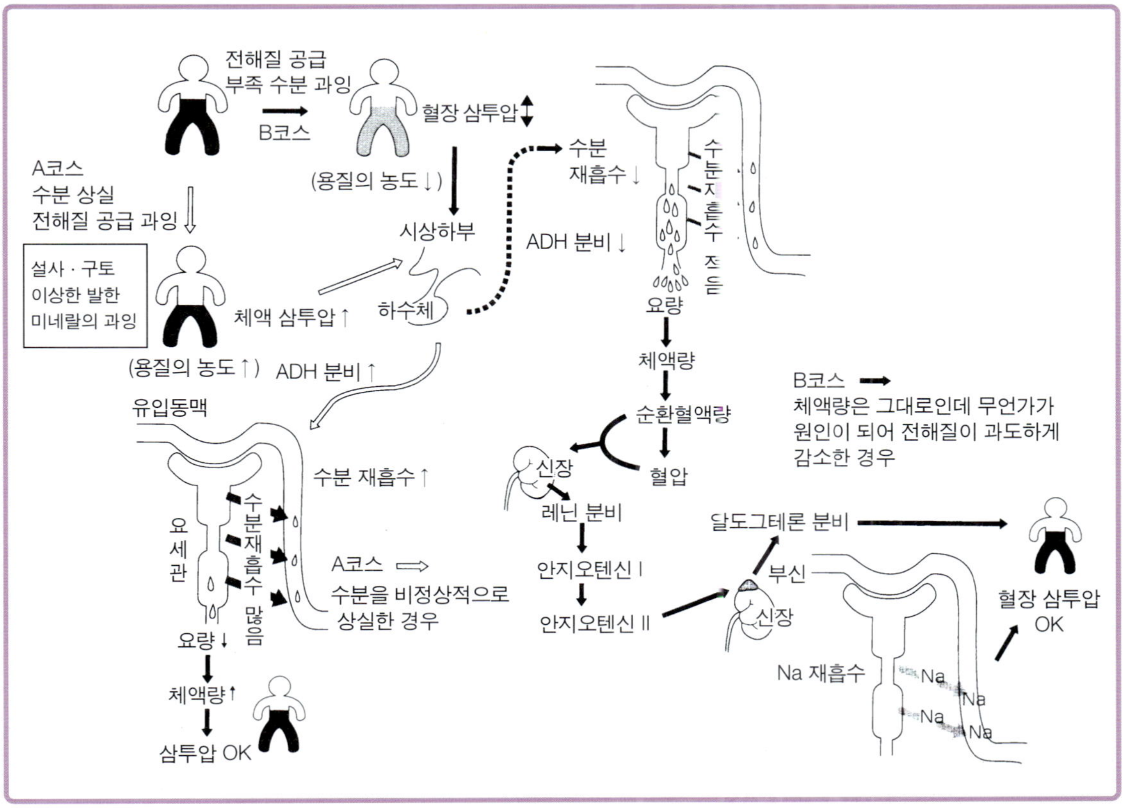

륨 농도가 올라감으로써 혈장 삼투압이 정상화되는 것이다.

한편, 심한 화상이나 신증후군 등으로 혈액 중의 단백질이 줄어들면 어떻게 될까? 단백질 농도가 진한 체액측으로부터 단백질이 혈액 중으로 들어와 농도 조절을 하고 싶지만 단백질은 세포막을 통과할 수 없다. 따라서 혈액 중의 수분이 대신에 밖으로 나와 농도를 조절한다. 그러면 체액측, 즉 세포 밖의 수분이 증가하게 되어 신체는 부종을 일으켜 붓는다. 이 단백질에 의한 삼투압을 교질삼투압이라고 한다. 그러므로 전해질이나 단백질의 변화는 삼투압을 담당하고 있다고 할 수 있다. 특히 나트륨은 물을 끌어 당기는 기능도 있는데 그 변화가 가장 크기 때문에 삼투압 변화에 큰 영향을 미친다.

3. 산염기평형

산염기평형이라는 구조가 있다. 전해질은 물속에서 산과 염기가 된다. 염기의 대표적인 것이 나트륨, 칼륨, 칼슘, 마그네슘 등이다. 반대로 산은 염소가 대표적이며 중탄산염, 무기인, 그 밖에 단백질 등의 유기산이 있다. 이 염기와 산은 균형을 이뤄 혈액의 pH는 항상 일정(pH=7.42)하게 유지되고 있다. 이 pH가 아니면 신체의 세포나 효소는 정상적으로 작용하지 않는다. 이 pH가 산으로 기울면 산증, 염기로 기울면 알칼리증이라고 한다. 예를 들어 식중독으로 구토를 심하게 하면 어떻게 될까? 구토로 위액이 몸 밖으로 나오는데 위액은 물론 산이기 때문에 신체는 알칼리증이 된다. 반대로 신부전으로 무뇨가 되는 경우, 소변은 약한 산성인데 산이 나오지 않고 몸 속에 많이 있으면 산증이 된다. 이러한 산염기의 평형을 유지하게 하는 여러 기전들이 작용하고 있다. 하나는 완충 작용이다. 중탄산이나 단백질, 인산 등의 약산 이온이 완충제가 되어 강한 산이 와도 급격하게 pH를 내리지 않게 되어 있다. 또한 호흡의 기능도 중요한데 이산화탄소를 밖으로 내보냄으로써 산성으로 기운 혈액을 정상적으로 되돌릴 수 있다. 신장에서도 수소이온, 암모니아, 중탄산이온 등의 분비나 재흡수의 양을 조절하여 산성뇨나 알칼리뇨를 만들어서 배출하여 체액의 pH의 정상화를 꾀하고 있다.

전해질 이상의 원인과 일으키기 쉬운 약제

약제로 인한 전해질 이상을 주요 성분인 나트륨과 칼륨을 중심으로 생각해 보자.

1. 고나트륨혈증

나트륨은 물과 함께 작용한다. 그 때문에 고나트륨혈증을 일으키는 원인으로는 표 1과 같이 비정상적인 발한이나 구토, 설사 등어 의한 수분 상실, 수분 보급 부족, 나트륨 과잉의 세 가지를 들 수 있다. 약이 원인이 되어 일어나는 고나트륨혈증은 의료측의 문제로 인한 경우가 많은데 수액 공급이나 투석 시 나트륨의 과잉공급이 주요 원인이며 수액 부족으로 인한 경우도 있다.

2. 저나트륨혈증

저나트륨혈증을 일으키는 원인은 표 2와 같이 나트륨의 결핍과 수분 과잉이다. 약제에 의한 저나트륨혈증에는 항이뇨호르몬부적절분비증후군(SIADH)이 많다. 이것은 혈장삼투압이 낮음에도 불구하고 ADH가 분비되어 신장에서의 수분 재흡수가 촉

표 1 고나트륨혈증의 주요 원인[1, 2)]

수분 상실	피부로부터의 상실	발한
	소변으로부터의 상실	요붕증
	소화관으로부터의 상실	구토, 설사
수분 보급 부족	갈증의 장애	본태성 고나트륨혈증
	수액 부족	의식장애 환자, 유아, 소화기질환
나트륨 과잉	나트륨 과잉 투여	수액, 투석 시의 과잉 투여
	나트륨 재흡수 증가	원발성 알도스테론증, 쿠싱증후군

표 2 저나트륨혈증의 주요 원인[1, 2)]

나트륨 상실	신장으로부터의 나트륨 상실	이뇨제 투여, 식염 제한
		애디슨병, 바터증후군, 신부전 등
	신장 이외로부터의 나트륨 상실	설사, 구토, 발한, 화상
물에 의한 희석	세포외액 정상	SIADH, 빈크리스틴, 사이클로포스파마이드 등의 투여
		갑상선기능저하증
	세포외액 증가	다음
		신증후군, 울혈성 심부전, 간경변, 신부전 등

진되어 체액량이 증가해 외관상 나트륨이 적어져 있는 상태이다. SIADH를 일으키는 약제로서 항정신병제, 항우울제, 카르바마제핀, 항암제 등이 알려져 있다.

3. 고칼륨혈증

칼륨은 그 대부분이 세포 내에 존재하고 있다. 따라서 약제에 의해 칼륨의 양이 영향을 받는다고 하면, 칼륨의 세포 내외로 이동의 이상을 가장 먼저 생각하게 된다. 고칼륨이 되는 원인으로는 표 3에 나타낸 것처럼 칼륨의 과잉부하, 배설장애, 칼륨의 세포 내로부터의 방출을 들 수 있다. 고칼륨혈증은 비교적 약에 의해 일어나기 쉽다.

우선은 칼륨을 많이 포함한 약제나 수혈에 의한 칼륨의 과잉, 그리고 칼륨보전이뇨제나 ACE 저해제, 또한 나트륨 칼륨 ATPase의 활성을 저하시키는 약리작용을 가

표 3 고칼륨혈증의 주요 원인[1, 2]

칼륨 과잉부하	의료자 측의 문제	칼륨을 많이 포함한 약제(페니실린 G, 메실산 나파모스탓트 등), 수혈, 저염간장
	내인성	소화관 출혈에 의한 적혈구로부터의 칼륨 흡수
칼륨 배설장애	신장으로부터의 배설 장애	칼륨보전이뇨제, ACE 저해제, NSAIDs(특히 인도메타신), 헤파린, 사이클로스포린, 타크로리무스, 메실산 나파모스타트, 알도스테론 수용체길항제, GFR 저하를 일으키는 약제
		급성 신부전, 만성 신부전, 간질성 신장염 등
칼륨의 세포 내로부터의 방출	용혈	용혈에 의한 적혈구 내의 칼륨의 유출
	산증	세포 외의 산성도를 내리기 위해 수소이온과 칼륨이온을 교환해 칼륨이 혈청 중에 증가한다.
	인슐린 부족	인슐린 결핍 상태(고혈당)
	나트륨-칼륨 ATPase의 활성 저하	디지탈리스 제제
	cAMP의 저하	β차단제
	근육으로부터 칼륨의 방출	석시닐콜린
	세포 붕괴	횡문근융해증, 종양괴사(항암제에 의한 급격한 암세포의 융해에 의한 세포내 칼륨의 방출)
	고삼투압	급격한 고삼투압혈증, 만니톨

지는 약제 등에 의해 고칼륨혈증이 생길 수 있다. 이밖에 세포손상에 의해 세포내 칼륨이 세포 밖으로 나오는 용혈이나 소화관 출혈, 횡문근 융해 등도 있다. 후자는 약물에 의해 발생한 후 이차적으로 고칼륨혈증을 유발하므로 주의가 필요하다.

4. 저칼륨혈증

칼륨의 저하는 상실과 세포 외에서 세포 내로의 칼륨 이동이 원인이다(표 4). 칼륨의 상실을 일으키는 약제는 많은데, 특히 감초에 포함되는 글리시리진(glycyrrhizin)에 의한 위알도스테론증이 유명하다. 글리시리진은 한방 제제뿐만 아니라, 다른 의료용 의약품이나 일반용 의약품, 식품이나 과일에 많이 포함되어 있으므로 주의가 필요하다. 또 설사약이나 이뇨제의 남용에서도 잘 일어난다.

5. 그 외

약에 의해 일어나는 칼슘, 인, 염소, 마그네슘 등의 이상은 과잉 섭취, 요세관에서의 재흡수에의 영향, 그리고 밸런스를 제어하고 있는 각종 호르몬에의 영향에 의해

표 4 저칼륨혈증의 주요 원인[1, 2]

칼륨 상실	소화기관으로부터의 상실	대량의 구토, 설사, 알콜 중독
		설사약의 남용
	신장으로부터의 상실	알도스테론 분비 과잉(원발성 알도스테론증, 쿠싱증후군, 바터증후군 등)
		푸로세미드, 티아지드계 이뇨제, 만니톨, 페니실린, ACTH, 광질코르티코이드, 광질코르티코이드 작용이 있는 부신피질호르몬(후르드로코르티존), 나트륨염의 대량 투여(항생물질), 아미노글리코시드, 암포테리신 B, 시스플라틴, 글리시리진 함유 한방약·식품, 카리메트, kayexalate
칼륨의 세포 내로의 이동	알칼리증	세포 내의 산성도를 내리기 위해 수소이온과 칼륨 이온을 교환해 칼륨이 혈청 중내에서 감소한다.
		중층, 포도당
	인슐린 과잉	인슐린의 과잉(당뇨병 케톤산증 등)
	cAMP의 증가	자극제, 테오필린
	적혈구 조성 항진	엽산, 비타민 B12의 치료로 칼륨 포함 증가

일어난다. 예를 들어 칼슘 제제나 활성형 비타민 D의 과잉 섭취에 의한 고칼슘혈증, 마그네슘을 포함한 제산제나 설사약 등의 남용에 의한 고마그네슘혈증, 여러 가지 약제에 의한 요세관의 기능장애로 인해 마그네슘, 칼슘, 인 등의 재흡수가 저하되어 일어나는 판코니증후군(Fanconi's syndrome), 갑상선호르몬이나 부갑상선호르몬의 분비에 영향을 받아 생기는 고칼슘혈증 등이다.

저칼슘혈증은 불화물(Fluoride), 특히 구강용 불화 나트륨액을 대량으로 삼켰을 때에 일어날 수 있다. 이는 불소가 칼슘과 반응해 쉽게 불화 칼슘이 되어 혈중의 칼슘 농도를 저하시키기 때문이다. 염소는 세포외액에 많이 존재하는 음이온이다. 양이온의 가장 많은 비중을 차지하는 것이 나트륨이었지만 음이온과 양이온의 총합은 같아야 하므로 나트륨의 이상이 일어나면 염소는 평행하게 변동한다. 또한 음이온의 파트너인 중탄산 농도가 변화하면 음이온의 총합도 일정해지도록 염소는 변동한다. 따라서 염소는 나트륨 변화 및 산염기평형의 이상으로 혈중농도가 변화된다.

전해질 이상을 일으키기 쉬운 구체적인 약제에 대해서는 appendix 14-②에 정리했다.

전해질 이상으로 환자가 호소하는 증상

표 5에 주요 전해질의 기능과 그것이 높아지거나 낮아지면 어떠한 증상을 나타내는지를 나타냈다. 그러나 전해질 이상은 하나의 이온의 불균형보다 여러 이온의 불균형이 동반된 경우도 많다. 경구의 약제에 의해 일어나기 쉬운 고칼륨혈증 및 저칼륨혈증의 증상을 그림 2, 3에 나타냈다.

1. 전해질 이상을 일으키기 쉬운 병태

입원 중인 환자에서 탈진 상태인 경우 저나트륨혈증의 체크가 필요하고 정신 증상 이상이 있는 사람은 H_2 차단제나 카르바페넴제 등 정신 증상 이상을 일으키기 쉬운 약제의 체크뿐만 아니라 고칼슘혈증도 체크를 해야 한다. 또한 고칼로리 수액을 투여 중이면 비타민의 체크도 게을리하면 안 된다. 특히 산증을 수반하고 있는 경우에는 유산산증이 아닌지, 비타민 B_1의 결핍이 아닌지 반드시 체크해야 한다. 비타민 B_1의 결핍이 심해지면 유산산증, 급성 심부전, 쇼크, 베르니케 뇌병증, 베르니케-코르사코프 증후군을 일으켜 후유증의 원인이 되기도 한다.

표 5 전해질의 주요 기능과 그 이상에 의한 주요 자각 증상[1, 2]

전해질	주요 기능	비정상적으로 높아지면	비정상적으로 낮아지면
나트륨	세포외액량을 유지한다	구강점막 건조, 혈압 저하, 요량 감소	–
	삼투압을 유지한다	–	권태, 두통, 구토, 식욕부진
	순환계의 기능을 정상적으로 유지한다	–	–
	세포를 정상적으로 기능시킨다	성격 변화, 의식장애, 섬망, 흥분, 근경련, 건반사항진	탈진, 집중력저하, 과민성, 의식장애
	체액량을 유지한다	구갈	–
칼륨	신경, 근육 세포의 기능(흥분, 자극 전달, 수축)에 중요	그림 2	그림 3
	전신의 세포기능의 유지		
칼슘	뼈나 치아의 형성에 중요	칼슘의 침착증	피부건조, 손톱 · 치아 · 모발의 이상
	신경의 흥분(수축)에 중요	집중력 · 기억력 저하, 두통, 지남력장애, 착란, 기면, 환각, 언어장애, 시력장애, 혼수	지각 과민, 불온, 흥분, 섬망, 환각, 경련
	근육의 흥분(수축)에 중요	근긴장의 저하, 근육통, 건반사의 감퇴	테타니
	심장의 흥분(수축)에 중요	고혈압, 부정맥	저혈압, 부정맥
	소화기의 흥분(수축)에 중요	식욕부진, 구역, 구토, 복통 변비	구역, 구토, 설사
	세포 기능의 유지(호르몬의 생성 · 분비)	–	–
	효소의 작용에 영향을 주어 조절	–	–
	혈액의 응고	–	–
마그네슘	효소 반응을 촉진(ATP)	저혈압, 빈맥, 서맥	부정맥, 식욕부진, 소화불량, 설사, 변비, 복통, 연하곤란
	세포막의 기능의 유지		
	세포 외의 것은 칼슘과 함께 근육, 신경의 흥분에 영향	건반사 감약, 근력저하	억울, 감정둔마, 불안, 흥분, 망상, 착란, 피로, 탈진, 테타니, 진전, 경련

(계속)

표 5 *(계속)* 전해질의 주요 기능과 그 이상에 의한 주요 자각 증상[1, 2)]

전해질	주요 기능	비정상적으로 높아지면	비정상적으로 낮아지면
염소	세포외액량과 삼투압의 유지에 중요	자각하기 어려움	
	산염기평형을 유지		
인	뼈나 치아의 형성에 중요	자각하기 어려움	골연화증
	신경세포 내의 대사로 ATP를 형성		의식장애, 경련, 불안, 운동실조, 혼수, 진전, 지각 이상
	근세포 내의 대사로 ATP를 형성		근력 저하, 근육통
	막형성의 성분		–
	산염기평형의 조절		–
	혈구기능의 유지(감염 방어)		감염되기 쉬움, 지혈이 어려움

그림 2 고칼륨혈증의 주요 증상

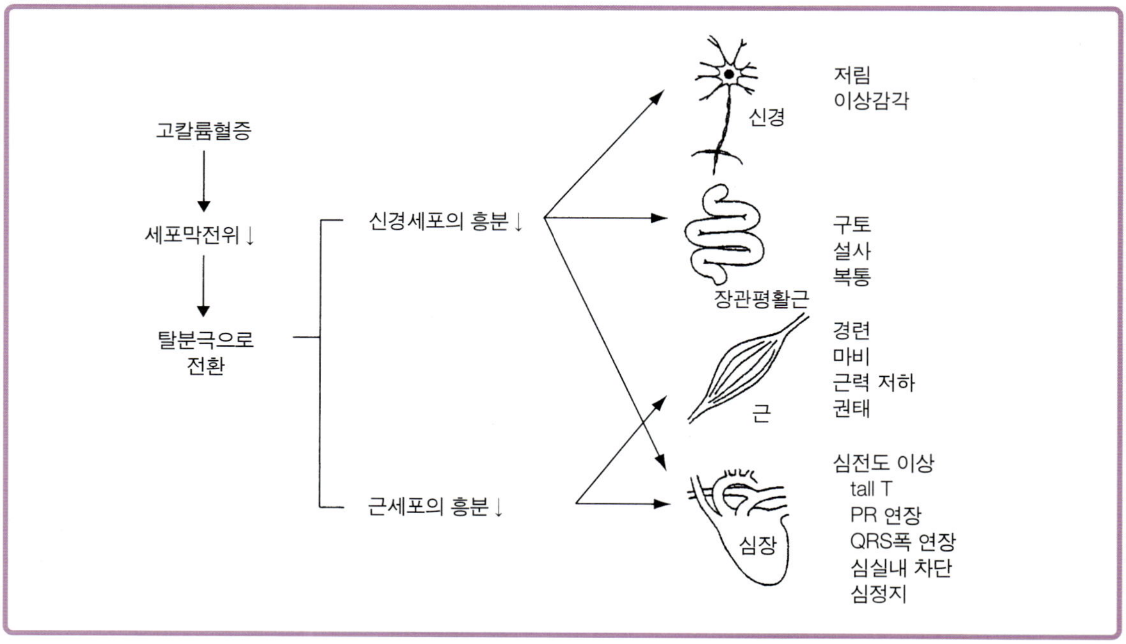

그림 3 저칼륨혈증의 주요 작용

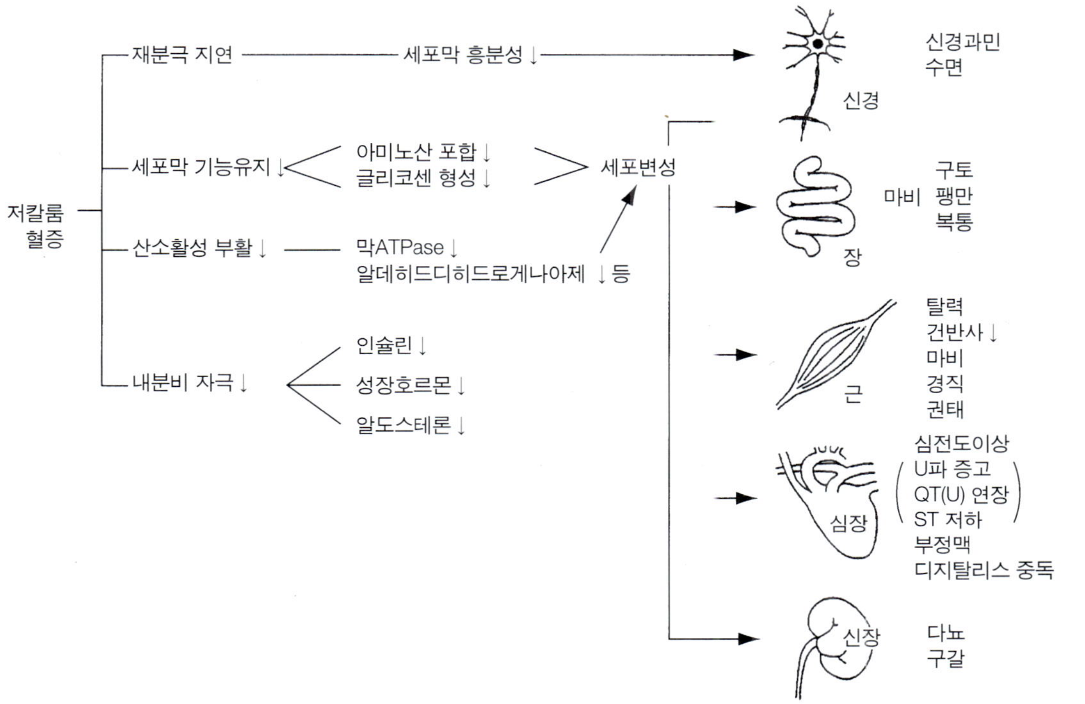

소아, 특히 영유아는 구토 · 설사를 심하게 하고, 자신의 의사를 충분히 전달하지 못하는 경우 모르는 사이에 심한 탈수나 전해질 이상에 빠지는 경우가 있다. 고령자에서도 자신의 의지로 행동할 수 없다는 의미에서 입원 중에는 식사를 할 수 없기 때문에 수분이나 영양을 수액을 통해 보충해준다.

외부에서 영양, 수분, 전해질의 밸런스가 잘 유지될 수 있도록 섭취하지 못하는 경우 금방 전해질의 이상에 빠져 버린다. 어느 정도는 스스로 조절할 수 있다고 해도 식사를 잘 할 수 없는 입원 환자의 경우 감염증이 있거나 스테로이드 호르몬이나 항암제 등이 투여되고 있거나 신장장애, 간장애, 심부전, 호흡기 합병증, 당뇨병 등 여러 가지 질환을 갖고 있는 경우가 많아서, 환자 자신이 스스로 조절할 수 없는 경우가 많으므로 수분 밸런스, 전해질의 조절 등에 충분한 배려가 필요하다.

물론, 전체적인 체크와 조절의 최종적인 책임은 의사에게 있지만 중증 환자의 경우는 체크 항목이 많아져 전부 확인하지 못하게 되는 경우도 있다. 따라서 약사나 간호사, 의사가 팀을 짜 빠짐없이 체크하도록 점검, 조절을 게을리하지 않는 것이 중요하다.

전해질장애의 부작용 증례

증례 1 칼륨 부족 수액에 의한 저칼륨혈증

약 80세 여성. 위암 말기로 식사를 하지 못하고, 복통을 호소하고 있던 환자이다. 식사를 섭취하지 못함에도 불구하고 5% 포도당 수액만 투여 받고 있었다. 전해질의 수치를 조사하고 싶었지만, 그 당시 현재와 같이 긴급검사도 할 수 없었다. 그래서 심전도를 조사해 보았다. 원래 관성동맥부전(insufficiency) 같은 건 없는 환자였지만 분명한 ST하강이 있는 전형적인 저칼륨혈증의 심전도가 확인되었다. 심전도의 모양으로 짐작하자면 2.0mEq/L 이하의 가능성이 있었다. 칼륨이 들어간 수액으로 복통도 꽤 개선되었기 때문에 위암 그 자체에 의한 통증이라기 보다는 저칼륨혈증에 의한 마비성 장폐색증이 생겨 복통이 생긴 것으로 진단할 수 있었다.

전해질 이상의 치료

전해질 이상 치료의 기본은 상실 체액이나 현재 상실 중인 체액과 같은 조성의 전해질액을 보급하여 혈액량을 정상적으로 되돌리는 것이다.[3, 4] 다만, 약물유발성 전해질 이상은 전해질 소실이라기보다 전해질이나 수분의 과잉 보급, 세포내 성분의 혈장으로의 급속한 이동 등에 의한 이상이 많으므로 교정이 단순하지는 않다.

일반적으로 고나트륨혈증은 나트륨 상실보다 수분 상실이 큰(탈수로 혈액이 농축) 경우가 많기 때문에 치료의 중심은 저장액(half-normal saline: 생리식염액의 50%의 농도의 나트륨액, 또는 5% 포도당)을 공급하는 것이다.[3, 4] 그러나 약물유발성의 경우는 나트륨과 수분이 과잉 공급되고 있는 경우가 많기 때문에 half-normal saline만으로는 체액의 과잉을 초래한다. 특히 심부전 경향이 있는 환자에서는 심부전이 악화되므로 나트륨 상실성 이뇨제(고리이뇨제)를 반드시 병용해야 한다.

SIADH가 나트륨 결핍의 원인인 경우, 경증 예에서는 수분 섭취의 제한이 기본이지만 SIADH의 원인 약제에는 항정신병제가 많아 수분 섭취를 제한하는 것이 곤란한 경우도 많다. 빠르게 교정이 필요한 경우 고장의 나트륨액(예를 들어 3%)을 이용하여 보충하게 되는데 너무 빠르게 보충되거나 과잉되지 않도록 투여 속도와 한도에 주의가 필요하다. 수분 과잉으로 인해 심부전이 생긴 경우에는 생리식염수를 투여하는 것도 위험하다. 카바마제핀(carbamazepine) 등 SIADH 유발 약제와 나트륨 상실성 이뇨제의 병용은 약품설명서에는 주의라고 표시되어 있으나 경우에 따라서는 나트륨을 공급하면서 푸로세미드를 이용한 치료도 고려해야 하는 경우가 있다.

저칼륨혈증이 체외에서의 칼륨 상실 또는 공급 부족에 의해 생긴 경우에는 단순하게 최소한의 필요량을 보급하는 것이 기본이다. 세포 내로의 이동으로 생긴 저칼륨혈증의 경우에는 주기성 사지마비를 제외하고 칼륨을 공급하는 경우 오히려 과잉이 되는 일이 있기 때문에 투여가 필요한 경우는 거의 없다.[3)]

고칼륨혈증의 경우에는 우선 포도당과 인슐린을 이용해 혈장 중의 칼륨을 세포 내로 이동시킨다. 효과가 있는 경우에는 15~30분 이내에 혈중 농도가 0.5~1.5meq/L 정도 떨어져 수 시간 지속한다.[3)] 탄산수소나트륨액에 의한 알칼리화요법도 칼륨을 세포 내로 이동시키기 때문에 대사성 산증에 수반하는 고도의 고칼륨혈증의 치료에 이용된다. 신장기능이 정상적이면 나트륨 상실성 이뇨제(고리이뇨제, 티아지드제)와 양이온 교환수지(폴리스티렌 설폰산나트륨 또는 폴리스티렌 설폰산칼슘)를 이용한다. 신부전에 수반된 고나트륨의 경우에는 양이온 교환수지 또는 투석이 필요한 경우도 있다.[3)]

혈청 칼륨 수치가 치사값(7.5meq/L 이상)인 경우는 일단 서둘러 1meq/L 정도 내리고 나머지는 천천히 시간을 들여 내린다.

저나트륨혈증, 저칼륨혈증의 교정 시에는 대략적으로 필요한 보정량의 50%를 최초 1일에 보급하는 것이 기본이다. 또 보급 중에는 세세한 모니터링이 필요하다.

참고문헌

1) 川上義和, 他：チャートで学ぶ病態生理学, 中外医学社, 1996.
2) 河合忠, 他：異常値の出るメカニズム, 医学書院, 1994.
3) 浜六郎：Drug Information, 副作用情報 (32)；低カリウム時のメトクロプラミド等：投与と突然死, medicina, 35：2259-2264, 1998.
4) Kasper D, Braunwald E, Fauch AS, et al (eds)：Harrison's Principles of Internal Medicine 16th ed, McGraw-Hill Companies, New York, 2005.

CHAPTER 15

내분비장애

갑상선기능장애

환자의 호소를 들어보자!

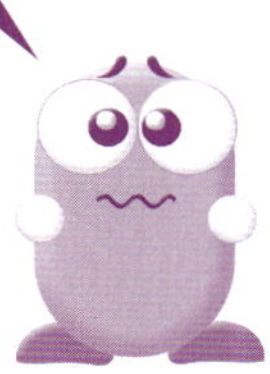

「추워한다」「살이 쪘다」「눈꺼풀이 붓는다」

D 무엇이 필요하십니까?

P 소독제 좀 주세요. 스프레이식으로 주세요.

D OO 스프레이군요. 네, 여기 있습니다.

(환자는 근처에 사는 아주머니이다. 추운 것도 아닌데, **추워하는 것** 같다. 또한 이전보다 **살 찐 것**처럼 느껴진다. 특히 **눈꺼풀이나 이마가 부어** 있다.)

D 감기에 걸리셨습니까?

P 감기 걸리지 않도록 이것으로 소독해왔습니다. 그렇지만 어쩐지 춥네요.

부작용

이 환자는 52세 여성이다. 요즈음 스프레이식의 요오드 함유 소독제를 사러 온다. 「추워한다」「살이 쪘다」「눈꺼풀이 붓는다」. 이것을 의학용어로 표현하면 「추위를 탐」「비만」「안검부종」이다. 이러한 증상은 일반적인 전신장애 같기도 하지만 내분비장애, 특히 갑상선의 이상으로 일어나는 경우가 있다.

내분비의 구조

내분비계의 장기라고 하면 무엇이 있을까? 주요 내분비 장기로서는 위로부터 시상하부, 뇌하수체, 갑상선, 부갑상선(상피소체), 브신, 췌장, 난소, 남성의 경우는 고환 등이 있다. 각각 다양한 호르몬이나 분비물을 분비한다.

그럼, 내분비 장기와 각각에서 분비되는 호르몬을 살펴보자(그림 1).

하수체는 간뇌 아래에 매달려 있는 1g에도 못 미치는 작은 장기이다. 그 뇌하수체 위의 부분을 시상하부라고 한다. 모두 매우 작은 장기이지만 아주 중요한 역할을 하고 있어 이것들이 없으면 인간의 몸은 제대로 유지될 수 없다. 뇌하수체에는 전엽과 후엽이 있어 각각 분비하는 호르몬이 다르다. 전엽로부터는 다른 내분비선(갑상선, 부신, 성선, 유선 등)을 자극하여 호르몬을 분비하도록 하는 자극 호르몬이 분비된다. 호르몬의 분비에는 상하관계가 있어 상위 호르몬이 하위 호르몬의 분비를 촉진한다. 그러나 하위 호르몬 과잉이 되면, 상위 호르몬의 분비를 억제하게 되는 피드백 작용을 통해 항상성을 유지한다. 뇌하수체는 주로 상위 호르몬을 분비하는 내분비선이다. 시상하부는 이 하수체를 지배하는 더욱 상위의 내분비 장기로 하수체 전엽 호르몬의 방출을 촉진하는 호르몬을 분비한다.

뇌하수체 전엽으로부터 분비되는 호르몬에는 성장호르몬(GH), 부신피질자극호르몬(ACTH), 프로락틴(PRL), 성선자극호르몬〔여성: 황체형성호르몬(LB), 난포자극호르몬(FSH), 남성: 간세포자극호르몬, 정자형성호르몬〕, 갑상선자극호르몬(TSH)이 있다. 이 중 성장호르몬만이 단독으로 작용하는 호르몬으로 뼈의 성장을 촉진하고 혈당을 상승시키며 단백 합성을 촉진한다.

부신피질자극호르몬은 부신피질을 자극해 부신피질로부터 코르티졸을 분비시키는 것 외에 알도스테론이나 안드로겐과 에스트로겐도 분비시킨다.

부신에는 피질과 수질이 있는데 수질로부터는 아드레날린, 노르아드레날린(카테콜아민으로 총칭)이 분비된다. 이들은 부신피질자극호르몬의 자극을 받지 않고, 교감신경계의 자극에 의해 분비된다. 아드레날린은 생명의 위기 상황에서 가장 먼저(초 단위, 분 단위로) 생명 유지를 위해서 작용하는, 생체에 있어 가장 중요한 호르몬이다(부신수질 외에 교감신경 종말로부터도 나온다). 기관지를 최대한 확장시켜 산소를 끌어들여 심장을 자극시킴으로써 혈압을 상승시키고 호중구를 동원하여 감염에 대비하고 혈당이 저하된 경우 혈당을 상승시키고 지방을 분해해 에너지로 바꾼다.

그림 1 내분비장기와 호르몬

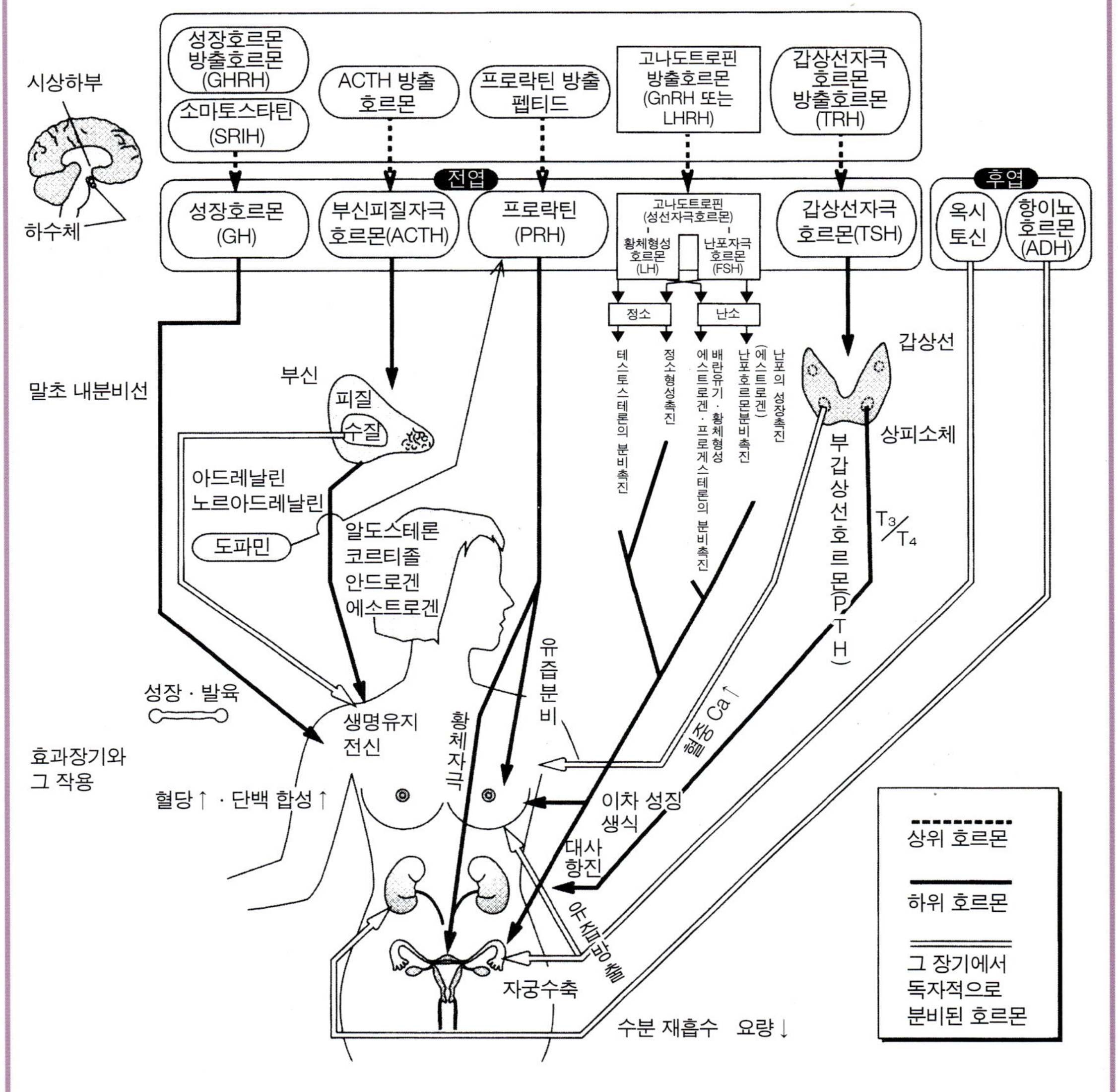

생명 유지에 두 번째로 중요한 것이 부신피질호르몬(스테로이드호르몬)이다. 생체 내에서는 코르티졸이 이 역할을 담당하고 있다. 생체 유지에 있어 필수물질의 대사, 즉, 당질이나 단백질, 지방질, 수분, 전해질 등을 만들어 내거나 보존하거나 하는 데 필수인 호르몬이다(시간 단위로 작용한다). 이러한 대사과정을 통해 생체 각 장기를 조절하며 혈당유지, 전해질 조정, 혈압유지, 이물에 대한 방어 기관을 보조하는 등 아드레날린에 이어 생명 유지에 필수인 호르몬이다. 약제로서의 스테로이드 호르몬은 항염증작용이나 면역억제작용의 인상이 강하지만, 생체 내에서는 감염 초기에 사이토카인류에 대해 자극을 받아 백혈구를 동원해 염증 반응을 시작시키는 등 생체 방어 · 생명 유지에 필수인 호르몬이다. 아나필락시스의 치료 시에 아드레날린과 스테로이드제가 필수인 것을 생각해 노면 이 두 호르몬이 얼마나 중요한지 짐작할 수 있을 것이다. 필요 이상으로 사용하는 경우 면역 억제, 감염 유발기능을 하지만 스테로이드가 극단적으로 부족하면 감염 방어나 쇼크 시에는 제대로 대처하지 못하는 이면성이 있음을 주지해야 한다.

부신피질자극호르몬은 부신을 자극해 부신피질로부터 코르티졸을 분비시키는 것 외에 알도스테론이나 안드로겐과 에스트로겐도 분비시킨다. 알도스테론(aldosterone)은 신장에서의 나트륨 재흡수를 촉진해 혈압을 올린다. 안드로겐(androgen)은 이른바 남성호르몬이지만 부신피질로부터 분비되는 안드로겐은 여성에게 있어서의 남성호르몬의 근원이 된다. 소량이지만 여성호르몬인 에스트로겐(estrogen)도 분비된다. 이것은 남성에게 있어 유일한 여성호르몬 공급원이 된다.

프로락틴(prolactin)은 황체를 자극하는 상위 호르몬이지만 직접 유방의 유선을 자극해 젖의 생성과 분비를 촉진한다. 도파민은 프로락틴의 분비를 억제한다.

하수체의 성선자극호르몬에 의해 난소에서 에스트로겐(estrogen)과 프로게스테론(progesterone)이 분비된다. 모두 여성호르몬이라고 불리며 에스트로겐은 2차 성징을 나타내는 호르몬으로 유방이 부풀어 오르고 지방이 축적되게 하여 여성다운 신체를 만든다. 또한 성주기, 뼈의 발달에 영향을 준다. 자궁내막을 증식시켜 임신을 성립시키는 기능도 있다. 프로게스테론은 임신을 유지하고 유선을 발달시킨다.

남성의 생식기인 정소로부터는 테스토스테론(testosterone)이 분비된다. 테스토스테론은 남성 2차 성징을 나타내는 호르몬으로 남성다운 신체를 만든다. 골격이 커지고 체모가 나며 단백합성이 촉진되어 근육이 발달한다. 안드로겐이란 테스토스테론 등 남성호르몬의 총칭이다.

갑상선자극호르몬은 갑상선을 자극해 갑상선호르몬을 분비한다. 갑상선호르몬은 대사를 담당하는 호르몬이며, 전신의 세포에 작용해 대사를 활발하게 한다.

갑상선의 뒤쪽 위에는 좌우상하 각 1개, 합계 4개의 작은 표피소체(부갑상선)가 있어, 여기에서 부갑상선호르몬(PTH)이 분비된다. 부갑상선호르몬은 혈중의 칼슘 농도를 상승시키는 방향으로 작용한다. 즉 장관으로부터의 칼슘 흡수를 촉진하고 골흡수를 촉진하여 신장으로부터의 배설을 억제한다.

후엽호르몬에는 옥시토신, 항이뇨호르몬(ADH, 바소프레신)이 있다. 후엽호르몬도 상위 호르몬은 아니며 직접 작용을 나타낸다. 옥시토신은 유즙 방출을 촉진해 모성 행동을 유발하는 호르몬으로 되어 있다. 또 자궁에 작용하여, 자궁을 수축시켜 분만을 돕는다. 항이뇨호르몬은 신장에서 물의 재흡수를 촉진해 체내에 수분을 모아두는 방향으로 작용한다.

내분비장애의 원인과 환자가 호소하는 증상

1. 갑상선장애

갑상선호르몬(thyroid hormone)은 싸이록신(T_4)과 트리요오드타이로닌(T_3)이라고 불린다. 우선 식사로 섭취된 요오드(I)가, 갑상선에 있는 특이적으로 옥소 화합물을 받아들이는 세포에 포합되어 T_3나 T_4가 합성된다. T_3와 T_4의 분비 제어는 하수체로부터 나오는 TSH와 그 상위 호르몬인 갑상선자극호르몬 방출호르몬(TRH)에 의해 이루어지고 있다. 그리고 T_3와 T_4의 양이 피드백됨으로써 제어되고 있다. T_3와 T_4의 주요 기능은 열의 생성이다. 미토콘드리아의 산소 소비와 ATP 합성을 촉진시킴으로써 열을 생성한다. 또한 당이나 지방질의 대사를 촉진한다. 성장호르몬이나 프로락틴의 생성에도 필수적이다. 즉, 성장이나 성숙, 그리고 태아 조직의 분화에 빠뜨릴 수 없는 호르몬이다(그림 2).

갑상선장애의 원인으로는 우선 그림 2-①의 요오드 섭취 과잉 또는 섭취 부족을 들 수 있다. 일반적으로 일식의 경우 충분한 요오드가 포함되어 있기 때문에 부족이 일어나는 경우는 거의 없다. 처음에 제시한 증례와 같은 과잉 섭취의 경우는 요오드가 갑상선으로 들어가거나 요오드의 혼잡이나 유기화가 억제되어 갑상선호르몬 합성이 저하됨으로써 갑상선기능저하증이 일어난다. 포비돈요오드 함수제(mouthwash)의 경우는 뱉어내고 난 나머지만 흡수되지만, 스프레이식의 경우 삼키기 때문에 축적 흡수되는 양도 많아진다.[1] 임산부가 감기약 등이 태아에게 미칠 영향을 걱정하여 「목만 소독하는 정도는 괜찮은 것이다」라는 판단으로 수개월 계속 사용하는 일도 있을 수 있으므로 주의가 필요하다. 뿌리다시마 등의 과잉 섭취로 신생아에게 갑상선장애가 일어난 예도 보고[2]되었으며, 그외에 요오드를 포함한 조영제, 진정제, 또는 그 구조 내에 요오드를 포함한 아미오다론(amiodarone)과 같은 약물들이 증상을 일으킬 수 있다.[1, 3, 4] 반대로, 원래 갑상선질환을 가지고 있는 환자의 경우에는 요오드의 과잉 섭취로 갑상선호르몬 생성이 항진되어 갑상선 중독이라고 불리는 갑상선기능항진증을 일으키는 일도 있다. 앞에 언급한 스프레이식 포비돈요오드에서도 갑상선 중독증이 일어난 예가 보고되고 있다.[5] 또 건강식품으로서 프룬 엑기스 제제도 원인이 된다. 이것들은 원인 약제의 중지로 완화된다.

다음의 원인으로는 그림 2-②의 갑상선호르몬 합성에 대한 영향이 있다. 항갑상선제인 티아마졸(thiamazole)이나 프로필티오우라실(propylthiouracil)은 갑상선호르몬의 합성을 억제한다. 갑상선호르몬은 혈중에 분비되면 단백과 결합한다(그림 2-③). 이 단백과의 결합력이 높은 약제가 투여되면 유리의 T_3나 T_4가 증가하는데 그림 2-④의 간장에서의 갑상선호르몬의 대사를 촉진하는 약제가 투여되면 혈중의 T_3나 T_4가 줄어들어 피드백 기구가 작용해 갑상선호르몬의 합성 분비가 촉진된다. 그림 2-⑤의 하수체로부터의 TSH 분비를 억제하는 약제로 도파민이 알려져 있다. 또한 최근 문제가 되고 있는 것이 사이토카인 제제에 의한 자가항체 생성이 원인이

그림 2 갑상선호르몬의 기능과 작용 · 부작용의 구조

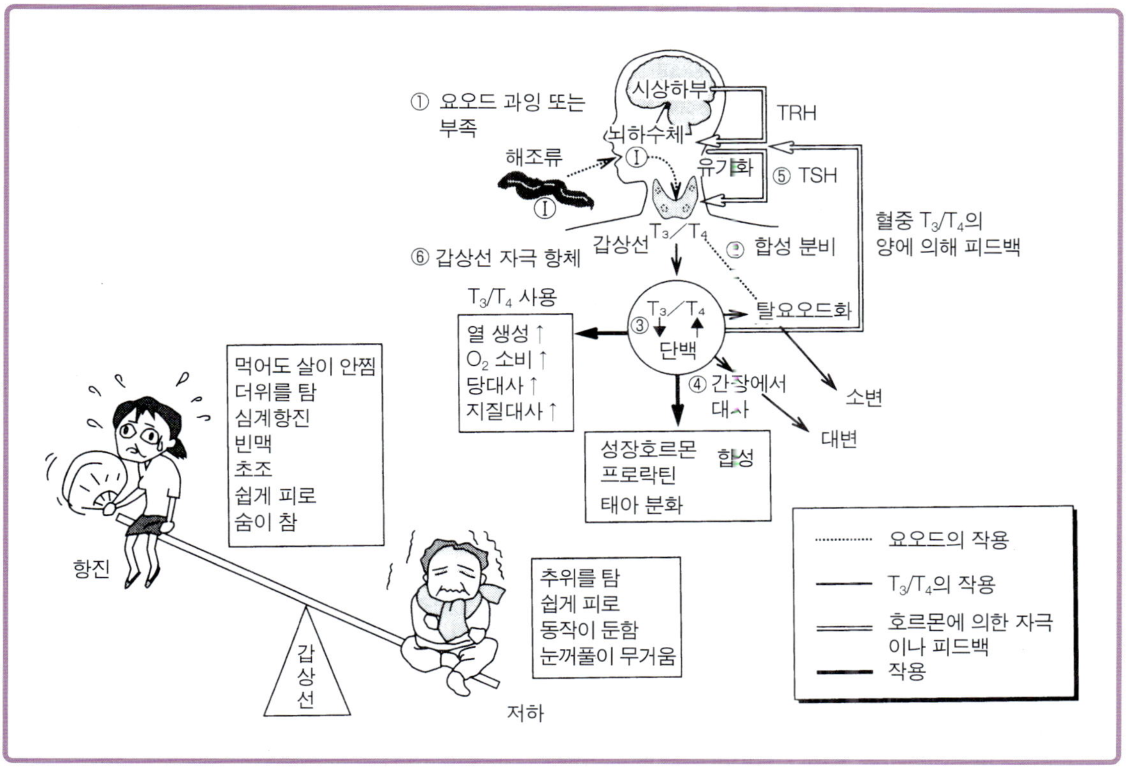

라고 생각되는 갑상선기능장애이다.[6, 7]

갑상선기능항진증의 증상을 살펴보면, 열생성이 증가하기 때문에 더위를 탄다. 또 대사항진에 의해 아무리 먹어도 살이 찌지 않거나 쉽게 피로해지는 증상도 생긴다. 산소 소비도 증가하여, 심장은 산소 공급의 증가에 적응하기 위하여 빈맥이 되며 이와 관련된 증상으로는 심계항진이나 헐떡임, 초조감 등이 생긴다. 질환으로서의 바제도병(basedow's goiter)에서는 안구의 돌출이 특징적이지만, 약물의 부작용에 의한 갑상선기능항진증에서는 별로 없다. 한편, 갑상선기능저하에서는 이러한 증상의 반대가 일어난다. 즉, 열생성의 저하로 추워함, 움직임이 둔함, 대사 억제로 살이 찜, 지치기 쉬움, 상안검이나 이마가 붓는 등의 증상이 생긴다.

위험인자로서는 갑상선질환을 가지고 있거나 또는 기왕력이 있음, 갑상선 수술을 받음, 요오드 함유 조영제의 투여를 받았던 적이 있음, 갑상선질환의 가족력이 있음, 여성 등을 들 수 있다.[8, 9]

약제에 의해 새롭게 갑상선장애가 일어났다고 생각되는 경우는 가능하면 원인약제를 중지해야 한다. 약을 중단할 수 없는 경우는 갑상선질환과 같은 약물요법을 가능한 한 빨리 시작한다.

2. 부신수질장애

부신수질로부터는 이른바 카테콜아민(catecholamine)인 아드레날린, 노르아드레날린, 도파민이 분비된다. 카테콜아민은 부신수질에서 아미노산의 티로신(tyrosine)으로부터 합성된다. 우선 수산화되어 도파(dopa)가 된 후, 탈탄산 반응으로 도파민이 되고 나아가 수산화되어 노르아드레날린이 되고 메틸화되어 아드레날린이 생긴다.[10] 이것들은 신경전달물질로서 분비된다. 카테콜아민의 이상에 대해서는 순환기계나 신경계의 이상을 참조하기 바란다.

3. 부신피질장애

부신피질의 세포 내에서는 콜레스테롤을 기초로 하여 코르티졸, 알도스테론, 안드로겐 등이 합성된다. 생체 내에서의 코르티졸(cortisol)은 전술한 것과 같이 생체유지에 필수적인 물질의 대사를 담당하며 생체의 각 장기를 목적에 따라 활동하도록 조절하고 있다. 혈당을 유지하고 전해질을 조정해 혈압을 유지함과 함께 이물 등에 대한 방어기구를 유지하는 등의 역할을 담당하고 있다. 뇌하수체로부터의 ACTH에 의해 제어되며 그 혈중농도가 뇌하수체로 다시 피드백되어 분비량을 제어한다. 합성 부신피질호르몬을 장기적으로 투여하는 경우 ACTH의 분비가 저하되어 있기 때문에 갑자기 감량하거나 중지하는 경우 급격한 변화에 대응한 ACTH의 분비가 곤란해져 부신부전이 일어난다. 천식 환자에게 사용되는 흡입성 스테로이드제에서도 빈도는 매우 적지만 보고된 바 있다.[11, 12] 이것은 스테로이드의 합성을 저해하는 것으로 알려져 있는 아졸계나 트리아졸계의 항진균제들에서도 일어난다.[13]

부신부전의 증상은 견딜 수 없는 권태감이나 식욕부진, 구역, 구토, 의식장애로 부실피질호르몬의 중지나 감량으로부터 1~3일 후에 나타난다. 이것은 매우 위험하므로 곧바로 구급차를 불러야 한다. 또 스테로이드제의 장기 투여에 의해 쿠싱증후군형의 증상이 발생한다. 특히 고용량을 사용하거나 장기간 사용하는 경우 위험이 증가한다. 흡입이나 점비, 피부 투여의 경우, 전신 작용은 적지만 대량으로 사용되었을 경우는 쿠싱증후군을 일으킬 수 있다.[14] 또한 피부 투여에서도 아토피 등으로 피부 병변이 광범위한 경우에는 주의가 필요하다.[15] 스테로이드의 대사에 영향을 주는 약제, 즉 CYP3A에 의해 대사가 되는 약제와의 병용에도 주의가 필요하다. 흡입 스테로이드제인 플루티카손(fluticasone)과 리토나비어(ritonavir)의 병용으로 쿠싱증후군이 일어난 예가 보고되고 있다.[16, 17] 플루티카손은 지용성이 높고 반감기가 길며 스테로이드 수용체와의 결합 친화성이 매우 높기 때문에 단독으로도 스테로이드 과잉이 되거나 부신을 억제하기 쉽고 중단하면 급성 부신부전에 의한 저혈당증, 혼수, 경련 등의 보고가 다른 흡입 스테로이드제보다 많다.[18, 19]

알도스테론은 신장에서의 나트륨 재흡수를 촉진해 혈압을 올린다. 알도스테론의 분비는 그림 3에 표시한 2개의 경로에서 제어되고 있다. 하나는 뇌하수체로부터의 ACTH에 의한 제어, 또 하나는 레닌안지오텐신계에 의한 제어이다. 신장에서 분비되는 레닌은 간에서 만들어지는 안지오텐시노겐을 안지오텐신I로 절단한다. 안지오텐신I는 변환 효소에 의해 안지오텐신II로 변환되어 혈관을 직접 수축시키는 것 외에 부신피질을 자극해 알도스테론의 합성을 촉진한다. 알도스테론 수용체 길항제인 스피로놀락톤(spironolactone) 등이 투여되면 알도스테론이 억제되며, 레닌안지오텐신계에 영향을 주는 약제, 예를 들어 이뇨제나 도파민 수용체길항제, 필 등도 레닌 기질을 증가시켜 간접적으로 알도스테론의 분비를 증가시킨다.[20] 알도스테론의 분비가 증가하면 나트륨의 재흡수가 촉진되기 때문에 칼륨의 배설이 촉진되어 저칼륨혈증을 일으킨다. 또한 감초의 성분인 글리시리진은 코르티졸의 대사를 방해하는 작용이 있다. 글리시리진이 다량으로 투여 시 과잉이 된 코르티졸이 세포 내에서 알도스테론의 수용체를 자극해 마치 알도스테론이 과잉인 것 같은 상태를 만든다. 결과적으로 나트륨의 저장(고나트륨혈증)과 칼륨배설(저칼륨혈증)이 일어난다.

그림 3 부신피질호르몬의 기능과 작용 · 부작용의 구조

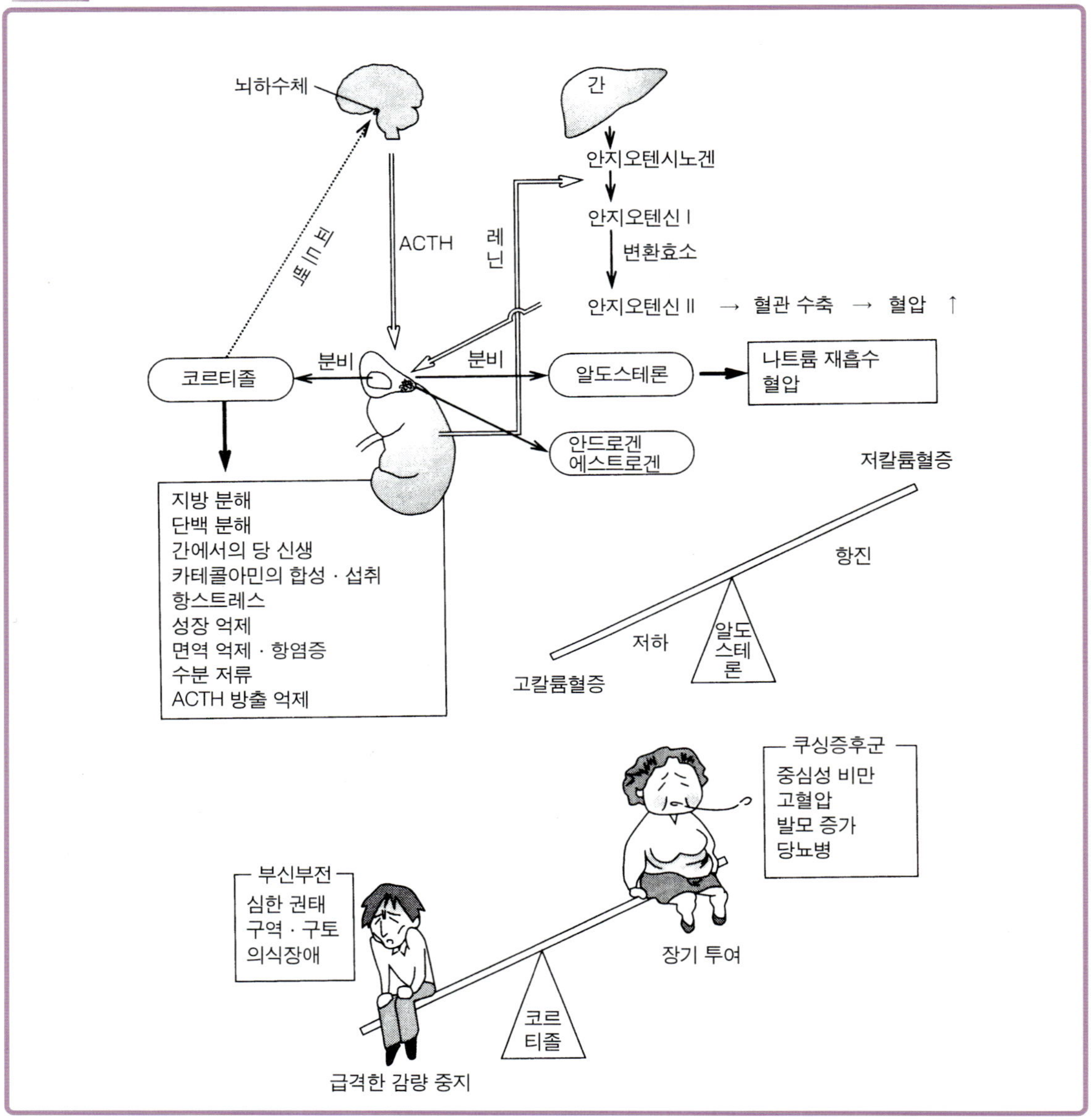

이것을 위알도스테론증(pseudoaldosteronism, 감초부작용)이라고 부른다. 글리시리진은 한방약뿐만 아니라 감초차 등의 건강식품, 일반 식품의 첨가물로도 이용되고 있기 때문에 주의가 필요하다.[20] 투여 중지 시 회복이 되지만 조기의 발견이 중요하다.

한편, 안지오텐신 변환효소저해제나 안지오텐신 II 수용체길항제는 안지오텐신 II의 생성을 억제하거나 그 작용에 길항해 알도스테론의 분비를 저하시킨다. 레닌의 분비를 억제하는 β차단제나 비스테로이드계 항염증제(NSAIDs) 등도 결과적으로 알도스테론의 분비를 저하시켜 저나트륨혈증이 일어나는 경우가 있다.[21] 또한 사이클로스포린, 헤파린, 칼슘길항제 등도 알도스테론의 합성을 저해한다.[22] 알도스테론 분비가 저하되면 나트륨의 재흡수가 억제되고 칼륨의 재흡수가 일어나 고칼륨혈증이 된다.

부신피질로부터 안드로겐과 에스트로겐이 분비되지만, 성호르몬의 주요 분비부위는 생식기이다. 약제에 의한 부신에의 영향은 성호르몬과 관계가 없다.

4. 뇌하수체장애, 기타

뇌하수체로부터 분비되는 ACTH는 약제에 의해 분비에 영향을 받는 경우는 있지만 임상적으로 큰 작용은 나타나지 않다.

GH의 분비는 주로 시상하부로부터 방출되는 GHRH와 성장호르몬 방출억제호르몬(소마토스타틴, SRIH)에 의해 제어되고 있다. 그러나 GH의 분비는 교감신경이나 갑상선호르몬, 성호르몬, 부신피질호르몬 등의 영향도 강하게 받고 있다. 성장호르몬의 분비를 자극하는 것으로는 도파민, 브로모크립틴, α자극제, β차단제, 에스트로겐, 갑상선호르몬이 알려져 있고 억제하는 것으로는 α차단제나 부신피질호르몬이 알려져 있다.[23] 부신피질호르몬은 소마토스타틴의 분비를 자극하여 성장호르몬의 분비를 억제한다.[24]

특히, 부신피질호르몬의 장기 투여에 의한 소아의 저신장, 즉 성장호르몬 저하가 잘 알려져 있다. 투여 개시 시기나 투여 기간이 직접 관련된다.[25]

하수체 후엽에서 분비되는 호르몬으로 약제의 영향을 받기 쉬운 것은 항이뇨호르몬〔ADH, 아르기닌바소프레신(AVP)이라고도 함〕이다. ADH의 분비는 체내를 순환하고 있는 혈액량을 반영하는 시상하부의 삼투압 수용기에 의해 제어를 받고 있다. 혈액의 삼투압이 상승하면 ADH가 분비되어 신장 요세관의 수분 재흡수를 촉진해 삼투압을 내리는 것이다. 약의 영향으로 ADH의 분비가 과잉이 되거나 네프론에서의 감수성이 증가하면[26] 물의 재흡수가 과잉이 되어 체내의 수분량이 많아짐으로써 외관상의 저나트륨혈증이 일어난다. 또한 동물 실험으로는 세로토닌이 ADH의 분비를 자극하는 것을 알 수 있다. 이러한 상태를 SIADH(항이뇨호르몬부적절분비증후군)이라고 부른다.[28] 몸이 나른하거나 의식이 멍한 등의 증상과 급격한 체중 증가 등이 나타난다(그림 4). 반대로 ADH의 분비가 저하되면 수분의 재흡수가 되지 않아 점점 수분이 체외로 나가는 상태가 된다. 즉 다뇨에 의한 수분의 부족으로 목이나 입이 마름, 이를 보충하기 위해서 다음(多飮)을 일으킨다. 이러한 상태를 요붕증이라고 한다. SIADH를 일으키는 약제로서는 티아지드계 이뇨제나 항암제, 항정신병제, SSRI, 카르바마제핀 등이 있다. 요붕증을 일으키는 약제로서는 리튬, 데메크로시클린(demeclocycline) 등이 알려져 있다. 이러한 증상은 원인 약제의 중지와 수분에 대한 처치로 호전된다.

SSRI에 의한 SIADH의 위험인자로서는 고령,[29] 이뇨제의 병용,[30] 고칼륨혈증,[31] 여성,[29] 쇠약[32] 등이, 리튬에 의한 요붕증의 위험인자로서는 만성 신장질환이나 1일 복용 횟수가 복수인 경우나 15년 이상의 투여 등이 알려져 있다.[33]

내분비장애를 일으키기 쉬운 약제

내분비장애(hormonal disorder)를 일으키기 쉬운 약제에 대해서는 자료 15-①에 나타냈다. 덧붙여 SIADH를 일으키기 쉬운 약제는 자료 14-②에 수록하고 있다.

그림 4 항이뇨호르몬 이상

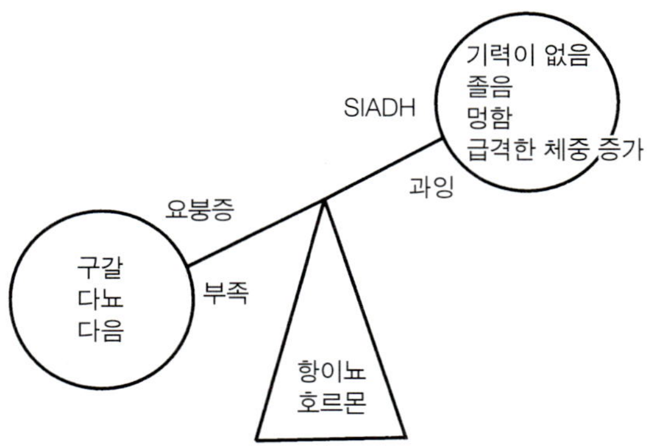

약물유발성 내분비장애와 감별해야 할 병태

내분비장애의 종류는 기본적으로 적어도 내분비 장기 수의 2배이다. 기능저하와 기능항진이 있기 때문이다. 게다가 그것이 원발성인지 이차성(상위 호르몬에 의해 지배된 결과)인지에 따라 다르며 원발성인 경우에는 그것이 감염증에 의한 것인지(기능저하, 기능항진 모두) 종창이나 비대증에 의한 것인지(기능항진), 다른 종양 등으로 물리적으로 압박받은 결과인지(기능저하), 유전성 질환 또는 선천적인 것인지 등을 고려할 필요가 있다. 그리고 각각의 호르몬이 다양한 성질을 가지고 있어 몸의 다양한 부위에 작용하기 때문에 감별해야 할 병태는 거의 모든 병에 이른다고 해도 과언은 아니다.

예를 들어 부신피질호르몬(글루코코르티코이드)의 경우 활기가 없다 등의 비특이적 증상으로 추론해야 하는 경우가 있다. 글루코크르티코이드의 분비가 상당히 감소한 경우에서도 감염증 등에서 큰 부하가 걸리지 않는 경우에는 그것만으로는 쇼크에까지 이르는 경우가 없기 때문에 철저히 억지되어 강한 스트레스에 노출되지 않는 한 발견할 수 없으므로, 의심되는 경우에는 검사(혈중 ACTH나 혈중 코르티졸의 농도를 측정)에 의해 확인할 필요가 있다.

글루코코르티코이드 장기 사용 후에 급성 부신부전이 생긴 경우 증상이 매우 다양하다. 급성기에는 저혈당 때문에 혼수나 경련까지 생기기 때문에 쇼크나 저혈당, 혼수, 경련을 일으키는 여러 가지 원인과의 감별이 필요하다. 또한 발열도 생기기 때문에 감염증과의 감별도 필요하다. 이 시기가 지나면 관절통이나 점막의 염증, 눈물이나 타액 분비 저하 등의 류마티스나 교원병, 자가면역질환과 같은 증상이 다양하게 나타난다. 이는 위류마티스교원병증후군이라고 불리며 ACTH나 혈중 코르티졸이 정상치가 되고 난 이후에도 장기적으로 증상이 지속되는 경우가 있어 의사도 놓치기 쉽다.

갑상선질환(기능항진, 기능저하)은 일반 내과에서도 잘 볼 수 있는 비교적 흔한 병이지만 원발성 쿠싱병이나 하수체기능부전 등은 꽤 드물다. 스테로이드 사용 중에 쿠싱형 증상이 있으면 당연히 우선은 약제의 영향을 생각해야 한다. 중요한 것은 내분비 이상이 일어나는 빈도와 각 약제의 성질을 잘 알고 호르몬계에의 영향이 일어날 수 있는 약제가 사용되고 있는 경우에는 의심을 가지고 보는 것이 필요하다.

처음의 예와 같이, 춥게 느끼는 경우에는 갑상선기능저하를, 반대로 덥게 느끼거나 심계항진이 있고 아무리 먹어도 살이 찌지 않고 떨림 등의 증상이 있으면 갑상선기능항진을 생각할 필요가 있다. 여성호르몬 관계에서는 월경주기가 불규칙해지거나 부정출혈이 잘 나타나고, 월경전증후군(PMS)과 같이 매우 초조해 하거나 유즙 분비 이상이 나타나기도 한다. 남성호르몬의 이상은 털이 많아지고 목소리가 낮아지는 등의 증상으로 비교적 알아차리기 쉽다. 또 초경 전의 여아에 대한 여성호르몬 자극은 나타나기 쉽지만 억제는 나타나기 어렵기 때문에 D_2 억제제의 장기 사용 시 여아의 자궁위축이 생길 수 있으므로 가능한 불필요한 사용은 하지 않도록 해야 한다.

약물유발성의 내분비 이상은 어떤 호르몬제가 사용되면 몸이 그 호르몬을 분비하지 않아도 충분하기 때문에 해당 호르몬 생성 장기는 그 호르몬을 생성하지 않게 되어 그 호르몬을 분비하도록 자극하는 상위 호르몬의 분비도 억제된다. 또한 예를 들어 스테로이드 구조를 가진 호르몬은 다른 기능을 하는 호르몬의 성질도 미묘하게 가지는 경우가 종종 있다. 그 때문에 다른 계통의 호르몬의 분비도 억제해 버리는 일이 있다. 호르몬에 영향을 주는 약제가 사용되어 호르몬 이상이 의심되는 경우에는 그러한 영향도 고려해 둘 필요가 있다. 예를 들어, 클로르마디논(chlormadinone)은 황체호르몬 유사 물질로 전립선비대 등에 이용되지만 LH의 억제뿐만이 아니라 ACTH를 통해 부신피질의 억제를 일으킬 우려도 있다.

내분비장애의 증례

증례 1 푸룬(prune)에 의한 갑상선기능장애(thyroid dyfunction)

50세 여성. 갑상선기능항진증으로 항갑상선제에 의해 거의 정상치로 조절되어 꽤 안정되어 있던 사람인데 갑자기 악화되었다. 특별히 약제를 변경한 것도 아니고 다른 검사 소견은 지금까지 전혀 변화가 없다. 다만, 갑상선기능항진증의 증상이 명료하며 검사 결과도 기능항진증을 나타내고 있었다. 무엇인가 이상한 것이 없느냐는 질문에도 「아무것도 짐작이 가지 않다」라는 대답뿐이다. 그러나 무엇인가 있을 것임에 틀림없다고 생각해 식사, 환경, 일, 간식, 애완동물, 다이어트, 건강식품 등에 대해서 꼬치꼬치 물었다. 이것저것 질문을 하고 있는 동안 「그러고 보니 '프룬'을 몇 개월 전부터인가 마시기 시작하긴 했는데...」라고 대답했다. 성분을 조사했더니 요오드가 많이 포함되어 있었다. 「이거다」라고 생각해 섭취를 중지하게 하였더니 특별한 치료의 변경 없이 갑상선기능이 원래대로 돌아갔다.

증례 2 스테로이드제(steroid)에 의한 부신부전(adrenal insufficiency)[34)]

37세 남성. 23세경부터 약 10여년에 걸쳐서 피부과에서 스테로이드 연고와 크로트리마졸(엠페시드/Empecid 크림). 베타메타손(인데론/Inderon 정 1mg/일)이 처방되었다. 베타메타손은 합계 3000mg(1일 평균 1.6정)을 복용하고 있었다. 일이 많아져서 외래를 방문할 수 없어 복용을 중단하였다. 중단 후 감기 증상이 당분간 지속되어 대증요법을 받았다. 도중에 다시 피부과에서 베타메타손을 처방받아 복용했을 때에는 증상이 완화되는 경향이었다. 이후 완전히 베타메타손의 복용을 중단한 후 전신권태감, 어깨의 당김, 아침에 손관절의 경직, 식욕부진으로부터 시작해서 잠시 후에 무릎이나 어깨의 관절통 등 전신의 관절통, 근육통이 생기고 탈진감이나 식욕부진도 심해졌다. 또 37.6℃ 정도의 발열이나 두통, 결림이나 감기와 같은 증상(기침이나 설사는 없음)도 계속되었다. NSAIDs를 사용하였으나 잠을 이룰 수 없을 정도로 다발성 관절염(어깨, 목, 등, 허리, 무릎, 손가락 등)이 심해졌다. 손발은 창백하고 냉감이 있어 청색증인 것 같으며, 감염증이 의심되어 항생제를 주사로 투여받았지만 효과가 없었고 교원병이 의심되어 흉부 X선 사진이나 혈액검사도 실시하였으나 이상은 없었다.

이러한 증상은 5개월째 무렵부터 서서히 호전되었지만, 체중은 7kg나 감소했다. 7개월 후에 안과에서 눈물 감소와 각막의 점상 미란이 확인되고 그 무렵에 간신히 스테로이드제을 장기간 사용하고 있던 것이 밝혀져서 하수체-부신계 호르몬의 검사가 실시되었다. 그 결과, 혈중 코르티졸은 4.2μg/dL(기준치 5~15μg/dL)로 낮고, ACTH는 49.4pg/mL(기준치 8~29pg/mL)로 상승되어 있었다. 스테로이드를 중지한지 약 7개월 후(완전 중지 후 약 5개월 후) 증상이 상당히 개선되었음에도 불구하고 이 정도의 수치였으며 따라서 스테로이드 복용 중지 직후에는 코르티졸 수치가 더 낮았을 것으로 추측할 수 있던 증례이다.

내분비장애의 치료

내분비장애 치료의 가장 기본이 되는 것은 원인 약제의 중지 또는 감량이며 대부분 이것만으로도 해결된다. 과잉증에 걸린 경우에는 과잉호르몬을 감량 또는 중지하는 것만으로 좋아지는 경우가 많지만 호르몬저하증의 경우에는(특히 글루코코르티코이드의 경우) 불편한 증상을 최대한 완화하는 데 필요한 최소량의 호르몬을 보충하면서 원래 있는 체내의 호르몬 분비의 회복을 기다리면서 서서히 감량해 나가는 것이 필요하다. 단, 내분비 장기가 연령 증가와 함께 회복 불능인 완전 부전 상태에 빠져 있을 때는 최소한의 필요량을 계속해서 보충해야 한다. 인슐린 결핍에 의한 당뇨병이나, 원발성 갑상선기능저하증의 경우의 호르몬보충요법은 이러한 「필수」의 예이다. 여성의 갱년기 증상에 대한 호르몬보충요법은 발암이나 심혈관질환의 위험성 등을 고려할 필요가 있다.

류프로레린 등 GnRH의 사용 개시 초기에는 자극 증상이 나타나는 일이 있기 때문에 자극 증상을 억제하기 위해서 플루타미드(항안드로겐제)를 예방적으로 병용하는 것이 일반적이다.

일반적으로는 중증의 환자일수록 많은 치료약을 필요로 하지만 내분비 이상의 치료에서는 그 원칙이 맞지 않는 경우가 있다. 예를 들어 갑상선기능저하증의 치료에서는 중증일수록 첫 회 사용하는 티록신(T_3)의 양은 줄일 필요가 있다. 과잉 반응을 일으킬 가능성이 높기 때문이다.

◉ 참고문헌

1) 福生吉裕, 他：市販の噴射式咽頭治療剤の長期多用が誘因と考えられた甲状腺機能低下症の１例, 内科, 75：180-183, 1995.

2) 遠矢和彦, 他：母体のヨード過剰摂取によると思われる新生児　過性甲状腺機能低下症, ホルモンと臨床, 35：131-133, 1987.

3) 藤田敏郎, 他：甲状腺の異常；薬物障害ガイド, pp128-131. 南山堂, 1999.

4) Benbassat CA, et al : Amiodarone-induced thyrotoxicosis type 2 : a case reportand review of the literature, Am J Med Sci, 320 : 288-291, 2000.

5) 石突吉持：ヨード含有含嗽剤連用中に発症した甲状腺中毒. 日本医師会雑誌, 97：1247-1250, 1987.

6) Dalgard O, et al : Thyroid dysfunction during treatment of chronic hepatitis Cwith interferon alpha : T_3, J Inter Med, 251 : 400-406, 2002.

7) Frenandez-Soto L, et al : Increased risk of autoimmune thyroid disease in hepatitis C vs hepatitis B before, during, and after discontinuing interferon therapy, Arch Intern Med, 158 : 1445-1448, 1998.

8) Gregerman RI : Thyroid disorders, In : Barker LR, Principles of Ambulatory Medicine, (5th) Baltimore : Williams&Wilkins, 1066-1095, 1999.

9) Dong BJ : How medications affect thyroid function, West J Med, 172 : 102-106, 2000.

10) 谷口直之監訳：神経伝達物質；生化学アトラス, pp322-323. 文光堂, 1997.

11) Wong J, et al : Acute adrenal insufficiency associated with high dose inhaled steroids, BMJ, 304 : 1415, 1992.

12) Todd GR, et al : Acute adrenal crisis in asthmatics treated with high-dose fluticasone propionate, Eur Respir J, 19 : 1207-1209, 2002.

13) 真木正博, 他監修：メイラー医薬品の副作用大辞典　第12版, pp704-709. 西村書店, 1998.

14) Wilson AM, et al : Asthma and Cushing's syndrome, Chest, 117 : 593-594, 2000.

15) Teelucksingh S, et al : Cushing syndrome induced by serial occipital nerve blocks containing corticosteroids, Headache, 41 : 902-904, 2001.

16) Hillebrand-Haverkort ME, et al : Ritonavir-induced Cushing's syndrome in a patient treated with nasal fluticasone, AIDS, 13 : 1803, 1999.

17) Clevenbergh P, et al : Iatrogenic Cushing's syndrome in an HIV-infected patient treated with inhaled corticosteroids (fluticasone propionate) and low dose ritonavir enhanced PI containing regimen, J Infect, 44 : 194-195, 2002.

18) 浜六郎：喘息用吸入剤フルチカゾン（フルタイド）による急性副腎不全，TIP「正しい治療と薬の情報」，19：25-29，2004.
19) 浜六郎：フルチカゾンは常用量でも副腎不全を抑制しうる，TIP「正しい治療と薬の情報」，19：48-51，2004.
20) 山田安彦，他：甘草含有製剤による偽アルドステロン症，月刊薬事，40：1063-1069，1998.
21) 千葉一基，他：スピノラクトンの投与中に生じた低ナトリウムおよび高アルドステロン血症の1症例，臨床医薬，12：1725-1729，1996.
22) 藤田敏郎，他：副腎の異常；薬物障害ガイド，pp134-137．南山堂，1999.
23) 藤田敏郎，他：下垂体の異常；薬物障害ガイド，pp124-127．南山堂，1999.
24) Pinto AC，et al：Effects of short-term glucocorticoid deprivation on growth hormone (GH) response to GH-releasing peptide-6：studies in normal men and in patients with adrenal insufficiency，J Clin Endocrinol Metab，85：1540-1544，2000.
25) Holtkamp K，et al：Methylphenidate-related growth impairment，J Child Adolesc Psychopharmacol，12：55-61，2002.
26) Rose BD，et al：Clinical Physiology of Acid-Base Disorders，5th，New York，McGraw-Hill，2001.
27) Jorgensen H，et al：Serotonin receptors involved in vasopressin and oxytocin secretion，J Neuroendocrinol，15：242-249，2003.
28) 鹿志村淳子，他：向精神薬によるSIADH，月刊薬事，40：983-986，1998.
29) MADHusoodanan S，et al：Hyponatraemia associated with psychotropic medications，A review of the literature and spontaneous reports，Adverse Drug React Toxicol Rev，21：17-29，2002.
30) Finfgeld DL：SSRI-related Hyponatremia among aging adults，J Psychosocial Nursing Mental Health Serv，41：12-16，2003.
31) Kirby D，et al：Hyponatraemia in elderly psychiatric patients treated with Selective Serotonin Reuptake Inhibitors and venlafaxine：a retrospective controlled study in an inpatient unit，Int J Geriatric Psychiatry，17：231-237，2002.
32) Fabian TJ，et al：Paroxetine-induced Hyponatremia in older adults：a 12-week prospective study，Arch Intern Med，164：327-332，2004.
33) Bendz H，et al：Drug-induced diabetes insipidus：incidence，prevention and management，Drug Safety，21：449-456，1999.
34) 浜六郎：ステロイド離脱症候群としての偽リウマチ膠原病症候群，medicina，35：1859-1863，1998.

남성 생식기장애

부작용의 원인과 환자가 호소하는 증상

1. 정소의 구조

남성의 정소(testis)에는 주로 정세관과 간질이 있다. 정세관(seminiferous tubles)에는 정자형성 세포와 그 영향을 받는 세르톨리세포(sertoli cell)가 있어 정자를 생성한다. 한편, 간질에는 라이디히세포(leydig cell)라고 불리는 테스토스테론을 생성, 분비하는 세포가 존재하고 있다. 정자 형성이나 테스토스테론의 분비는 시상하부로부터의 고나도트로핀방출호르몬(GnRH)에 의해 뇌하수체로부터 분비되는 성선자극호르몬(고나도트로핀)에 의해 조절되고 있다. 남성의 경우 성선자극호르몬은 간세포자극호르몬이나 정자형성호르몬 등이라고도 불리지만, 본질은 황체자극호르몬(LH)과 난포자극호르몬(FSH) 그 자체이다. LH는 라이디히세포에 작용해 콜레스테롤로부터의 테스토스테론 생성을 촉진한다. FSH는 세르톨리세포에 작용해 테스토스테론과 함께 정자의 형성을 촉진한다. 테스토스테론은 남성기능을 확립 · 유지(사춘기 제2차 성징, 성인 · 남성기 유지, 탈모, 단백 동화 작용, 성욕 등)하기 위한 호르몬이기도 한다. 남성의 근육질인 몸을 만드는 호르몬이기 때문에 스포츠 종목에서 도핑의 주역이기도 한다. 이러한 호르몬 분비는 피드백 기구로 조정되고 있다. 또한 테스토스테론은 아로마타제라고 하는 효소로 방향화되어 에스트로겐으로 변환된다. 남성의 혈중에 있는 여성호르몬은 테스토스테론으로부터 변화한 것이 많다.[1)]

2. 남성 생식기장애와 일으키기 쉬운 약제

정소에 직접 영향을 주거나 관련된 호르몬의 분비에 어떠한 장애가 주어지면 남성 생식기장애가 생겨 정자형성 저하나 성욕의 저하 등이 발생한다. 예를 들어 우선은 원료가 되는 콜레스테롤이 충분히 공급되지 않는 경우, 즉 콜레스테롤 저하제의 사용으로 생길 가능성이 있다. 알코올이나 벤조디아제핀계 약제 중독 환자에서는 정소의 위축 등이 나타난다. 항암제, 특히 알킬화제는 테스토스테론이나 정자의 생성장애를 일으켜 무정자증 등을 유발하는 것이 알려져 있다.[2] 아미오다론이나 대마 등으로도 테스토스테론의 합성 저하나 성욕의 감퇴 등이 일어난다. 또한 면역억제제의 사이클로스포린(cyclosporine)은 정액의 양을 감소시키는 것으로 알려져 있고 궤양성 대장염에 사용되는 사라조피린(salazopyrin)은 정자 수의 저하나 운동 능력의 저하를 일으킨다.[3, 4]

그 밖에 남성에게 곤란한 부작용으로서 여성형 유방이 있다. 여성형 유방이란 남성에 있어서의 유방의 비대를 말한다. 유방이 부음, 아픔, 근육이 당김, 가끔 젖의 분비 등이 나타날 수 있다. 어쨌든 남성에게 있어서는 충격적인 부작용이며 꽤 말하기 어려운 증상이다. 여성형 유방을 일으키는 원인으로써 유선이나 유방의 발육을 자극하는 여성호르몬인 에스트로겐 수용체를 통한 경우와 유선의 발달을 자극해 젖분비를 일으키는 프로락틴(prolactin)을 통한 경우 등이 있다.

전자의 에스트로겐 수용체를 통한 약제로는 여러 가지 에스트로겐 제제를 우선 생각할 수 있다. 전립선암 등에 대해 에스트로겐 제제가 투여되어 여성형 유방을 초래하는 일이 었다.[5] 디지탈리스 제제에서도 예르부터 여성형 유방의 부작용이 잘 알려져 있는데 디지탈리스 제제의 구조가 에스트로겐과 유사하며 에스트로겐의 합성이나 방출에 영향을 주기 때문이라고 생각되고 있다.[6]

또한 내인성의 에스트로겐을 증가시키는 약제 예를 들어 항안드로겐 작용을 가지는 약제도 원인이 될 수 있다. 스피로놀락톤(spironolactone)이나 H_2 차단제인 시메티딘(Cimetidine), 전립선암의 치료에 사용되는 플루타미드(Flutamide) 등은 모두 항안드로겐 작용, 즉 정소의 안드로겐 수용체에 결합하는 작용을 가지고 있다. 테스토스테론으로부터 생긴 디히드로테스트스테론(dihydrotestosterone)과 경합해 이러한 약제가 안드로겐 수용체에 결합해버리면 디히드로테스트스테론이 과잉 되어 피드백 기구가 작용함으로써 테스토스테론의 합성이 저하된다. 한편, 겉보기에는 테스토스테론이 과잉이기 때문에 테스토스테론으토부터 에스트로겐에의 변환도 증가하여 혈중의 에스트로겐/안드로겐의 비율이 상승해 여성형 유방을 일으킨다.[3, 7]

여성형 유방을 일으키는 또 하나의 원인이 프르락틴(prolactin)에 대한 영향이다. 프로락틴은 뇌하수체로부터 방출되는 호르몬이지만 시상하부와 카테콜아민인 도파민 등에 의해 분비가 조절되고 있다. 또한 수면이나 스트레스에서도 그 분비가 증가한다. 남성에서 프로락틴 농도가 증가되면 여성과 같이 유선의 발달이 자극되고 유방이 비대해져 가끔 젖이 분비된다. 예를 들어, 항정신병제인 페노티아진계나 부티로페논계 약제, 구토제인 메토클로프라미드 등을 복용하고 있는 환자에게 여성형 유방이 생기는 경우가 있다. 이것은 이러한 약제가 가지는 항도파민 작용에 의해 프로락틴의 분비 억제가 저해되어 고프로락틴혈증이 되기 때문이다.[8] 그 밖에 도파민 함량을 저하시키는 약제로서 레세르핀(reserpine)이나 α메틸도파 등의 강압제에서도 일어난다.

한편, 프로락틴 과잉은 발기부전 등의 이른바 성기능억제를 일으키는 일도 있다. 고농도의 프로락틴은 시상하부의 고나도트로핀 방출호르몬의 분비나 정소의 라이디히세포막에서의 LH 수용체를 억제하여, 테스토스테론 생성 저하, 발기부전, 성욕감퇴 등을 일으키는 것이 알려져 있다.[8] 류프로레린을 남성 전립선암에 사용했을 경우에는 내과적 거세(medical castration) 상태가 된다. 그 밖의 이른바 성기능장애의 원인으로 정신적인 흥분에 대한 영향, 발기에 관련된 혈관에 대한 영향, 점액분비 대한 영향, 성호르몬에 대한 영향 등을 들 수 있다.[9] 예를 들어 β차단제나 이뇨제 등의 강압제, 페노티아진계 항정신병제나 항우울제 등의 정신계 약제가 유명하다. 또한 간에서의 대사 효소를 유도하는 항간질제에서는 성호르몬의 대사항진이 일어나 혈중농도를 낮추어 성기능장애를 일으키는 일이 있다. 단백동화스테로이드나 부신피질스테로이드, 여성호르몬 등은 모두 뇌하수체에 영향을 미쳐 GnRH를 감소시킴으로써 테스토스테론이 감소해 발기부전을 유발하는 것으로 알려져 있다.

성기능의 억제에는 남성이나 여성 모두 성욕(libido)이라는 생리학적인 성기능의 측면을 봐 둘 필요가 있다.[9] 성욕은 그 사람의 성호르몬이나 정서적 신체적 건강도 뿐만 아니라 섹스파트너가 있는지 어떤지, 또는 파트너의 흥미의 정도나 매력(이것은 단지 육체적인 외관의 매력만이 아니라 말이나 지성, 상냥함이라고 하는 언동이나 태도, 또 후각적 요소 등도 포함한 종합적인 것으로부터 오는 매력이 포함됨)에 좌우된다.

따라서 성호르몬의 결핍, 특히 남성의 경우 테스토스테론의 결핍이나 고프로락틴혈증에 의한 테스토스테론 수치의 저하는 발기부전을 초래한다. 또한 정신적인 활동을 억제하는 약제(강압제나 신경차단제, 항부정맥제 등)도 성욕을 억제할 수 있다.

성욕을 비롯하여 성기능 이상의 발생에는 미묘한 정신적 요소도 포함되고 고프로락틴혈증을 일으키는 약제가 많기 때문에 약제의 영향도 받기 쉽다고 생각된다. 그러나 약제 이외에도 많은 요소가 얽혀 있고 말로 하기 부끄러워 하는 경우가 많아 환자가 부작용을 보고하는 경우는 적을 것이다. 의사가 병력 청취를 함에 있어서도 물어보지 않으면 이런 증상 호소를 이끌어낼 수 없을 것이다. 질문을 한다고 해도 약제와의 인과관계를 연결하기 어려운 측면이 있지만 이후 증상 여부를 물어보기 쉽게 하기 위한 하나의 방법으로 약을 사용하기 시작할 때 미리 환자에게 부작용에 대한 정보를 제공하는 것이 중요하다.

appendix 15-②에 남성생식기 장애를 일으키기 쉬운 약제를 정리했다.

부작용의 치료

남성 생식기장애의 치료는 원인 약제를 중지하는 것이 일반적이다. 게다가 정신적인 상담이나 카운셀링도 중요하다. 성호르몬 븐비량 등의 검사를 실시해 필요에 따라 약물요법을 실시하는 경우도 있다.[10)]

참고문헌

1) 星猛，他共訳：生殖腺，生殖系の発達と機能，医科生理学展望，p454，丸善，1998.
2) Dobs AS, et al : Effects of high-dose simvastatin on adrenal and gonadal steroidogenesis in men with hypercholesterolemia. Metabolism. 49(9) : 1234-1238, 2000.
3) 吉岡清一監修：性器脳障害とその対策　男性，がん化学療法の副作用対策ハンドブック，p243，先端医学社.
4) 藤田敏郎，他：性腺機能障害，薬物障害ガイド，p139，南山堂，1999.
5) 佐藤哲男，他編集：生殖器障害，医薬品トキシコロジー，pp98-104，南江堂，1996.
6) 山口孝則，他：女性ホルモン投与後に乳汁漏出がみられた男性，臨床泌尿器科，45：884-887, 1991.
7) Neri A, et al : Subjectibe assessment of sexual dysfunction of patients on long-term administration of digoxin. Arch Sex Behav, 9 : 343-347, 1980.
8) 麻生芳郎訳：男性生殖Ⅰ，一目でわかる内分泌学，p54，メディカルサイエンスインターナショナル，1995.
9) 三浦一陽，薬物投与と性機能障害，月刊薬事，34(6)：1225-1230, 1992.
10) Bateman DN, Drug-induced sexual dysfunction and infertility. in Davies DM, et al ed : "Davies's Textbook of Adverse Drug Reactions" 5 th ed. Chapman & Hall Medical, 1998.
11) James E Tisdale : Drug-Induced Diseases, American Society of Health-System Pharmacist (Maryland), p464, 2005.

여성 생식기장애

부작용의 원인과 환자가 호소하는 증상

1. 여성 생식기의 구조

여성 생식기는 난소, 난관, 자궁과 질로 이루어져 있다. 난소에서는 여성호르몬인 에스트로겐, 프로게스테론의 생성과 난자의 형성이 일어난다. 난소 속에는 원시 난포가 사춘기에 16~35만개 존재하고 있다. 원시 난포는 미성숙의 난자를 포함하고 있어 매월 몇개씩 점차 성숙해 난포가 되며, 그 중의 1개의 난포만이 급속히 성장해 성숙 난포가 된다. 이 후 난자를 배출하고, 배출 후의 난포는 황체가 되어, 백체(corpus albicans)가 되어 소멸한다. 이 기간이 약 28일로 월경주기라 불린다. 이 난자의 성숙은 호르몬에 의해 조정되고 있다. 난포는 난자를 기르는 알의 껍질 역할을 하는 것인데, 난포는 내협막과 과립막으로 덮여 있다. 내협막세포에는 하수체로부터 분비되는 황체형성호르몬(LH)의 수용체가 다수 존재하고 있어, LH의 자극을 받으면 콜레스테롤로부터 안드로겐의 합성이 촉진되어 과립막세포에 공급된다. 과립막세포에는 난포자극호르몬(FSH)의 수용체가 다수 존재하고 있어 FSH의 자극을 받아 안드로겐으로부터 에스트라디올로 변환시키는 아로마타제(aromatase) 활성이 증가하여 에스트라디올 등의 에스트로겐이 생성된다.[1, 2] 에스트로겐은 자궁내막의 증식을 촉진한다. 성숙한 난포는 LH의 작용으로 파열되어 난자를 복강 내로 방출(배란)한다. 배란된 난자는 난관에 포합되어 자궁으로 옮겨진다. 파열한 난포의 과립막세포와 상막세포는 증식해 황체 세포로 변화한다. 과립막세포에서도 프로게스테론은 생성되지만 황체세포로 변화하고 나서 프로게스테론이 본격적으로 생성된다. 임신하면 황체가 지속되어 월경이 일어나지 않는다. 그러나 임신하지 않는 경우는 황체는 그 역할을 끝내고 소멸한다. 이것에 수반되어 자궁내막이 탈락되어 증식부분이 월경을 통해 없어진다.

에스트로겐의 기능은 위에서 말한 것과 같은 월경의 유지만이 아니다. 사춘기에는 여성다운 몸을 만드는 호르몬이고, 뼈에서는 골단의 폐쇄를 유도한다. 따라서 여성이 일반적으로 남성보다 키가 작은 것이다. 성인에서는 월경을 유지시키는 기능을 하며 임신이나 분만에도 관여하고 있다. 한편, 프로게스테론은 자궁을 수정란에 대비하는 환경으로 준비시키거나 황체기의 변화를 가져온다.

2. 여성 생식기장애와 일으키기 쉬운 약제

항암제는 직접 난소에 영향을 미쳐 난포의 변성이나 소실을 가져올 수 있다. 이것은 불가역적인 것이며 불임증을 일으킨다. 또한 난소에의 직접 작용에 의해 에스트로겐의 생성이 저하되는 것으로 월경 이상, 나아가서는 폐경 상태를 일으킨다. 즉 이른바 갱년기장애와 같은 증상인 초조감이나 불면, 불안감, 또 골다공증 등이 발생한다.[3] 에스트로겐 제제는 월경주기에 영향을 미치기 때문에 월경과 월경 사이에 자궁으로부터 출혈하는 부정성기출혈 등을 일으킨다. 또한 호르몬보충요법 등의 에스트로겐 제제의 장기간에 걸친 사용으로 자궁내막의 과잉 증식이 일어나는 경우도 있다. 부신피질호르몬제의 경우 LH, FSH의 분비를 억제하기 때문에 월경 이상을 일으킬 가능성이 있다. 반대로, 희발월경(월경의 빈도가 저하)이나 무월경 등은 남성호르몬제의 투여로 나타난다.

프로락틴은 뇌하수체로부터 방출되는 호르몬이지만, 시상하부와 카테콜아민인 도파민 등에 의해 분비가 조절되고 있다. 또한 수면이나 스트레스에서도 그 분비가 증가한다. 여성의 경우, 임신과 아기가 유두를 빠는 자극에 의해 그 분비가 과잉될 수 있다.[4] 프로락틴의 작용은 여성에서는 젖을 분비시키는 작용과 임신 중의 여성에서 배란을 막는 역할을 가지고 있다. 따라서 항정신병제인 페노티아진계나 부티로페논계 약제, 진토제인 메토클로프라미드 등을 복용하고 있는 환자에서는 유선의 발달이 자극되고 유방이 비대해져 젖이 분비되는 일이 있다. 이것은 이러한 약제가 가지는 항도파민 작용에 의해 프로락틴의 분비 억제가 저해되어 고프로락틴혈증이 되기 때문이다.[5] 그 밖에 도파민 함량을 저하시키는 약제로서 레세르핀이나 α메틸도파 등의 강압제에서도 일어난다.

고나도트로핀방출호르몬(GnRH)은 고나도트로핀의 분비를 자극하기 때문에 여성에서는 자궁내막의 증식을 촉진하는 것은 아닐까 생각될 수도 있지만 반대이다. GnRH는 파동성으로 분비되는 경우에는 고나도트로핀의 분비를 자극하지만 지속적으로 분비되는 경우 고나도트로핀의 분비를 저하시킨다. 일본 등에서는 이런 작용을 이용하여 자궁내막증에 의한 심한 통증을 완화시키는 목적으로 류프로레린이나 나파레린 등이 승인되고 있다. 그렇지만, GnRH는 난소 등의 성선기능을 억제하므로 난소기능이 감퇴해 갱년기장애로 생길 수 있는 골다공증을 포함한 일련의 증상이 나타나는 일이 자주 있기 때문에 안이한 사용은 피해야 한다. 그리고 자궁내막의 증식 억제기능이 나타나기 전에 본래의 자극작용이 전면에 나오는 일도 있어 유방이 자극되거나 부정출혈을 일으키거나 복통을 일으키는 일도 있다.

타목시펜(tamoxifen)이나 클로미펜(clomiphene) 등의 항에스트로겐제나 GnRH, hCG 등의 치료를 반복하거나 장기간 투여했을 경우, 난소과잉자극증후군이 일어나는 일이 있다. 투여 개시 7일 이내에 일어나는 경우와 2주일 이내에 일어나는 경우가 있다. 초기 증상으로는 난소종대, 복부의 부종, 골반통, 구역, 구토 등이 일어난다.[6)]

appendix 15-③에 여성 생식기 장애를 일으키기 쉬운 약제를 정리했다.

부작용의 치료

고프로락틴혈증에 의한 젖분비나 무월경은 원인이 되는 약제를 중지하면 회복한다. 난소과잉자극증후군에는 그 정도에 따라 수액이나 이뇨제를 중심으로 한 치료가 필요하다. 칸디다성 질염에 대해서는 항진균제를 국소투여한다.

◉ 참고문헌

1) 星猛, 他共訳：生殖腺, 生殖系の発達と機能, 医科生理学展望, p 454, 丸善, 1998.
2) 麻生芳郎訳：男性生殖Ｉ, 一目でわかる内分泌学, p42, メディカルサイエンスインターナショナル, 1995.
3) 吉岡清一監修：性器脳障害とその対策　女性, がん化学療法の副作用対策ハンドブック, p236, 先端医学社.
4) 星猛, 他共訳：男性生殖器系, 医科生理学展望, p439, 丸善, 1998.
5) 三浦一陽, 薬物投与と性機能障害, 月刊薬事, 34(6)：1225-1230, 1992.
6) James E Tisdale : Drug-Induced Diseases, American Society of Health-System Pharmacist(Maryland), p469, 2005.

CHAPTER 16

기형 · 신생아장애

기형 · 신생아장애

환자의 호소를 들어보자!

「약을 먹어버렸는데 괜찮을까요?」

P 저...

D 어떻게 오셨습니까?

P 아기가 생긴 것을 알았는데 요전에 감기에 걸려 오늘 약을 1회 먹었습니다. 먹고 나서 약이 아기에게 좋지 않을지 걱정이 되어서요...

D 축하합니다. 그렇군요. 엄마가 복용한 약은 태반을 통과해 아기에게 옮겨지는 경우가 많지만 약 모두가 몇 번 먹는다고 해서 아기에게 악영향을 미치는 것은 아닙니다.

P 그렇습니까? 힘들게 가진 아이인데 무슨 일이 있으면 어떡하나 고민하고 있었습니다.

D 자, 설명해 드리겠습니다.

태아에게 미치는 약의 영향

약이 태아에게 미치는 영향 중 가장 비극적인 예가 탈리도마이드 사고(태아기형증)이다.

탈리도마이드(thalidomide)는 일본에서는 임산부나 아이에게도 안전한 수면제로서 판매되고 있었다. 또한 탈리도마이드를 함유하는 위장약도 판매되고 있었는데 임신 초기의 입덧 등으로 약을 복용한 임산부에서 약 1200명의 기형아가 태어났으며 이 중 약 300명이 생존했다.[1] 탈리도마이드에 의한 기형은 팔이 없고 어깨로부터 바다표범의 손과 같은 손의 흔적이 붙어 있는 경우가 많기 때문에 바다표범손증상 발현(phocomelia)이라고도 불렸다. 사지의 기형뿐만이 아니라 청력장애, 내장 기형도 보고되었다.

임산부가 복용한 탈리도마이드는 태반을 통과해 태아의 체내에서 대사되어 디카르복실산(dicarboxylic acid)이나 모노카르복실산(monocarboxylic acid) 등이 된다. 이 디카르복실산에 최기형성이 나타났다.[2] 그러나 탈리도마이드 발매 전의 동물 실험에서는 최기형성은 나타나지 않았다(단, 발매 전의 동물 실험에서는 최기형성은 조사할 수 없었으며 일반적인 독성 실험도, 적절한 수의 동물이 사용되지 않았다고 여겨지고 있다).[3] 이것은 마우스나 래트의 수명이 인간보다 훨씬 짧아서(따라서 임신기간도 짧다)탈리도마이드의 노출에 의하 기형이 일어나는 기간이 매우 짧았기 때문이다. 마우스에서 기형이 나타나는 것은 임신 7~9일째에 탈리도마이드가 투여되었을 경우만, 래트에서는 임신 12일째에 투여되었을 경우만이다.[2] 인간의 경우는 기관의 형성기인 임신 3~8주 무렵에 투여되었을 경우에 기형이 생겼다. 또한 종의 차이에 의한 약물 대사 경로의 차이도 크고 동물에 따라서는 무해한 물질로 대사되는 일도 있다. 즉, 동물 실험만으로는 태아에게로의 영향을 모두 예측하는 것은 어렵기 때문에 미리 확인되지 않았다.

약이 태아에게 영향을 미칠지 어떨지는 약이 사용되었던 시기와 그 약 자체의 성질에 의해 크게 좌우된다.

그림 1에 임신사이클을 나타내었다. 이 ①의 부분은 생식세포기라고 하며 수정되지 않은 시기이다. 즉 난자 · 정자의 상태에 미치는 약의 영향을 나타낸다.

그림 2와 그림 3은 난자와 정자가 형성될 때까지를 나타낸 것이다. 난자나 정자는 성인이 되고 나서 형성되는 것이 아니라, 수정 후 6주째에 원생식세포로서 생식기가 될 생식 원기까지 분화되어 난자, 정자 각각의 형성이 시작된다. 즉, 손이나 다리가 확실해지는 것보다도 전에 생식의 준비를 시작하고 있는 것이다.

그럼 만약 이 시기에 약에 노출되면 어떠한 영향이 일어나는 것일까? 난자의 경우, 졸업시에 700만 개의 난원세포가 있으나 사춘기를 맞이하기까지 엄선되어 40만개까지 감소한다. 그리고 감수분열을 거쳐서 성숙난이 되어도, 최종적으로 일생에 단 400개의 난자만 배란이 된다. 즉, 700만 개에서 400개가 엄선되는 것이다. 따라서 그 과정에 어떠한 약에 노출되어 장애를 받은 난원세포나 성숙난이 있었다고 해도 그것은

그림 1 임신호르몬

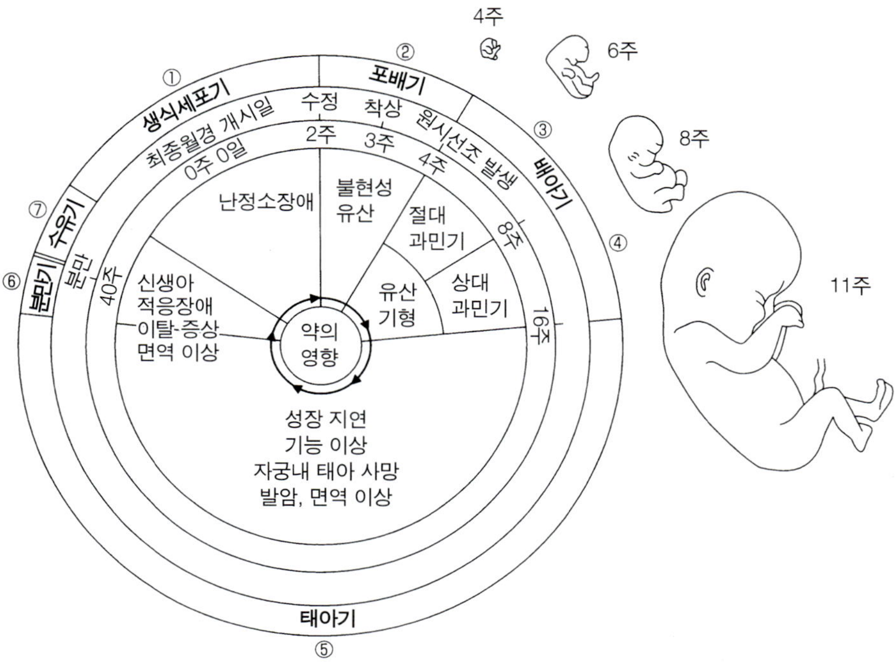

자연의 법칙인 「도태」를 통해 장애를 받은 성숙난이 배란되는 경우는 드물다.

한편, 정자의 경우는 정원세포(정조세포)가 사춘기까지 약 6억 개까지 증가해 사춘기에 분열을 시작한다. 1개의 정원세포로부터 2개의 정모세포가 생기는데, 이렇게 해 하루에 약 1억 개의 정모세포가 만들어진다. 그리고 감수분열을 실시해 70~80일에 걸쳐 정자가 형성된다. 이것이 모여 있다가 1회의 사정으로 2~3억 개의 정자가 배출된다. 그리고 최종적으로 수정이 되는 것은 1개의 정자이다. 즉, 정자도 마찬가지로 이러한 과정에서 어떠한 약이 노출되었다고 해도 「도태」되고 수정하는 곳까지 도착할 수 없다.

따라서 난자나 정자 그 자체가 문제가 되는 ①의 시기에 있어 약의 영향은 거의 없다고 생각된다. 만약 이 시기에 장애를 받은 난자나 정자가 수정되었다고 해도 착상이 안 되거나 임신의 아주 초기에 유산된다고 보고있다. 단, 염색체 이상 등 유전자 레벨의 이상인 경우는 출생 가능성이 있다. 또한 정자의 경우는 최종적으로 정자가 형성되는 시기에 약에 노출되는 경우 정자의 수가 줄어들거나 운동량이 줄어드는 일이 있다. 또한 에트레티네이트(etretinate)와 콜히친(colchicine)의 경우 부친이 복용한 것도 영향을 미친다고 알려져 있다.

②는 수정으로부터 원시 선조가 출현할 때까지의 기간으로 포배기라 불리고 있다. 임신을 세는 것은 최종 월경의 개시일을 0주 0일로 세어 수정이 2주 0일이 된다. 포배기는 3주 6일(27일)까지를 말한다. 이 기간에 어떠한 영향을 받아 배의 일부가 손상되어도 totipotent(전능)인 배세포에 의해 보상되어 완전한 개체가 발생한다. 그러나 살아남지 못할 정도의 큰 손상을 받게 되면, 사람에서는 ①과 같이 착상되지 않거나 유산해버린다. 이 시기는 임신을 눈치 채지 못한 시기이므로 불현성 유산이라고 한다. 또한 래트 등 다태 동물에서는 유산되지 않고 흡수된다.

③의 4주~7주의 마지막까지의 기간은 태아기 중 절대과민기이다. 이 기간은 태아의 손발을 비롯해 많은 기관이 형성되기 때문에 「기관 형성기」라고도 불린다. 기관 형성기에는 직접적인 태아독성에 의한 일차적 태아 사망과 중대한 기관의 손상(기형)에 의한 3차적 생명 유지 불능으로 인한 유산(다태 동물에서는 배흡수)이 생긴다(현성 유산). 생명 유지에 지장이 없는 손상이라면 기형이 나타나게 된다. 따라서 이 시기에 어떠한 영향을 받으면 기형이 발생할 수 있다. 탈리도마이드의 비극도

그림 2 난자가 만들어지기까지

수정 6주째 — 수백 개의 원생식세포가 생식원기에 도착
곧 분열 개시
↓
수정 20주째 — 700만의 난원세포
↓
탄생 — 100만 개까지 난소세포 감소
↓
사춘기 — 40만 개까지 난소세포 감소
↓
1차 난모세포
↓ 〈감수분열〉
2차 난모세포
↓ 〈감수분열〉
성숙기
↓ 배란
난자

1회 1개가 배란되며 일생에서 약 400개가 배란된다.
배란 후 24시간은 수정 능력이 있다.

그림 3 정소가 만들어지기까지

수정 6주째 — 수백 개의 원생식세포가 생식원기에 도착
약 50만 개의 정원세포가 되어 동면
↓
탄생 — 사춘기까지 약 6억 개까지 서서히 증가
↓
사춘기 — 정원세포는 분열 개시 〈DNA 합성〉 1개
↓
1차 정모세포 2개
↓ 〈감수분열〉
2차 정모세포 4개
↓ 〈감수분열〉
정세포 8개
↓
정자 16개

1회의 사정 → 2~3억
↓
난관에 도착 → 6만
↓
난자의 주위에 도착 → 100
↓
수정 → 1

이 시기에 임산부가 탈리도마이드를 복용하여 일어났다. 기형은 손, 발뿐만 아니라 눈(시각)이나 귀(청각)의 장애, 내장(심장, 복부내장) 등에도 일어났다. 치사적인 영향이 있었던 경우에는 유산이 되었다(현성 유산).

④의 8주에서 15주의 마지막까지를 상대과민기라고 한다. 이 기간의 초기에는 손가락이나 심장 중격이 완성되고 후기에는 성기가 완성된다. 따라서 여전히 약물의 영향으로 인한 기형발생의 위험이 존재한다.

⑤의 16주에서 분만 직전까지는 태아기라고 불린다. 태아기의 초기에는 구개 등이 완성된다. 그리고 완성된 기관이 크게 성장해 외형이 아기답게 변화해 나가는 시기이다. 이 시기에 어떠한 영향을 받으면 성장이 늦거나 기능 이상이 일어나거나 때로는 자궁내 태아 사망이 일어나기도 한다. 또한 이 시기에 발암 물질이나 유전자장애를 일으키는 물질(변이원물질)에 노출이 되면 조기의 발암, 면역 이상, 조기 노화 등의 해가 나타날 가능성을 염두해 두어야 한다. 디에틸스틸베스테롤(DES)에 노출되었던 여아에서 사춘기 때 자가면역질환(하시모토병 등)의 이환율이 증가했다는 보고가 있는데 이는 태내 노출의 영향 때문이라고 생각된다.

⑥을 분만기라고 하는데 분만 직전에 사용된 약물에 의해 신생아의 적응장애나 이탈 증상이 일어나는 일도 있다.

⑦은 수유기이다. 신생아에서는 모유에서의 약제 이행이 문제가 된다. 이 시기에 발암성이 알려진 물질을 단기간 사용하는 것은 성장 후부터 일생에 걸쳐서 그 물질이 사용된 것과 동일한 정도의 발암성이 있다고 여겨지고 있다.

표 1에 수정란에서 신생아기 사이의 기간 동안 발암이나 변이원성이 있는 물질에 노출되었을 경우의 태아에 대한 영향을 나타냈다.

약의 성질과 태반

옛날에는 모친이 섭취한 약물이나 다양한 물질의 영향이 태아에게는까지 미치지 않는다고 생각했었다. 즉, 태반이 단단한 장벽 역할을 한다고 생각했다. 그러나 선천성 기형이나 유전학 등의 전문가 사이에서는 1950년대 후반에 이미 퀴닌(quinine)이나 아미노프테린(aminopterin, 대사길항제)이 기형을 일으키는 것이 알려지게 되어[3] 탈리도마이드 사건 무렵에는 약물이 태아에 영향을 미친다는 사실을 누구나 알고 있었다는 견해도 있다.[11] 새롭게 도입하는 약제(화학물질)에 최기형성이 있을지도 모른다는 것은 충분히 생각되고 있던 것 같다.[11] 그리고 탈리도마이드 사

표 1 수정란~태아~신생아가 발암~변이원물질에 노출되었을 때의 변화

1. 수정의 가장 초기(기관 형성 전)[4, 5]
   - 배(胚)의 일부가 손상을 받아도 totipotent(전능)한 배세포에 의해 보상되어 완전한 개체가 발생한다.
   - 그러나 심각한 정도의 손상을 받으면 착상하지 않거나 유산된다.
   (래트 등의 대태동물에서는 유산되지 않고 배가 흡수된다)
2. 각 기관 형성기[4, 5]
   - 직접 태아 중독에 의한 일차적 태아 사망
   - 중대한 기관의 손상(기형)에 의한 이차적 생명유지 불능 → 유산(배의 흡수)
   - 생명유지에 지장이 없는 손상이라면 살아남음 → 기형
3. 임신 중기~말기, 신생아기: 발암 [5, 6]
4. 임신 중(말기)~신생아기: 면역 이상 [7, 8]
5. 신생아 발암 시험: 발암성이 알려진 물질을 동물의 신생아에게 수일~1개월 투여하면 성장동물에게 일생 투여한 실험과 동일한 발암성을 보였다.[9, 10]

건을 계기로써 태반은 철벽이 아니라는 것이 일반적으로도 알려지게 되었다. 탈리도마이드 사건은 전문가 사이에서는 당시 상식적이라고도 해야 할 최기형성을 신약 승인의 조건으로 하고 있지 않았던 나라나 제조사의 신중하지 못한 자세가 겉으로 드러난 사건이었다. 마찬가지로 태아 독성은 없지만 2006년 3월 15일에 판명된 TGN1412 사건은 새로운 분야의 물질의 안전성 확보를 위해 당연히 해야 하는 상식적인 수속을 무시하고 형식적인 수순의 준수만으로 안전 확보가 가능하다고 여겼던, 신중하지 못한 사건이었다.[12]

그림 4는 태반의 구조를 나타낸다. 모태혈과 태아혈은 직접적으로 관계되어 있는 것은 아니지만 태반의 섬모 세포막을 사이에 두고 접촉하고 있다. 물질이 태반을 통과하는 방법에는 수용체 방식, 펌프 방식, 확산이 있다.

모친의 혈액 중에 포함되어 있는 중요한 아미노산이나 비타민, 철 등은 수용체 방식에 의해 적극적으로 태반을 통과하여 태아 혈액으로 수송된다. 또한 태반의 섬모에 작은 요철이 있는데 그곳을 통해 모체혈 중의 고분자 단백이나 면역 태아 물질이 혈액 중으로 수송된다. 약물 등은 거의 확산에 의해 태반을 통과하는데 약의 물리적 성질에 따라 통과하기 쉬운 정도가 결정된다.[2, 13, 14]

그림 4의 오른쪽 아래를 보라. 가장 큰 인자는 지용성이다. 생체막은 유동성을 가진 지방층으로 이루어지기 때문에 지용성이 높은 것은 통과하기 쉽다. 그리고 이온화의 정도도 중요하다. 혈액 중에서 해리되어 이온 상태에 있는 약은 지용성이 낮기 때문에 통과할 수 없다. 농도 차이도 중요하다. 모체의 농도가 매우 높고, 농도 차이가 현저하면 물리적 성질에 관계없이 통과한다. 매우 작은 분자량의 분자는 지용성이 아니어도 통과할 수 있다. 분자량 600 이상인 물질은 지용성의 정도에 의해 통과량이 결정된다. 1000 이상은 통과하지 않는다. 따라서 단백 결합율이 높은 것은 통과하기 어렵다. 또한 태반 상태에도 크게 좌우된다. 임신이 진행되면 태아 혈액과 모체 혈액 사이의 경계 표면적이 늘어나 통과하기 쉬워진다. 또한 임신 중독이나 당뇨병에서는 태반의 기능저하가 일어나 통과하기 쉬워지는 경우도 있다. 모친의 스트레스나 나쁜 자세, 자궁의 수축, 저혈압이나 탈수, 출혈 등의 인자에 의해서도 태반의 기능이 약해져서 약물이 태반을 통과하기 쉬워진다.

그림 4 태반의 구조

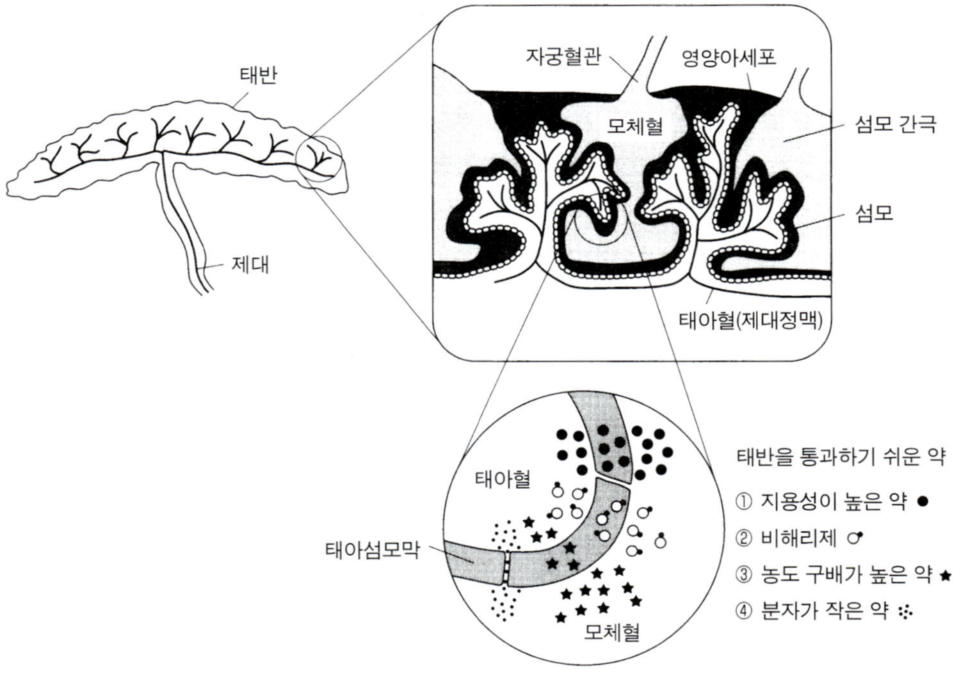

태아 · 신생아에게 영향이 있는 약제

그럼, 어떠한 약이 태아나 신생아에게 영향을 주는 것일까? 자료 16에 태아기부터 분만기 사이에 사용 시 태아나 신생아에게 악영향을 미친다고 알려진 약제를 정리했다.

임신에 사용하는 약의 선택

임산부라고 해도 치료를 우선해야 하는 질환이 있다. 예를 들어 당뇨병이나 갑상선기능 이상, 천식, 간질, 혈전증, 고혈압 등은 그 질환의 악화가 직접 태아에게 영향을 미친다.[3] 이러한 경우 약제 선택의 포인트로서 다음과 같은 점을 들 수 있다.

- 약제의 필요성(불가결한지 아닌지)
- 임신 시기의 확인
- 단제 사용(다제 병용은 피한다)[14, 15]
- 평가가 확실한 약을 사용한다(신약은 피한다)
- 장기 사용을 하지 않는다(치료 효과를 판정하 장기 사용을 하지 않는다)
- 사용량(과량에 주의한다. 임신에 의해 간에서의 대사 활성, 간혈류량, 신혈류량 등이 영향을 받으며 순환혈액량이 증가하기 때문에 혈청알부민이 상대적으로 감소하여 유리 약제가 증가하여 효과와 부작용이 증가하는 경향이 있다)
- 약의 성질의 고려(반감기가 짧음, 지용성이 낮은 것)
- 제형의 고려(국소>경구>주사)
- 위험인자(임부의 위험인자로는 당뇨병이나 SLE가 알려져 있음[15, 16])

임신 중의 투약과 그 위험

임신 중 약제 사용여부의 판단 시 갈등하게 되는 경우가 많다. 모체의 상황에 따라서는 태아에게 다소 위험이 있어도 약제를 사용해야만 하는 경우가 있고. 반대로, 매우 얼마 안 되는 위험 때문에 유용한 약제를 사용하지 않아 오히려 전체적으로는 불이익을 가져오는 일도 있다.

의약품 · 치료 연구회가 번역 · 편집 · 발행하고 있는 「임신 중의 투약과 그 위험」[17]의 원저는 오스트레일리아 의약품평가위원회, Medicines in Pregnancy 부회에 의한 것이다. 매우 실천적으로 분류가 이루어지고 있다. 예를 들어 β락탐제는 FDA 분류에서는 모든 것이 B분류이기 때문에 어떤 것을 선택해야 할 것인가에 대한 실천적 판단이 곤란하다. 그러나 오스트레일리아의 분류에서는 제2, 제3세대의 세펨제 등은 B1-B2 등으로 분류되어 있지만 예로부터 사용되고 있는 세파렉신이나 아목시실린은 분류 A이므로, 예로부터 자주 사용되어 경험이 많이 쌓여 있는 약제를 우선적으로 사용하는 것을 추천할 수 있다.

한편, 콜레스테롤, 그 외 합성 경로의 산물은 스테로이드나 세포막성 신부전의 생성 등 태아 발달에 필수 성분이므로 스타틴제는 태아에게 장애를 미칠 가능성이 있어서 임신에 수반하는 생리적인 고지혈(상태)은 치료를 필요로 하지 않는다는 것이 명료하게 기재되어 있다.

참고문헌

1) 浜六郎：薬害はなぜなくならないか, pp6 -13. 日本評論社, 1996.
2) 高久文麿ら：臨床薬理学と基本治療薬, pp80-102. メジカルビュー社, 1985.
3) 増山元三郎, 薬効検定について…サリドマイドを中心に…in 増山元三郎編, 「サリドマイド」科学者の証言, 東京大学出版会, 1971.
4) 高橋日出彦：続・くすりの毒性, 南江堂, 1976.
5) Napalkov NP. Cancer Detecttion and Prevention, 9 : 1, 1986.
6) Herbst AL et al : New Engl J Med, 284 : 878, 1971.
7) Noller KL et al : Fertility and Sterility, 49 : 1080, 1988.
8) Ways SC et al : Fertility and Sterility, 48 : 193, 1987.
9) Fujii K : Carcinogenesis, 12 : 1409, 1991.
10) Sykora I, et al : Neoplasma, 40 : 321, 1993.
11) 松永永：サリドマイド裁判の証言 in 増山元三郎編, 「サリドマイド」科学者の証言, 東京大学出版会, 1971.
12) 浜六郎：企業と規制当局に重大な過失, 動物実験を普通に評価すれば TGN1412事件は避けられた。臨床評価34 (suppl XXIV) : 171-184, 2006.
13) 佐藤孝道, 他編：妊娠と薬, pp 3 -13. じほう, 1992.
14) Holmes LB, et al : The teratogenicity of anticonvulsant drugs, N Engl J Med, 344 : 1132-1138, 2001.
15) Committee on Developmental Toxicology, Board on Environmental Studies and Toxicology, Commission on Life Sciences, National Research Council : Scientific Frontiers in Developmental Toxicology and Risk Assessment, Washington, DC, National Academy of Sciences, 2001.
16) Yasmeen, et al : Pregnancy outcomes in women with systemic lupus erythematosus, J Matern Fetal Med, 10, 91-96, 2001.
17) 医薬品・治療研究会, 翻訳・編集：妊娠中の投薬とそのリスク（原著：オーストラリア医薬品評価委員会).

Appendix

Appendix의 약제 리스트는 메이조(名城)대학 약학부 의약정보센터 홈페이지 (http://www-yaku.meijo-u.ac.jp/Research/Laboratory/c_pharminf/)에서 데이터베이스로서 이용할 수 있습니다.

Appendix 1 아나필락시스를 일으키기 쉬운 약제

약 효	약 품	아나필락시스의 종류	비 고
전신마취제	전신마취제	아나필락시스	2, 4
	치아미랄나트륨	아나필락시스	증
최면진정제 · 항불안제	포수 클로랄	아나필락시스	증
	미다졸람	아나필락시스양 반응	4
해열진통소염제	아스피린	아나필락시스	증
	해열진통제	아나필락시스, 아나필락시스양 반응	2, 4
	디클로페낙나트륨	아나필락시스	증
정신 신경 용제	리스페리돈	아나필락시스	4
종합감기약	염화 리조팀	아나필락시스	증
국소마취제	염산 디부카인	아나필락시스	증
	염산 리도카인	아나필락시스	증
	국소마취제	아나필락시스	2
골격근이완제	석시니콜린	아나필락시스	4
	브롬화 판큐로늄	아나필락시스	증
	브롬화 베크로늄	아나필락시스	증
기타 중추신경계 용제	수마트립탄	아나필락시스	4
혈압강하제	ACE 저해제	아나필락시스양 반응	4
	ARB	아나필락시스양 반응	4
고지혈증 치료제	고지혈증 치료제	아나필락시스	2
거담제	아세틸시스테인	아나필락시스양 반응	4
지사제 · 정장제	탄닌산 알부민	아나필락시스	증
소화성 궤양제	H_2 길항제	아나필락시스	2
	염산 라니티딘	아나필락시스	증
기타 소화기관 용제	온단세트론	아나필락시스양 반응	4
부신피질 호르몬	트리암시놀론	아나필락시스양 반응	4
	부신피질호르몬	아나필락시스양 반응	4
기타 호르몬제	인슐린	아나필락시스	4, 증
	합성 ACTH	아나필락시스양 반응	본문
	소마토스타틴	아나필락시스양 반응	4
	류프로렐린	아나필락시스	4
비타민제	각종 비타민제	아나필락시스	2
	피토나디온	아나필락시스	4
	메나테트레논	아나필락시스	증
지혈제	젤라틴	아나필락시스	2, 증
혈액응고저지제	헤파린	아나필락시스	증
효소 제제	우로키나아제	아나필락시스양 반응	4
	키모파파인	아나필락시스	4
	혈전용해제	아나필락시스양 반응	4
	소염효소제	아나필락시스	2
면역억제제	시클로스포린	아나필락시스양 반응	4
	무로모납 CD3	아나필락시스, 아나팔락시스양 반응	4
기타 분류되지 않는 대사성 의약품	아프로티닌액	아나필락시스	4, 증
	메실산 나파모스타트	아나필락시스	증
항악성종양제	항악성종양제	아나필락시스	2
항악성종양제 [대사길항제]	L-아스파라긴산	아나필락시스	4
	아자치오프린	아나필락시스	4
항악성종양제 [식물 성분 제제]	에토포시드	아나필락시스	4
	파클리탁셀	아나필락시스, 아나팔락시스양 반응	4
항악성종양제 [기타]	인플릭시맙	아나필락시스양 반응	4
	카르보플라틴	아나필락시스	4

(계속)

약 효	약 품	아나필락시스의 종류	비 고
항악성종양제	시스플라틴	아나필락시스	4
[기타]	리툭시맙	아나필락시스양 반응	4
기타 알레르기 용제	세티리진	아나필락시스	4
항생물질 제제	항생물질	아나필락시스	2
β-락탐계	염산 세포티암	아나필락시스	증
	세파클로르	아나필락시스	증
	세파렉신	아나필락시스	증
	세프트리악손	아나필락시스	4
아미노글리코시드계	겐타마이신	아나필락시스	4
	토브라마이신	아나필락시스	4
	염산 스트렙토마이신	아나필락시스양 반응	증
글리코펩티드계	반코마이신	아나필락시스	4
테트라사이클린계	염산 미노사이클린	아나필락시스	증
항진균제	암포테리신 B	아나필락시스	4
	푸코나졸	아나필락시스	4
	폴리믹신 B	아나필락시스양 반응	4
항결핵제	이소니아지드	아나필락시스	4
	리팜피신	아나필락시스	증
합성항균제	오플록사신	아나필락시스	증
	시프로플록사신	아나필락시스, 아나필락시스양 반응	4
	레보플록사신	아나필락시스양 반응	4
항바이러스제	항바이러스제	아나필락시스	2
	지도부딘	아나필락시스	4
기타 항균제	펜타미진	아나필락시스양 반응	4
혈액제제류	건조인혈액응고 제IX인자	아나필락시스	증
	글로불린 제제	아나필락시스, 아나필락시스양 반응	4
	혈액성분 제제	아나필락시스	2
	신선동결인혈장	아나필락시스	증
	사람혈소판농축액	아나필락시스	증
	사람적혈구농축액	아나필락시스	증
	피블리노겐+제XIII인자	아나필락시스	증
조영제	메글루민가도테레이트	아나필락시스양 반응	4, 증
	요로 · 혈관조영제	아나필락시스양 반응	2, 4
마약	코데인	아나필락시스양 반응	4
	모르핀	아나필락시스양 반응	4
백신	백신	아나필락시스양 반응	4
소독제	크롤헥시딘	아나필락시스	2, 증
	포비드 요오드	아나필락시스	4
기타	고무	아나필락시스	증
첨가제	아스파르템	아나필락시스	4
	아조 색소	아나필락시스	4
	카복시메틸셀룰로오스	아나필락시스	4
	파라벤	아나필락시스	4
	폴리소르베이트	아나필락시스	4
식품	소맥분	아나필락시스	증

증) 증례보고(일본).

【참고문헌】

1) 藤田敏郎監修：薬物障害ガイド．南山堂，1999.
2) 高橋隆一監修：臨床医が書いた　薬の重大な副作用がわかる本―患者が気づく副作用症状．エルゼビア・ジャパン，1998.
3) 増原慶壮，大沢友二：臨床薬剤師のための副作用入門，じほう，2000.
4) Tisdale JE, Miller DA : Drug-Induced Diseases, American Society of Health-System Pharmacists, 2005.
5) 龍原徹：ポケット医薬品集 2006年版，白文社，2006.

Appendix 2-1 심각한 피부장애를 일으키기 쉬운 약제

약 효	약 품	피부장애의 종류	비 고
최면진정제 · 항불안제	알프라졸람	광선과민증	4
	클로르지아제폭시드	광선과민증	4
	디아제팜	파종홍반구진형	1, 증
	졸피뎀	광선과민증	4
	브롬발레릴요소	고정약진, 결절성 홍반	증
	펜토바르비탈염	고정약진, 광선과민증	4, 증
항간질제	카르바마제핀	스티븐스-존슨증후군, 파종홍반구진형, 습진형, 다형홍반형, 독성 표피괴사증, 홍피증, 광선과민증, 과민증후군	1, 4, 5, 증
	조니사미드	스티븐스-존슨증후군	증
	발프론산나트륨	과민증후군, 광선과민증 간반형 색소침착	4, 증
	히단토인계	독성 표피괴사증, 스티븐스-존슨증후군	1
	페니토인	스티븐스-존슨증후, 독성 표피괴사증, 다형홍반, 고정약진, 홍반성 낭창형, 자창, 과민증후군	1, 4, 증
	페노바르비탈	스티븐스-존슨증후군, 독성 표피괴사증, 파종홍반구진형, 습진형, 홍피증형, 다형홍반형, 고정약진, 자반형, 과민증후군	1, 4, 증
해열진통 소염제	아스피린	담마진형, 독성 표피괴사증	1, 증
	아세트아미노펜	독성 표피괴사증, 스티븐스-존슨증후군	증
	알릴이소프로필아세틸요소	고정약진	증
	암필록시캄	고정약진	증
	이소프로필안티피린	고정약진	증
	이부프로펜	독성 표피괴사증, 광선과민증	4(광: 0.1%), 증
	인도메타신	농포형, 홍반증, 건선	1, 5, 증
	에텐자미드	스티븐스-존슨증후군, 고정약진	증
	염산 티아라미드	고정약진, 담마진형	증
	케토프로펜	광선과민증	4(광: 0.1%)
	디클로페낙나트륨	독성 표피증후군, 스티븐스-존슨증후군, 광선과민증	4, 증
	디플루니살	고정약진, 광선과민증	4(광: 0.1%), 증
	설린닥	독성표피괴사증, 스티븐스-존슨증후군, 고정약진, 광선과민증	4, 증
	설피린	독성표피괴사증, 스티븐스-존슨증후군	증
	티아프로펜산	광선과민증	4(0.1%)
	나부메톤	광선과민증	4(0.1%)
	나프록센	광선과민증	1, 2, 5
	비스테로이드성 소염진통제	독성 표피괴사증, 스티븐스-존슨증후군, 홍반증, 다형홍반, 편평태선형, 자반형, 광선과민증형	1, 2, 4, 증
	피록시캄	광선과민증	증
	프라노프로펜	중독성 표피괴사증, 담마진형	증
	메페넴산	중독성 표피괴사증, 과민증후군, 고정약진	증
	록소프로펜나트륨	중독성 표피괴사증, 스티븐스-존슨증후군, 고정약진, 담마진형, 결절성 홍반형	4
정신신경 용제	이미프라민	광선과민증	4, 증
	염산 이미트립틸린	광선과민증	4
	클로자핀	광선과민증	4
	클로르프로마딘	광선과민증, 스티븐스-존슨증후군	1, 2, 4, 증
	향정신제	스티븐스-존슨증후군, 다형홍반	2
	삼환계 항울제	광선과민증	5
	티오리다딘	광선과민증	4
	데시프라민	광선과민증	4
	파모산 히드록시딘	농포형, 다형홍반형	증
	파록세틴	광선과민증	4

(계속)

약효	약품	피부장애의 존류	비 고
정신신경 용제	할로페리돌	광선과민증	4, 5
	페노티아진계	광선과민증	5
	플루옥세틴	광선과민증	4
	플루페나딘	광선과민증	4
	브롬페리돌	홍피증, 수포증	증
	펠페나딘	광선과민증과민증	2
	마프로틸린	광선과민증	4
	리스페리돈	광선과민증	4(1~10%)
	리튬	농포형, 독성 표치괴사증, 건선	1, 5, 증
	레보메플로마진	광선과민증, 수포증	증
항파킨슨제	셀레길린	광선과민증	4
종합감기약	염화 리소팀	독성 표피괴사증, 스티븐스-존슨증후군, 담마진형, 고정약진	증
	살리실아미드	고정약진	증
	종합감기약	독성 표피괴사증, 스티븐스-존슨증후군, 담마진형, 다형홍반	2, 증
	히벤즈산 티페피딘	고정약진, 다형홍반	증
	메틸렌디살리실산 프로메타딘	광선과민증, 고정약진	증
국소마취제	염산 디부카인	광선과민증, 접촉피부염	4, 증
	프로카인	습진형, 담마진형	1
골격근이완제	크롤메자논	독성 표피괴사증	증
	단트롤렌	광선과민증	4
진경제	아프로쿠알론	광선과민증	5, 증
	염산 에페리존	독성 표피괴사증	증
안과 용제	β차단제	편평태선형, 농포형	1
	암렉사녹스(amlexanox)	독성 표피괴사증, 접촉피부염, 고정약진	증
	이소프로필우노프로스톤	안검다모	증
	메타졸아미드	독성 표피괴사증, 스티븐스-존슨증후군	2, 증
부정맥 용제	아미오다론	광선과민증	4(10~50%)
	염산 멕실리틴	스티븐스-존슨증후군, 과민증후군	증
	프로카인아미드	홍반성 낭창형	1
	황산 퀴니딘	다형홍반, 광선과민증	4(광: 0.1%), 5, 증
이뇨제	아세타졸아미드	광선과민증	4
	티아지드계 이뇨제	광성과민증	1, 2, 4, 5
	스피로놀락톤	독성 표피괴사증, 스티븐스-존슨증후군, 고정약진	증
	트리암테렌	광선과민증	4, 5
	트리클로르메티아지드	광선과민증, 편평태선형	증
	히드로클로르티아지드	광선과민증	4(1~10%)
	푸로세미드	광선과민증, 편평태선형, 천포창형	4, 5, 증
혈압강하제	아세부토롤	광선과민증	4
	아테노롤	건선	5
	암로디핀	광선과민증	4
	아라세프릴	건선, 천포창형	증
	염산 니카르디핀	편평선태형	증
	염산 마니디핀	편평선태형	증
	캅토프릴	습진형, 편평선태형, 천포창형, 홍반-성 낭창형, 농포형, 광선과민증	1, 4, 5, 증
	칼슘 길항제	파종형홍반구진형, 다형홍반형, 편평태선형, 광선과민증	1, 2, 5
	딜티아젬	농포형, 건선형, 홍피증, 광선과민증	1, 4(광: 0.2%), 증
	소타롤	광선과민증	4(0.1%)
	틸리소롤(tilisolol)	광선과민증	2, 5, 증
	트란드라프릴	광선과민증	4

(계속)

약효	약품	피부장애의 종류	비고
혈압강하제	니페디핀	광선과민증, 건선형	2, 증
	히드랄라진	홍반성 낭창형	1
	페로지핀	광선과민증	4
	프로프라노롤	건선	5
	말레인산 에나라프릴	편평태선형, 광선과민증	4, 증
	메틸도파	광선과민증	4
	메토프로롤	건선	5
	라베타롤	건선	5
	라미프릴	광선과민증	4(0.1%)
	리시노프릴	광선과민증	4(0.3~1%)
	로사르탈	광선과민증	4(0.1%)
고지혈증 치료제	심바스타틴	광선과민증	4
	페노피블레이트	광선과민증	4
	로바스타틴	광선과민증	4
기타 순환기관 용제	염산 피리티옥신	편평태선형	1
	신나리진	편평태선형	1, 증
거담제	카보시스플라틴	스티븐스-존슨증후군, 고정약진	증
소화성 궤양제	염산 록사티딘 아세테이트	건선형, 편평태선형	증
	오메프라졸	독성 표피괴사증	증
	라니티딘	광선과민증	4
건위소화제	인단	미만성 전신색소침착	1
설사 · 관장제	센노시드	광선과민증, 고정약진	증
뇌하수체호르몬제	ACTH	미만성 전신색소침착, 손톱 색소침착	1
부신호르몬제	히드로코르티손	광선과민증	4
	부신피질스테로이드	자창형, 담마진형	1, 증
피임약	경구피임약	스티븐스-존슨증후군, 자반형, 조갑박리, 간반형 색소침착, 광선과민증	1, 4
치질 용제	토리베노시드	접촉피부염, 다형홍반	증
외피 용제 [살균소독제]	포비드요오드	접촉피부염	증
외피 용제 [화농성 질환 용제]	클로람페니콜	조갑박리, 접촉피부염	1, 증
외피 용제 [진통 · 진양 · 소염제]	케토프로펜	광접촉피부염	증
	스프로펜	광접촉피부염	증
	길초산 베타메타손	접촉성 피부염, 주사형 피부염	증
외피 용제 [기타]	Puva 요법	각화증	증
	미녹시딜	광선과민증	4
	메톡사렌	광선과민증	4
비타민제	비타민 A	광선과민증	4
	복합 비타민 B제	광선과민증	5, 증
혈액응고저해제	혈액응고저해제	편평태선형 약진	2
기타 혈액 · 체액 용제	클로피도그렐	광선과민증	4
	티클로피딘	습진형, 편평태선형, 천포창형	1, 증
간질환 용제	티오프로닌	편평태선형, 천포창류, 홍반성 낭창형, 습진형	1, 증
습관성 중독 용제	시아나미드	편평태선형, 천포창류, 스티븐스-존슨증후군, 편평태선형	2, 증
통풍 치료제	알로푸리놀	독성 피부괴사증, 스티븐스-존슨증후군, 고정약진, 광선과민증	4, 증
	벤즈브로마론	광선과민증	5
효소 제제	세라펩타아제	스티븐스-존슨증훈군	증
경구혈당강하제	글리메피리드	광선과민증	4
	크롤프로파미드	광선과민증	4
	경구혈당강하제	광선과민증	5

(계속)

약효	약품	피부장아의 종류	비고
경구혈당강하제	톨부타미드	광선과민증	4
면역억제제	타크롤리무스	광선과민증	4(3~15%)
	면역억제제	피부의 감염	2
그밖에 분류되지 않는 대사성 의약품	메실산 가벡세이트	피부궤양	증
항악성종양제	항악성종양제	피부의 감염	2
항악성종양제 [알킬화제]	시클로포스파미드	손톱의 색소침착, 미만성 전신 색소침착, 찰과부 색소침착	1, 증
	다카바진	손톱의 색소침착, 광선과민증	1, 2, 4, 5, 증
	멜팔란	손톱의 색소침착	1
항악성종양제 [대사길항제]	5-FU	손톱의 색소침착, 조갑박리, 미단성 전신 색소침착, 찰과부 색소침착, 펠라그라형, 광선과민증	1, 2, 4, 5, 증
	6-메르캅토퓨린 등	펠라그라형	1
	시타라빈	피부 · 부속기관장애	증
	테가푸르	스티븐스-존슨증후군, 광선과민증, 편평태선형, 홍반성 낭창형	1, 5, 증
	나이트로젠마스타드	손톱의 색소침착	1
	메토트렉세이트	손톱의 색소침착, 미만성 전신형 색소침착, 지단홍반, 독성 표피괴사증, 광선과민증	1, 4(광:1~10%), 5, 증
항악성종양제 [항생물질]	액티노마이신 D	미만성 전신 색소침착	1
	아드리아마이신	손톱의 색소침착	1
	에피루비신	광선과민증	4
	염산 독소루비신	미만성 전신 색소침착, 지단홍반, 피부궤양	1, 증
	다우노루비신	조갑의 색소침착	1
	독소루비신	조갑의 색소침착, 조갑박리	1
	블레오마이신	조갑의 색소침착, 조갑박리, 찰과부 색소침착, 지단홍반	1, 증
	마이토마이신	광선과민증	4
	황산 페프로마이신	스티븐스-존슨증후군, 찰과부 색소침착	증
항악성종양제 [식물 성분 제제]	파클리탁셀	독성 표피괴사증, 스티븐스-존슨증후군, 과민증후군, 광선과민증, 담마진, 피부궤양	4, 5
	빈블라스틴	광선과민증	4(1~10%)
항악성종양제 [기타]	이마티닙	광선과민증	4
	시스플라틴	피부궤양	증
	하이드록시우레아	손톱의 색소침착, 피부궤양	1, 증
	플루타미드	광선과민증	4(1~10%), 증
항히스타민제	클로르페니라민	광선과민증	5
	항히스타민제	습진형	1
	디펜히드라민	광선과민증	4
	시프로헵타딘	광선과민증	4
	세티리딘	광선과민증	4
	프로메타딘	광선과민증	4, 5
	멕타진	광선과민증	1, 2, 5, 증
	로라타딘	광선과민증	4
항류마티스제	D-페니실라민	천창포형, 독성 표피괴사증, 황색손톱증후군	1, 증
	오라노핀	건선	5
	금 티오링고산 나트륨	미만성 전신 색소침착, 천포창형, 습진형, 자반병, 건선	1, 5, 증
	부시라민	천포창형, 독성 표피괴사증, 황색손톱증후군, 스티븐스-존슨증후군	증
기타 알레르기 용제	옥사토마이드	스티븐스-존슨증후군, 편평태선형	증
β-락탐계	염산 세포티암	독성 표피괴사증, 스티븐스-존슨증후군	증
	염산 바캄피실린	독성 표피괴사증, 고정약진	증

(계속)

약효	약품	피부장애의 종류	비고
β-락탐계	페니실린	독성 표피괴사증, 스티븐스-존슨증후군, 파종상 홍반구진형, 습진형, 홍피증형, 다형홍반형, 고정약진, 담마진형	1
	아목시실린	독성 표피괴사증, 스티븐스-존슨증후군, 고정약진, 농포형	증
	암피실린	독성 표피괴사증, 스티븐스-존슨증후군, 홍피증형, 농포형	증
	세파클로르	독성 표피괴사증, 스티븐스-존슨증후군, 고정약진	증
	세픽심	독성 표피괴사증, 스티븐스-존슨증후군	증
	세펨	스티븐스-존슨증후군, 파종상 홍반구진형, 습진형, 홍피증형, 다형홍반형, 담마진형	1
	세프조남나트륨	독성 표피괴사증, 스티븐스-존슨증후군, 고정약진	증
	세프타지딤	광선과민증	4
	라타목세프나트륨	독성 표피괴사증	증
아미노글리코시드계	황산 스트렙토마이신	독성 표피괴사증	증
매크로라이드계	매크로라이드계	광선과민증	2
테트라시이클린계	옥시테트라사이클린	광선과민증	4
	테트라사이클린	독성 표피괴사증, 고정약진, 광선과민증, 황색손톱증후군, 치아색소침착	1, 4
	테트라사이클린류	광선과민증	5
	독시사이클린	손톱박리, 광선과민증	1, 4, 증
	미노사이클린	손톱박리, 고정약진, 과민증후군, 광선과민증	1, 4(광:1~10%), 증
항진균제	이트라코나졸	광선과민증	5
	글리세오플루빈	광선과민증	1, 2, 4, 5, 증
	케토코나졸	광선과민증	4
	플루시토신	광선과민증	4, 5
	보리코나졸	광선과민증	4(0.1%)
설파제	사라조설파피리딘	스티븐스-존슨증후군	증
	설파제	독성 표피괴사증, 스티븐스-존슨증후군, 파종상 홍반구진형, 습진형, 홍피증형, 고정약진, 광선과민증, 자반병	1
	설파메톡사졸-트리메토프림	독성 표피괴사증, 스티븐스-존슨증후군, 과민증후군, 광선과민증	4, 5, 증
항결핵제	이소니아지드	스티븐스-존슨증후군, 습진형, 편평태선형, 펠라그라형, 자반형, 자창형, 홍반성 낭창형, 농포형	1, 증
	에티오나미드	광선과민증	4
	피라지나미드	광선과민증	4(0.1%)
	리팜피신	스티븐스-존슨증후군, 천포창형	1, 증
합성항균제	에녹사신	독성 표피괴사증, 스티븐스-존슨증후군, 광선과민증	4, 증
	염산 로메플록사신	광선과민증, 고정약진	4(광: 2%), 증
	오플록사신	스티븐스-존슨증후군, 고정약진, 광선과민증	4(광: 0.1%), 증
	퀴놀론제	광선과민증	5
	시프로플록사신	광선과민증	4(0.1%)
	스파플록사신	광선과민증	2, 4(8%), 증
	토실산 토스플록사신	광선과민증, 고정약진	증
	노르플록사신	고정약진, 광선과민증	4(광: 0.1%), 증
	플레록사신	광선과민증	증
	목시플록사신	광선과민증	4
	레보플록사신	고정약진, 과민증후군	4, 증
항바이러스제	아바카빌	과민증후군	4
	아만타딘	광선과민증	4, 5
	간시클로버	광선과민증	4
	사키나빌	광선과민증	4

(계속)

약효	약품	피부장애의 종류	비고
항바이러스제	지도부딘	손톱의 색소침착	1
	테르비나핀	과민증후군	4
	네비라핀	과민증후군	4
	발라시클로버	광선과민증	4
	리토나비어	광선과민증	4(0.2%)
인터페론 제제	인터페론 α 등	농포증, 편평태선형, 스티븐스-존슨증후군	1, 2, 5, 증
조영제	요오드 조영제	담마진형, 스티븐스-존슨증후군, 다형홍반	1, 2, 증
외피 용제	레티노이드	손톱박리, 미만성 전신 색소침착	1
백신류	혈청제	담마진형	1, 증
항원충제	퀴나크린	황색손톱증후군, 미만성 전신 색소침착	1
	클로로퀸	손톱색소침착	1
	항말라리아제	미만성 전신 색소침착	1
	산토닌	미만성 전신 색소침착	1
기타	수은	미만성 전신 색소침착	1
	소라렌	손톱박리, 광선과민증	1, 5
	답손	과민증후군, 천포창형, 광선과민증	4, 증
	비소	미만성 전신 색소침착	1
식품	β 카로틴 함유 식품	미만성 전신 색소침착	1
	클로렐라	광선과민증, 편평태선형	증

증) 증례보고(일본).

【참고문헌】

1) 藤田敏郎監修：薬物障害ガイド，南山堂，1999.
2) 高橋隆一監修：臨床医が書いた薬の重大な副作用がわかる本—患者が気づく副作用症状，エルゼビア・ジャパン，1998.
3) 増原慶壮，大沢友二：臨床薬剤師のための副作用入門，じほう，2000.
4) Tisdale JE, Miller DA : Drug-Induced Diseases, American Society of Health-System Pharmacists, 2005. （頻度の記載があったものについては，該当副作用の頭文字とともに記載。）
5) 龍原徹：ポケット医薬品集 2006年版，白文社，2006.

Appendix 2-2 접촉성 피부염의 보고가 있는 약제

약효	약품
국소마취제	염산 디부카인
	염산 프로카인
안과 용제	암렉사녹스
	이푸시론 아미노카프론산
	염산 페니레프린
	염산 베프노롤
	피레녹신
	푸말산케토치펜
	말레인산 티몰롤
	염산 시소마이신
외피 용제 [살균소독제]	아크리놀
	알킬폴리아미노에틸글리신
	염화 벤잘코늄
	염화 벤제토늄
	글루콘산 크롤헥시딘
	티메로살
	포비돈요오드
	요오드포름
외피 용제 [화농성 질환 용제]	클로람페니콜
	황산 프라디오마이신
외피 용제 [진통 · 진양 · 소독제]	아미노안식향산 에틸
	암시노이드
	이부프로펜피코놀
	인도메타신
	우페나메이트
	길초산 초산프레드니솔론
	길초산 베타메타손
	클로타미톤
	케토프로펜
	산화아연
	디펜히드라민→경구는 염산디펜히드라민
	스프로펜
	타이가밤
	피록시캄
	부데소니드
	부펙사막
	플루오시노니드
	프로피온산 알클로메타존
	프로피온산 크로베타졸
	염산 히드로콜히틴
	염산 프로피온산 히드로콜히틴
	라나케인(OTC)

약효	약품
외피 용제 [기생성 피부질환 용제]	염산 크로코나졸
	클로트리마졸
	케토코나졸
	초산 술코나졸
	초산 미코나졸
	비포나졸
	라노코나졸
외피 용제[모발 용제]	101모발재생정
외피 용제 [혈액응고저해제]	헤파린 유사물질
항생물질 함유 외피 용제	염산 세포티암
	클로마이-P
	염산 겐타마이신
안과, 외피 용제 [화농성 질환 용제]	클로람페니콜 · 콜리스틴메탄설폰산나트륨
	유산 프라디오마이신 · 인산 베타메타존나트륨
연고 기제	프로필렌글리콜
교미 · 교향 · 착색제	L-멘톨
식품	프로폴리스
식물 · 버섯류	알로에
첨가제	라놀린, 파라벤(메틸파라벤, 프로필파라벤) 여러 가지 알코올류(세틸알코올, 벤질알코올, 에탄올, 이소프로파놀, 스테아릴알코올), 디이소프로파놀아민, 모노스테아린산 소르비탄, 사라시미트로우, 프로필렌글리콜, 라우린산 디에타놀아미드, 아연산나트륨, 옥시벤졸린, 세파실산 에틸
기타	에스텔감
	염화 제2수은
	고무
	수은
	적색 202호
	적색 223호
	염색약
	트리글리시딜 이소시아누레이트
	나프톨 AS
	니켈
	파라페닐렌디아민
	유산 니켈
	로진 글리세린에스텔

Appendix 3 면역장애를 일으키기 쉬운 약제

약 효	약 품	면역장애의 종류	비 고
최면진정제 · 항불안제	클로자핀	DLE	4
	클로나제팜	DLE	4
항간질제	에토석시미드	DLE	4, 증
	카르바마제핀	DLE	4(〈1%)
	트리메타지온	DLE	2, 4
	발프론산	DLE	4
	히단톨	DLE	증
	페니토인	DLE	2, 4, 증
	페노바르비탈	DLE	증
	프리미돈	DLE	4
항파킨슨제	L-도파	DLE	4
정신 신경 용제	클로르프로마진	DLE	2, 4(〈1%)
	리튬	DLE	4
안과 용제	글루타치온	인슐린자가면역증후군	2
	핀돌롤	DLE	4
부정맥 용제	아미오다론	DLE	4
	퀴니딘	DLE	4
	토카이니드	DLE	4
	프로카인아미드	DLE	2, 4(29~35%), 증
이뇨제	클로르탈리돈	DLE	4
	히드로클로르치아지드	DLE	4
혈압강하제	아세부톨롤	DLE	4
	아테놀롤	DLE	4
	에나라프릴	DLE	4
	염산 니카르디핀	DLE	증
	캅토프릴	DLE	4
	클로니딘	DLE	4
	히드랄라진	DLE	2, 4(2~21%)
	핀돌롤	DLE	4
	프로프라놀롤	DLE	4
	메틸도파	DLE	2, 4
	메토프로롤	DLE	4
	라베타롤	DLE	4
	리시노프릴	DLE	4
	레세르핀	DLE	4
혈관확장제	칼슘길항제	DLE	4
	니페디핀	DLE	증
고지혈증 치료제	로바스타틴	DLE	4
소화성 궤양제	시메티딘	DLE, ANCA 혈관염	4, 증
기타 혈액 · 체액 용제	티클로피딘	DLE	4
갑상선 · 부갑상선호르몬제	티아마졸	DLE, 인슐린자가면역증후군, ANCA 혈관염	2, 4, 증
	프로필티오우라실	DLE, ANCA 혈관염	2, 4, 증
난포호르몬제 · 황체호르몬제	에스트로겐제	DLE	4
경구피임약	경구피임제	DLE	4
기타 호르몬제	류프로레린	DLE	4
외피 용제 [기타]	설파디아진은	DLE	4
간장질환 용제	티오프로닌	인슐린자가면역증후군	2, 증
통풍 치료제	알로푸리놀	DLE	4
면역억제제	시클로스포린	베체트증	증

(계속)

약 효	약 품	면역장애의 종류	비 고
항악성종양제[대사길항제]	테가푸르	LE 피진, DLE	증
항악성종양제 [기타]	인플릭시맙	DLE	4
	플루타미드		4
항류마티스제	D-페니실라민	DLE, ANCA 혈관염	2, 4(0.2~4%), 증
	금 제제	DLE	4
	부시라민	DLE	증
β-락탐계	페니실린	DLE	4
테트라사이클린	테트라사이클린	DLE	4
	미노사이클린	DLE	4
항진균제	글리세오플루빈	DLE	2, 4
설파제	사라조설파피리딘	DLE	4, 증
항결핵제	이소니아지드	DLE	2, 4, 증
	스트렙토마이신	DLE	4
	파라아미노살리실산	DLE	4
합성 항균제	항균제	DLE	2
	시프로플록사신	DLE	4
	로메플록사신	ANCA 혈관염	증
혈액제제류	신선동결사람혈장	GVHD	증
	사람혈소판농축액	GVHD	증
	사람적혈구농축액	GVHD	증
인터페론 제제	인터페론α	다발근육염, 중증근무력증, DLE, 인슐린자가면역증후군	4, 증
인터루킨 제제	인터루킨2	DLE	4

DLE: 약물유발성 루푸스, GVHD: graft versus host disease
증) 증례보고(일본).

【참고문헌】

1) 藤田敏郎監修：薬物障害ガイド，南山堂，1999.
2) 高橋隆一監修：臨床医が書いた薬の重大な副作用がわかる本—患者が気づく副作用症状，エルゼビア・ジャパン，1998.
3) 増原慶壮，大沢友二：臨床薬剤師のための副作用入門，じほう，2000.
4) Tisdale JE, Miller DA : Drug-Induced Diseases, American Society of Health-System Pharmacists，2005.（頻度の記載があったものについては記載。）
5) 龍原徹：ポケット医薬品集 2006年版，白文社，2006.

Appendix 4 간장애를 일으키기 쉬운 약제

약효	약품	간장애의 종류	비고
전신마취제	이소플란	간장애	증
	엔플란	간장애	증
	세보플란	간장애	증
	할로탄	간장애	1, 증, 4(0.003~0.01%)
항간질제	카르바마제핀	간장애, 담즙울체형	증, 4(003%: 간)
	바르비탈계	담즙울체형	CR
	발프론산 나트륨	간장애, 간괴사, 전격 간염, 지방간	2, 증, 4
	페니토인	간장애, 담즙울체형	증, 4(003%: 간)
	페노바르비탈	간장애, 간염형	1, 증
해열진통소염제	아스피린	간장애, 지방간	증, 4
	아세트아미노펜	간장애, 전격 간염	증, 4
	이부프로펜	지방간, 담관소실	CR, 4
	인도메타신	간장애	증, 4
	디클로페낙나트륨	간장애	증, 4
	설린닥	간장애, 담즙울체형	증, 4
	톨메틴	지방간	CR
	나프록센	담즙울체형	4
	피록시캄	지방간	4
	페닐부타존	간염형, 담즙울체형	1, 4
정신 신경 용제	SSRI	간장애	CR
	올란자핀	간장애	CR
	클로자핀	담즙울체형	4
	클로르프로마진	인지질혈증, 담즙울체형, 담관소실	4(1%: 담즙, 1%: 담관소실)
	삼환계 항울제	인지질혈증, 담즙울체형	4(0.5~1%: 담)
	티오마진	인지질혈증, 담즙울체형	4
	트라조돈	간장애, 담즙울체형	CR
	할로페리돌	담즙울체형, 담관소실	4
	플루페나딘	담즙울체형	4
	프로클로르페라진	담즙울체형, 담관소실	4
	페모린	간장애	4
	벤조디아제핀계	간장애	4
	메틸페니데이트	간장애	4
	리스페리돈	담즙울체형	CR, 4
종합감기약	감기약	간장애	증
골격근이완제	단트롤렌	간장애	4
부정맥 용제	아지마린	간장애, 담즙울체형, 황달, 담관소실	1, 2, 증, 4
	아프리딘	담관소실	4
	아미오다론	지방간, 인지질증	2, 4(0.6~3%: 인)
	염산 멕실레틴	간장애(과민증후군에 수반하는 간장애)	증
	퀴니딘	담즙울체형	4(2%)
	디소피라미드	담즙울체형	4
	프로카인아미드	담즙울체형	4
	프로파페논	담즙울체형	4
이뇨제	클로르티아지드	담즙울체형	1
	티아지드계	담즙울체형	CR
	푸로세미드	간장애	4
혈압강하제	ACE 저해제	담즙울체형	4
	아세부톨롤	간장애	4
	아테놀롤	담즙울체형	4
	이베사탄	담즙울체형	4

(계속)

약 효	약 품	간장애의 종류	비 고
혈압강하제	염산 토드랄라진	간장애, 전격 간염, 간부전	2, 증, 4
	딜티아젬	담즙울체형	4
	신나리진	담즙울체형	4
	히드랄라진	담즙울체형	4
	프로프라놀롤	간장애, 인지질혈증	4
	메틸도파	간장애, 담즙울체형	2, 증, 4
	메토프로롤	간장애	4
	라베타롤	간괴사, 간장애	2, 4
	로살탄	간장애	4
혈관확장제	트라피딜	간장애	2
고지혈증 치료제	심바스타틴	담즙울체형	2
	스타틴계	담즙울체형	4(0.0002%)
	페노피브레이트	간장애	4
기관지확장제	텔부타린	간장애	4
소화성궤양 치료제	오메프라졸	간장애	CR
	시메티딘	담관소실	4
갑상선부갑상선호르몬제	프로필티오우라실	간장애	증
	메티마졸	담즙울체형	1, 증, 4
부신호르몬제	부신피질호르몬제	지방간	2, 4
남성호르몬제	메틸테스토스테론	담즙울체형	1
혼합호르몬제	에티닐에스트라디올	황달, 지방간, 인지질혈증, 간색전, 간장자반병	2, 4
	초산 에티노디올	황달	2
기타 호르몬제	인슐린	간장애	증
	초산 시플로테론	간종양	2
	다나졸	간장애, 간종양	2, 증
	단백동화스테로이드	담즙울체형, 간장자반병, 간암	4(0.01~0.03%: 담, 0.03%: 간암)
피임제	경구피임약	간종양, 간정맥혈전증	2, 증
기타 비뇨기과 용제	리토드린	간장애	4
비타민제, 비타민 유도체	에트레티네이트	간장애	증, 4
	나이아신	간장애	4
	비타민A	지방간, 간장자반병	4
무기질제제	철제	간장애	4
지방유제	지방유제	지방간	4
혈액응고저지제	와파린칼륨	간장애, 지방간	증, 4
기타 혈액 · 체액 용제	염산 티클로피딘	간장애, 황달, 담즙울체형, 담관소실	2, 증, CR
간장질환 용제	티오프로닌	간장애, 황달	2, 증
통풍 치료제	알로푸리놀	간장애, 담즙울체형	4
당뇨병 용제	아카보즈	간장애	증, CR
	글리크라지드	간장애	4
	글리벤크라미드	담즙울체형, 담관소실	4
	글리메피리드	담즙울체형	4
	클로르프로파미드	간장애, 혼합형, 담관소실	1, 4
	토라자미드	담즙울체형, 담관소실	4
	토부타미드	간장애, 담즙울체형, 담관소실	1, 4
	피오글리타존	간장애	4
	보글리보스	간장애, 담즙울체형	증, CR
	메트포르민	간장애, 담즙울체형	CR, 4
	로시글리타존	간장애	CR
면역억제제	아자치오프린	간장애, 담즙울체형, 담관소실, 간정맥폐색, 간장자반병	증, 4
	시클로스포린	간장애, 담즙울체형	2, 증, 4
항악성종양제 [알킬화제]	클로람부틸	간염형	1

(계속)

약효	약품	간장애의 종류	비고
항악성종양제 [알킬화제]	시클로포스파미드	간장애, 간정맥폐색	증, 4
	다카르바진	간장애, 간정맥폐색	4
	부설판	간정맥폐색	4
	프로카바진	간장애	4
	멜팔란	간정맥혈전증	2
항악성종양제 [대사길항제]	6-메르캅토퓨린	간염형, 담즙울체형	1, 4
	시타라빈	간장애, 담즙울체형, 간정맥폐색	증, 4
	테가푸르	간장애, 간괴사, 건격 간염, 간부전	2, 증
	테가푸르우라실	간장애, 간괴사, 건격 간염, 간부전	2, 증
	메토트렉세이트	간장애, 간괴사, 건격 간염, 간부전, 지방간	1, 2, 증, 4
항악성종양제 [항생물질]	악티노마이신D	간장애, 간정맥폐색	증, 4
	지노스타틴-스티말라머	간장애, 간내 담즙성 낭포, 간농양, 간부전	2
	다우노루비신	간장애, 간정맥폐색	4
	독소루비신	간장애	증, 4
	블레오마이신	간장애	4
	마이토마이신	간장애, 지방간, 간정맥폐색	4
항악성종양제 [식물 성분 제제]	에토포시드	간장애	4
	황산 빈크리스틴	간장애, 간정맥폐색	증, 4
항악성종양제 [기타]	L-아스파라기나아제	간장애, 지방간	2, 증, 4
	인플릭시맙	담즙울체형	4
	구연산 타목시펜	간장애, 지방간, 간장자반병	증, 4(7%: 지)
	구연산 트레미펜	지방간	4
	시스플라틴	간장애	4
	하이드록시우레아	간장애	4
	플루타미드	간장애	4
기타 알레르기 용제	옥사토마이드	간장애	증
	자피르루카스트	간장애	4
	시플로헵타딘	간즙울체형, 담관소실	4
	세티리진	담즙울체형	4
	트라닐라스트	간장애	증
	로라타딘	간장애	4
항류마티스제	D-페니실라민	담즙울체형	4
	금 제제	담즙울체형	4
한방 제제	금계환	간장애	증
	소시호탕	간장애, 지방간	증, 4
	시령탕(한방약)	간장애	증
β-락탐계	암피실린	간장애	4
	카르파베넴계	담즙울체형	4
	클라블란산 칼륨 · 아목시실린	간장애, 담즙울체형	4(0.2%)
	세펨계	간장애	2
	세프트리악손	담즙울체형	4
	피페라실린 나트륨	간장애	증
	페니실린계	간장애	2
아미노글리코시드계	스트렙토마이신	간장애, 간염형	1, 증
마크로라이드계	올레안도마이신	간장애, 간염형	1
	클린다마이신	간장애, 담관소실	4
테트라사이클린계	에리스로마이신 에스톨레이트	혼합형, 담즙울체형	1, 4
	염산 미노사이클린	간장애(과민증후군에 수반하는 간장애), 지방간	증, CR
	크롤테트라사이클린	간장애, 간염형	1

(계속)

약효	약품	간장애의 종류	비고
테트라사이클린계	테트라사이클린	간장애, 간염형, 지방간	1
	트리아세틸올레안도마이신	혼합형	1
항진균류제	암포테리신B	간장애	4
	글리세오플루빈	담즙울체형	4
	케토코나졸	간장애	4(0.007%)
	테르비나핀	담관소실	CR
	플루시토신	간장애, 담즙울체형	4
설파제	사라조설파피리딘	간장애(과민증후군에 수반하는 간장애)	증, 4
	설파디아진	혼합형	1
	설파메톡사졸, 트리메토프림	인지질혈증, 담관소실	4, CR
항결핵제	이소니아지드	간장애, 혼합형	1, 2, 증, 4(1.0%)
	이티오나미드	간장애, 간염형	1, 4
	염산 에탐부톨	간장애	증
	파라아미노살리실산	간장애, 혼합형	1, 2, 4
	피라지나미드	간장애	1, 증, 4
	리팜피신	간장애, 담즙울체형	증, 4
합성항균제	염산 시프로플록사신	간장애, 간괴사	2
	퀴놀론계	담관소실	4
항바이러스제	아시클로버	간장애	증
	아만타딘	인지질혈증	4
	인디나빌	지방간	4
	잘시타빈	지방간	2
	지다노신	간장애	4
	지도부딘	지방간, 간장애	2, 4
	네비라핀	간장애	4
	리토나빌	지방간	4
기타 화학요법제	클로람페니콜	간염형, 담즙울체형	1, 4
	설파메톡사졸, 트리메토프림	간장애(과민증후군에 수반하는 간장애)	증
	후시딘산 나트륨	담즙울체형	4
	펜타미딘	간장애	4
인터페론 제제	인터페론	간장애	증, 4
조영제	이산화토륨	간장애	증
	요오드화 케지유 지방산 에틸에스테르	간장애, 간내 담즙성 낭포, 간농양, 간부전	2, 증
구충제	설파티아졸	간염형	1
	치아벤다졸	담관소실	CR
각성제	안페타민	간장애	4
기타	시나마이드	간장애, 지방간	4
	디설피람	간장애	4
	답손	간장애, 간장애(과민증후군에 수반하는 간장애), 담즙울체형	증, 4
농약	카르바메이트	간염형	1
	피리디놀	간염형	1
식품	에탄올	지방간	4
	자작나무	간장애	4

증) 증례보고(일본). CR) 증례보고(일본 외 국가).

【참고문헌】

1) 藤田敏郎監修：薬物障害ガイド，南山堂，1999.
2) 高橋隆一監修：臨床医が書いた薬の重大な副作用がわかる本―患者が気づく副作用症状，エルゼビア・ジャパン，1998.
3) 増原慶壮，大沢友二：臨床薬剤師のための副作用入門，じほう，2000.
4) Tisdale JE, Miller DA : Drug-Induced Diseases, American Society of Health-System Pharmacists, 2005. （頻度の記載があったものについては，該当副作用の頭文字とともに記載。）

Appendix 5 신장장애를 일으키기 쉬운 약제

약 효	약 품	신장장애의 종류	비 고
전신마취제	이소플란	신장장애	증
	할로탄	급성 요세관 괴사	3
항간질제	카르바마제핀	신장장애, 급성 간질성 신염	3, 증
	디페닐히단토인	급성 간질성 신염, 신증후군, 급성 신부전	3
	트리메타지온	사구신염, 미소변화군, 막성 신증	1, 3
	발프론산 나트륨	신장장애, 근위요세관장애, 2차성 급성 신부전, 급성 간질성 신염	증, 4
	페니토인	급성 간질성 신염, 사구체신염	1, 4
해열진통소염제	NSAIDs 전반	급성 신부전(신전성), 급성 간질성 신염 사구체신염, 만성 간질성 신염, 유두괴사	1,2, 증, 4(0.8~9%: 만 · 유), 5
	아스피린	신장장애, 급성 간질성 신염, 유두괴사	3, 5, 증
	아세트아미노펜	신장장애, 급성 간질성 신염	3, 증
	이부프로펜	신장장애, 급성 간질성 신염, 신증후군, 급성 신부전	1, 3, 증
	인도메타신	신장장애, 급성 간질성 신염, 신증후군, 사구체신염(미소변화군), 급성 신부전	1, 3, 증
	옥사실린	급성 간질성 신염	3
	그라페닌	급성 간질성 신염, 급성 요세관 괴사	3
	사리돈	신장애	증
	디클로페낙나트륨	신장애	증
	다이플루니살	급성 간질성 신염	3
	설피린	신장애	증
	나프록센	급성 간질성 신염, 신증후군, 급성 신부전	3
	페나세틴	신장애, 만성 간질성 신염, 만성 신부전, 유두괴사	1, 2, 3, 증
	페노프로펜	급성 간질성 신염, 신증후군, 급성 신부전	1, 3
	메페남산	신장애, 급성 간질성 신염	3, 증
	록소프로펜	신장애, 사구체신염(미소변화군)	1, 증
흥분제 · 각성제	헤로인	소상 사구체경화증, 아밀로이드증	1, 3
정신 신경 용제	클로르프로마진	신장장애(악성증후군, 횡문근융해 등에 의한 이차성 급성 신부전)	증
	할로페리돌	신장장애(악성증후군, 횡문근융해 등에 의한 이차성 급성 신부전)	증
	리튬	만성 간질성 신염, 사구체신염, 신섬유증, 요세관위축	1, 4
부정맥 용제	퀴딘	루푸스신염	1
	프로카인아미드	루푸스신염, 막성 신증	1, 3
이뇨제	아세타졸아미드	신장장애	증
	에타크린산	급성 간질성 신염	3
	클로르타리돈	급성 간질성 신염	3
	티아지드계	신장장애, 급성 간질성 신염	3, 4, 5
	스피로놀락톤	급성 간질성 신염	3
	트리암테렌	급성 신부전(신전성)	1
	푸로세미드	신장장애, 급성 간질성 신염	3, 증, 4
혈압강하제	ACE 저해제	급성 신부전(신전성)	1
	ARB	급성 신부전(신전성)	증, 4
	α메틸도파	급성 간질성 신염	3
	β차단제	사구체혈류장애	5
	캅토프릴	신장장애, 급성 간질성 신염, 막성 신증	1, 3, 증
	히드랄라진	신장장애, 루푸스신염, 사구체신염, 후복막섬유증, 요로폐색	1, 4, 5
	말레인산 에나라프릴	급성 신부전(신전성)	증
고지혈증 치료제	클로피브레이트	급성 간질성 신염	3
기타 순환기관 용제	D-만니톨	급성 신부전	증
지사제 · 정장화	비스무스	급성 간질성 신염, 막성 신증	1, 3

(계속)

약효	약품	신장장애의 종류	비고
소화성 궤양제	오메프라졸	급성 간질성 신염	4
	시메티딘	급성 간질성 신염	1, 3, 4
제산제	규산 마그네슘	급성 신부전(신후성 · 결석)	증
뇌하수체호르몬제	소마토트로핀(유전자조환)	사구체신염	증
갑상선 · 부갑상선호르몬제	프로필티오우라실	급성 진행성 신염, ANCA 관련 신염, 사구체신염, 만성 간질성 신염	1, 증, 4
	메티마졸	ANCA 관련 혈관염	1
피임제	경구피임약	용혈성 요독증 증후군	2
외피 용제 [화농성 질환 용제]	클로람페니콜	급성 간질성 신염	3
외피 용제 [진통 · 진양 · 수렴 · 소염]	케토프로펜	막성 신증	1
비타민제 · 비타민 유도체	알파칼시돌	만성 신부전	증
	카르티노이드	신외 요로폐색	3
통풍 치료제	알로푸리놀	급성 간질성 신염, 사구체신염, 신결석	1, 3, 4
	설핀피라존	급성 간질성 신염	3
	프로베네시드	막성 신증	1, 3
면역억제제	아자치오프린	급성 간질성 신염	3
	시클로스포린	급성 신부전(신전성), 급성 요세관 괴사, 만성 간질성 신염, 용혈성 요독증증후군, 신혈관장애, 신섬유증, 요세관위축, 유입세동맥수축	1, 2, 3, 증, 4(18%: 신섬유증요세관위축), 5
	타크롤리무스수화물	신장장애, 급성 신부전(신전성), 신섬유증, 요세관위축	증, 4
그밖에 분류되지 않는 대사성 의약품	미조리빈	고요산혈증성 신장장애	2, 증
항악성종양제 [알킬화제]	이포스파미드	신장장애, 신장섬유증, 요세관위축	증, 4, 5
	시클로포스파미드	신장장애	증
항악성종양제 [대사길항제]	시타라빈	용혈성 요독증증후군	1
	메토트렉세이트	신장장애, 급성 신부전(신후성), 신내 요로폐색, 신결석	1, 3, 증, 4, 5
항악성종양제 [항생물질]	염산 독소루비신	신장장애	증
	다우노루비신	용혈성 요독증증후군	1
	블레오마이신	용혈성 요독증증후군	1
	마이토마이신C	용혈성 요독증증후군, 고요산혈증성 신장장애, 신섬유증, 요세관위축	1, 2, 증, 4, 5
항악성종양제 [식물 성분 제제]	빈블라스틴	용혈성 요독증증후군	1
	황산 빈크리스틴	신장장애	증
항악성종양제	카르보플라틴	신장장애	증
	시스플라틴	신장장애, 급성 신부전(신전성), 급성 요세관 괴사, 용혈성요독증증후군, 신섬유증, 요세관위축	1, 3, 증, 4, 5
항히스타민제	염산 프로메타딘	급성 신부전(악성 증후군에 의한 이차성)	증
항류마티스제	D-페니실라민	급성 진행성 신염, ANCA 관련 신염, Goodpasture 증후군, 사구체신염, 막성 신증, 미소변화군, 메산기움사구체신염, 네프로제	1, 4(2~20%: 막 · 미, 메), 5
	금 제제	만성 간질성 신염, 사구체신염(미소변화군, 막성 신증)	1, 3, 증, 4(2~20%: 사)
	부시라민	막성 신증	1, 3, 증
	페니실라민	사구체신염(미소변화군, 막성 신증)	1, 3, 증
	로벤자리트이나트륨	신장장애	증
한방 제제	당귀사역사오수유생강탕	급성 간질성 신염, 요세관장애	증
β-락탐계	아목시실린	급성 간질성 신염	3

(계속)

약효	약품	신장장애의 종류	비고
β-락탐계	암피실린	급성 간질성 신염, 신증후군, 급성 신부전	3
	카르베니시린	급성 간질성 신염	3
	세팔렉신	급성 간질성 신염	3
	세팔로스폴린	급성 요세관 괴사, 급성 간질성 신염	1
	세팔로틴	급성 요세관 괴사, 급성 간질성 신염	3
	세팔로리딘	급성 요세관 괴사	3
	세펨계	신장장애	5
	세포탁심	급성 간질성 신염	3
	피페라실린 나트륨	신장장애	증
	페니실린	급성 간질성 신염	1, 3
	페니실린계	신장장애	5
아미노글리코시드계	아미노글리코시드 전반	급성 요세관 괴사, 신장장애	1, 4, 5
	카나마이신	급성 요세관 괴사	3
	겐타마이신	급성 요세관 괴사, 급성 간질성 신염	3
	토브라마이신	급성 요세관 괴사	3
	황산 아미카신	신장장애	증
마크로라이드계	에리스로마이신	급성 간질성 신염	3, 4
폴리펩티드계	암포테리신 B	신장장애	5
	염산 반코마이신	신장장애	증
	반코마이신	신장장애, 급성 요세관 괴사, 급성 간질성 신염	1, 3, 5
	폴리믹신 B	신장장애, 급성 간질성 신염, 급성 요세관 괴사	1, 3, 5
항진균제	암포테리신 B	신장장애, 급성 요세관 괴사	1, 3, 증, 4, 5
테트라사이클린계	테트라사이클린	급성 간질성 신염	3
경구혈당강하제	설폰아미드계	급성 간질성 신염, 급성 요세관 괴사, 신염증후군, 요세관강 폐색	1, 3
항결핵제	PAS	급성 간질성 신염	3
	이소니아지드	급성 간질성 신염	3
	에탐부톨	급성 간질성 신염	3
	리팜피신	급성 간질성 신염, 급성 요세관 괴사, 신염증후군, 신증후군, 급성 신부전, 사구체신염	1, 3, 증, 4
합성항균제	에녹사신	급성 신부전	증
	오플록사신	급성 신부전	증
	항균제 전반	급성 신부전	2
	시프로플록사신	급성 간질성 신염	4
항바이러스제	아시클로버	요세관강의 폐색, 신결석	1, 4, 5
	인디나빌	신결석	4
설파제	사라조설파피리딘	신장장애	증
	설파디아진	신결석	4
기타 화학요법제	설파메톡사졸 · 트리메토프림	급성 간질성 신염	1, 3
인터페론 제제	인터페론	급성 간질성 신염, 신증후군, 사구체신염(미소변화군), 급성 신부전	1, 3, 증
조영제	이오헥솔	신장장애	증
	조영제	급성 신부전(신전성), 급성 요세관 괴사	1, 3, 4
마약	앰페타민	신염증후군	3
지사제 · 정장제, 기타 순환기관 용제	글리세롤	급성 신부전(신전성)	1
기타	금속(수은, 납, 게르마늄 등)	급성 요세관 괴사, 만성 간질성 신염, 막성 신증	1, 증
	수산염	신내 요로폐색	3

(계속)

약효	약품	신장장애의 종류	비고
기타	답손	급성 간질성 신염	3
첨가물	에틸렌디아민 사초산	급성 요세관 괴사	3
식품 등	알리스트로키아산	요세관 위축, 신섬유증	4

증) 증례보고(일본).

【참고문헌】

1）藤田敏郎監修：薬物障害ガイド，南山堂，1999.
2）高橋隆一監修：臨床医が書いた薬の重大な副作用がわかる本—患者が気づく副作用症状，エルゼビア・ジャパン，1998.
3）増原慶壮・大沢友二：臨床薬剤師のための副作用入門，じほう，2000.
4）Tisdale JE, Miller DA : Drug-Induced Diseases, American Society of Health-System Pharmacists，2005.（頻度の記載があったものについては，該当副作用の頭文字とともに記載。）
5）龍原徹：ポケット医薬品集 2006年版，白文社，2006.

Appendix 6-1 백혈구장애를 일으키기 쉬운 약제

약효	약품	백혈구장애의 종류	비고
항간질제	에토석시미드	무과립구증	1, 4
	카르바마제핀	무과립구증	1, 증, 4
	트리메타디온	무과립구증	1
	발프론산 나트륨	백혈구감소	증
	페니토인	무과립구증	1, 증, 4
	페노바르비탈	무과립구증	1
해열진통소염제	아스피린	무과립구증	1
	아세트아미노펜	무과립구증	1, 4
	아미노필린	무과립구증	1
	이부프로펜	무과립구증	1, 4
	인도메타신	무과립구증	1, 4
	디클로페낙	무과립구증	4
	설피린	무과립구증	1
	페닐부타존	무과립구증	1, 4
항파킨슨제	L-도파	무과립구증	4
정신 신경 용제	아목사핀	무과립구증	4
	이미프라민	무과립구증	1, 4
	올란자핀	무과립구증	4
	클로자핀	무과립구증	4(0.7~0.8%)
	클로미프라민	무과립구증	4
	클로르디아제폭시드	무과립구증	4
	클로르프로마진	무과립구증	1
	삼환계 항우울제	호중구감소	2
	데시프라민	무과립구증	4
	할로페리돌	무과립구증	1
	페노디아진계	무과립구증	4
	플루페나진	무과립구증	1
강심제	디곡신	무과립구증	4
	베스나리논	백혈구감소	증
부정맥 용제	아지마린	무과립구증	1
	퀴니딘	무과립구증	4
	플레카이니드	무과립구증	4
	프로카인아미드	무과립구증	1, 4(0.56%: 무)
	프로파페논	무과립구증	4
이뇨제	아세타졸아미드	무과립구증	4
	클로르티아지드	무과립구증	1
	티아지드계 이뇨제	호중구감소	2
	스피로놀락톤	무과립구증	4
	히드로클로르티아지드	무과립구증	4
	푸로세미드	무과립구증	4
혈압강하제	에나라프릴	무과립구증	4
	캅토프릴	무과립구증	1, 2
	프로프라놀롤	무과립구증	1, 4
	메틸도파	무과립구증	1, 4
혈관확장제	디피리다몰	무과립구증	4
	니페디핀	무과립구증	1, 4
	히드랄라진	무과립구증	4
소화성 궤양제	H_2 길항제	호중구감소	2
	염산 라니티딘	백혈구감소	증, 4
	시메티딘	백혈구감소, 무과립구증	1, 증, 4

(계속)

약 효	약 품	백혈구장애의 종류	비 고
소화성 궤양제	파모티딘	백혈구감소, 무과립구증	2, 증, 4
기타 소화기관 용제	메토크로프라미드	무과립구증	4
갑상선 · 부갑상선호르몬제	항갑상선호르몬제	호중구감소	2
	티아마졸	백혈구감소, 무과립구증	1, 증, 4(0.2~0.5%: 무)
	프로필티오우라실	백혈구감소, 무과립구증	1, 증, 4(0.2~0.5%: 무)
기타 비뇨생식기관 · 항문 용제	염산 리토드린	백혈구감소	증
외피 용제 [화농성 질환 용제]	클로람페니콜	무과립구증	1
	설파디아진은	백혈구감소, 무과립구증	1, 증
외피 용제 [기타]	디아페닐설폰	백혈구감소	증
기타 혈액 · 체액 용제	티클로피진	과립구감소, 무과립구증	2, 증, 4(2.4%: 무)
통풍 치료제	알로푸리놀	무과립구증	1, 증, 4
	콜히친	무과립구증	1
당뇨병 용제	클로르프로파미드	무과립구증	1
	톨부타미드	무과립구증, 호중구감소	1, 2
면역억제제	아자치오프린	백혈구감소	증
	시클로스포린	백혈구감소	증
항악성종양제 [알킬화제]	이포스파미드	호중구감소	4
	시클로포스파미드	백혈구감소, 호중구감소	증, 4
	다카르바진	호중구감소	4
	치오테파	호중구감소	4
	부설판	백혈구감소, 호중구감소	증, 4
	멜팔란	백혈구감소, 호중구감소	증, 4
항악성종양제 [대사길항제]	겜시타빈	호중구감소	4
	테가푸르우라실	백혈구감소	증
	플루오로우라실	백혈구감소, 호중구감소	증, 4
	메토트렉세이트	백혈구감소	증
	메르캅토퓨린	호중구감소	4
항악성종양제 [항생물질]	염산 독소루비신	백혈구감소, 호중구감소	증, 4
	염산 피랄비진	백혈구감소	증
	블레오마이신	호중구감소	4
	마이토마이신 C	백혈구감소, 호중구감소	증, 4
	미톡산트론	호중구감소	4
	유산 페프로마이신	백혈구감소	증
항악성종양제 [식물 성분 제제]	이다루비신	호중구감소	4
	이리노칸	호중구감소	4
	에토포시드	백혈구감소, 호중구감소	증, 4
	다우노루비신	호중구감소	4
	도세탁셀	호중구감소	4
	토포테칸	호중구감소	4
	파클리탁셀	호중구감소	4
	비노렐빈	호중구감소	4
	빈블라스틴	호중구감소	4
	유산 빈크리스틴	백혈구감소, 호중구감소	증, 4
	유산 빈데신	백혈구감소	증
항악성종양제 [기타]	이마티닙	호중구감소	4
	카르보플라틴	백혈구감소, 호중구감소	증, 4
	시스플라틴	백혈구감소, 호중구감소	증, 4
	타목시펜	무과립구증	4
	트라스트주맙	호중구감소	4
	하이드록시우레아	호중구감소	4

(계속)

약효	약품	백혈구장애의 종류	비고
항악성종양제 [기타]	프로카바진	호중구감소	4
	리툭시맙	호중구감소	4
항히스타민제	클로르페니라민	무과립구증	4
	브로모페니라민	무과립구증	4
항류마티스제	올라노핀	무과립구증	4
	부시라민	백혈구감소	증
	페니실라민	백혈구감소, 무과립구증	증, 4
β-락탐계	이미페넴 실라스타틴	무과립구증	4
	세펨계	무과립구증, 호중구감소	1, 2, 4
	세프메타졸나트륨	백혈구감소	증
	페니실린계	무과립구증, 호중구감소	1, 2
	락타목세프나트륨	백혈구감소	증
아미노글리코시드계	겐타마이신	무과립구증	4
	스트렙토마이신	무과립구증	4
폴리펩티드계	반코마이신	무과립구증	4
테트라사이클린계	염산 미노사이클린	백혈구감소	증
	클린다마이신	무과립구증	4
클로람페니콜계	클로람페니콜	무과립구증	4
항진균류제	글리세오플루빈	무과립구증	4
	플루시토신	무과립구증	4
설파제	시라조술파피리딘	백혈구감소, 무과립구증	1, 증, 4(0.6%: 무)
	설파제	호중구감소	2
	트리메토프림설파메톡사졸	무과립구증	4
항결핵제	이소니아지드	무과립구증	1, 4
	리팜피신	백혈구감소, 무과립구증	1, 증
항바이러스제	간시클로버	무과립구증	4
	지도부딘	무과립구증	4
인터페론 제제	인터페론	호중구감소	4
구충제	퀴나크린	무과립구증	4
기타	답손	무과립구증	4

증) 증례보고(일본).

【참고문헌】

1) 藤田敏郎監修：薬物障害ガイド，南山堂，1999.
2) 高橋隆一監修：臨床医が書いた薬の重大な副作用がわかる本—患者が気づく副作用症状，エルゼビア・ジャパン，1998.
3) 増原慶壮，大沢友二：臨床薬剤師のための副作用入門，じほう，2000.
4) Tisdale JE, Miller DA : Drug-Induced Diseases, American Society of Health-System Pharmacists，2005.（頻度の記載があったものについては，該当副作用の頭文字とともに記載。）

Appendix 6-2 빈혈을 일으키기 쉬운 약제

약효	약품	빈혈의 종류	비고
전신마취제	할로탄	적아구로	1
최면진정제 · 항불안제	클로르디아제폭시드	재생불량성 빈혈	1
	디아제팜	재생불량성 빈혈	1
항간질제	에토석시미드	재생불량성 빈혈	1
	카르바마제핀	빈혈, 적아구로, 재생불량성 빈혈, 용혈성 빈혈	1, 증, 4(3.7/100,000 처방)
	트리메타디온	재생불량성 빈혈	
	발프론산 나트륨	빈혈	증
	히단토인계 항간질제	거적아구성 빈혈, 재생불량성 빈혈, 적아구로, 범혈구감소증	2
	페니토인	거적아구성 빈혈, 재생불량성 빈혈, 적아구로	1, 증, 4
	페노바르비탈	거적아구성 빈혈, 적아구로	1, 2
	프리미돈	거적아구성 빈혈	1
해열진통소염제	아세틸살리실산	재생불량성 빈혈, 용혈성 빈혈	1, 증, 4
	아세트아미노펜	재생불량성 빈혈	1
	이부프로펜	재생불량성 빈혈, 용혈성 빈혈	2, 4
	인도메타신	재생불량성 빈혈, 적아구로, 용혈성 빈혈	1, 2, 4
	에토드락	용혈성 빈혈, 재생불량성 빈혈	4
	디클로페낙나트륨	용혈성 빈혈, 재생불량성 빈혈	4
	설린닥	재생불량성 빈혈, 용혈성 빈혈	1, 4
	비스테로이드성 소염진통제	빈혈, 용혈성 빈혈, 재생불량성 빈혈	2, 4
	피록시캄	재생불량성 빈혈	1
	페노프로펜	적아구로, 재생불량성 빈혈	1
항파킨슨제	L-도파	철아구성 빈혈	2
정신 신경 용제	클로르프로마진	재생불량성 빈혈	1
부정맥 용제	퀴니딘	용혈성 빈혈, 재생불량성 빈혈	1
이뇨제	아세타졸아미드	재생불량성 빈혈, 범혈구성 빈혈	1, 2, 4(1/18,000인년)
	클로르티아지드	재생불량성 빈혈	1
	티아지드계	용혈성 빈혈	4
	푸로세미드	재생불량성 빈혈	1, 4
혈압강하제	메틸도파	재생불량성 빈혈, 적아구로, 용혈성 빈혈	1, 2, 4
	캅토프릴	빈혈, 재생불량성 빈혈	1, 4
혈관확장제	아초산 아밀	메토헤모글로빈혈증	2
지사제 · 정장제	차초산 비스무스	메토헤모글로빈혈증	2
소화성 궤양제	H_2 길항제	재생불량성 빈혈, 용혈성 빈혈	2, 4
	시메티딘	빈혈	증
	파모티딘	빈혈	증
갑상선 · 부갑상선호몬제	치아마졸	재생불량성 빈혈	1, 증, 4
	프로필티오우라실	재생불량성 빈혈	1
피임제	경구피임약	거적아구성 빈혈	1
외피 용제 [화농성질환 용제]	클로람페니콜	적아구로, 재생불량성 빈혈, 철아구성 빈혈	1, 2
	네오마이신	거적아구성 빈혈	1
외피 용제 [기타]	디아페닐설폰	빈혈	증
기타 치과구강 용제	안티몬(스티포펜)	면역복합체 형성에 의한 용혈성 빈혈	1
당류제	고칼로리수액	빈혈(동결핍성 빈혈)	증
단백 아미노산 제제	경장성분 영양제	빈혈(동결핍성 빈혈)	증
기타 혈액 · 체액 용제	염산 티클로피딘	빈혈, 재생불량성 빈혈	증, 4
통풍 치료제	알로푸리놀	재생불량성 빈혈	1, 증
	콜히친	재생불량성 빈혈	1

(계속)

약 효	약 품	빈혈의 종류	비 고
당뇨병 용제	클로르프로파미드	면역복합체 형성에 의한 용혈성 빈혈 적아구로, 재생불량성 빈혈	1
	톨부타미드	적아구로, 재생불량성 빈혈	1
	메토폴민	거적아구성 빈혈	4
면역억제제	아자치오프린	빈혈, 거적아구성 빈혈, 적아구로	1, 2, 증
	시클로스포린	빈혈	증
에리스로포이에틴 제제	에포에틴	적아구로	4
항악성종양제	항악성종양제 전반	골수억제, 대구성 빈혈, 용혈성 빈혈	4(37~41%, 화학요법을 받고 있는 암 환자
항악성종양제 [알킬화제]	악티노마이신	중등도~고도의 골수억제	1
	이포스파미드	경도의 골수억제	1
	카르보콘	중등도~고도의 골수억제	1
	시클로포스파미드	중등도~고도의 골수억제	1, 증
	다카르바진	경도의 골수억제	1
	치오테파	경도의 골수억제	1
	니무스틴	경도의 골수억제	1
	부설판	중등도~고도의 골수억제	1, 증
	멜팔란	중등도~고도의 골수억제	1
항악성종양제 [대사길항제]	아자치오프린	거적아구성 빈혈, 적아구로	4
	아미노프테린	거적아구성 빈혈	1
	에노시타빈	중등도~고도의 골수억제	1
	카르모풀	경도의 골수억제	1
	시타라빈	거적아구성 빈혈, 중등도~고도의 골수억제	1
	테가푸르	경도의 골수억제	1
	나이트로젠마스타드	중등도~고도의 골수억제	1
	네오칼티노스타틴	중등도~고도의 골수억제	1
	플루오로우라실	거적아구성 빈혈, 경도의 골수억제, 거적아구성 빈혈	1, 2
	메토트렉세이트	면역복합체 형성에 의한 용혈성 빈혈, 거적아구성 빈혈, 중등도~고도의 골수억제	1, 2, 증
	메르캅토퓨린	거적아구성 빈혈, 중등도~고도의 골수억제, 거적아구성 빈혈	1, 2
항악성종양제 [항생물질]	아크랄비신	중등도~고도의 골수억제	1
	에피루비신	중등도~고도의 골수억제	1
	다우노루비신	중등도~고도의 골수억제	1
	독소루비신	중등도~고도의 골수억제	1
	블레오마이신	경도의 골수억제	1
	페프로마이신	경도의 골수억제	1
	마이토마이신C	중등도~고도의 골수억제, 용혈성 빈혈	1, 2, 증
항악성종양제 [식물 성분 제제]	에토포시드	경도의 골수억제	1
	빈크리스틴	경도의 골수억제	1
	빈데신	경도의 골수억제	1
	빈블라스틴	거적아구성 빈혈, 중등도~고도의 골수억제	1
항악성종양제 [기타]	염산 프로칼바진	철아구성 빈혈	2
	크로모마이신 A3	경도의 골수억제	1
	시스플라틴	경도의 골수억제	1
	타목시펜	경도의 골수억제	1
	하이드록시우레아	거적아구성 빈혈	1
	프로칼바진	중등도~고도의 골수억제	1
항히스타민제	항히스타민제	재생불량성 빈혈	1
항류마티스제	D-페니실라민	재생불량성 빈혈	1, 증
	올라노핀	빈혈	증

(계속)

약 효	약 품	빈혈의 종류	비 고
항류마티스제	금 제제	재생불량성 빈혈	4(치사율 1.5/10,000 처방)
	금 티오링고산 나트륨	재생불량성 빈혈, 적아구로, 범혈구성 빈혈	1, 2, 증
항생물질 제제	항생물질	빈혈	2
β-락탐계	아목시실린 · 설박탐	용혈성 빈혈	4
	암피실린	재생불량성 빈혈	1
	클라블란산 티카르실린	용혈성 빈혈	4
	세팔졸린	용혈성 빈혈	4
	세팔로틴	용혈성 빈혈	4
	세펨계 항생물질	용혈성 빈혈	2, 4
	세폭시틴	용혈성 빈혈	4
	세포탁심	용혈성 빈혈	4
	세포테탄	용혈성 빈혈	4
	세프티족심	용혈성 빈혈	4
	세프트리악손	용혈성 빈혈	4
	페니실린	적아구로, 재생불량성 빈혈, 용혈성 빈혈	1, 2, 4
아미노글리코시드계	스트렙토마이신	재생불량성 빈혈	1
항진균류제	암포테리신B	재생불량성 빈혈	1
테트라사이클린계	옥시테트라사이클린	재생불량성 빈혈	1
	테트라사이클린	거적아구성 빈혈	1
클로람페니콜계	클로람페니콜	재생불량성 빈혈	4(치사율 1/21,000~1/36,000)
설파제	사라조설파피리딘	빈혈	증
	설파제	재생불량성 빈혈, 혈색소이상, 메토헤모글로빈혈증, 용혈성 빈혈, 적아구성 빈혈	1, 2, 4
	설파살라진	거적아구성 빈혈, 적아구로, G6PD 결손 환자에서 용혈성 빈혈	1, 4
	메살라민	용혈성 빈혈, 재생불량성 빈혈, 거적아구성 빈혈	4
경구혈당강하제	설폰아미드제	적아구로	1
항결핵제	아미노살리실산 나트륨	거적아구성 빈혈	1
	이소니아지드	적아구로, 재생불량성 빈혈, 철아구성 빈혈, 용혈성 빈혈, 적아구로	1, 2, 4
	사이클로세린	거적아구성 빈혈, 철아구성 빈혈	1, 2
	리팜피신	면역복합체 형성에 의한 용혈성 빈혈	1, 증, 4
합성항균제	티암페니콜	적아구로	1
	날리딕스산	G6PD 결손 환자에서 용혈성 빈혈, 메토헤모글로빈혈증, 용혈성 빈혈	1, 2
	리네조리드	빈혈	4(1/2900)
항바이러스제	아시클로버	거적아구성 빈혈, 용혈성 빈혈	1, 2
	지도부딘	빈혈, 거적아구성 빈혈	1, 4
기타 화학요법제	설파메톡사졸 · 트리메토프림	G6PD 결손 환자에서 용혈성 빈혈, 거적아구성 빈혈, 백혈구감소, 적아구로	1, 2, 4
	트리메토프림	거적아구성 빈혈	1
혈액 제제	사람면역글로불린	빈혈	증
인터페론 제제	인터페론α	빈혈	증
구충제	퀴닌	면역복합체 형성에 의한 용혈성 빈혈	1
	클로로퀸	재생불량성 빈혈	1
	항말라리아제	혈색소 이상	2
	파마퀸	G6PD 결손 환자에서 용혈성 빈혈	1

(계속)

약효	약품	빈혈의 종류	비고
구충제	피리메타민	거적아구성 빈혈	2
	페나조피리진	G6PD 결손 환자에서 용혈성 빈혈	1
	프리마킨	G6PD 결손 환자에서 용혈성 빈혈	1
	펜타미딘	거적아구성 빈혈	1
방충제	나프탈렌	G6PD 결손 환자에서 용혈성 빈혈	1
기타	답손	적아구로	1
	톨루이딘블루	G6PD 결손 환자에서 용혈성 빈혈	1
	납중독	철아구성 빈혈	2
	비소	재생불량성 빈혈	1
	메틸렌블루	G6PD 결손 환자에서 용혈성 빈혈	1
식품	알코올	거적아구성 빈혈	1

증) 증례보고(일본).
CR) 증례보고(일본 외 국가).

【참고문헌】

1) 藤田敏郎監修：薬物障害ガイド, 南山堂, 1999.
2) 高橋隆一監修：臨床医が書いた薬の重大な副作用がわかる本—患者が気づく副作用症状, エルゼビア・ジャパン, 1998.
3) 増原慶壮, 大沢友二：臨床薬剤師のための副作用入門, じほう, 2000.
4) Tisdale JE, Miller DA : Drug-Induced Diseases, American Society of Health-System Pharmacists, 2005. (頻度の記載があったものについては, 該当副作用の頭文字とともに記載。)

Appendix 6-3 혈소판장애를 일으키기 쉬운 약제

약효	약품	혈소판장애의 종류	비고
전신마취제	할로탄	응고장애	2
최면진정제 · 항불안제	클로르디아제폭시드	혈관성 자반병	2
항간질제	카르바마제핀	혈소판감소	증, 4
	발프론산 나트륨	혈소판감소	증, 4(중정도 9%, 중독 2%)
	페니토인	혈소판감소	1, 4(〈0.1%)
	페노바르비탈	혈소판감소	1
	메산토인	혈소판감소	1
해열진통소염제	아스피린	혈소판감소, 혈소판기능저하증	1, 2, 4
	아세트아미노펜	혈소판감소	1, 4
	아미노피린	혈소판감소	1
	이부프로펜	혈소판감소	4(〈1%)
	인도메타신	혈소판감소, 혈관성 자반증	1, 2, 4
	케토프로펜	혈소판감소	4
	디클로페낙나트륨	혈소판감소	4(1.3%)
	설린닥	혈소판감소	4(〈1%)
	나프록센	혈소판감소	4(〈1%)
	비스테로이드성 소염진통제	혈소판기능저하증	2
	피록시캄	혈소판감소	4
	메페남산	혈소판자반병	2
항파킨슨제	L-도파	혈소판감소, 혈소판기능저하	4(감: 〈1%), 5
	드록시도파	혈소판기능저하증	5
정신 신경 용제	올란자핀	혈소판감소	4
	클로로프로마진	혈소판감소	1
	디아제팜	혈소판감소	4
종합감기약	클로르페니라민	혈소판감소	1
국소마취제	자이로케인	혈소판감소	1
강심제	디지톡신	혈소판감소	1
	디곡신	혈소판감소	1, 4
부정맥 용제	퀴니딘	혈소판감소	1, 4
	프로카인아미드	혈소판감소	1
이뇨제	티아지드계	혈소판감소	1, 4
	스피로놀락톤	혈소판감소	1
	프로세미드	혈소판감소	1, 4
혈압강하제	캅토프릴	혈소판감소	2
	메틸도파	응고장애	2
	레세르핀	혈소판감소	1, 4
혈관확장제	칼슘길항제	혈소판기능저하증	2
	딜티아젬	혈소판감소	4
	니트로글리세린	혈소판감소	1
	니페디핀	혈관성 자반병	2
고지혈증 치료제	아토르바스타틴	혈소판감소	4(〈0.1%)
소화성 궤양제(H_2 길항제)	염산 라니티딘	혈소판감소	증, 4
	시메티딘	혈소판감소	1, 증, 4
	파모티딘	혈소판감소	증, 4
갑상선 · 부갑상선호르몬제	항갑상선제	혈소판감소	1
	프로필티오우라실	혈소판감소	1
난포호르몬제 · 황체호르몬제	에스트로겐호르몬	혈소판감소	1
기타 호르몬제	옥트레오티드	혈소판감소	4
피임제	경구피임약	혈전성 혈소판감소성 자반병	2

(계속)

약 효	약 품	혈소판장애의 종류	비 고
외피 용제 [화농성 질환 용제]	클로람페니콜	혈소판감소	1
외피 용제 [진통 · 진양 · 수렴 · 소염제]	리도카인	혈소판감소	1
혈액응고 저지제	저분자헤파린	혈소판감소	4(1~3%)
	헤파린	혈소판감소	1, 증, 4(1~30%)
통풍 치료제	알로푸리놀	혈소판감소	1, 4(0.6%)
	클로르프로파미드	혈소판감소	1
	콜히친	혈소판감소	1
	톨부타미드	혈소판감소	1
면역억제제	아자치오프린	혈소판감소	증
	시롤리무스(약물용출성 스텐트내)	혈소판감소	4(13~30%)
항악성종양제	항악성종양제 전반	혈소판감소	2
항악성종양제 [알킬화제]	이포스파미드	혈소판감소	4(~10%)
	에스트라무스틴	혈소판감소	4(〉10%)
	시클로포스파미드	혈소판감소	1, 4(〉10%)
	부설판	혈소판감소	1, 4(〉10%)
	멜팔란	혈소판감소	1, 4(〉10%)
항악성종양제 [대사길항제]	메르캅토퓨린	혈소판감소	1, 4(〉10%)
	겜시타빈	혈소판감소	4(~10%)
	시타라빈	혈소판감소	4(〉10%)
	시토신아라비노시드	혈소판감소	1
	다카르바진	혈소판감소	4(〉10%)
	테가푸르 · 우라실	혈소판감소	증
	플루오로우라실	혈소판감소	4(〉10%)
	메토트렉세이트	혈소판감소	증, 4(〉10%)
항악성종양제 [항생물질]	아드리아마이신	혈소판감소	1
	이다루비신	혈소판감소	4(〉10%)
	에피루비신	혈소판감소	4(5~49%)
	다우노루비신	혈소판감소	1, 4(〈1%)
	독소루비신	혈소판감소	4(〉10%)
	블레오마이신	혈소판감소	1, 4(〈1%)
	펜토스타틴	혈소판감소	4(50%)
	마이토마이신 C	혈소판감소성 자반병, DIC	2, 증
	미톡산트론	혈소판감소	4(〉10%)
항악성종양제 [식물성분]	이리노테칸	혈소판감소	4(〉10%)
	에토포시드	혈소판감소	4(41%)
	도세탁셀	혈소판감소	4(〉10%)
	토포테칸	혈소판감소	4(〉10%)
	파클리탁셀	혈소판감소	4(〉10%)
	비노렐빈	혈소판감소	4(5%)
	빈데신	혈소판감소	4(14~26%)
	빈블라스틴	혈소판감소	4(〉10%)
	유산 빈크리스틴	혈소판감소	4(〈1%)
항악성종양제 [기타]	L-아스파라기나아제	응고장애	2, 4(〈1%)
	옥살리플라틴	혈소판감소	4(〉10%)
	카르보플라틴	혈소판감소	4(37~80%)
	겜투주맵	혈소판감소	4(99%)
	이산화비소	혈소판감소	4(19%)
	시스플라틴	혈소판감소	증, 4(30%)
	타목시펜	혈소판감소	4(1~2%)
	리툭시맙	혈소판감소	4(1~10%)

(계속)

약효	약품	혈소판장애의 종류	비고
항악성종양제[기타]	리마티닙	혈소판감소	4(〉10%)
항히스타민제	항히스타민제	혈소판감소	1
	프로메타딘	혈소판감소	1
항류마티스제	금 제제	혈소판감소	1
	페니실라민	혈소판감소, 혈관성 자반병	2, 증, 4(5%)
β-락탐계	암피실린	혈소판감소	1
	염산 세포조프란	DIC	2
	세파렉신	혈소판감소	1
	세파로틴	혈소판감소	1
	세펨계 항생물질	혈소판감소, 혈소판기능저하증, 응고장애	2
	페니실린계 항생물질	혈소판감소, 혈관성 자반병, 혈소판기능저하증, 혈전성 혈소판감소성 자반병	2, 4
아미노글리코시드계	겐타마이신	혈소판감소	1
	스트렙토마이신	혈소판감소	1
	토브라마이신	혈소판감소	1
폴리펩티드계	염산 반코마이신	혈소판감소	증, 4
테트라사이클린계	클래리스로마이신	혈소판감소	4
	테트라사이클린	혈소판감소	1, 4
항진균류제	플루코나졸	혈소판감소	4
설파제	사라조설파피리딘	혈소판감소	증, 4(1%)
	설파제	혈관성 자반병, 혈전성 혈소판감소성 자반병	2
	설파메톡사졸 · 트리메토프림	혈소판감소	4
항결핵제	이소니아지드	혈소판감소	1
	에탐부톨	혈소판감소	4
	피라진아미드	혈소판감소	1
	리팜피신	혈소판감소, 응고장애	1, 2
합성항균제	날리딕스산	혈소판감소	4
	리네졸리드	혈소판감소	4(0.7~3.0%)
항바이러스제	아시클로버	DIC	2
기타 화학요법제	설파메톡사졸 · 트리메토프림	혈소판감소	1, 2, 증
혈액 제제류	건조혈액응고 제IX인자복합체	DIC	2
인터페론 제제	인터페론	혈소판감소	2, 증
	인터페론α-2a	혈소판감소	4(22~70%)
	인터페론α-2b	혈소판감소	4(5~15%)
마약	모르핀	혈소판감소	1
항원충제	퀴나클린	혈소판감소	1
	퀴닌	혈소판감소	1
	펜타미딘	혈소판감소	1
살충제	DDT	혈소판감소	1
기타	EDTA	혈소판감소	증
	벤젠	혈소판감소	1
	미녹시딜	혈소판감소	4
	유기비소제	혈소판감소	1

증) 증례보고(일본).

【참고문헌】

1) 藤田敏郎監修：薬物障害ガイド，南山堂，1999.
2) 高橋隆一監修：臨床医が書いた薬の重大な副作用がわかる本一患者が気づく副作用症状，エルゼビア・ジャパン，1998.
3) 増原慶壮，大沢友二：臨床薬剤師のための副作用入門，じほう，2000.
4) Tisdale JE, Miller DA : Drug-Induced Diseases, American Society of Health-System Pharmacists，2005.（頻度の記載があったものについては，該当副作用の頭文字とともに記載。）
5) 龍原徹：ポケット医薬品集 2006年版，白文社，2006.

Appendix 7 폐장애를 일으키기 쉬운 약제

약효	약품	폐장애의 종류	비고
전신마취제	세보플란	폐부종, 천식발작	증
	전신마취제	폐포저환기	2
	프로포폴	폐부종, 천식발작	증
최면진정제 · 항불안제	클로르디아제폭시드	비심원성 폐부종, 간질성 폐렴	1
	수면 · 진정제	폐포저환기, 무호흡	2
항간질제	카르바마제핀	간질성 폐렴, 폐섬유증	1, 4
	클로나제팜	빈호흡	2
	페니토인	간질성 폐렴, 폐포염, 폐섬우증	1, 2, 증, 4
해열진통소염제	아스피린	비심원성 폐부종, 간질성 폐렴, 천식발작, PIE 증후군	1, 2, 증, 4(6~34%: 천)
	아스피린 대량 투여	빈호흡	2
	아세트아미노펜	간질성 폐렴, PIE 증후군	증
	이부프로펜	폐부종	2
	인도메타신	천식발작	2
	디클로페낙나트륨	천식발작	증
	나프록센	폐부종	2
	록소프로펜나트륨	천식발작	증
해열진통소염제, 종합감기약	PL	천식발작	증
항파킨슨제	메실산 브로모크립틴	간질성 폐렴	증
정신 신경 용제	아미트립틸린	비심원성 폐부종	1
	이미플라민	PIE 증후군	2
	할로페리돌	간질성 폐렴, 폐부종	1, 2
	페르페나진	간질성 폐렴	1
골격근이완제	근이완제	폐포저환기	2
	브롬화 베크로늄	호흡곤란	증
	석사메토늄	무호흡	2
	튜보쿠라린	무호흡	2
	판크로늄	무호흡	2
안과 용제	티몰롤	천식 발작	2, 증
	페닐레프린	심원성 폐부종	1
	부교감신경자극제	천식발작	2
	플루오레세인	비심원성 폐부종	1
부정맥 용제	아테노롤	심원성 폐부종	1
	아미오다론	비심원성 폐부종, 간질성 폐렴, 폐포염, 폐섬유증	1, 2, 증, 4(10~15%)
	염산 아프린딘	간질성 폐렴	증
	베라파밀	심원성 폐부종	1
이뇨제	티아지드계 이뇨제	비심원성 폐부종	1
	히드로클로르티아지드	간질성 폐렴, 폐부종	1
혈압강하제	ACE 저해제	기침	4(15~39%)
	β차단제	천식	4
	캅토프릴	기침	증
	나돌롤	심원성 폐부종	1
	히드랄라진	PIE 증후군	2
	핀돌롤	심원성 폐부종, 간질성 폐렴	1
	프로프라놀롤	심원성 폐부종, 천식발작	1, 2
	말레인산 에나라프릴	기침	증
	메토프로롤	심원성 폐부종	1
혈관확장제	isoxsuprine	비심원성 폐부종	1
	딜티아젬	심원성 폐부종	1
	니페디핀	심원성 폐부종	1
기타 순환기관의 용제	프로스타글란딘 E_1 제제	간질성 폐렴, 호흡부전	증

(계속)

약효	약품	폐장애의 종류	비고
호흡 촉진제	인공 폐계면활성제	폐출혈	1
	날록손	비심원성 폐부종, 폐부종	1, 2
기관지 확장제	아미노피린	빈호흡	2
	터부탈린	비심원성 폐부종	1
천식 치료제	아세틸시스테인	천식발작	2
	크로모글릭산 나트륨	폐포염, PIE 증후군	2
	항콜린에스테라아제	천식발작	2
	코데인	폐부종	2
기타 소화기관 용제	메살라진	폐포염	2
부신호르몬제	에피네프린	폐부종	2, 증
	호박산 히드로코르티손	천식발작(첨가제에 의함)	2
	노르에피네프린	심원성 폐부종	1
	부신피질호르몬	심원성 폐부종	1
기타 호르몬제	프로타민	비심원성 폐부종	1
기타 비뇨생식기관 · 항문 용제	리토드린	비심원성 폐부종	1, 증
외피 용제	케토프로펜	천식발작	증
[진통 · 진양 · 수렴 · 소염제]	리도카인	간질성 폐렴	1
수액	수액의 과잉투여	심원성 폐부종(과잉투여의 경우)	1, 2
단백 아미노산 제제	알부민	심원성 폐부종	1
혈액응고 저지제	헤파린, 와파린	폐출혈	1
기타 혈액 · 체액 용제	G-CSF 제제	간질성 폐렴	증
통풍 치료제	콜히친	비심원성 폐부종, 간질성 폐렴	1
효소 제제	tPA	폐출혈	1
	우로키나아제	폐출혈	1
	스트렙토키나아제	폐출혈	1
	세라펩타아제	PIE 증후군	증
당뇨병 제제	경구 당뇨병 용제	PIE 증후군	2
면역억 제제	아자치오프린	간질성 폐렴, PIE 증후군, 폐섬유증	1, 2, 증, 4
항악성 종양제	항악성종양제 전반	폐부종	2
항악성 종양제 [알킬화제]	이포스파미드	간질성 폐렴, 폐섬유증	4
	카무스틴	간질성 폐렴, 폐섬유증	1, 4(20~30%)
	클로람부실	간질성 폐렴, 폐섬유증	1, 4
	시클로포스파미드	간질성 폐렴, 폐섬유증	1, 증, 4
	셈스틴	간질성 폐렴	1
	부설판	간질성 폐렴, 폐섬유증	1, 2, 증, 4(4%)
	멜팔란	간질성 폐렴, 폐섬유증	1, 4
	라니무스틴	간질성 폐렴	증
	로무스틴	간질성 폐렴, 폐섬유증	1, 4
항악성종양제 [대사길항제]	시타라빈	간질성 폐렴, 폐섬유증	1, 4
	네오카르티노스타틴	간질성 폐렴	1
	플루오로우라실	간질성 폐렴	증
	메토트렉세이트	폐포염, PIE 증후군, 비심원성 폐부종, 간질성 폐렴, 폐섬유증	1, 2, 증, 4(3~7%)
	메르캅토퓨린	간질성 폐렴, 폐섬유증	1, 4
항악성종양제 [항생 물질]	독소루비신	간질성 폐렴, 폐섬유증	증
	블레오마이신	간질성 폐렴, 폐섬유증	1, 2, 증, 4 (4%)
	페프로마이신	간질성 폐렴, 폐섬유증	증
	마이토마이신	간질성 폐렴, 폐섬유증	4 (10%, 빈카알칼로이드와의 병용으로 35%)
항악성종양제 [식물 성분 제제]	에토포시드	간질성 폐렴, 폐섬유증	증

(계속)

약효	약품	폐장애의 종류	비고
항악성종양제 [식물 성분 제제]	사이토신아라비노이드	비심원성 폐부종	1
	빈데신	간질성 폐렴	1
	빈블라스틴	간질성 폐렴	1
항악성종양제 [기타]	피시바닐	간질성 폐렴	증
	프로칼바진	간질성 폐렴, PIE 증후군, 폐섬유증	1, 2, 4
항류마티스제	D-페니실라민	폐출혈, 간질성 폐렴 폐포염, PIE 증후군, 폐섬유증	1, 2, 증, 4
	올라노핀	폐 · 기관지의 이상	증
	금 티오링고산 나트륨	간질성 폐렴, 폐섬유증	1, 2, 증, 4(1%)
	부시라민	간질성 폐렴	2, 증
한방 제제	소시호탕	간질성 폐렴	2, 증
	시박탕	간질성 폐렴	증
	시령탕	간질성 폐렴	증
β-락탐계	이미페넴 · 시라스타틴나트륨	간질성 폐렴	증
	세펨계 항생물질	폐출혈	1
	피페라실린나트륨	간질성 폐렴, PIE 증후군	증
	페니실린	PIE 증후군	2
아미노글리코시드계	아미카신	폐포저환기	2
	겐타마이신	폐포저환기	2
	스트렙토마이신	폐포저환기	2
폴리펩티드계	폴리믹신B	폐포저환기	2
항진균류제	암포테리신B	간질성 폐렴, 비심원성 폐부종, 폐출혈	1
테트라사이클린계	테트라사이클린	간질성 폐렴	2
	미노사이클린	PIE 증후군	2, 증
설파제	사라조설파피리딘	간질성 폐렴, 폐섬유증	1, 4
	세균성 질환 예방 제제	PIE 증후군	2
항결핵제	이소니아지드	간질성 폐렴	증
	파라아미노살리실산	간질성 폐렴, PIE 증후군	2
합성항균제	오플록사신	간질성 폐렴	증
	퀴놀론계항균제	간질성 폐렴	2
백신류	건조 BcG 백신	간질성 폐렴	증
혈액 제제류	혈장단백제	심원성 폐부종	1
인터페론 제제	인터페론	간질성 폐렴	2, 증
기타 생물학적 제제	인터루킨2 제제	폐부종	2
조영제	X선 조영제	폐부종, PIE 증후군, 천식발작	2
	유지성 림프관 조영용 시약	폐출혈	1
농약	파라코트	비심원성 폐부종	1
마약 · 각성제	아편 및 그 유도체	비심원성 폐부종	1
	ETHCHLOROVYNOL	간질성 폐렴, 비심원성 폐부종	1
	합성마약진통제	비심원성 폐부종	1
	코카인 흡입	폐출혈	1
	헤로인	간질성 폐렴	1
	마약	폐포저환기	2
	메사돈	간질성 폐렴	1
미승인	클로로조토신	간질성 폐렴	1
	토카이니드	간질성 폐렴	1

증) 증례보고(일본).

【참고문헌】

1) 藤田敏郎監修：薬物障害ガイド，南山堂，1999.
2) 高橋隆一監修：臨床医が書いた薬の重大な副作用がわかる本―患者が気づく副作用症状，ニルゼビア・ジャパン，1998.
3) 増原慶壮，大沢友二：臨床薬剤師のための副作用入門，じほう，2000.
4) Tisdale JE, Miller DA : Drug-Induced Diseases, American Society of Health-System Pharmacists, 2005.（頻度の記載があったものについては，該当副作用の頭文字とともに記載。）

Appendix 8-1 부정맥을 일으키기 쉬운 약제

약 효	약 품	부정맥의 종류	비 고
전신마취제	이소플루란	방실차단, 심실성 기외수축	증
	세보플루란	심실성 기외수축	증
	전신마취제	서맥	2
	할로탄	심실성 기외수축	증
	프로포폴	각차단	증
최면진정제 · 항불안제	마이너트란키라이저	서맥	2
	미다졸람	TdP	증
항간질제	카르바마제핀	동서맥, 동부전증후군, 방실차단	증, 4
	항간질제	애덤스-스토크스증후군	2
	조병 · 조상태 치료제	서맥	2
	페니토인	심정지	2
정신 신경 용제	이미플라민	QT 연장	5
	올란자핀	서맥	4
	클로미프라민	QT 연장	5
	클로르프로마진	QT 연장, TdP, 심전도이상	1, 증
	삼환계항우울제	심전도이상, TdP, 방실차단	1, 2, 4
	설토프리드	QT 연장	5
	설피리드	QT 연장	5
	탄산 리튬	부정맥, QT 연장	증
	티오리다진	방실차단	4
	트라조돈	QT 연장	5
	드로페리돌	QT 연장	5
	할로페리돌	QT 연장, TdP, 심전도이상	1, 2, 증
	피모지드	QT 연장	5
	페노티아진계	TdP, QT 연장	1, 2, 5
	부티로페논계 항정신병제	심실빈맥	2
	벤자미드계	서맥, QT 연장	2
	마프로틸린	QT 연장	5
	사환계 항우울제	심전도이상, QT 연장, TdP	1, 2
	리스페리돈	서맥	4
국소마취제	염산 디부카인	부정맥, QT 연장	증
	염산 부피바카인	부정맥, QT 연장, 서맥, 방실차단	증, 4
	염산 메피바카인	부정맥, QT 연장	증
	염산 리도카인	부정맥, QT 연장	증
골격근 이완제	염화 석사메토늄	방실차단, 심실빈맥	증
	브롬화 베크로늄	방실차단, 심실세동	증
	탈분극성 근이완제	심정지	2
	바크로펜	서맥	4
자율신경 작용제	자율신경제	애덤스-스토크스증후군	2
	네오스티그민	방실차단, 서맥	증, 4
	피리도스티그민	서맥	4
기타 중추신경계 용제	도네페질	서맥	4
마취 전 투약	황산 아트로핀	서맥	증
안과 용제	β 차단제	서맥, 심정지, 방실차단, 동서맥	1, 2
	부교감신경자극제	동정지 · 방실차단, 동방차단, 동서맥	1
강심제	에피네프린	서맥, 심방빈맥, 심방세포, 방실접합부빈맥, 심실빈맥	2, 증
	디지탈리스 제제	동정지, 동방차단 · 동서맥, 방실차단, 심방빈맥, 심방세동, 방실접합부빈맥, 심실빈맥	1, 2, 증, 4
	데스라노시드	심실성 빈맥	증

(계속)

약 효	약 품	부정맥의 종류	비 고
강심제	디곡신 · 메틸디곡신	심실성 기외수축, 심방세동	증
심부전	α형 사람심방성 나트륨 이뇨폴리펩티드	서맥	2
	피모벤단	심실성 기외수축, 심실빈맥, 심방성 부정맥, 빈맥성 부정맥, 방실차단	2
	bucladesine	심방성 부정맥, 빈맥성 부정맥	2
	베스나리논	QT 연장	5
	포스포디에스테라제III저해제	심실성 기외수축, 심실빈맥	2
부정맥 용제	아미오다론	동정지 · 동방차단 · 동서맥, 방실차단, 심실빈맥, TdP	1, 증, 4(0~3%: 서맥)
	염산 아프린딘	최부정맥, TdP	증
	염산 필시카이니드	최부정맥, TdP	증
	염산 피르메놀	최부정맥, TdP	증
	염산 프로카인아미드	최부정맥, TdP	증
	염산 프로파페논	최부정맥, TdP, 서맥, 방실차단	증, 4
	염산 멕실레틴	최부정맥, TdP	증
	클래스 Ia · Ib · Ic군 항부정맥제	방실차단, 심방조동, 심실빈맥	1
	클래스 Ia군 항부정맥제	TdP, QT 연장	1, 5
	클래스 Ic군 항부정맥제	TdP, QT 연장	5
	클래스 III군 항부정맥제	QT 연장	5
	호박산 시벤조린	최부정맥, TdP	증
	초산 플레카이니드	최부정맥, TdP, 서맥, 방실차단	증, 4(2%: 서)
	디소피라미드	최부정맥, TdP	증
	리도카인	서맥	4
	황산 퀴니딘	최부정맥, TdP	증
혈압 강하제	ACE 저해제	심실성 기외수축, 심정지	2
	αβ 차단제	서맥, 심방성 부정맥, 빈맥성 부정맥, 방실차단	2
	α 자극성 혈압강하제	서맥	2
	β 차단제	방실차단	4
	염산 프로프라놀롤	동정지, 서맥, 방실차단	증, 4(0~50%: 서)
	클로니딘	서맥	4
	소타롤	서맥, 방실차단	4(2.5~15.8%: 서)
	히드랄라진계 혈압강하제	심전도이상	2
	라우월피아계 혈압강하제	서맥	2
혈관확장제	관혈관 확장제	심실빈맥, 심방성 부정맥, 빈맥성 부정맥	2
	디피리다몰	서맥	4(0.02%)
	딜티아젬	서맥, 심전도이상, 방실차단, QT 연장	1, 2, 증, 4(5~16%: 서, 2%: 방), 5
	니카르디핀	서맥, 방실차단	4(10%: 서)
	니트로글리세린	서맥	4(0.7%)
	베라파밀	서맥, 심전도이상, 심방차단, 최부정맥, TdP, QT 연장	1, 2, 증, 4(0.2~6%: 서, 3%: 방), 5
	로메리진	QT 연장	5
고지혈증 치료제	고지혈증 치료제	QT 연장	2
	프로부콜	QT 연장, 심실세동	5, 증
기타 순환기관 용제	선택적 α_1자극성부저혈압 치료제	심실성 기외수축, 심방성 부정맥, 빈맥성 부정맥	2
	프로스타글란딘 E_1 제제	심전도이상	2
호흡촉진제	플루마제닐	부정맥 · 맥의 이상	증
진해거담제	진해거담제	애덤스-스토크스증후군	2
기관지 확장제	β자극제	심방빈맥, 심실세동, 방실접합부빈맥, 심실빈맥, QT 연장	1, 5
	기관지확장제	서맥	2

(계속)

약효	약품	부정맥의 종류	비고
기관지 확장제	크산틴유도체	심방빈맥, 심방세동, 방실접합부빈맥, 심실빈맥	1
소화성 궤양제	H_2 길항제	서맥, 방실차단	2
	시메티딘	서맥	4
	파모티딘	Tdp	증
	라니티딘	서맥	4
뇌하수체호르몬제	뇌하수체후엽호르몬제	심실성 기외수축, 심실빈맥	2
부신호르몬제	부신피질호르몬제	서맥, 심정지	2
	메틸프레드니솔론	서맥	4
기타 호르몬제	LH-RH 유도체	심전도이상	2
	디노프로스트	심실성 기외수축, 방실차단	증
	프로스타글란딘 E_2	서맥	2
	프로스타글란딘 $F_{2\alpha}$	서맥	2
자궁수축제	자궁수축지혈제	서맥, 방실차단	2
	말레인산 메틸에르고메트린	심실성 기외수축, 방실차단	증
면역억제제	타크롤리무스	서맥	4
항악성종양제 [기타]	시스플라틴	심방성 부정맥, 빈맥성 부정맥, 서맥	2, 4
항악성종양제 [항생 물질]	염산 독소루비신	TdP, 심실성 빈맥	증
항히스타민제	염산 프로메타딘	TdP, 심실성 빈맥	증
기타 알레르기 용제	트롬복산 합성효소 저해제	심방성 부정맥	2
한방	감초(저칼륨에 의함)	QT 연장	5
β-락탐계	세펨계 항생물질	심실성 기외수축	2
매크로라이드계	에리스로마이신	TdP, QT 연장	1, 5
	클라리스로마이신	QT 연장	5
린코마이신계	린코마이신계 항생물질	심정지	2
합성항균제	가티플록사신	방실차단, QT 연장	4, 5
	스파플록사신	QT 연장	5
항진균제	이트라코나졸	QT 연장(병용으로)	증
	항진균류제	심정지	2
	플루코나졸	QT 연장	5
	미코나졸	TdP, QT 연장	5, 증
기타 화학요법제	설파메톡사졸 · 트리메토프림	TdP	1
	펜타미진	QT 연장	5
인터페론 제제	인터페론	심실빈맥, 방실차단, 신전수조, 심방성 부정맥, 빈맥성 부정맥	2, 증
조영제	조영제	서맥	2
마약	구연산 펜타닐	각차단, TdP	증
	케타민	서맥	4
	마약 전반	애덤스-스토크스증후군	2
항바이러스	항바이러스 · DNA 폴리메라제 저해제	서맥, 심정지	2
	항바이러스 · HIV 역전사효소 저해제	심방성 부정맥, 빈맥성 부정맥	2
기타	탈리도마이드	서맥	4

증) 증례보고(일본).

【참고문헌】

1) 藤田敏郎監修：薬物障害ガイド，南山堂，1999.
2) 高橋隆一監修：臨床医が書いた薬の重大な副作用がわかる本ー患者が気づく副作用症状，エルゼビア・ジャパン，1998.
3) 増原慶壮，大沢友二：臨床薬剤師のための副作用入門，じほう，2000.
4) Tisdale JE, Miller DA : Drug-Induced Diseases, American Society of Health-System Pharmacists, 2005.（頻度の記載があったものについては，該当副作用の頭文字とともに記載。）
5) 龍原徹：ポケット医薬品集 2006年版，白文社，2006.

Appendix 8-2 혈압 이상을 일으키기 쉬운 약제

약 효	약 품	혈압이상의 종류	비 고
전신마취제	이소플루란	저혈압	4
	전신마취제	저혈압	2, 4
	할로탄	저혈압	4
	프로포폴	저혈압	4(3~10%)
최면진정제 · 항불안제	마이너트란키라이저	저혈압	2
해열진통소염제	NSAIDs 전반	세포외액량 증가에 의한 혈압상승	1, 4(3%), 5
	디클로페낙나트륨	세포외액량 증가에 의한 혈압상승, 저체온 쇼크에 의한 저혈압	1, 2, 증
항파킨슨제	L-도파	기립성 저혈압, 혈압이상, 저혈압	1, 4(1%), 5
	셀레기린	고혈압, 저혈압	1, 4
	맥각 알칼로이드	기립성 저혈압, 혈압이상	1
	브로모크립틴	저혈압	1, 5
	페르골리드	저혈압	4(10%)
정신 신경 용제	올란자핀	저혈압	4(5%)
	쿠에티아핀	저혈압	4(7%)
	클로자핀	저혈압	4(5%)
	클로르프로마진	저혈압	4(8%)
	항정신병제	고혈압, 기립성 저혈압	2
	삼환계 항울제	고혈압, 저혈압	1, 5
	티오리다진	저혈압	4
	할로페리돌	악성증후군에 의한 혈압이상, 저혈압	증, 4
	피모지드	저혈압	4
	페노티아진계	저혈압	5
	프로클로르페라진	저혈압	4
	메틸페니데이트	혈압이상	1
	사환계 항울제	기립성 저혈압	2, 5
	리스페리돈	저혈압	4
	리튬	고혈압	1
기타 중추신경계약	마진돌	고혈압	5
국소마취제	국소마취제	저혈압	2
	부피바카인	저혈압	4
카테콜아민	페닐레프린	고혈압	1, 4, 5
	프소이도에페드린	고혈압	4, 5
부정맥 용제	아미오다론(정주)	저혈압	4(10~20%)
	퀴니딘	저혈압	4
	항부정맥제	저혈압	2
	소타롤	저혈압	4
	토카이니드	저혈압	4(3%)
	프로카인아미드(정주)	저혈압	4
	멕실레틴	저혈압	4(<1%)
심부전 이뇨제	밀리논	저혈압	4(2.9%)
	고리이뇨제	기립성 저혈압, 저혈압	2, 4
혈압강하제	ACE 저해제	저혈압	4(0~28%)
	ARB	저혈압	4(1%)
	α차단제	저혈압	4(1~4%)
	α메틸도파	기립성 저혈압, 갑작스런 중지에 의한 고혈압	1, 4
	β차단제	기립성 저혈압, 갑작스런 중지에 의한 고혈압, 저혈압	1, 4(1~27%: 저)
	칼슘길항제	기립성 저혈압	1
	클로니딘	기립성 저혈압, 갑작스런 중지에 의한 고혈압	1, 4
	부교감신경차단제	기립성 저혈압	2

(계속)

약효	약품	혈압이상의 종류	비고
혈압강하제	디히드로피리딘계	저혈압	4(5%)
	딜티아젬	저혈압	4
	히드랄라진	기립성 저혈압	1
	베라파밀	저혈압	4(1~3%)
혈관확장제	관혈관 확장제	기립성 저혈압, 저혈압	2, 4
	니트로글리세린	저혈압	4(2~36%), 5
기타 소화기관 용제	5−HT_3 길항 · 제토제	혈압이상	2
단백동화스테로이드제	단백 동화 스테로이드	세포외액량 증가에 의한 혈압 상승	1, 4(3%)
부신호르몬제	부신피질스프로이드	세포외액량 증가에 의한 혈압 상승	1, 2, 4, 5
난포호르몬제 · 황체호르몬제	에스트로겐 보충 요법	세포외액량 증가에 의한 혈압 상승	1, 4(5%), 5
기타 호르몬제	글루카곤	고혈압	1
	프로스타글란딘 $F_{2\alpha}$	혈관평활근 수축에 의한 혈압 상승	1
피임제	경구피임약	세포외액량 증가에 의한 혈압 상승	1, 5
기타 비뇨생식기관 · 항문 용제	리토드린	고혈압	1
면역억제제	시클로스포린	고혈압	1, 4(11.2~50%), 5
	타크롤리무스	고혈압	4(47~50%)
	무로모납 CD3	저혈압	4(25%)
그밖에 분류되지 않은 대사성 의약품	에리스로포이에틴	고혈압	1, 2, 증, 4(24%), 5
항악성종양제	항악성종양제	고혈압	2
	시스플라틴	고혈압	1
항악성종양제 [대사길항제]	다카르바진	저혈압	4
항악성종양제 [식물성분]	에토포시드	저혈압	4(1~2%)
	빈블라스틴	저혈압	4
	황산 빈크리스틴	저혈압	4(4%)
항히스타민제	항히스타민제	기립성 저혈압	2
	프로메타딘	저혈압	4
생약	감초(글리틸리틴)	세포외액량 증가에 의한 혈압 상승	1, 4, 5
	마황(에페드라알카로이드)	고혈압	4
항생물질 제제	항생물질 전반	쇼크에 의한 저혈압	2
폴리펩티드계	반코마이신(정주)	저혈압	4
항바이러스제	항바이러스제 전반	혈압이상	2
항원충제	펜타미딘	저혈압	4
혈액 제제류	혈액성분 제제	혈압이상	2
조영제	요로 · 혈관조영제	쇼크에 의한 저혈압	2
기능검사용 시약	인디고카르민	고혈압	1
마약	코카인, 케타민	고혈압	1, 4(3%)
	코데인	저혈압	4
	펜타닐	저혈압	4
	모르핀	저혈압	4
각성제	암페타민	고혈압	4
수액	나트륨	세포외액량 증가	1
공업용품	카드뮴	고혈압	1
	납	고혈압	1
식품	알코올	저혈압	5

증) 증례보고(일본).

[참고문헌]

1) 藤田敏郎監修：薬物障害ガイド，南山堂，1999.
2) 高橋隆一監修：臨床医が書いた薬の重大な副作用がわかる本—患者が気づく副作用症状，エルゼビア・ジャパン，1998.
3) 増原慶壮，大沢友二：臨床薬剤師のための副作用入門，じほう，2000.
4) Tisdale JE, Miller DA : Drug-Induced Diseases, American Society of Health-System Pharmacists, 2005. （頻度の記載があったものについては，該当副作用の頭文字とともに記載。）
5) 龍原　徹：ポケット医薬品集 2006年版，白文社，2006.

Appendix 8-3 협심증 · 심근경색 · 심부전을 일으키기 쉬운 약제

약 효	약 품	순환기장애의 종류	비 고
전신마취제	이소풀란	협심증, 심근경색	4
	염산 케타민	급성 심부전, 협심증, 심근경색	2, 4
	엔플루란	협심증, 심근경색	4
해열진통소염제	NSAIDs 전반	심부전, 협심증, 심근경색	2, 4(불: RR1.8)
	아스피린	협심증, 심근경색	4
편두통 치료제	에르고타민	협심증, 심근경색	4
	수마트립탄	협심증, 심근경색	4
정신 신경 용제	클로자핀	협심증, 심근경색	4
	삼환계 항우울제	심근경색, 협심증	2, 4
	설트랄린	협심증, 심근경색	4
	트라조돈	협심증, 심근경색	4
	플루폭사민	협심증, 심근환색	4
	마프로틸린	협심증, 심근경색	4
항파킨슨제	프로모크립틴	협심증, 심근경색	4
종합감기약	에페드린	협심증, 심근경색	4
	슈도에페드린	협심증, 심근경색	4
	페닐프로파놀아민	협심증, 심근경색	4
	페닐레프린	협심증, 심근경색	4
안과 용제	β차단제	협심증, 심부전	2, 4
	말레인산 티몰롤	심확대	2
부정맥 용제	염산 필지카이니드	심부전	증
	항부정맥제	심부전	2, 4
	디소피라미드	협심증, 심근경색	4
혈압강하제	ACE 저해제	심근경색, 협심증	2, 4
	$\alpha\beta$차단제	심부전	2
	β차단제(중단에 의해서도)	협심증, 심근경색, 심부전	4
	염산 프로프라놀롤	심확대	2
	칼슘길항제	심부전, 협심증, 심근경색	2, 4(불: 20.5%)
	프라조신	협심증, 심근경색	4
	메틸도파	심근염	2
혈관확장제	니트로글리세린(갑작스러운 중단)	협심증, 심근경색	4
기관지확장제	β자극제	협심증, 심근경색	4
	테오필린	협심증, 심근경색	2, 4
항히스타민제	세티리진	협심증, 심근경색	4
소화성궤양 치료제	시메티딘	협심증, 심근경색	4
기타 소화기관 용제	시사프리드	협심증, 심근경색	4
	메사라진	심근증	2
당뇨병 용제	피오글리타존	심부전	4(17%)
부신피질호르몬제	베클로메타존	협심증, 심근경색	4
갑상선 · 부갑상선호르몬제	갑상선호르몬제	협심증, 심근경색	2, 4
난포호르몬제 · 황체호르몬제	에스트로겐	협심증, 심근경색	4
	경구피임약	협심증, 심근경색	4
	난포호르몬	협심증	2
기타 호르몬제	옥시토신	협심증, 심근경색	4
	데스모프레신	협심증, 심근경색	4
	바소프레신	협심증, 심근경색	4
	류프로레린	협심증, 심근경색	4
프로스타글란딘 제제	프로스타글란딘 $F_{2\alpha}$	협심증, 심근경색	4
자궁수축제	자궁수축지혈제	협심증, 심근경색	2

(계속)

약효	약품	순환기장애	비고
기타 비뇨생식기관 · 항문 용제	염산 리토드린	급성 심부전	2
	실데나필	협심증, 심근경색	2
면역억제제	면역억제제	심근증	2
항악성종양제 [알킬화제]	시클로포스파미드	심근장애, 심부전, 심근경색, 협심증	1, 4, 증
	전립선암 치료 알킬화제	심근경색	2
항악성종양제 [대사길항제]	칼모풀	안정협심증	2
	시토신아라비노시드	심근장애	1
	테가푸르	안정협심증	2, 증
	독시플루리진	안정협심증	2
	플루오로우라실	안정협심증	2, 증
	메토트렉세이트	협심증, 심근경색	4
항악성종양제 [항생물질]	에토포시드	협심증, 심근경색	4
	에피루비신	협심증, 심근경색	4
	염산 아크랄비신	심부전	증
	염산 미톡산트론	심부전	증
	겜시타빈	협심증, 심근경색	4
	다우노루비신	심근장애, 심부전	1
	독소루비신	심부전	4(2.2%), 증
	블레오마이신	협심증, 심근경색	4
항악성종양제 [식물 유래]	파클리탁셀	협심증, 심근경색	4
	비노렐빈	협심증, 심근경색	4
	빈크리스틴	협심증, 심근경색	4
	빈블라스틴	협심증, 심근경색	4
항악성종양제 [기타]	L−아스파라기나아제	협심증, 심근경색	4
	카르보플라틴	협심증, 심근경색	4
	시스플라틴	협심증, 심근경색	4
	타목시펜	협심증, 심근경색	4
	플루타미드	협심증, 심근경색	4
항생물질	아목시실린	협심증, 심근경색	4
합성항균제	노르플록사신	협심증, 심근경색	4
항진균제	암포테리신B	협심증, 심근경색	4
	이트라코나졸	급성 심부전	2
	케토코나졸	협심증, 심근경색	4
인터페론 제제	인터페론	심근장애, 심부전, 심근경색, 협심증	1, 2, 4, 증
인터루킨 제제	인터루킨	협심증, 심근경색	4
항류마티스제	금제	협심증, 심근경색	4
	페니실라민	협심증, 심근경색	4
항원충제	설파독신 · 프리메타민	심근염	2
	메트로니다졸	협심증, 심근경색	4
마약	코카인	심근장애	1
각성제	안페타민	협심증, 심근경색	4
식품	알코올	심근장애	1
기타, 공업용품	코발트, 납	심근장애	1

증) 증례보고(일본).

【참고문헌】

1）藤田敏郎監修：薬物障害ガイド，南山堂，1999.
2）高橋隆一監修：臨床医が書いた薬の重大な副作用がわかる本—患者が気づく副作用症状，エルゼビア・ジャパン，1998.
4）Tisdale JE, Miller DA : Drug-Induced Diseases, American Society of Health-System Pharmacists, 2005.（頻度の記載があったものについては，該当副作用の頭文字とともに記載。）

Appendix 9-1 위궤양 · 소화관출혈을 일으키기 쉬운 약제

약효	약품	위궤양 · 소화관출혈의 종류	비고
항간질제, 최면진정제 · 항불안제	항경련제 · 항불안제	위점막장애	1
해열진통소염제	NSAIDs	위점막장애, 출혈성 장염 소화관출혈, 위궤양, 소화관궤양, 대장염	1, 3, 4(10~15%: 위궤)
	아스피린	소화관궤양	4(10~15%)
	이부프로펜	궤양성 대장염	1, 2, 증
	인도메타신	위궤양, 궤양성 대장염, 출혈성 대장염	2, 증
	디클로페낙나트륨	위궤양, 소화관천공, 장관궤양 형성, 위막성 대장염	2, 증, 4(<1%: 위)
	피록시캄	위궤양, 소화관천공	2, 증
	메페남산	출혈성 대장염	2
	록소프로펜나트륨	위궤양	증
항파킨슨제	항파킨슨제	소화관궤양	2
이뇨제	이뇨제	위점막장애	1
혈압강하제	혈압강하제	소화관궤양	2
부신호르몬제	부신피질호르몬제	소화관출혈, 위점막장애 위궤양, 소화관천공, 소화관궤양, 장관궤양 형성	1, 2, 3, 증, 4 (0.4%: 위궤)
	프레드니솔론	위궤양, 장관궤양형성	증
비타민제	비타민제	위점막장애	1
혈액응고 저지제	혈액응고 저지제	소화관출혈	2
효소 제제	우로키나아제	소화관출혈	2
당뇨병 용제	클로르프로파미드	위막성 대장염	4
	경구 당뇨병약	위점막장애	1
항악성종양제	화학요법약	위점막장애, 소화관출혈 소화관궤양, 출혈성 장염	1, 2, 3
항악성종양제 [대사길항제]	시타라빈	위막성 대장염	4
	테가푸르	허혈성 장염	2
	플루오로우라실	허혈성 장염, 장관궤양 형성	2, 증
항악성종양제 [항생물질]	마이토마이신 C	위궤양	증
항악성종양제 [식물 성분 제제]	황산 빈크리스틴	소화기궤양	증
항악성종양제 [기타]	시스플라틴	소화기궤양	증
항생물질 제제	항생물질	위점막장애, 소화관출혈, 대장염	1
β-락탐계	아즈트레오남	위막성 대장염	4(<1%)
	아목시실린	위막성 대장염, 출혈성 장염	2, 4
	암피실린	위막성 대장염, 출혈성 대장염	2, 3, 4
	이미페넴 · 실라스타틴	위막성 대장염	4(<1%)
	염산 세포티암	위막성 대장염	2
	염산 바캄피시린	식도궤양 형성	증
	카르베니실린	위막성 대장염	4
	세파졸린나트륨	위막성 대장염	2, 4(<1%)
	세파만돌	위막성 대장염	4(<1%)
	세파렉신	위막성 대장염	4(<1%)
	세파로틴	위막성 대장염	4(<1%)
	세펨계	출혈성 장염, 위막성 대장염	1, 2
	세폭시틴	위막성 대장염	4(<1%)
	세포탁심	위막성 대장염	4(<1%)
	세포페라존	위막성 대장염	4(<1%)
	세프타지딤	위막성 대장염	4(<1%)
	세프메타졸	위막성 대장염	4(<1%)
	세프라딘	위막성 대장염	4(<1%)
	세프록심	위막성 대장염	4(<1%)

(계속)

약효	약품	위궤양 · 소화관출혈의 종류	비고
β−락탐계	제2세대 세펨	MRSA 장염	1
	제3세대 세펨	MRSA 장염	1
	티카르실린	위막성 대장염	4
	페니실린 G, V	위막성 대장염	4
	페니실린계	출혈성 장염, 위막성 대장염	1
아미노글리코시드계	아미노 배당체	위막성 대장염	1
	겐타마이신	위막성 대장염	4(〈1%)
	토브라마이신	위막성 대장염	4
매크로라이드계	에리스로마이신	위막성 대장염	4(〈1%)
	마크로라이드계	소화관 천공	2
린코마이신계	염산 린코마이신	위막성 대장염	1, 2
	클린다마이신	위막성 대장염	1, 2, 3, 4(1~10%)
테트라사이클린계	염산 독시사이클린	식도궤양 형성	증, 4
	테트라사이클린계	위소관천공	2
클로람페니콜계	클로람페니콜	위막성 대장염	4(〈1%)
항진균류제	이트라코나졸	위막성 대장염	4
설파제	설파메톡사졸 · 트리메토프림	위막성 대장염	4
항결핵제	리팜피신	위막성 대장염	2, 4(1~10%)
합성항균제	항균제 전반	출혈성 대장염, 위막성 대장염, 칸디다장염	1, 2
	시프로플록사신	위막성 대장염	4(〈1%)
	스핀플록사신	위막성 대장염	4
인터페론 제제	인터페론α	허혈성 대장염	증
골다공증 치료제	에티드로네이트	위막성 대장염	4
	비스포스포네이트	식도궤양 형성	4(0.2~0.4%)
무기질 제제	칼륨 제제	소화관궤양, 소화관천공, 식도궤양 형성, 위궤양	1, 2, 3(8~19%)
	철제	식도궤양 형성, 위궤양	4
구충제	아르벤다졸	위막성 대장염	4
기타	올레인산 에탄올아민	소화관천공	2

증) 증례보고(일본).

【참고문헌】

1) 藤田敏郎監修：薬物障害ガイド，南山堂，1999.
2) 高橋隆一監修：臨床医が書いた薬の重大な副作用がわかる本―患者が気づく副作用症状，エルゼビア・ジャパン，1998.
3) 増原慶壮，大沢友二：臨床薬剤師のための副作用入門，じほう，2000.
4) Tisdale JE, Miller DA : Drug-Induced Diseases, American Society of Health-System Pharmacists, 2005.（頻度の記載があったものについては，該当副作用の頭文字とともに記載。）

Appendix 9-2 변비 · 장폐색증을 일으키기 쉬운 약제

약효	약품	변비 · 이레우스의 종류	비고
항간질제	항간질약	변비, 마비성 장폐색증	1, 4(변: 6.2%)
	페니토인	변비, 장폐색증	5
항파킨슨제	메실산 페르골리드	마비성 장폐색증	2
해열진통제	NSAIDs	변비	4(>10%)
정신 신경 용제	SSRI	변비	4(11%)
	항정신약	마비성 장폐색증	1
	삼환계 항울제	변비, 마비성 장폐색증	2, 4(변: 22~29%), 5
	페노티아진계	변비, 장폐색증	5
	부티로페논계	변비, 장폐색증	5
	메틸페니데이트	변비, 장폐색증	5
진경제	항콜린제	변비, 마비성 장폐색증	1, 2, 5
혈압강하제	β차단제	변비	4(16.3%)
	칼슘길항제	변비, 장폐색증	2, 4(변: 1.6~3.4%), 5
	클로니딘	변비, 장폐색증	2, 4(변: 1~10%), 5
	이뇨제	변비	4(32%)
항부정맥제	디소피라미드	변비, 마비성 장폐색증	4(변: 11%), 5
혈액 대 용제	염화칼륨	마비성 장폐색증	2
당뇨병 용제	아카보즈	장폐색증, 복부팽만, 고장, 방뇨 증가	1, 증
	보글리보스	장폐색증	증
고지혈증 치료제	콜레스티미드	장폐색증	5
소화기 용제	제산제(A1, 칼슘 함유)	변비, 장폐색증	4(변: A1 15.2%, 칼슘 2.6%), 5
	지사제	변비, 장폐색증	5
	비스무스	변비, 장폐색증	5
	황산 바륨	변비, 장폐색증	5
철제	철제	변비	4(15.6%)
알레르기 용제	항히스타민제	변비	4(25.3%)
면역억제제	시클로스포린	마비성 장폐색증	2
항악성종양제[알킬화제]	시클로포스파미드		2
항악성종양제[식물 성분 제제]	염산 빈크리스틴	변비, 마비성 장폐색증	2, 5, 증
마약류	옥시코돈	변비	4(6.1~23%)
	펜타닐	변비	4(3.7~27%)
	모르핀	변비, 마비성 장폐색증	1, 4(변: 5.1~57%)
	인산 코데인	변비, 마비성 장폐색증	2, 4(변: 10~21%)

증) 증례보고(일본).

【참고문헌】

1）藤田敏郎監修：薬物障害ガイド，南山堂，1999.
2）高橋隆一監修：臨床医が書いた薬の重大な副作用がわかる本—患者が気づく副作用症状，エルゼビア・ジャパン，1998.
3）増原慶壮，大沢友二：臨床薬剤師のための副作用入門，じほう，2000.
4）Tisdale JE, Miller DA : Drug-Induced Diseases, American Society of Health-System Pharmacists, 2005.（頻度の記載があったものについては，該当副作用の頭文字とともに記載。）
5）龍原徹：ポケット医薬品集 2006年版，白文社，2006.

Appendix 9-3 췌장염을 일으키기 쉬운 약제

약효	약품	비고
항간질제	발프론산 나트륨	2, 4, 증
해열진통제	인도메타신	5
	살리실산	4
	설린닥	4, 5
	피록시캄	4
항정신병제	올란자핀	4
	크로자핀	4
이뇨제	티아지드계	2, 4, 5
	히드로클로르티아지드	2
	푸로세미드	2, 4, 5
혈압강하제	ACE저해제	4, 5
	ARB	4
	메틸도파	5
항부정맥제	프로카인아미드	4
소화기 용제	시메티딘	4, 5
고지혈증 치료제	플라바스타틴	4
	플루바스타틴	4
	베자피브레이트	4
	로바스타틴	4
부신호르몬제	부신피질호르몬제	2, 4
	프레드니솔론	증
	메틸프레드니솔론	증
성호르몬	에스트로겐	2, 4, 5
면역억제제	아자치오프린	2,4, 5
	시클로스포린	2, 5
항악성종양제	L-아스파라기나아제	2, 4, 5, 증
	6-메르캅토퓨린	2, 4, 5
	아크랄비신	5
	이포스파미드	4
	시스플라틴	4
	시타라빈	4
	테가푸르우라실	5
	빈크리스틴	4
	빈블라스틴	4
β-락탐계	암피실린	4
	페니실린	4
테트라사이클린계	테트라사이클린	2, 4, 5
설파제	살리실아조설파피리딘	2, 5
	설파메티졸	2, 5
인터페론	인터페론α	5
항바이러스제	항바이러스제	2
	잘시타빈	4
	지다노신	4, 5
	펜타미딘	4, 5
	메트로니다졸	4
영양제	칼슘	4
식품	알코올	5
기타	유기인계 농약	5

증) 증례보고(일본).

【참고문헌】

1）藤田敏郎監修：薬物障害ガイド，南山堂，1999.
2）高橋隆一監修：臨床医が書いた薬の重大な副作用がわかる本―患者が気づく副作用症状，エルゼビア・ジャパン，1998.
3）増原慶壮，大沢友二：臨床薬剤師のための副作用入門，じほう，2000.
4）Tisdale JE, Miller DA : Drug-Induced Diseases, American Society of Health-System Pharmacists, 2005.（頻度の記載があったものについては，該当副作用の頭文字とともに記載。）
5）龍原徹：ポケット医薬品集 2006年版，白文社，2006.

Appendix 10-1 근육장애를 일으키기 쉬운 약제

약효	약품	근육장애의 종류	비고
전신마취제	이소플루란	횡문근융해	증
	케타민	악성 고열 · 횡문근융해	1
	세보플루란	횡문근융해	증
	할로탄	악성 고열 · 횡문근융해	1
최면진정제 · 항불안제	플루니트라제팜	횡문근융해	증
항간질제	카르바마제핀	근육염	증
	페니토인	근육병증, 다발근육염	1, 4
	페노바르비탈	횡문근융해	증
	베게타민	횡문근융해	증
흥분제 · 각성제	염산 메탄페타민	횡문근융해	증
	헤로인	급성 횡문근괴사 · 횡문근융해	1
항파킨슨제	항파킨슨병약	악성 증후군 · 횡문근융해	1
	비페리덴	횡문근융해	증
정신 신경 용제	아목사핀	급성 횡문근괴사 · 횡문근융해	1
	염화 석사메토늄	악성 고열 · 횡문근융해	증
	염산 티오리다진	악성 증후군 · 횡문근융해	증
	클로로프로마진	악성 증후군 · 횡문근융해	1, 증
	항울제	악성 증후군 · 횡문근융해	1
	향정신약	악성 증후군 · 횡문근융해	1, 증
	석시닐콜린	악성 고열 · 횡문근융해	1
	브롬화 베크로늄	악성 고열 · 횡문근융해	증
	할로페리돌	악성 증후군 · 횡문근융해	증
	페노치아진	악성 증후군 · 횡문근융해	1
	프로페리시아진	악성 증후군 · 횡문근융해	증
	레보메프로마진	악성 증후군 · 횡문근융해	증
안과 용제	아미노카프로산	급성 횡문근괴사 · 횡문근융해 · 근육병증, 과사성 근육염	1, 4
부정맥 용제	아미오다론	근육병증	1, 4
	퀴니딘	근무력증	1
	프레카이니드	근육병증	4
	프로카인아미드	근육염, 근무력증, 근육병증, 다발근육염	1, 4
이뇨제	티아지드계 이뇨제	급성 횡문근괴사 · 횡문근융해, 근육병증	1, 4
혈압강하제	에나라프릴	근육병증	4
	핀돌롤	급성 횡문근괴사 · 횡문근융해	1
	메틸도파	근육염	1
	라베타롤	근육병증	4
고지혈증 치료제	아토르바스타틴	근육병증, 과사성 근육염(수주~수개월)	4(3%)
	클로피블레이트	급성 횡문근괴사 · 횡문근융해, 근육병증, 과사성 근육염	1, 4, 증
	고지혈증 치료제	횡문근융해증	2, 5
	심바스타틴	급성 횡문근괴사 · 횡문근융해, 근육병증, 과사성 근육염(수주~수개월)	1, 4(미: 2~7%)
	니코틴산	근육병증, 과사성 근육염(수주~수개월)	4
	피브레이트계 약제	급성 횡문근괴사 · 횡문근융해	1, 5
	프라바스타틴	급성 횡문근괴사 · 횡문근융해, 근육병증, 페과사성 근육염(수주~수개월)	1, 4(0.1~0.2%), 증
	베자피브레이트	급성 횡문근괴사 · 횡문근융해	1, 증
	로스바스타틴	근육병증, 과사성 근육염(수주~수개월)	4
	로바스타틴	급성 횡문근괴사 · 횡문근융해, 근육병증, 페과사성 근육염(수주~수개월)	1, 4(0.1~0.2%), 증
기관지확장제	β자극제	근무력증	1
	아미노필린	횡문근융해증	1, 2

(계속)

약 효	약 품	근육장애의 종류	비 고
기관지확장제	테오필린	급성 횡문근괴사 · 횡문근융해	1, 5
소화성 궤양제	오메프후졸	근육병증	4
	시메티딘	근육염, 근육병증, 다발근육염(>6~12개월)	1, 4
제산제	마그네슘함유 제산제	근육병증(전해질이상에 의한)	4
설사약	설사약	근육병증(전해질이상에 의한)	4
기타 소화기관 용제	메살라진	근육염	1
뇌하수체호르몬제	항이뇨호르몬 바소프레신	급성 횡문근괴사, 횡문근융해	1, 5
갑상선 · 부갑상선호르몬제	티아졸	근육염	증
	프로필티오우라실	근육병증, 다발근육염	4
부신호르몬제	덱사메타존	근육병증(무통, 수주~수개월)	4
	트리암시놀론	근육병증(무통, 수주~수개월)	4
	히드로코르티손	근육병증(무통, 수일~수개월)	4
	부신피질스테로이드약	근육병증	1, 증
	플루드로코르티손	근육병증(무통, 수주~수개월)	4
	프레드니솔론	근육병증(무통, 수주~수개월)	4
	베타메타손	근육병증(무통, 수주~수개월)	4
비뇨생식기관 · 항문 용제	염산 리토드린	횡문근융해	5, 증
외피용제 [화농성 질환 용제]	콜리스틴	신경 · 근접합부 전달을 저해하는 약물	1
	네오마이신	신경 · 근접합부 전달을 저해하는 약물	1
	바시트라신	신경 · 근접합부 전달을 저해하는 약물	1
비타민제	에트레티네이트	근육병증, 과사성 근육염	4
	니코틴산	급성 횡문근괴사 · 횡문근융해	1
	비타민 E	근육병증, 과사성 근육염	4
단백 아미노산 제제	L-트립토판	근통증후군	증
간장질환 용제	글리틸리틴	근육병증	증
통풍 치료제	콜히친	근육병증	1, 4, 증
면역억제제	시클로스포린	급성 횡문근괴사 · 횡문근융해, 근육병증	1, 4, 증
항악성종양제	빈크리스틴	근육병증 (2~6개월)	4
항히스타민제	염산 프로메타딘	악성 증후군 · 횡문근융해	증
항류마티스제	D–페니실라민	근무력증형증후군, 근육염, 근육병증 (6주~3년)	1, 4(1%)
	금염	근육병증	4
생약	감초(글리틸리틴)	급성 횡문근괴사 · 횡문근융해	1, 증
	트콘(에메틴)	근육병증 (고용량, 10일)	4
페니실린계	페니실린	근육병증	4
아미노글리코시드계	아미노글리코시드	근무력증	1
매크로라이드계	에리스로마이신	급성 횡문근괴사 · 횡문근융해	1
폴리펩티드계	폴리믹신	근무력증	1
아테트라사이클린계	테트라사이클린	근무력증, 근육병증	1, 4
항진균제	암포테리신 B	급성 횡문근괴사 · 횡문근융해	1
	이트라코나졸	급성 횡문근괴사 · 횡문근융해	1, 2
합성항균제	뉴퀴놀론계 항균약	급성 횡문근괴사 · 횡문근융해, 근육병증, 근육통	1, 2, 4
항결핵제	리팜피신	근육병증	4
항바이러스제	잘시타빈	근육염	1
	지도부딘	근육병증(2~18개월)	1, 4(15~20%)
	포스커넷	횡문근융해	5
인터페론 제제	인터페론α	근육염, 근육병증	1, 4
항원충제	클로로퀸	근육병증	1
마약	아편알카로이드 · 아트로핀	급성 횡문근괴사 · 횡문근융해	1
	코카인	근육병증	1

(계속)

약효	약품	근육장애의 종류	비고
식품	알코올	급성 횡문근괴사 · 횡문근융해	1
	게르마늄	근육병증	1

증) 증례보고(일본).

【참고문헌】

1) 藤田敏郎監修：薬物障害ガイド，南山堂，1999.
2) 高橋隆一監修：臨床医が書いた薬の重大な副作用がわかる本—患者が気づく副作用症状，エルゼビア・ジャパン，1998.
3) 増原慶壮，大沢友二：臨床薬剤師のための副作用入門，じほう，2000.
4) Tisdale JE, Miller DA : Drug-Induced Diseases, American Society of Health-System Pharmacists, 2005.（頻度の記載があったものについては，該当副作用の頭文字とともに記載。また，ミオパシーについては，発現時期の記載があったものも記載。）
5) 龍原徹：ポケット医薬品集 2006年版，白文社，2006.

Appendix 10-2 골장애 · 관절장애 · 건장애를 일으키기 쉬운 약제

약효	약품	골관절장애의 종류	비고
항간질제	카르바마제핀	관절장애, 골다공증	1, 4
	디페닐히단토인	골연화증, 관절장애	1
	발프론산	골다공증	4
	페니토인	골다공증	4
	페노바르비탈	골연화증, 골다공증	1, 4
해열진통소염제	NSAIDs	관절장애	1
	페닐부타존	관절장애	1
항파킨슨제	L-도파	관절장애	1
정신 신경 용제	클로르프로마진	관절장애	1
	리튬	골다공증	4
골격근 이완제	보톨리누스	관절장애	1
부정맥 용제	아세부톨롤	관절장애	1
	퀴니딘	관절장애	1
	프로카인아미드	관절장애	1
이뇨제	티아지드계	관절장애	1
	푸로세미드	골다공증	4(골절 RR: 3.9)
	이뇨약	관절장애	1
혈압강하제	캅토프릴	관절장애	1
	히드랄라진	관절장애	1
	메틸도파	관절장애	1
소화성 궤양제	시메티딘	관절장애	1
제산제	알루미늄	골연화증, 척추골절	1, 2, 4(골절 RR: 1.02~2.36)
	인결합성 제산제	골연화증	1
갑상선 · 부갑상선호르몬제	갑상선호르몬	골다공증	1, 4
	프로필티오우라실	관절장애	1
부신호르몬제	글루코코르티코이드	골다공증, 관절장애, 골다공증	1, 2, 4
	프레드니솔론	아킬레스건단열, 골다공증, 더퇴골골두괴사	증
	베타메타손	아킬레스건단열, 골다공증, 더퇴골골두괴사	증
	메틸프레드니솔론	아킬레스건단열, 골다공증, 더퇴골골두괴사	증
황체호르몬	메드록시프로게스테론	골다공증	4
기타 호르몬제	GnRH 작용제의 장기투여	골다공증	2, 4
	LH-RH 아날로그	골다공증	1, 4
비타민제	에트레티네이트	과골증	증
	니코틴산	관절장애	1
	레티놀	골다공증	4
무기질 제제	함당산화철	골연화증	증
혈액응고저지제	헤파린	골다공증	1, 4
통풍 치료제	알로푸리놀	관절장애	1
면역억제제	시클로스포린 A	골다공증	1, 4
항악성종양제	이포스파미드	골다공증	4
	시클로포스파미드	골다공증	4
	메토트렉세이트	골다공증	1, 4
항류마티스제	D-페니실라민	관절장애	1
β-락탐계	세팔로스포린	관절장애	1
	페니실린	관절장애	1
아미노글리코시드계	스트렙토마이신	관절장애	1
항결핵제	이소니아지드	관절장애	1
	파라아미노살리실산	관절장애	1

(계속)

약효	약품	골관절장애의 종류	비고
항결핵제	피라진아미드, 에탐부톨	관절장애	1
합성항균제	플루오로퀴놀론제	건단열	증
	레보플록사신	건단열	증
백신류	말 항독소	관절장애	1
	가스 괴저	관절장애	1
	디프테리아	관절장애	1
혈액제제류	말 항사람림프구 면역글로불린	관절장애	1
	사람면역글로불린	관절장애	1
동물	해독	관절장애	1
골다공증	에티드로네이트	골연화증	1, 4

증) 증례보고(일본).

【참고문헌】

1）藤田敏郎監修：薬物障害ガイド，南山堂，1999.
2）高橋隆一監修：臨床医が書いた薬の重大な副作用がわかる本—患者が気づく副作用症状，エルゼビア・ジャパン，1998.
3）増原慶壮，大沢友二：臨床薬剤師のための副作用入門，じほう，2000.
4）Tisdale JE, Miller DA : Drug-Induced Diseases, American Society of Health-System Pharmacists, 2005.（頻度の記載があったものについては，該当副作用の頭文字とともに記載。）

(악성 증후군은 추체외로장애가 중증화한 상태라고 생각하면 된다. 악성 증후군에 대해서는 Appendix 26 참조)
증) 해당 부작용의 일본에서의 증례 보고가 있다.

【참고문헌】

1）藤田敏郎監修：薬物障害ガイド，南山堂，1999.
2）高橋隆一監修：臨床医が書いた薬の重大な副作用がわかる本—患者が気づく副作用症状，エルゼビア・ジャパン，1998.
3）増原慶壮，大沢友二：臨床薬剤師のための副作用入門，じほう，2000.
4）Tisdale JE, Miller DA : Drug-Induced Diseases, American Society of Health-System Pharmacists, 2005.（頻度の記載があったものについては記載。）
5）龍原徹：ポケット医薬品集2006年版，白文社，2006.

Appendix 11-1 추체외로장애를 일으키기 쉬운 약제

약 효	약 품	추체외로장애의 종류	비 고
항간질제	카르바마제핀	정좌불능	4
	발프론산 나트륨	추체외로장애, 파킨슨증	증, 4
	페니토인	추체외로장애, 운동이상증	증, 4
항파킨슨제	L-도파	추체외로장애, 운동이상증	증, 4
	염산 트리헥시페니딜	추체외로장애	증
	비페리덴	추체외로장애	증
정신 신경 용제	SSRI	정좌불능, 운동이상증, 근긴장이상, 파킨슨증	4
	아목사핀	정좌불능, 운동이상증, 근긴장이상, 파킨슨증	4
	염산 크로미프라민	추체외로장애	증
	염산 설피리드	추체외로장애	5, 증
	클로르프로마진	파킨슨증, 추체외로장애	1, 증, 5
	삼환계 항울제	추체외로장애, 정좌불능	4, 5
	스피페론	파킨슨증	1
	설피리드	파킨슨증, 정좌불능, 근긴장이상, 운동이상증	1, 5, 증
	조테핀	추체외로장애	증
	탄산 리튬	추체외로장애, 정좌불능, 운동이상증	증, 4, 5
	티아프리드	파킨슨증	1
	드로페리돌	추체외로장애, 정좌불능, 근긴장이상, 파킨슨증	증, 4
	네모나프리드	추체외로장애	5
	할로페리돌	파킨슨증, 정좌불능, 근긴장이상, 운동이상증	1, 증, 4, 5
	피모지드	추체로장애, 파킨슨증, 운동이상증	1, 4, 5
	페노티아진계	정좌불능, 운동이상증, 근긴장이상, 파킨슨증	4
	플루페나진	파킨슨증	1
	프로클로르페라진	정좌불능, 운동이상증, 근긴장이상, 파킨슨증	4, 5
	브롬페리돌	파킨슨증, 정좌불능, 근긴장이상, 운동이상증	1, 증
	페르페나딘	추체외로장애, 파킨슨증	1, 증
	모페론	파킨슨증	1
	사환계 항울제	추체외로장애, 정좌불능	5
	레보메프로마진	파킨슨증, 추체외로장애	1, 증
부정맥 용제	아프린딘	추체외로장애	5
	아미오다론	추체외로장애, 파킨슨증	4, 5
혈압강하제	α-메틸도파	추체외로장애, 파킨슨증	1, 4, 5
	레세르핀	파킨슨증, 추체외로장애, 정좌불능	1, 4, 5
혈관확장제	딜티아젬	추체외로장애	5
	마니디핀	추체외로장애	5
	로메리진	추체외로장애	5
기타 순환기관 용제	신나리진	파킨슨증	1
	플루나리진	파킨슨증	1, 증
소화성 궤양제	이토프리드	추체외로장애	5
	시사프리드	파킨슨증, 추체외로장애	1, 2, 증
	돔페리돈	파킨슨증, 추체외로장애	1, 2
	메토클로프라미드	파킨슨증, 추체외로장애, 정좌불능, 운동이상증, 근긴장이상	1, 증, 4, 5
	링고산 클레보프리드	추체외로장애	5, 증
비뇨기과 용제	프로피베린	추체외로장애	5
항악성종양제	플루오로우라실류	추체외로장애	5
항히스타민제	염산 프로메타딘	추체외로장애, 정좌불능, 근긴장이상, 파킨슨증	증, 4
기타 알레르기 용제	옥사토마이드	추체외로장애	5
항진균류제	암포테리신B	추체외로장애	5
인터페론 제제	인터페론류	추체외로장애	5
기타	디설피람	파킨슨증	4

Appendix 11-2 말초신경장애를 일으키기 쉬운 약제

약 효	약 품	말초신경장애의 종류	비 고
최면진정제 · 항불안제	플루니트라제팜	말초신경장애	증
	메타카론	다발신경병증	1
항간질제	카르바마제핀	말초신경장애	증
	페니토인	다발신경병증, 말초신경장애	1, 4, 증
해열진통소염제	인도메타신	다발신경병증, 말초신경장애	1, 4
편두통약	에르고타민	다발신경병증	1
정신 신경 용제	아미트립틸린	다발신경병증, 말초신경장애	1, 증
	이미프라민	다발신경병증	1
	염산 클로미프라민	말초신경장애	증
	클로르프로마진	말초신경장애	증
	리튬	말초신경장애	4
자율신경작용제	브롬화 디스티그민	말초신경장애	증
부정맥 용제	아미오다론	다발신경병증, 말초신경장애	1, 4
	디소피라미드	다발신경병증, 말초신경장애	1, 4
	프로파페논	말초신경장애	4
이뇨제	아세타졸아미드	다발신경병증, 말초신경장애	1, 4
혈압강하제	에나라프릴	말초신경장애	4
	히드랄라진	다발신경병증, 말초신경장애	1, 4
	프로프라놀롤	다발신경병증	1
고지혈증 치료제	클로피브레이트	다발신경병증, 말초신경장애	1, 4
	스타틴계	다발신경병증, 말초신경장애	4
	고지혈증 치료제	다발신경병증, 말초신경장애	2
소화성 궤양제	시메티딘	다발신경병증, 말초신경장애	1
갑상선 · 부갑상선호르몬제	프로필티오우라실	다발신경병증	1
	메틸마졸	다발신경병증	1
외피 용제 [화농성 질환 용제]	클로람페니콜	다발신경병증, 말초신경장애	1, 2
	콜리스틴	다발신경병증	1
기타	답손	말초신경장애	2
비타민제 · 비타민 유도체	에트레티네이트	말초신경장애	4
	피리독신	다발신경병증, 말초신경장애	1, 4
칼슘제	칼슘	다발신경병증	1
습관성 중독 용제	디설피람	다발신경병증, 말초신경장애	1
통풍 치료제	알로푸리놀	말초신경장애	4
	콜히틴	다발신경병증, 말초신경장애	1, 4
교원병 용제	클로르프로파미드	다발신경병증	1
	톨부타미드	다발신경병증	1
면역억제제	시클로스포린	말초신경장애	4
	타크롤리무스	말초신경장애	4
항악성종양제	시타라빈	다발신경병증, 말초신경장애	1, 4
항악성종양제 [알킬화제]	이포스파미드	말초신경장애	4
	클로람부실	다발신경병증	1
항악성종양제 [대사길항제]	플루오로우라실	말초신경장애	4(1%)
항악성종양제 [식물 성분 제제]	에토포시드	말초신경병증	4
	도세탁셀	말초신경장애	4(50%)
	파클리탁셀	말초신경장애	4(>50%)
	빈크리스틴	다발신경병증, 말초신경장애	1, 4(>50%)
항악성종양제 [기타]	옥살리플라틴	말초신경장애	4(85%)
	카르보플라틴	말초신경장애	4(15~85%)
	시스플라틴	다발신경병증, 말초신경장애	1, 2, 증, 4(15~85%)

(계속)

약효	약품	말초신경장애의 종류	비고
항악성종양제 [기타]	프로칼바진	다발신경병증, 말초신경장애	1, 4(17%: 미)
항류마티스제	D-페니실라민	말초신경장애	2, 4
	금	다발신경병증, 말초신경장애	1, 4(1%)
아미노글리코시드계	스트렙토마이신	다발신경병증	1
항진균류제	암포테리신B	다발신경병증	1
	항진균류제	말초신경장애	2
	미소다졸	말초신경장애	1
클로람페니콜계	클로람페니콜	말초신경장애	4
항결핵제	이소니아지드	다발신경병증, 말초신경장애	1, 2, 4(1~2%: 미)
	에탐부톨	다발신경병증, 말초신경장애	1, 4
	에티오나미드	다발신경병증	1
설파제	사라조설파피리딘	말초신경장애	4
합성항균제	퀴놀론계	말초신경장애	2, 4
	치암페니콜	다발신경병증, 말초신경장애	1
	날리딕스산	다발신경병증	1
인터페론 제제	인터페론 α	말초신경장애	4, 증
항원충제	클로로킨	다발신경병증	1
	메트로니다졸	다발신경병증, 말초신경장애	1, 4
항바이러스제	잘시타빈	말초신경장애	4
	지다노신	다발신경병증, 말초신경장애	1, 4
	라미부딘	말초신경장애	4(〉30%)
기타	탈리도마이드	다발신경병증, 말초신경장애	1, 4(50%)
	디설피람	말초신경장애	4
	답손	다발신경병증, 말초신경장애	1, 4(〉23%: 미)
농약	카바마이드	다발신경병증	1

증) 증례보고(일본).

【참고문헌】

1) 藤田敏郎監修：薬物障害ガイド，南山堂，1999.
2) 高橋隆一監修：臨床医が書いた薬の重大な副作用がわかる本—患者が気づく副作用症状，エルゼビア・ジャパン，1998.
3) 増原慶壮，大沢友二：臨床薬剤師のための副作用入門，じほう，2000.
4) Tisdale JE, Miller DA : Drug-Induced Diseases, American Society of Health-System Pharmacists, 2005.（頻度の記載があったものについては，該当副作用の頭文字とともに記載。）

Appendix 11-3 기타 신경장애를 일으키기 쉬운 약제

약효	약품	신경장애의 종류	비고
전신마취제	전신마취제	경련, 설근침하, 실신, 악성 증후군	2, 3, 4
국소마취제	테트라카인	경련	4
	부피바카인	경련	4
	리도카인	경련	4
최면진정제 · 항불안제	엔조디아제핀	경련	4
	디아제팜	언어장애, 의식장애	1, 6, 증
	조피클론	의식장애	6
	졸피뎀	의식장애	6
	트리아졸람	언어장애, 건망증, 의식장애	1, 3, 6
	니트라제팜	신경계장애	증
	플루니트라제팜	신경계장애	증
	플루마제닐	경련	4
	브로티졸람	신경계장애	증
	브롬와레릴요소	신경계장애	증
	벤조디아제핀	소뇌성 운동실조, 의식장애, 설근침하	1, 2
항간질약	카바마제핀	언어장애, 소뇌성 운동실조	1, 증
	카르바마제핀(마크로라이드계 항생물질, 플루코나졸, 이소니아지드, 케토코나졸, 리토나빌, 메트로니다졸과의 병용)	경련	4
	항간질약	수막염, 테타니, 두통, 경련	1, 2, 4
	조니사미드	소뇌성 운동실조	1
	발프론산	의식장애, 언어장애	1, 증
	발프론산(이소니아지드와의 병용)	경련	4
	페니토인	의식장애, 언어장애, 소뇌성 운동실조	1, 증
	페니토인(아미오다론, 플루코나졸, 이소니아지드, 케토코나졸, 미코나졸과의 병용)	경련	4
	페노바르비탈	언어장애, 소뇌성 운동실조	1, 증
편두통 치료제	수마트립탄	뇌혈관장애	1, 4
해열진통소염제	NSAIDS	수막염, 경련, 뇌병증	1, 4
	아스피린	의식장애, 경련, 뇌출혈, rEYE 증후군	4(뇌 : 12이벤트/10000), 6, 증
	아세트아미노펜	신경계장애	증
	이부프로펜	무균성 수막염	2
	카페인	두통	1
	살리실산	악성 증후군, 경련	3, 4
	디클로페낙나트륨	신경계장애	증
	진통제	두통(남용), 악성 증후군(이탈), 의식장애	1, 3
항파킨슨제	L-도파	의식장애, 악성 증후군, 배뇨곤란, 경련	1, 4, 6, 증
	아만타딘	의식장애, 언어장애, 악성 증후군, 경련	1, 4(경: 0~3%),6, 증
	항파킨슨제	실신, 악성 증후군, 의식장애	1, 2, 증
	트리헥시페니딜	의식장애, 악성 증후군, 언어장애, 배뇨곤란	1, 6, 증
	드록시도파	신경계 장애	증
	비페리덴	의식장애	6, 증
	브로모크립틴	의식장애, 뇌혈관장애, 악성 증후군	1, 6
	메실산 브로모크립틴	신경계장애	증
정신 신경 용제	아미트립틸린	언어장애, 악성 증후군, 소뇌성 운동실조, 배뇨곤란, 경련	1, 4(경: 0~0.1%)증
	아목사핀	언어장애, 악성 증후군	1, 증

(계속)

약효	약품	신경장애의 종류	비고
정신 신경 용제	이미플라민	소뇌성 운동실조, 배뇨곤란, 경련	1, 4(경: 0.1~0.6%), 증
	에티졸람	신경계 장애	증
	옥시페르틴	악성 증후군	1
	클로카프라민	악성 증후군	1, 증
	클로자핀	경련	4(1~4.4%)
	클로미플라민	악성 증후군, 배뇨곤란, 경련	1, 4(경: 0.5%), 증
	클로르프로마진	배뇨곤란, 신경계 장애, 경련	1, 4(경: 0.5~9%), 증
	항우울제	악성 증후군, 경련, 의식장애	1, 2
	향정신약	의식장애, 실신, 악성 증후군, 경련, 진전	1, 2, 3
	삼환계 항울제	경련	4 (〈1%, 과량에서는 3~41%)
	설토프리드	신경계장애	증
	설피리드	언어장애, 악성 증후군, 진전	1, 2, 증
	조병 치료제	경련, 진전	2
	조테핀	악성 증후군	1, 증
	탄산리튬	신경계장애	증
	티오리다진	언어장애	1, 증
	데칸산 할로페리돌	신경계장애	증
	데시프라민	소뇌성 운동실조	1
	트라조돈	경련	4
	파록세틴	경련	4(〈1%)
	할로페리돌	언어장애, 악성 증후군	1, 증
	피모지드	악성 증후군	1
	페노티아진	언어장애, 의식장애	1
	부티로페논	배뇨곤란	1
	플루페나진	언어장애, 악성 증후군	1, 증
	플루복사민	경련	4(0.2%)
	브로세틴	경련	4(0.2%)
	프로페리시아진	악성 증후군	1, 증
	브롬페리돌	신경계장애	증
	페르페나진	악성 증후군	1
	마프로틸린	언어장애, 경련	1, 4(경: 0.4%)
	미안세린	뇌혈관장애	1, 증
	메틸페니데이트	뇌혈관장애	1, 4
	리스페리돈	경련, 뇌경색	4(경: 0.3%, 뇌: 4%)
	리튬	의식장애, 두통, 언어장애, 소뇌성 운동실조, 악성 증후군, 경련	1, 4
	레보메프로마진	악성 증후군	1, 증
종합감기약	에페드린	경련, 뇌출혈(〉32mg/d)	4
	디페닐피라린	배뇨곤란	1
	슈워드에페드린	경련, 뇌출혈	4
	페닐프로파놀아민	경련, 뇌출혈	4
기타 중추신경계 용제	티아프리드	언어장애, 악성 증후군	1, 2, 증
국소마취제	국소마취제	경련	1, 2
	리도카인	진전	2
자율신경 작용제	네오스티그민	뇌혈관장애	1
	피조스티그민	경련	4
진경제	항콜린제	의식장애, 악성 증후군	1, 3
	부틸스코포라민	배뇨곤란	1
	부트로피움	배뇨곤란	1
	프로판테린	배뇨곤란	1

(계속)

약효	약품	신경장애의 종류	비고
강심제	디지탈리스	실신, 의식장애	1, 2, 6
부정맥 용제	아테노롤	언어장애	1
	아미오다론	소뇌성 운동실조	1
	항부정맥제	두통, 경련, 의식장애	1, 4
	토카이니드	경련	4
	프로카인아미드	소뇌성 운동실조, 경련	1, 4
	베라파밀	언어장애, 경련	1, 4
	멕실레틴	소뇌성 운동실조, 경련	1, 4
	리도카인	경련	4
이뇨제	이뇨제	실신, 사지마비, 뇌혈관장애	1, 2
혈압강하제	ACE 저해제	뇌혈관장애	1
	β 차단제	실신, 뇌혈관장애, 경련	1, 2, 4
	캅토프릴	언어장애	1
	칼슘길항제	두통, 뇌혈관장애, 실신, 배뇨곤란	1, 2
	카르테오롤	언어장애	1
	강장제의 이탈	두통	1
	히드랄라진	배뇨곤란	1
	프라조신	언어장애	1
	레세르핀	진전	2
혈관확장제	아초산기	뇌혈관장애	1
	딜티아젬	길어장애, 경련	1, 4
	니트로글리세린	경련, 두통	1
기타 순환기관 용제	플루나리진	언어장애, 진전	1, 2
호흡촉진제	독사프람	테타니	2
기관지확장제	아미노피린	경련	4
	테오필린	경련, 의식장애	1, 2, 6
	H_2 차단제	의식장애, 경련, 두통	1
	시메티딘	경련	4
	파모티딘	경련	4, 증
	라니티딘	수막염	1
제산제	알루미늄 함유 제제	뇌병증	2, 증
기타 소화기관 용제	시사프리드	진전	2
	돔페리돈	언어장애, 진전	1, 2
	메토크로프라미드	언어장애, 악성 증후군, 진전	1, 2 ,증
	링고산 쿠레보프리드	진전	2
뇌하수체호르몬제	데스모프레신	경련	4
	바소프레신	진전	2
갑상선, 부갑상선호르몬제	갑상선호르몬제	두개내압항진, 진전, 두통	2
부신호르몬제	에피네프린	두통	1
	부신피질스테로이드	의식장애, 두개내압항진, 경련, 두통, 뇌혈관장애	1, 2, 4, 6, 증
	프레드니솔론	신경계 장애	증
	메틸프레드니솔론	신경계 장애	증
난포호르몬제 · 황체호르몬제	경구피임약	뇌경색	4
	초산메드록시프로게스테론	신경계 장애	증
	호르몬보충요법	뇌경색	4
기타 호르몬제	인슐린	신경계 장애	증
비타민 a제	비타민 a	두통	1
당류제	고칼로리 수액	신경계 장애	증
혈액응고저지제	항응고제	뇌혈관 장애	1
	헤파린	뇌출혈	4(0.3%)
	와파린	뇌출혈	0(0.3~1%)
기타 혈액 · 체액 용제	혈소판응집 저해제	뇌혈관 장애	1

(계속)

약효	약품	신경장애의 종류	비고
통풍 치료제	콜히친	수막염	1
효소 제제	혈전용해약	뇌혈관장애	1
당뇨병 용제	혈당강하제	실신, 경련	2, 4
면역억제제	시클로스포린	언어장애, 소뇌성 운동실조, 경련	1, 4, 증
	타크롤리무스	언어장애, 경련	1, 4, 증
	무로모납 CD3	경련	4
	면역억제제	수막염	1
기타 분류되지 않은 대사성 의약품	에리스로포이에틴	의식장애, 뇌혈관장애	1, 증
항악성종양제	항암제	경련, 수막염	1
항악성종양제 [알킬화제]	이포스파미드	신경계 장애	증
	부설판	경련	4
항악성종양제 [대사길항제]	5-FU	소뇌성 운동실조	1
	카르모풀	언어장애, 백질뇌병증	1, 2, 증
	시타라빈	언어장애, 의식장애, 경련	1, 4, 6
	시토신아라비노시드	소뇌성 운동실조, 경련	1, 4
	테가푸르	언어장애	1, 증
	플루오로우라실	언어장애, 의식장애	1, 6, 증
	메토트렉세이트	의식장애, 언어장애, 소뇌성 운동실조, 경련	1, 4, 증
항악성종양제 [식물 성분 제제]	빈크리스틴	경련	4
항악성종양제 [기타]	L-아스파라기나아제	뇌혈관장애, 의식장애, 경련	1, 4, 6
	시스플라틴	경련	4, 증
	트레티노인	신경계장애	증
항히스타민제	케토티펜	언어장애	1
	항히스타민제	실신, 경련	1, 2, 4
	디펜히드라민	언어장애, 배뇨곤란	1
	프로메타딘	신경계장애	증
항류마티스제	금 제제	뇌혈관장애	1
한방 제제	감초	사지마비	2
항생물질 제제	항생물질	수막염, 경련	1, 2
β-락탐계	암피실린	언어장애	
	이미페넴 · 실라스타틴	의식장애	1, 6
	카르바페넴계	경련	1~3%
	세팔로스포린	무균성 수막염, 경련	2, 4(경:〈1%)
	세펨계	의식장애	1, 6
	피페라실린	언어장애	1
	페니실린계	의식장애, 경련	1, 4, 6
항진균제	암포테리신 B	의식장애, 사지마비	1, 2, 6
테트라사이클린계	테트라사이클린	두통, 의식장애, 두개내압항진	1, 2, 6
설파제	사라조설파피리딘	무균성 수막염	2
항결핵제	이소니아지드	의식장애, 경련	1, 4
	에토석시미드(이소니아지드의 병용)	경련	4
합성항균제	항균제	두개내압항진, 경련	2
	나리지크산	두통, 경련	1, 4
	뉴퀴놀론계(NSAIDs과의 병용)	경련, 의식장애	1, 4, 6
	뉴퀴놀론계(테오필린과의 병용)	경련	4
항바이러스제	아시클로버	의식장애, 경련	1, 4, 6, 증
	항바이러스제	진전	2
	지도부딘	경련	4

(계속)

약효	약품	신경장애의 종류	비고
항바이러스제	인산 오셀타미비르	호흡억제, 의식장애, 경련	증
백신류	침강정제 백일해-디프테리아-파상풍 혼합백신	신경계장애	증
	백신	수막염, 경련	1, 4, 증
혈액 제제류	혈액 제제	수막염	1
	사람면역글로불린	무균성 수막염, 뇌경색	2, 4, 증
인터페론 제제	인터페론	의식장애, 경련	1, 4, 6, 증
항원충제	항말라리아제	경련	4
	디에틸카바마딘	수막염	1
조영제	X선 조영제	뇌혈관장애, 수막염	1
	메트리자미드	신경계장애	증
마약 등	안페타민	두통, 경련	1, 4
	코카인	뇌혈관장애, 경련	1, 4
	펜타닐	경련	4
	펜타조신	경련	4
	마약	의식장애	1, 2
	모르핀	언어장애	1
식품	알코올(금주 중)	경련	4
공업용품	시너	신경계장애	증
	톨루엔	신경계장애	증

(악성 증후군과 관련이 의심되며, 추체외로장애에 대해서는 Appendix 13 참조)
증) 증례보고(일본).

【참고문헌】

1) 藤田敏郎監修：薬物障害ガイド，南山堂，1999.
2) 高橋隆一監修：臨床医が書いた薬の重大な副作用がわかる本—患者が気づく副作用症状，エルゼビア・ジャパン，1998.
3) 増原慶壮，大沢友二：臨床薬剤師のための副作用入門，じほう，2000.
4) Tisdale JE, Miller DA : Drug-Induced Diseases, American Society of Health-System Pharmacists，2005.（頻度の記載があったものについては，該当副作用の頭文字とともに記載。）
5) 龍原徹：ポケット医薬品集 2006年版，白文社，2006.
6) 向精神病薬治療ガイドライン.

Appendix 12 정신장애를 일으키기 쉬운 약제

약 효	약 품	정신장애의 종류	비 고
전신마취제, 국소마취제	마취제	인지증	2
최면진정제 · 항불안제	항불안제	섬망, 불안, 억울, 환각, 기억장애, 인지증	1, 5
	최면 · 진정제	일과성 건망, 환각, 섬망, 불안, 억울	1, 2
	디아제팜	정신장애	증
	졸피뎀	정신장애	4
	트리아졸람	정신장애, 인지증	1, 증
	바르비탈산계 약제	약물의존, 이탈 증상, 기억장애, 인지증	2, 5
	페노바르비탈	억울	4(40%)
	플루마제닐	불안	4
	브롬와레릴 요소	정신장애	증
	벤조디아제핀계 약제	약물의존, 이탈증상, 기억장애, 인지증, 섬망, 불안, 정신장애, 건망, 흥분, 망상	2, 4, 5, 6
항간질제	에토석시미드	불안, 환각	1
	항간질제	정신장애	4
	조니사미드	정신장애	증
	발프론산 나트륨	섬망, 환각, 인지증, 기억장애	1, 5
	페니토인	정신장애, 인지증, 기억장애	1, 5, 증
해열진통소염제	아스피린	섬망, 불안, 환각, 혼미, 착란	1, 6
	인도메타신	섬망, 불안, 환각, 정신장애	1, 4
	에르고타민 제제	이탈 증상	2
	해열소염진통제	억울, 착란, 불면, 불안	4, 5
흥분제 · 각성제	각성제	섬망, 불안, 환각, 약물의존, 이탈증상	증
항파킨슨제	L-도파	인지증, 소 증상, 섬망, 불안, 억울, 환각, 정신장애	1, 4, 5
	염산 아만타딘	섬망, 불안, 억울, 환각, 인지증, 정신장애, 환각, 불면, 흥분	1, 4, 5, 증
	염산 트리헥시페니딜	인지증, 정신장애, 약물의존	1, 2, 증
	항파킨슨제	환각, 착란, 망상, 인지증, 억울, 흥분, 섬망	2, 6
	셀레길린	정신장애	4
	브로모크립틴	조 증상, 정신장애	1, 증
정신 신경 용제	SSRI	불안	4
	에티졸람	정신장애	증
	염산클로미프라민	정신장애	증
	항울제	섬망, 불안, 환각, 식욕항진, 인지증, 기억장애	1, 4, 5
	향정신약	건당식장애, 착란, 인지증, 불안, 억울, 섬망, 불안, 환각	1, 2, 4
	항조약	섬망, 불안, 억울, 환각	1
	삼환계 항울제	정신장애, 초조, 흥분	4
	설피리드	인지증, 기억장애	1, 5
	탄산 리튬	인지증, 기억장애, 섬망	1, 4, 5
	할로페리돌	정신장애	증
	페노티아진계	정신장애	4
	부티로페논계 약제	식욕항진	1
	벤자미드계 약제	식욕항진	1
	메틸페니데이트	조증상, 불안, 불면, 흥분, 정신장애	1, 4, 5
종합감기약	염산 메틸에페드린	정신장애	증
	인산 디히드로코데인	이탈증상, 약물의존	2
기타 중추신경계 용제	염산 인데록사신	억울	1
	염산 비페멜란	억울	1
	트립탄	억울, 불안	4(억: 23, 2%)
	마진돌	불면, 흥분	5
국소마취제	염산 리도카인	섬망, 환각	1
골격근이완제	근이완제	불안	1

(계속)

약효	약품	정신장애의 종류	비고
진경제	아트로핀	망상, 인지증, 기억장애, 흥분, 섬망, 환시	1, 2, 5, 6
	항콜린제	인지증, 섬망, 환각, 기억력 저하, 기억장애, 정신장애	1, 2, 5
	스코포라민	망상, 기억장애, 인지증	2, 5
	바크로펜	조증상	1
	부교감신경차단제	섬망, 불안, 억울, 환각	1
안과 용제	β차단제	환각, 억울, 섬망, 불안, 환각	1, 2
	염산 에페드린	환각, 망상	2
부정맥 용제	디지탈리스	환각, 망상, 인지증, 섬망, 불안, 환각, 정신장애	1, 2, 4
	퀴니딘	정신장애	4
	프로카인아미드	억울, 섬망, 환각, 정신장애	1, 4
	리도카인	섬망, 불안, 정신장애	4
이뇨제	아세타졸아미드	기억장애, 인지증	5
	티아지드	탈수, 저칼륨혈증에 기인한 쇠약, 섬망	5
	프로세미드	탈수, 저칼륨혈증에 기인한 쇠약, 섬망	5
혈압강하제	ACE 저해제	섬망, 정신장애	4
	중추성 α 2작동제	억울, 섬망	2, 4
	β차단제	섬망, 억울, 불안, 정신장애	4(억: 1.1%)
	알부테롤	정신장애	4
	염산 클로니딘	인지증, 억울	1, 4(1.5%)
	칼슘 길항제	섬망, 불안, 억울, 환각, 정신장애	1, 4
	독사조신	정신장애	4
	히드랄라진	조 증상	1
	메틸도파	억울	4(3.6%)
	라우월피아제	불안, 억울, 흥분	1, 5
	레세르핀	억울, 섬망	2, 4(7%), 5
고지혈증 치료제	스타틴계	불안	4
기타 순환기관 용제	염산 플루나리진	억울	1
	신나리진	억울	1
호흡촉진제	독사프람	불안, 불면, 흥분	1, 5
진해제	에페드린	불면, 흥분, 불안, 정신장애, 환각, 망상	1, 2, 4, 5
	슈도에페드린	불안, 정신장애	4
	중추성 진해제	불안	1
	덱스트로메토르판	정신장애	4
기관지확장제	β자극제	섬망, 불안, 환각	1
	테오필린	섬망, 불안, 환각, 불면, 흥분	1, 4, 5
지사제, 정장제	비스무스 제제	인지증	1
	로페라미드	섬망, 억울, 착란	5
소화성 궤양제	H_2 차단제	섬망, 불안, 억울, 환각, 착란, 흥분	1, 4, 5
	시메티딘	조 증상	1
	파모티딘	정신장애	4
	프로톤펌프 억제제	인지증	1
기타 소화기관 용제	돔페리돈	섬망, 환각	1
	메토클로프라미드	섬망, 환각, 불안	1, 4
갑상선 · 부갑상선호르몬제	항갑상선호르몬 제제	억울	1
	갑상선호르몬 제제	불안, 억울, 정신장애	1, 4
부신호르몬제	카테콜아민계 제제	불안	1
	부신피질호르몬	억울, 조 상태, 불면, 섬망	4(억: 1.3~18%), 5
	프레드니솔론	선안, 불안, 억울, 환각, 조 증상, 식욕항진, 환각, 착란, 망상, 불면, 정신장애	1, 2, 5, 증
난포호르몬제, 황체호르몬제	에스트로겐 제제	불안	4

(계속)

약효	약품	정신장애의 종류	비고
난포호르몬제, 황체호르몬제	프로게스테론	불안	4
	난포호르몬 제제	불안	1
남성호르몬	테스토스테론	불안	4
단백 동화 스테로이드	단백 동화 스테로이드	불안, 정신병	4
기타 호르몬제	Gn-RH 유도체	식욕항진, 억울, 불안	1, 4(억: 26~54%)
	초산 부세레린	억울	2
피임제	경구피임약	억울	1, 4
습관성 중독 용제	디설피람	섬망, 환각, 조 증상	1
당뇨병 용제	당뇨병 치료제	불안	1
면역억제제	시클로스포린	조 증상	1
	타크롤리무스	정신장애	4
항악성종양제 [대사길항제]	카르모풀	섬망, 환각, 인지증	1
	테가푸르	섬망, 환각, 인지증	1
	플루오로우라실	인지증	1
	메토트렉세이트	섬망, 환각, 인지증	1
항악성종양제 [식물 성분 제제]	황산 빈크리스틴	억울	1
	황산 빈데신	억울	1
	황산 빈플라스틴	억울, 불안	1, 4
항악성종양제 [기타]	L-아스파라기나아제	불안, 억울	1
	타목시펜	억울	4(1~20%)
	프로카바진	조 증상, 불안	1
항히스타민제	항히스타민약	섬망, 불안, 환각, 식욕항진, 기억장애, 인지증, 정신장애	1, 4, 5
항진균류제	글리세오풀빈	억울	1
항결핵제	이소니아지드	섬망, 불안, 환각, 인지증, 조 증상, 불면, 불안, 초조, 흥분, 섬망, 기억장애, 정신장애	1, 4, 5
	에탐부톨	섬망, 불안, 환각, 인지증	1
	에티오나미드	불면, 불안, 초조, 흥분, 섬망	5
	사이클로세린	섬망, 불안, 환각, 인지증, 망상, 정신장애	1, 4
합성항균제	퀴놀론계	불안, 정신장애	4
설파제	설파메톡사졸 · 트리메토프림	정신장애	4
항바이러스제	아시클로버	인지증, 기억장애	1, 5
	에파비렌즈	불안, 정신장애	4
	Oseltamivir	환각, 섬망, 이상행동, 자살(염려, 기도)	증
	간시클로버	정신장애	4
	항바이러스제	환각, 망상	2
	잘시타빈	인지증, 기억장애	1, 5
인터페론 제제	인터페론	섬망, 불안, 억울, 환각, 정신장애, 인지증, 기억장애	124(억: α13~33%), 5, 증
인터루킨 제제	인터루킨2	억울	4
조영제	메트리자마이드	조 증상	1
진통제	염산 부프레놀핀	섬망, 불안, 환각	1
	펜타조신	섬망,불안, 환각, 약물의존, 이탈 증상, 환각, 견당식장애, 착란, 망상	1, 2, 4
	마약성 진통제	섬망, 불안, 환각, 약물의존, 이탈 증상	1
마약, 각성제	암페타민	조 증상, 불안, 정신장애	1, 4
	케타민	정신장애	4
	코카인	조 증상	1

(계속)

약효	약품	정신장애의 종류	비고
마약, 각성제	대마	정신장애	증
공업용품	시너	정신장애	증
기타	답손	정신장애	4

증) 증례보고(일본).

【참고문헌】

1) 藤田敏郎監修：薬物障害ガイド，南山堂，1999.
2) 高橋隆一監修：臨床医が書いた薬の重大な副作用がわかる本—患者が気づく副作用症状，エルゼビア・ジャパン，1998.
3) 増原慶壮，大沢友二：臨床薬剤師のための副作用入門，じほう，2000.
4) Tisdale JE, Miller DA : Drug-Induced Diseases, American Society of Health-System Pharmacists, 2005.（頻度の記載があったものについては，該当副作用の頭文字とともに記載。）
5) 龍原徹：ポケット医薬品集 2006年版，白文社，2006.
6) オーストラリア治療ガイドライン委員会著，医薬ビジランスセンター，医薬品・治療研究会訳，向精神病薬治療ガイドライン．医薬ビジランスセンター発行，2003.

Appendix 13-1 시각장애를 일으키기 쉬운 약제

약 효	약 품	시각장애의종류	비 고
전신마취제	산소	망막혈관협소화, 주변시야협착	1
최면진정제 · 항불안제	디아제팜	안진	1
	발비툴산계 최면약	색각의 변화, 안진 안구근 마비	1
	벤조디아제핀계	안압항진, 녹내장 발작	2
항간질제	에토토인	암진	1
	카르바마제핀	각막장애, 안진, 안구근마비	1
	항간질제	안압항진, 녹내장 발작, 안진, 외안근마비, 복시	2, 4
	디페닐히단토인	안진	1
	트리메타디온	색각의 변화	1
	페니토인	백내장, 안진	1
	페노바르비탈	각막장애	1
	프리미돈	안진, 안구근마비	1
해열진통소염제	아스피린	망막출혈, 시신경유두부종	1
	이부프로펜	색각의 변화	1
	인도메타신	주변시야협착, 각막혼탁, 망막장애	1, 2
	에르고타민	망막부종, 망막혈관 협소화, 시신경유두종	1
	케토프로펜	시신경유두종	1
	살리실산 나트륨	색각의 변화	1
	나프록센	각막혼탁	1, 2, 4
	비스테로이드성 소염진통제	시신경장애, 각막장애, 무시, 각결막염	1
	페닐부타존	망막출혈	1, 2
항파킨슨제	L-도파	급성 폐쇄우각녹내장, 안압항진	2
	아만타딘	각막염	1
정신 신경 용제	아미트립틸린	안구근마비	1
	클로르프로마진	각막장애, 백내장	1
	항울제(삼환계, 모노아민산화효소 저해제 등)	급성 폐쇄우각녹내장	2, 4
	삼환계 항우울제	시각장애, 급성 폐쇄우각녹내장, 산동, 모양체근마비	1
	티오리다진	망막색소상피세포장애	1
	할로페리돌	백내장	1
	피페리디클로로페노티아진	망막색소상피세포장애	1, 2
	페노티아진계 향정신약	백내장, 망막장애, 각막혼탁, 황반증, 급성 폐쇄우각녹내장	1
	플루페나진	황반증	2
	사환계 항우울제	시각장애	1
종합감기약	프로메타딘 메틸렌디살리실산 등	급성 폐쇄우각녹내장	1
	말레인산 크롤페니라민 등	급성 폐쇄우각녹내장	1
골격근이완제	알크로움	안구근마비	1
	클로르메자논	급성 폐쇄우각녹내장	1
	보툴리누스중독증	시신경증(염), 시신경위축, 구후시신경염, 주변시야협착, 안구근마비	1
진경제	염산 디사이클로민 등	급성 폐쇄우각녹내장	1
	항콜린제	안압항진, 급성 폐쇄우각녹내장	1, 2
안과 용제	이소프로필우노프로스톤	홍채색소침착, 안검다모	증
	옥시브프로카인	각막장애	1
	콘드로이틴 황산 나트륨	각막장애	증
	모든 점안제	각막염	2
	트로픽아미드	각막장애	1
	필로카르핀	각막장애	1
부정맥 용제	아미오다론	망막지질침착, 각막혼탁, 백내장, 시신경장애	1, 2, 증, 4

(계속)

약효	약품	시각장애의 종류	비고
기타	에틸렌글리콜	시신경유두종, 시신경증(염), 시신경위축, 구후시신경염, 안구근마비 안구근마비	1
	브롬화 메틸	망막출혈, 안진	1
	답손	망막출혈, 시신경증(염), 시신경위축, 구후시신경염	1
	트리클로로에틸렌	망막출혈, 안구근마비	1
	벤젠	망막출혈	1
	메타놀	망막부종, 시신경증(염), 시신경위축, 구후시신경염, 주변시야협착	1
	메틸수은	주변시야협착	1

증) 증례보고(일본).

【참고문헌】

1) 藤田敏郎監修：薬物障害ガイド，南山堂，1999.
2) 高橋隆一監修：臨床医が書いた薬の重大な副作用がわかる本—患者が気づく副作用症状，エルゼビア・ジャパン，1998.
3) 増原慶壮，大沢友二：臨床薬剤師のための副作用入門，じほう，2000.
4) Tisdale JE, Miller DA : Drug-Induced Diseases, American Society of Health-System Pharmacists, 2005.

Appendix 13-2 청각장애를 일으키기 쉬운 약제

약효	약품	청각장애의 종류	비고
국소마취제	부피바카인	난청, 이명, 현기증	4
마취약	판크로늄	난청, 이명, 현기증	4
최면진정제 · 항불안제	디아제팜	평형장애(중추), 난청, 이명, 현기증	1, 4
	테마제팜	난청, 이명, 현기증	4
	벤조디아제핀계	난청, 이명, 현기증	4
	로라제팜	난청, 이명, 현기증	4
항간질제	아레비아틴	평형장애(중추)	1
	카르바마제핀	난청, 이명, 현기증	4, 증
	테그레톨	평형장애(중추)	1
	바르비튜레이트	평형장애(중추), 난청, 이명, 현기증	1, 4
	발프론산	난청, 이명, 현기증	4
	페니토인	난청, 이명, 현기증	4
해열진통소염제	아스피린	난청, 평형장애(내이), 이명	1, 2, 4(0, 3~1.7, 4g/d 이상에서는 50~75%)
	이부프로펜	난청, 이명, 현기증	4
	인도메타신	난청, 이명, 현기증	4
	에토드락	난청, 이명, 현기증	4
	케토프로펜	난청, 이명, 현기증	4
	디클로페낙나트륨	난청, 이명, 현기증	4
	디플루니살	난청, 이명, 현기증	4(1~3%)
	설린닥	난청, 이명, 현기증	4
	나프록센	난청, 이명, 현기증	4
	피록시캄	난청, 이명, 현기증	4
	페닐부타존	난청, 이명, 현기증	4
	메페남산	난청, 이명, 현기증	4
마취 전 투약	아트로빈	난청, 이명, 현기증	4
	리도카인	난청, 이명, 현기증	4
항파킨슨제	브로모크립틴	난청, 이명, 현기증	4
정신 신경 용제	아미트립틸린	난청, 이명, 현기증	4
	이미플라민	난청, 이명, 현기증	4
	데시플라민	난청, 이명, 현기증	4
	트라조돈	난청, 이명, 현기증	4
	노르트립틸린	난청, 이명, 현기증	4
	리튬 제제	평형장애(중추), 난청 이명, 현기증	1, 4
항인지증약	도네페질	난청, 이명, 현기증	4(〈1%)
근이완제	단트롤렌	난청, 이명, 현기증	4
이뇨제	아세타졸아미드	난청, 이명, 현기증	4
	에타크린산	난청, 평형장애(내이)	1, 2
	클로르타리돈	난청, 이명, 현기증	4
	티아지드계	난청, 이명, 현기증	4
	트르세미드	난청, 이명, 현기증	4
	부메타니드	난청, 이명, 현기증	4(1.1~1.7%)
	푸로세미드	난청, 평형장애(내이), 이명, 현기증	1, 2, 4(3~6.4%, 급속히 정주를 달았을 경우 50~100%)
심부전 치료제	디곡신	난청, 이명, 현기증	4
부정맥 치료제	퀴니딘	난청, 이명, 현기증	4
	플레카이니드	난청, 이명, 현기증	4
	프로카인아미드	난청, 이명, 현기증	4

(계속)

약효	약품	청각장애의 종류	비고
수액	글리세롤	난청, 이명, 현기증	4
	만니톨	난청, 이명, 현기증	4
혈압강하제	에나라프릴	난청, 이명, 현기증	4
	혈압강하제(과량투여)	평형장애(비전정성 장애)	1
	티몰롤	난청, 이명, 현기증	4
	테르미살탄	난청, 이명, 현기증	4(0.3~1%)
	나도롤	난청, 이명, 현기증	4
	프라조신	난청, 이명, 현기증	4
	프로프라놀롤	난청, 이명, 현기증	4
	메토프로롤	난청, 이명, 현기증	4
혈관확장제	암로지	난청, 이명, 현기증	4(0.1~1%)
	딜티아젬	난청, 이명, 현기증	4
	니카르디핀	난청, 이명, 현기증	4
	니페디핀	난청, 이명, 현기증	4
	니모디핀	난청, 이명, 현기증	4
	베라파밀	난청, 이명, 현기증	4
고지혈증 치료제	로바스타틴	난청, 이명, 현기증	4
기관지확장제	아미노피린	난청, 이명, 현기증	4
기타 혈액 용제	티클로피딘	난청, 이명, 현기증	4
소화성궤양 치료제	오메프라졸	난청, 이명, 현기증	4
	시메티딘	난청, 이명, 현기증	4
	파모티딘	난청, 이명, 현기증	4
프로스타글란딘 제제	미소프로스톨	난청, 이명, 현기증	4
갑상선 · 부갑상선호르몬제	프로필티오우라실	난청, 이명, 현기증	4
부신피질호르몬제	프레드니솔론	난청, 이명, 현기증	4
성호르몬	경구피임약	난청, 이명, 현기증	4
	다나졸	난청, 이명, 현기증	4
인슐린	인슐린	난청, 이명, 현기증	4
외피 용제 [화농성 질환 용제]	네오마이신	평형장애(내이)	1
	프라디오마이신	난청	1
항선용제	아미노카프론산	난청, 이명, 현기증	4
당뇨병 용제	혈당강하제(과량투여)	평형장애(비전정성 장애)	1
면역억제제	시클로스포린	난청, 이명, 현기증	4
	타크롤리무스	난청, 이명, 현기증	4
	무로모납 CD3	난청, 이명, 현기증	4
항악성종양제 [항생물질]	악티노마이신 D	난청, 이명, 현기증	4
	블레오마이신	난청, 이명, 현기증	4
항악성종양제 [대사길항제]	5-FU 및 그 유도체	평형장애(중추)	1
	이포스파미드	난청, 이명, 현기증	4
	시타라빈	난청, 이명, 현기증	4
	비노렐빈	난청, 이명, 현기증	4
	플루다라빈	난청, 이명, 현기증	4
	메토트렉세이트	난청, 이명, 현기증	4
항악성종양제 [식물 성분 제제]	파크리탁셀	난청, 이명, 현기증	4
	빈크리스틴	난청, 이명, 현기증	2, 4
	빈블라스틴	난청, 이명, 현기증	4
항악성종양제 [기타]	카르보플라틴	난청, 이명, 현기증	1, 4(15~82%)
	시스플라틴	난청, 이명, 현기증	1, 4(4~97%), 증
	시스플라틴	이명, 난청	2

(계속)

약 효	약 품	청각장애의 종류	비 고
항류마티스제	오라노핀	난청, 이명, 현기증	4
	페니실라민	난청, 이명, 현기증	4
항히스타민제	디펜히드라민	난청, 이명, 현기증	4
β-락탐계	아즈트레오남	난청, 이명, 현기증	4
	암피실린	난청, 이명, 현기증	4
아미노글리코시드계	아미카신	난청, 이명, 현기증	4(0~28.5%)
	카나마이신	난청, 평형장애(내이), 이명	1, 2
	겐타마이신	난청, 평형장애(내이), 이명, 현기증	1, 2, 4(0~63%)
	스트렙토마이신	난청, 평가장애(내이), 이명, 현기증	1, 2, 4
	토브라마이신	난청, 이명, 현기증	4(0~43%)
글리코펩티드계	반코마이신	난청, 이명, 현기증	4
테트라사이클린계	카나마이신	난청, 이명, 현기증	4(5~26.9%)
	테트라사이클린	난청, 이명, 현기증	4(11~14%)
	독시사이클린	난청, 이명, 현기증	4(77% 이상)
	미노마이신	평형장애(내이), 난청, 이명, 현기증	1, 4(14~60%)
린코마이신계	클린다마이신	난청, 이명, 현기증	4
마크로라이드계	아지스로마이신	난청, 이명, 현기증	4(AIDS 환자에서 14~2%)
	에리스로마이신	난청, 이명, 현기증	4(32%)
	클라리스로마이신	난청, 이명, 현기증	4
크로람페니콜	클로람페니콜	난청.이명, 현기증	4
퀴놀론제	노루프록사신	난청, 이명, 현기증	4
항결핵제	이소니아지드	평형장애(중추), 난청, 이명, 현기증	1, 4(16.6%)
	에탐부톨	난청	1
	에티오나미드	난청, 이명, 현기증	4
	사이클로세린	난청, 이명, 현기증	4
	리팜피신	난청, 이명, 현기증	4
항진균류제	암포테리신B	난청, 이명, 현기증	4
	이트라코나졸	난청, 이명, 현기증	4
	그리세오풀빈	난청, 이명, 현기증	4
	케토코나졸	난청, 이명, 현기증	4
	폴리믹신B	난청, 이명, 현기증	4
항바이러스제	에파피렌트	난청, 이명, 현기증	4
	잘시타빈	난청, 이명, 현기증	4
	지다노신	난청, 이명, 현기증	4
	지도부딘	난청, 이명,현기증	4
	라미프딘	난청, 이명, 현기증	4
	리토나빌	난청, 이명, 현기증	4
설파제	사라조설파피리진	난청, 이명, 현기증	4
	설파메톡사졸	난청, 이명, 현기증	4
인터페론 제제	인터페론	평형장애(내이 , 난청, 이명, 현기증	1, 4(39.5%), 증
항원충제	퀴닌	수청, 평형장애(내이)	1
	클로로퀸	난청	1
	메트로니다졸	난청, 이명, 현기증	4
골다공증 치료제	에티드로네이트	난청, 이명, 현기증	4
	파미드로네이트	난청, 이명, 현기증	4
예방접종	디프테리아톡소이드	난청, 이명, 현기증	4
마약	펜타조신	난청, 이명, 현기증	4
	모르핀	난청, 이명, 현기증	4
기타	탈리도마이드	난청, 이명, 현기증	4

(계속)

약효	약품	청각장애의 종류	비고
기타	답손	난청, 이명, 현기증	4
	데플록사민	난청, 이명, 현기증	4(29~50%)
	미녹시딜	난청, 이명, 현기증	4

증) 증례보고(일본).

【참고문헌】

1）藤田敏郎監修：薬物障害ガイド，南山堂，1999.
2）高橋隆一監修：臨床医が書いた薬の重大な副作用がわかる本—患者が気づく副作用症状，エルゼビア・ジャパン，1998.
3）増原慶壮，大沢友二：臨床薬剤師のための副作用入門，じほう，2000.
4）Tisdale JE, Miller DA : Drug-Induced Diseases, American Society of Health-System Pharmacists，2005.（頻度の記載があったものについては記載。）

Appendix 13-3 후각장애를 일으키기 쉬운 약제

약효	약품	골관절장애의 종류	비고
해열진통소염제	플루비프로펜	후각변화	2
정신 신경 용제	항우울제	후각장애	1
항파킨슨제	L-도파	후각변화	2
편두통 치료제	수마트립탄	후각이상	2
부정맥 치료제	아미오다론	이취	1, 2(1~3%)
	암리논	후각변화	2
	리도카인	무취	2
혈압강하제	에나라프릴	후각이상	2
	키나프릴	무취	2
혈관확장제	암로디핀	후각이상	2
	딜티아젬	무취	2
	니페디핀	무취	2
	펠로디핀	후각이상	2
고지혈증 치료제	클로피블레이트	후각감수성 저하	2
	콜레스티라민	후각감수성 저하	2
	플라바스타틴	후각감수성 저하	2
	로바스타틴	무취	2(<1%)
비염용 제제	스코포라민	후각감수성 저하	2
	페닐레프린	비염, 후각감수성 저하	2
소화성 궤양 치료제	시메티딘	후각감수성 저하	2
갑상선 · 부갑상선호르몬제	티아마졸	후각변화, 후각감수성 저하	2
	프로필티오우라실	후각감수성 저하	2
부신피질호르몬제	플루티카손	비염	2
	베크로메타존	후각감수성 저하	1, 2
	베타메타손	무취	2
항악성종양제 [대사길항제]	시타라빈	후각감수성 저하	2
	테가푸르	후각장애	1
	메토트렉세이트	후각감수성 저하	2
β-락탐계	아목시실린	무취, 후각변화	2
	세프록심	무취	2
아미노글리코시드계	아미카신	무취	2
	카나마이신	무취, 후각감수성 저하	2
	겐타마이신	후각감수성 저하	2
	스트렙토마이신	후각감수성 저하	2
테트라사이클린계	독시사이클리	무취, 후각변화	2
마크로라이드계	아지스로 마이신	무취	2
	클래리스로마이신	무취, 후각변화	2
퀴놀론제	오플록사신	무취	2
	시프로플록사신	후각이상	2
	레보플록사신	후각변화	2
설파제	설파디아진은	무취, 후각감수성 저하	2
인터페론 제제	인터페론	무취	2
인터루킨 제제	인터루킨2	후각감수성 저하	2
항원충제	펜타미진	후각감수성 저하	2
	메트로니다졸	무취	2
기타	아연	무취	2

【참고문헌】

1) 高橋隆一監修 : 臨床医が書いた薬の重大な副作用がわかる本—患者が気づく副作用症状，エルゼビア・ジャパン，1998.
2) Tisdale JE, Miller DA : Drug-Induced Diseases, American Society of Health-System Pharmacists, 2005. （頻度の記載があったものは記載した。）

Appendix 13-4 미각장애를 일으키기 쉬운 약제

약효	약품	비고
정신 신경 용제	항우울제	2
항파킨슨제	L-도파	1
이뇨제	티아지드제	1
	스피로놀락톤	1
	푸로세미드	1
혈압강하제	ACE 저해제	2
	캅토프릴	1
	메틸도파	1
갑상선 · 부갑상선 치료제	티아마졸	1
	티오프로닌	1
기타 대사성 의약품	글루타치온	1
항악성종양제	항악성 종양제	2
항류마티스제	D-페니실라민	2
테트라사이클린계	테트라사이클린	1
항결핵제	이소니아지드	1
	에탐부톨	1
인터페론 제제	인터페론	1

【참고문헌】

1）藤田敏郎監修：薬物障害ガイド，南山堂，1999.
2）高橋隆一監修：臨床医が書いた薬の重大な副作用がわかる本―患者が気づく副作用症状，エルゼビア・ジャパン，1998.

Appendix 14-1 당대사장애를 일으키기 쉬운 약제

약 효	약 품	당지질장애의 종류	비 고
최면진정제 · 항불안제	클로르디아제폭사이드	고혈당	1
항간질제	디페닐히단토인	당뇨병, 고혈당	1, 2
	페니토인	품혈정(인분↓, 인저↑)	4, 5
해열진통소염제	아스피린	저혈청(인분↑, 글감↑, 신↓)	4, 5
	아세트아미노펜	저혈정	1
	인도메타신	고혈당	5
항파킨슨제	L-도파	당뇨병, 고혈당(인쿤↓, 인저↑)	1, 2, 5
정신 신경 용제	아미트립틸린	저혈당	1, 5
	아목사핀	고혈당	1
	이미프라민	저혈당, 고지혈증	1
	올란자핀	고혈당	4
	클로자핀	고혈당	4
	클로르프로마진	고혈당	4
	할로페리돌	고혈창, 저혈당	1
	비정형 항정신병약	고혈의(인저↑, 인쿤↓, 체중↑)	4
	페노치아진계	저혈당, 고지혈증, 고혈당(인분↓, 체중↑)	1, 4, 5
	부티로페논계	고지혈증	1
	리튬	저혈당	1
기타 중추신경계 용제	염화 안베노늄	저혈당	5
	호판텐산 칼슘	저혈당	증
강심제	에피네프린	고혈당(인분↓)	5
	도파민	고혈당	1
	드록시도파	고혈당	5
심부전 용제	bucladesine	고혈당	5
부정맥 용제	퀴니딘	저혈당(인분↑)	1
	호박산 시벤조린	저혈당	증, 1, 5
	디소피라미드	저혈당(인분↑)	1, 증, 4, 5
	피르메놀	저혈당	5
	베라파밀	고혈당	1
이뇨제	아세타졸아미드	고혈당	1
	크롤타리돈	고지혈증	1
	티아지드계 이뇨제	고혈당(인저↑, 저K, 인분↓), 고지혈증	1, 2, 4, 5
	스피로놀락톤	고지혈증	1
	고리이뇨제	고혈당(인분↓), 고지혈증	1, 5
혈압강하제	ACE 저해제	저혈정(인감↑)	1, 4
	α_1차단제	고혈당, 고지혈증	1
	α-메틸도파	고지혈증	1
	β차단제	고혈당(비선택성: 인분↓, 인저↑, 체중↑), 저혈당(저혈당 증상의 은울 · 회복지연, 인감↑, 신↓)	4, 5
	칼슘길항제	고혈압(인분↓)	4
	구아나벤즈	고지혈증	1
	구안파신	고지혈증	1
	클로니딘	고지혈증, 고혈당(인분↓)	1, 5
	디아족사이드	고혈당	1, 2
	중추성α차단제	고혈당	1
	레세르핀	저혈당	1
점비제	α자극 점비제	고혈당	5
고지혈증 치료제	클로피블레이트	저혈당	1
	니코틴산	고혈당(인저↑)	5

(계속)

약 효	약 품	당지질장애의 종류	비 고
고지혈증 치료제	니세리트롤	고혈당	5
	베자피블레이트	저혈당	1
호흡촉진제	독사프람	고혈정	1
기관지확장제	터부탈린	고혈당(신↑, 인저↑)	4
진해제	디메모르판	고혈당	5
거담제	시스테인류	저혈당	5
뇌하수체호르몬제	ACTH	고혈당(인저↑)	1, 2, 5
	소마트로핀	고혈당(인저↑)	증, 4, 5
갑상선 · 부갑상선호르몬제	갑상선호르몬	고혈당(인저↑)	1, 5
	티아마졸	인슐린자가면역증후군	1, 증, 5
단백 동화 스테로이드제	다나졸	고혈당(인저↑)	4
	단백 동화 호르몬제	당뇨병	2
부신호르몬제	카테콜아민	고혈당	1
	부신피질호르몬제	당뇨병(이분↓, 인저↑, 신↑), 지질대사이상	1, 2, 증, 4 (매우 많다), 5
	프레드니솔론	고혈당, 당뇨병	증
난포호르몬제 · 황체호르몬제	에스트로겐	고지혈증, 고혈당(인저↑)	1, 5
	경구피임제	당뇨병(인저↑), (고지혈증)	1, 2
	초산 클로르마지논	당 · 당대사물이상	증
기타 호르몬제	인슐린	저혈당, 지질대사이상	증, 4
	옥트레오티드	고혈당(인분↑), 저혈당	1, 5
	글루카곤	고혈당(인분↓)	5
	부세레린	고혈당	5
	인산 에스트람스틴	저혈당	5
기타 비뇨생식기관 · 항문 용제	염산 리토드린	고혈당(신↑)	증, 4
외피 용제 [살균소독제]	에탄올	저혈당	1
외피 용제 [화농성 질환 용제]	클로람페니콜	저혈당	1
외피 용제 [진통 · 진봉수렴 · 소염제]	프로카인	저혈당	1
외피 용제 [기생성 피부질환 용제]	케토코나졸	저혈당	1
	살리실산	저혈당	1
비타민 B제	니코틴산	당뇨병	2
	니코틴산 · 나이아신	고혈당(인저↑, 신↑)	1, 4
당류제	고칼로리수액	고혈당	증
	락트로스	고혈당	5
혈액응고 저지제	와파린	저혈당	5
간장질환 용제	글리실리틴	인슐린자가면역증후군	5
	글루타치온	인슐린자가면역증후군	1
	티오프로닌	인슐린자가면역증후군	1, 증
통풍 치료제	콜히친	저혈당	1
	설핀피라존	저혈당	1
혈당강하제	α글루코시다제저해제	저혈당	1, 증
	글리벤클라미드	저혈당	증
	설포닐 요소	저혈당(인분↑)	1, 4
	트로글리타존	저혈당	1
	비구아니드계 경구 당뇨병제	유산산증, 저혈당	1, 2
면역억제제	시클로스포린	고혈당(인산↓, 인분↓, 인저↑: 신장 이식 후 4~11%)	1, 증, 4, 5
	타크롤리무스 수화물	고혈당(인분↓, 인저↑, 췌장, 신장 이식 후 인슐린의존성 당뇨병 20%, 간장 이식 후 11~18%)	증, 4, 5
그밖에 분류되지 않은 대사성 의약품	미조리빈	고혈당	증

(계속)

약효	약품	당지질장애의 종류	비고
항악성종양제[알킬화제]	시클로포스파미드	저혈당	5
	메르캅토퓨린	인슐린자가면역증후군	5
항악성종양제[기타]	L-아스파라기나아제	고혈당(인산↓, 인분↓, 인저↑), 당뇨병, 고지혈증	1, 2, 증, 4
항류마티스제	페니실라민	인슐린자가면역증후군	1, 5
한방	인삼	저혈당(글↑, 인분변동, 탄수화물의 흡수율↓)	증, 4
세펨계	세프로펜	저혈당(카르니틴 저하)	5
	세아지트렌	저혈당(카르니틴 저하)	5
	세프테람	저혈당(카르니틴 저하)	5
테트라사이클린계	테트라사이클린	저혈당	1
클로람페니콜계	크로람페니콜	저혈당	5
설파제	세균성 질환 예방 제제	저혈정(인분↑)	1, 4
항결핵제	이소니아지드	고혈당(인분↓)	1, 5
	피라지나미드	고혈당(인분↓)	5
	리팜피신	고혈당(소장의 포도당 흡수↑)	1, 4
합성항균제	가치플록사신	저혈당(초기, 인분↑), 고혈당(어느 정도 사용 후 인분↓)	4
	퀴놀론계	저혈당(인분↑)	4
	날리딕산	고혈당	1
항바이러스제	암시클로빌	저혈당	1
	역전사진효소저해제	고혈당(인저↑, 췌)	4
	지다노신	고혈당(췌, 저K)	4
	프로테아제 저해제	고혈당(인저↑, 췌)	4(매우 많음)
기타 화학요법제	ST 합제	저혈당	1
인터페론 제제	인터페론 a, β, γ	고혈당(랑게르한스세포 항체생성, 인분↓, 인저↑)	1, 증, 4, 5
항원충제	퀴닌	저혈당	1
	펜타미진	고혈당(췌, 인분↓), 저혈당 인분↑, 주사제: 6~40%)	1, 4, 5
마약	모르핀	고혈당	1
식품	L-카르틴	저혈당(인감↑, 포도당포합 저장↑)	4
	에탄올	저혈당(신↓, 뇌하수체반응 저하)	4
	신나몬	저혈당(인감↑)	4
기타	탈리도마이드	고혈당(인저↑, 글↓)	4
	스트렙트족신	당뇨병	2

인저: 말초에서의 인슐린 저항성, 인감: 말초에서의 인슐린 감수성, 인분: 인슐린분비, 인분저: 인슐린분비 저해, 인생: 인슐린 생성, 췌: 췌장염이나 췌장에의 장애, 저K: 저칼륨혈증에 의한 인슐린분비 저해, 신: 당신생, 글: 글리코겐 합성, 체중: 체중 증가 촉진

증) 증례보고(일본).

【참고문헌】

1) 藤田敏郎監修：薬物障害ガイド，南山堂，1999.
2) 高橋隆一監修：臨床医が書いた薬の重大な副作用がわかる本—患者が気づく副作用症状，エルゼビア・ジャパン，1998.
3) 増原慶壮，大沢友二：臨床薬剤師のための副作用入門，じほう，2000.
4) Tisdale JE, Miller DA : Drug-Induced Diseases, American Society of Health-System Pharmacists, 2005. (頻度の記載があったものについては記載。)
5) 龍原徹：ポケット医薬品集 2006年版，白文社，2006.

Appendix 14-2 전해질장애를 일으키기 쉬운 약제

약효	약품	전해질장애의 종류	비고
항간질제	카르바마제핀	전해질이상, 저나트륨혈증, SIADH	1, 2, 3, 증, 4
	항간질제	저칼슘혈증	3
	발프론산 나트륨	SIADH	4
	페니토인	저칼슘혈증	5
해열진통소염제	NSAIDs	나트륨류, 고칼륨혈증, 음이온차이 정상의 대사성 산증	1, 5
	아스피린	대사성 산증, 고칼륨혈증	2, 증
	아세트아미노펜	SIADH, 유산산증	2, 4
	이부프로펜	SIADH, 유산산증	4
	인도메타신	SIADH, 고칼륨혈증	3, 5
	살리실산(과잉)	유산산증	4
	디클로페낙나트륨	대사성 산증, 고칼륨혈증, SIADH	증, 4
	페닐부타존	SIADH	3
	메페남산	전해질이상	증
진통제	염산 부프레놀핀	대사성 알칼리증	1
	주석산 부톨파놀	대사성 알칼리증	1
	펜타닐	SIADH	4
	펜타조신	대사성 알칼리증	1
항파킨슨제	L-도파	저칼륨혈증, SIADH	3, 4
	아만타딘	SIADH	4
	트리헥시페니딜	SIADH	4
정신 신경 용제	아미트립틸린	SIADH	2, 4
	아목사핀	SIADH	4
	이미플라민	SIADH	4
	크로미프라민	SIADH	4
	클로르프로마진	SIADH, 저나트륨혈증	증, 4
	삼환계 항울제	저나트륨혈증	1
	설피리드	SIADH, 저나트륨혈증	증
	탄산 리튬	고나트륨혈증, 고칼슘혈증(장기)	3, 5
	티옥세틴	SIADH	4
	티오리다진	SIADH	4
	데시프라민	SIADH	4
	드키세핀	SIADH	4
	트라조돈	SIADH	4
	노르트립틸린	SIADH	4
	파록세틴	SIADH	4
	할로페리돌	SIADH, 저나트륨혈증	1, 증, 4
	피모지드	SIADH	4
	페노티아진계	SIADH, 저나트륨혈증	1
	페노바르비탈	SIADH	2
	플루페나진	SIADH	4
	브롬페리돌	SIADH, 저나트륨혈증	증
	리스페리돈	SIADH	4
	로라제팜	SIADH	4
기타 중추신경계 용제	호판텐산 칼슘	대사성 산증	증
골격근이완제	석시닐콜린	고칼륨혈증	1
	석사메토늄	고칼륨혈증	3, 증
카테콜아민	에피네프린	유산산증	4
강심제	디지탈리스	고칼륨혈증	1, 2
부정맥약제	아미오다론	SIADH	5

(계속)

약효	약품	전해질장애의 종류	비고
부정맥약제	디지탈리스	고칼륨혈증	5
	프로파페논	SIADH	4
이뇨제	아세타졸아미드	대사성 산증, 저인혈증	1, 2, 5
	에타크린산	저칼륨혈증	3
	칼륨보전이뇨제	고칼륨혈증, 산증	1, 5
	티아지드계	SIADH, 대사알칼리증, 저인혈증, 고칼슘혈증, 저칼륨혈증	1, 3, 증, 4, 5
	스피로놀락톤	음이온차이 정상의 대사성 산증	1, 증
	트리암테렌	음이온차이 정상의 대사성 산증, 고칼륨혈증	1, 2
	푸로세미드	대사성 알칼리증, 저칼슘혈증, 저칼륨혈증, 저인혈증	1, 3, 5, 증
	이뇨제 전반(칼륨보전 제외)	저나트륨혈증, 탈수증, 저마그네슘혈장, 저칼륨혈증	1, 2
혈압강하제	ACE 저해제	고칼륨혈증	1, 5
	ARB	고칼륨혈증	5
	중추성 α_2 자극제	고칼륨혈증	5
	β차단제	고칼륨혈증	1
	캅토프릴	고칼륨혈증	증
	칼슘길항제	나트륨저류	1
	클로니딘	SIADH	4
	말레인산 에나라프릴	고칼륨혈증, SIADH	증, 4
	메틸도파	SIADH	4
	리시노프릴	SIADH	4
	레세르핀	대사성 알칼리증	1
고지혈증 치료제	클로피브레이트	SIADH	1, 2, 3
	콜레스티라민	음이온차이 정상의 대사성 산증	1, 5
수액	D−만니톨	저나트륨혈증, 고칼륨혈증	증, 4
	고칼로리 수액	산증	5
	고장성 탄산수소나트륨 액	고나트륨혈증	2
	침투압이뇨제	저나트륨혈증, 고나트륨혈증, 산증	2, 증, 5
	후르크토스	저인혈증	1, 증
기관지확장제	β_2 자극제	저칼륨혈증	5
	테오필린	고칼륨혈증, 저칼륨혈증, 저나트륨증, SIADH, 유산산증(과잉)	1, 증, 4, 5
소화성 궤양제	오메프라졸	SIADH	4
	수크랄페이트	저인혈증	3
제산제	알루미늄 함유 제산제	저인혈증	1, 3
	중관	저칼륨혈증	1
	탄산수소나트륨	대사성 알칼리증	증
	침강 탄산칼슘	고칼슘혈증, 대사성 알칼리증	증
설사약	설사약	음이온차이 정상의 대사성 산증, 저마그네슘혈증, 저칼륨혈증	1, 3, 5
	황산마그네슘	저칼슘혈증	증
뇌하수체호르몬제	옥시토신	SIADH	2, 3
	성장호르몬	고인혈증	1
	데스모프레신	SIADH, 저나트륨혈증	1, 2
	바소프레신	SIADH	2, 3
단백 동화 스테로이드	단백동화 스테로이드제제	고나트륨혈증	1
부신호르몬제	프레드니솔론	저칼륨혈증, 대사성 알칼리증	1, 증
난포호르몬제 · 황체호르몬제	에스트로겐 제제	고나트륨혈증, 고칼슘혈증	1, 3
기타 호르몬제	인슐린	저인혈증	1
	테리파라타미드	고칼슘혈증	5
비타민 A제	에트레티네이트	고칼슘혈증	증
	비타민 A	고칼슘혈증	1, 3
비타민 D제	α칼시돌	고칼슘혈증	증, 5

(계속)

약 효	약 품	전해질장애의 종류	비 고
비타민 D제	칼시트리올	고칼슘혈증	증, 5
	비타민 D	고칼슘혈증, 고인혈증	1, 2, 3, 5
	비타민 D 과잉에 의한 네프로카르시노시스	음이온차이 정상의 대사성 산증	1, 증, 5
칼슘제	염화 칼슘	음이온차이 정상의 대사성 산증	1, 5
	각종 칼슘 제제	고칼슘혈증	2, 증, 5
무기질 제제	각종 칼륨 제제	고칼륨혈증	2
	함당 산화철	저인혈증	증
	철제	유산산증	4
	인 제제	저칼슘혈증	3
칼륨흡수 억제제	칼리메이트	고칼슘혈증, 저칼륨혈증	5
	Kayexalate	저칼슘혈증, 저칼륨혈증	5
당류제	자일리톨	대사성 산증	증
	포도당	저인혈증	1
	고칼로리 수액	고칼슘혈증	1
	고칼로리 수액	전해질이상	증
	솔비톨	음이온차이가 상승하는 대사성 산증	1
	당	고나트륨혈증	2
	비타민 B_1 불충분한 고칼로리 수액	음이온차이가 상승하는 대사성 산증	1, 2, 증
	수액(미량원소 첨가 부족)	미량원소결핍증	증
	인의 과잉투여(수액, 고칼로리 수액)	고인혈증	1
단백 아미노산 제제	아미노산 제제	고칼륨혈증	1, 3, 증
수액	고장성 식염액	고나트륨혈증	2
	저장성 액(과잉투여)	수중독	2
기타 혈액 · 체액 용제	나트륨을 포함한 투석액	고나트륨혈증	2
기타 순환기 용제	등장성 그리세롤	저나트륨혈증	2
혈액응고 저지제	구연산 나트륨	저칼슘혈증	1
	헤파린	신장의 k배설저하, 고칼륨혈증	1, 5
간장질환 용제	글리틸리틴 제제	저칼륨혈증	1, 3, 증
췌장염 용제	나파모스탓트	고칼륨혈증	5
당뇨병 용제	클로르프로파미드	SIADH, 저나트륨혈증	1, 2, 3, 증, 4
	설포닐요소	고나트륨혈증	3
	톨부타미드	SIADH	2, 3, 4
	메토포르민	음이온차이가 상승하는 대사성 산증, 유산산증	1, 4, 5
면역억제제	시클로스포린	고칼륨혈증, 저마그네슘혈증, 대사성 산증	1
	타크로리무스	고칼륨혈증	5
그밖에 분류되지 않는 대사성 의약품	메실산 가벡세이트	고칼륨혈증	2
	메실산 나파모스탓트	고칼륨혈증	1, 증
항악성종양제	항암제	고칼륨혈증	1
항악성종양제 [알킬화제]	이포스파미드	SIADH	4
	시클로포스파미드	SIADH, 고칼륨혈증, 저나트륨혈증	1, 2, 3, 증, 4
	치오테파	SIADH	4
	멜팔란	SIADH	4
항악성종양제 [대사길항제]	플루오로우라실	대사성 알칼리증	1
항악성종양제 [항생물질]	아드리아마이신	대사성 알칼리증	1
	다우노마이신	고칼륨혈증	3
항악성종양제 [식물 성분 제제]	에토포시드	SIADH	4
	도세탁셀	SIADH	4
	비노렐빈	SIADH	4
	빈크리스틴	SIADH, 저나트륨혈증, 고칼륨혈증	1, 2, 3, 증, 4

(계속)

약효	약품	전해질장애의 종류	비고
항악성종양제 [식물 성분 제제]	빈블라스틴	SIADH	1, 2, 3, 4
항악성종양제 [기타]	L-아스파라기나아제	전해질이상	증
	시스플라틴	SIADH, 대사성 알칼리증, 저마그네슘혈증, 저칼륨혈증, 저칼슘혈증	1, 2, 3, 증, 5
	티목시펜	고칼슘혈증	1, 5
	트레티노인	고칼슘혈증	증
생약	감초	대사성 알칼리증, 저칼륨혈증, 저나트륨혈증	1, 2, 3, 5, 증
한방 제제	감초	저칼륨혈증	5
	소시호탕	전해질이상	증
항생물질제제	항생물질	대사성 알칼리증	1
β락탐계	암피실린	저칼륨혈증	2
	페니실린	저칼륨혈증, 대사성 알칼리증	1, 3
	페니실린 G 칼륨	고칼륨혈증	3
아미노글리코시드계	아미노글리코시드 등	저마그네슘혈증 저칼륨혈증	1, 5
	겐타마이신	음이온차이 정상의 대사성 산증, 저칼륨혈증	1, 2, 5
매크로라이드계	아지스로마이신	SIADH	4
폴리펩티드계	폴리믹신 B	저칼륨혈증	3
테트라사이클린계	기한이 지난 테트라사이클린	음이온차이 정상의 대사성 산증	1
	독시사이크린	고나트륨혈증	3
항진균류제	암포테리신 B	음이온차이 정상의 대사성 산증, 저칼륨혈증	1, 5
항바이러스제	지다노신	유산산증	4
	지도부딘	유산산증	4
	리네조리드	유산산증	4
항결핵약	이소니아지드	유산산증	4
합성항균제	퀴놀론계	유산산증	4
혈액제제류	사람적혈구농축액	고칼륨혈증	증
그밖에 분류되지 않는 치료를 주 목적으로 하지 않는 의약품 [기타]	니코틴	SIADH	2, 3
부의회의원	염산 아편알카로이드	대사성 알칼리증	1
	염산 페치딘	대사성 알칼리증	1
	마약	저나트륨혈증, 탈수증, 저마그네슘혈장, 저칼륨혈증	1
	모르핀	SIADH, 대사성 알칼리증	1, 2
당류제, 기타 호르몬제	인슐린	고칼륨혈증	1, 5
지사제 · 정장제, 기타 순환기관의 용제	농글리세린 · 과당	저나트륨혈증	2
골다공증	칼시토닌	저칼슘혈증	1, 5
	파미드론산이나트륨	저칼슘혈증	3, 5
기타	비스포스포네이트	저칼슘혈증, 저인혈증	1, 5
	이온교환수지	저칼륨혈증	3

증) 증례보고(일본).

【참고문헌】

1) 藤田敏郎監修：薬物障害ガイド，南山堂，1999.
2) 高橋隆一監修：臨床医が書いた薬の重大な副作用がわかる本—患者が気づく副作用症状，ニルゼビア・ジャパン，1998.
3) 増原慶壮，大沢友二：臨床薬剤師のための副作用入門，じほう，2000.
4) Tisdale JE，Miller DA：Drug-Induced Diseases，American Society of Health-System Pharmacists，2005.
5) 龍原徹：ポケット医薬品集 2006年版，白文社，2006.

Appendix 15-1 갑상선기능장애를 일으키기 쉬운 약제

약 효	약 품	내분비장애의 종류	비 고
항간질제	카르바마제핀	갑상선기능저하	1
	디페닐히단토인	갑상선기능저하	1
	발비트레이트	코르티졸을 억제	1
해열진통소염제	아스피린	갑상선기능저하	1
	페닐부타존	갑상선기능저하	1
정신 신경 용제	이미프라민	알도스테론 분비 증가	1
	쿠에티아핀	갑상선기능저하	4(〈1%)
	설피리드	알도스테론 분비 증가	1
	할로페리돌	알도스테론 분비 증가	1
	리튬	갑상선중독증, 갑상선기능저하, 갑상선종	1, 4(5~34%), 증
강심제	도파민	갑상선기능저하	1
부정맥 용제	아미오다론	갑상선중독증, 갑상선기능저하, 갑상선기능항진	1, 4(항진: 〈3%, 저하: 1~22%), 증
이뇨제	티아지드계	알도스테론 분비 증가	1
	스피로놀락톤	알도스테론 분비 증가	1
	트리클로르메티아지드	부신부전, 저알도스테론증, 위알도스테론증	2, 증
	푸로세미드	알도스테론 분비 증가	1
혈압강하제	ACE 저해제	알도스테론 분비 억제	1
	칼슘길항제	알도스테론 분비 억제	1
	프로프라놀롤	갑상선기능저하	1
	메틸도파	카테콜아민 분비 억제	1
	레세르핀	카테콜아민 분비 억제	1
혈관확장제	니트로글리세린	카테콜아민 분비 자극	1
기관지확장제	테오필린	카테콜아민 분비 자극	1
당뇨병 용제	설포닐우레아계	갑상선기능저하	1
기타 소화기 용제	돔페리돈	알도스테론 분비 증가	1
	메토크로프라미드	알도스테론 분비 증가	1
뇌하수체호르몬제	소마트로핀	갑상선장애	증
갑상선 · 부갑상선호르몬제	티아마졸	갑상선기능저하	1, 증
	프로필티오우라실	갑상선기능저하	1, 증
부신호르몬제	부신피질호르몬 흡입제	부신부전	2
	부신피질호르몬제(장기)	부신부전, 갑상선기능저하	1, 증
	프레드니솔론	부신부전	증
	베타메타손	부신부전	증
난포호르몬제 · 황체호르몬제	에스트로겐 제제	알도스테론 분비 증가	1
기타 호르몬제	트리로스탄	코르티졸 억제, 알도스테론 분비 억제	1
피임제	경구피임약	알도스테론 분비 증가	1
외피 용제	에탄올	카테콜아민 분비 증가	1
[살균소독제]	포피돈요오드	갑상선기능저하증	증
외피 용제 [기생성 피부질환 용제]	케토코나졸	코르티졸을 억제	1
혈액응고저지제	헤파린	알도스테론 분비 억제	1
기타 혈액 · 체액 용제	GM-CSF	갑상선중독증, 갑상선기능저하	1
간장질환 용제	글리틸리틴	부신부전, 저알도스테론증, 위알도스테론증	2, 증
면역억제제	시클로스포린	알도스테론 분비 억제	1
생약 · 한방 제제	감초	부신부전, 저알도스테론증, 위알도스테론증	2, 증
	작약감초탕	부신부전, 저알도스테론증, 위알도스테론증	2, 증
	소시호탕	부신부전, 저알도스테론증, 위알도스테론증	2, 증
설파제	설폰아미드	갑상선기능저하	1
항결핵제	리팜피신	갑상선기능저하, 코르티졸 억제	1
기타 화학요법제	플루코나졸	코르티졸 억제	1

(계속)

약효	약품	내분비장애의 종류	비고
인터페론 제제	인터페론	갑상선중독증, 갑상선기능저하, 갑상선기능항진	1, 4(α2a: 5%, α2b: <5%, β1a: 1~10%), 증
기타 생물학적 제제	인터루킨 2	갑상선중독증, 갑상선기능저하	1
조영제	요오드 함유 조영제	갑상선중독증, 갑상선기능저하	1, 증
기타	인단	위알도스테론증	2
	니코틴	카테콜아민 분비 자극	1
	불소화합물(불화나트륨 등)	갑상선이상	증

【참고문헌】

1) 藤田敏郎監修：薬物障害ガイド，南山堂，1999.
2) 高橋隆一監修：臨床医が書いた薬の重大な副作用がわかる本—患者が気づく副作用症状，エルゼビア・ジャパン，1998.
3) 増原慶壮，大沢友二：臨床薬剤師のための副作用入門，じほう，2000.
4) Tisdale JE, Miller DA : Drug-Induced Diseases, American Society of Health-System Pharmacists, 2005.（頻度の記載があったものについては，該当副作用の頭文字とともに記載。）

Appendix 15-2 남성 생식기장애를 일으키기 쉬운 약제

약 효	약 품	남성 생식기장애의 종류	비 고
최면진정제 · 항불안제	디아제팜	여성화유방, 유즙분비증	2
해열진통소염제	나프록센	사정장애 · 지속발기	4
정신 신경 용제	SSRI	사정장애 · 지속발기, 고프로락틴혈증, 성욕 저하, 여성화유방	4, 5
	아미트립틸린	짐프로락틴혈증, 성욕 저하, 여성화유방	2
	아목사핀	고프로락틴혈증, 성욕 저하, 여성화유방	2
	이미플라민	고프로락틴혈증, 성욕 저하, 여성화유방	2
	클로르프로마진	고프로락틴혈증, 성욕 저하, 여성화유방	2
	삼환계 항우울제	여성화유방, 유즙분비증, 발기장애, 사정장애 · 지속발기, 고프로락틴혈증	2, 4, 5
	설피리드	고프로락틴혈증, 여성화유방, 유즙분비증, 성욕 저하	2, 5
	세르토라린	사정장애 · 지속발기	4
	트라조돈	사정장애 · 지속발기	4
	트리프로페라진	고프로락틴혈증 · 성욕 저하, 여성화유방	2
	할로페리돌	고프로크틴혈증, 성욕 저하, 여성화유방, 발기장애, 사정장애 · 지속발기	2, 4
	페노치아진계	여성화유방, 유즙분비증, 발기장애, 사정장애, 지속발기	2, 4, 5
	플루페나진	고프로락틴혈증, 성욕 저하, 여성화유방	2
	플록세틴	사정장애 · 지속발기	4
	펠페나진	고프로브크틴혈증, 성욕 저하, 여성화유방	2
	사환계 항울제	발기장애, 고프로락틴혈증	4, 5
	리스페리돈	사정장애지속발기	4
	리튬	발기장애	4
항파킨슨제	트리헥시페니딜	발기장애	4
강심제	디지탈리스	여성화유방, 유즙분비증, 성욕 저하, 고프로락틴혈증	1, 2, 4, 5
부정맥 용제	아미오다론	테스토스테론 분비저하, 정자형성이상, 여성화유방, 성욕 저하	1, 5
	디소피라미드	발기장애, 성욕 저하	4, 5
	베라파밀	고프로락틴혈증, 성욕 저하, 여성화유방	2
이뇨제	티아지드계	발기장애, 사정장애 · 지속발기	4
	스피로놀락톤	여성화유방, 유즙분비증, 성욕 저하, 고프로락틴혈증	1, 2, 4 (고용량으로 성욕 저하), 5
	고리이뇨제	발기장애	4
혈압강하제	ACE 저해제	성욕 저하	5
	α차단제	사정장애, 지속발기	4
	β차단제	발기장애, 성욕 저하	4, 5
	클로니딘	발기장애	4
	히드라라진	사정장애, 지속발기	4
	펜트라민	사정장애, 지속발기	4
	프라조신	발기장애, 사정장애 · 지속발기	4
	메틸도파	고프로락틴혈증, 여성화유방, 유즙분비증, 발기장애, 성욕 저하	2, 4, 5
	레세르핀	고프로락틴혈증, 여성화유방, 유즙분비증, 발기장애, 사정장애 · 지속발기	2, 4, 5
혈관확장제	칼슘길항제	발기장애	4
	베라파밀	고프로락틴혈증, 성욕 저하, 여성화유방	5
소화성궤양제	시메티딘	고프로락틴혈증, 여성화유방, 유즙분비증, 성욕 저하	2, 4, 5
기타 소화기관 용제	클레보프리드	고프로락틴혈증, 성욕 저하, 여성화유방	5
	돔페리돈	고프로락틴혈증, 여성화유방, 유즙분비증, 성욕저하	2, 5
	메토클로프라미드	고프로락틴혈증, 여성화유방, 유즙분비증, 성욕저하	2, 4, 5
고지혈증 치료제	클로피브라이트	성욕 저하	4
항알레르기제	옥사토마이드	고프로락틴혈증, 성욕 저하, 여성화유방	5
	항히스타민제	발기장애	4
혈액 용제	헤파린	사정장애 · 지속발기	4

(계속)

약효	약품	남성 생식기장애의 종류	비고
혈액 용제	와파린	사정장애 · 지속발기	4
남성호르몬제	테스토스테론 제제	여성화유방, 유즙분비증, 성욕 저하	2, 4
난포호르몬제	에스트로겐	고프로락틴혈증, 여성화유방, 유즙분비증, 성욕 저하	2, 5
황체호르몬제	프로게스테론	성욕 저하	4
GnRH 작용제	부세레린	성욕 저하	5
	류프로레린	내적 허세, 성욕 저하	4, 5
외피 용제 [기생성 피부질환 용제]	케토코나졸	여성화유방	1
항악성종양제	항암제(특히 알킬화제)	테스토스테론 분비 저하, 정자형성이상	1
항악성종양제 [알킬화화]	부설판	여성화유방, 유즙분비증	2
항악성종양제 [항생물질]	황산블레오마이신	남성생식기장애	증
항악성종양제 [식물 성분 제제]	빈크리스틴	여성화유방, 유즙분비증	2
	황산 빈블라스틴	남성생식기장애	증
항악성종양제 [기타]	에스트라무스틴	여성화유방	5
	시스플라틴	남성생식기장애	증
	플루타미드	여성화유방, 유즙분비증	1, 2
항결핵약	이소니아지드	여성화유방	5
항진균류제	케토코나졸	성욕 저하	4(고용량)
설파제	사라조설파피리딘	테스토스테론 분비 저하, 정자형성이상	1, 증
항바이러스제	사키나빌	발기장애	4
	리토나빌	발기장애	4
백신류	건조 BCG 백신	남성생식기장애	증
프로스타글란딘 제제	알프로스타딜	사정장애 · 지속발기	4
탈모 개선제	피나스테리드	발기장애, 정액감소, 여성화유방, 사정장애 · 지속발기	4
배뇨 개선제	탐스로신	사정장애 · 지속발기	4
마약	모르핀	고프로락틴혈증, 성욕 저하, 여성화유방	2, 4
기타	알코올	정소위축	

증) 증례보고(일본).

[참고문헌]

1）藤田敏郎監修：薬物障害ガイド，南山堂，1999.

2）高橋隆一監修：臨床医が書いた薬の重大な副作用がわかる本―患者が気づく副作用症状，エルゼビア・ジャパン，1998.

3）増原慶壮，大沢友二：臨床薬剤師のための副作用入門，じほう，2000.

4）Tisdale JE, Miller DA : Drug-Induced Diseases, American Society of Health-System Pharmacists，2005.（頻度の記載があったものについては記載。）

5）龍原徹：ポケット医薬品集 2006年版，白文社，2006.

Appendix 15-3 여성 생식기장애를 일으키기 쉬운 약제

약 효	약 품	여성 생식기장애의 종류	비 고
전신마취제	케타민	성기능부전	4
	할로탄	자궁이완출혈	2
	마취제	미약진통	2
항간질제	페니토인	성기능부전	4
	페노바르비탈	성기능부전	4
	프리미돈	성기능부전	4
최면진정제 · 항불안제	알프라졸람	성기능부전	4
	디아제팜	유즙분비증, 성기능부전	2, 4
	진정제	미약진통	2
	로라제팜	월경과다	4
해열진통소염제	나프록센	성기능부전	4
정신 신경 용제	SSRI	월경과다	4
	아미트립틸린	고프로락틴혈증, 유즙분비증, 무월경, 성기능부전	2, 4
	아목사핀	고프로락틴혈증, 유즙분비증, 무월경	2
	이미플라민	고프로락틴혈증, 유즙분비증, 무월경, 성기능부전	2, 4
	크로미플라민	성기능부전	4
	크롤프로마진	고프로락틴혈증, 유즙분비증, 무월경, 성기능부전	2
	삼환계 항우울제	유즙분비증	2
	설피리드	유즙분비증	2
	데시프라민	성기능부전	4
	독세핀	성기능부전	4
	트라조돈	성기능부전	4
	트리프로페라진	고프로락틴혈증, 유즙분비증, 무월경	2
	노르트립틸린	성기능부전	4
	파록세틴	성기능부전	4
	할로페리돌	고프로락틴혈증, 유즙분비증, 무월경, 성기능부전	2, 4
	페노티아진	유즙분비증	2
	플루페나진	고프로락틴혈증, 유즙분비증, 무월경	2
	플록세틴	성기능부전	4
	페르페나진	고프로락틴혈증, 유즙분비증, 무월경	2
	리튬	성기능부전	4
항파킨슨제	L-도파	유즙분비증	5
	브로모크립틴	성기능부전	4
강심제	디지탈리스	유즙분비증	2
	디곡신	성기능부전	4
부정맥 용제	디소피라미드	희발월경, 무월경	1
	베라파밀	고프로락틴혈증, 유즙분비증, 무월경	2
이뇨제	스피로놀락톤	유즙분비증, 희발월경, 무월경, 성기능부전	1, 2, 4
	히드로클로로티아지드	성기능부전	4
혈압강하제	클로니딘	성기능부전	4
	프로프라놀롤	성기능부전	4
	메틸도파	유즙분비증, 고프로락틴혈증, 무월경, 성기능부전	2, 4
	라베타롤	성기능부전	4
	레세르핀	유즙분비증, 고프로락틴혈증, 무월경, 성기능부전	2, 4
소화성 궤양제	시메티딘	유즙분비증, 고프로락틴혈증, 무월경, 성기능부전	1, 2, 4
기타 소화기관 용제	돔페리돈	유즙분비증, 고프로락틴혈산, 무월경	2
	메토클로프라미드	유즙분비증, 고프로락틴혈증, 무월경	2
뇌하수체호르몬	ACTH	남성화	2
	hCG 제제	난소과잉자극증후군, 난소경념전	2

(계속)

약효	약품	여성 생식기장애의 종류	비 고
뇌하수체호르몬	HMG 제제	난소과잉자극증후군, 난소경념전	2
	옥시토신 제제	과강진통, 자궁파열, 부정출혈	2, 4
	바소프레신	부정출혈	4
단백 동화 스테로이드제	단백 동화 호르몬	남성화	2
	안드로겐	남성화	2
부신호르몬제	부신피질호르몬	칸디다성 질염, 남성화	2, 5
남성호르몬제	다나졸	희발월경, 무월경	4
	테스토스테론 제제	유즙분비증	2
여성호르몬제	에스트로겐	칸디다성 질염, 고프로락틴혈증, 산욕기의 혈전증, 자궁내막이 상증식증, 유즙분비증, 희발월경, 무월경, 월경과다, 부정출혈	2, 4
	구연산 크로미펜	난소과잉자극증후군, 난소경념전	2, 증
	경구피임약	칸디다성 질염, 희발월경, 무월경	4, 5
	노르에티스테론	남성화	2
	프로게스테론	희발월경, 무월경, 월경과다, 부정출혈	4
	호르몬 보충 요법	자궁근종, 칸디다성 질염	2, 5
GnRH 작용제	고세레린	희발월경, 무월경	4
	부세레린	난소과잉자극증후군	5
자궁수축제	진통촉진제의 장시간 투여	미약진통	2
	프로스타글란딘 제제	과강진통, 자궁파열	2
그밖에 분류되지 않은 대사성 의약품	미조리빈	희발월경, 무월경	1
항악성종양제 [알킬화제]	이포스파미드	희발월경, 무월경	4
	시클로포스파미드	희발월경, 무월경	1, 4, 증
	부설판	유즙분비증	2
	멜팔란	희발월경, 무월경	4
항악성종양제 [대사길항제]	메토트렉세이트	희발월경, 무월경	1
항악성종양제 [항생물질]	독소루비신	희발월경, 무월경	4
	미톡산트론	희발월경, 무월경	1
항악성종양제 [식물 성분 제제]	에토포시드	희발월경, 무월경	1, 4
	빈크리스틴	희발월경, 무월경, 유즙분비증	1, 2
기타 항악성종양제	카르보플라틴	희발월경, 무월경	4
	시스플라틴	희발월경, 무월경	4
	타목시실린	희발월경, 무월경, 성기출혈, 난소과잉자극증후군, 칸디다성 질염	1, 2, 5, 증
	데옥시루비신	희발월경, 무월경	1
	프로칼바진	희발월경, 무월경	1
기타 알레르기 용제	아제라스틴	희발월경, 무월경	1
	테르페나진	희발월경무월경	1
	트라닐라스트	희발월경, 무월경	1
항생물질 제제	항생물질의 장기투여	칸디다성 질염	2, 5
매크로라이드계	록시스로마이신	희발월경, 무월경	1
항결핵제	에티오나미드	희발월경, 무월경	1
항바이러스 제제	인디나빌	성기능부전	4
인터페론 제제	인터페론	희발월경, 무월경	1
항원충제	메트로니다졸	칸디다성 질염	2
마약	마약	고프로락틴혈증, 유즙분비증, 무월경	2
기타	탈리도마이드	희발월경, 무월경	4

【참고문헌】

1）藤田敏郎監修：薬物障害ガイド，南山堂，1999.
2）高橋隆一監修：臨床医が書いた薬の重大な副作用がわかる本—患者が気づく副作用症状，エルゼビア・ジャパン，1998.
3）増原慶壮，大沢友二：臨床薬剤師のための副作用入門，じほう，2000.
4）Tisdale JE, Miller DA：Drug-Induced Diseases, American Society of Health-System Pharmacists，2005.
5）龍原徹：ポケット医薬品集 2006年版，白文社，2006.

Appendix 16 기형 · 신생아장애를 일으키기 쉬운 약제

약효	약품	태아 · 신생아쟁애의 종류	비고
항간질제	항간질제	손가락형성부전, 안면형성부전, 성장장애, 이분척추	3, 4
	발프론산 나트륨	기형	증
	페니토인	기형	증
항정신병약	리튬	심혈관이상	4
혈압강하제	ACE 저해제	저혈압, 무뇨, 양수과소, 성장장애, 폐저형성, 요세관형성부전, 두정골형성부전, 소두증, 뇌헤르니아, 심낭액저류, 방광발육부전, 장음이상	1, 4
기타 순환기관 용제	알프로스타딜	신생아무호흡발작	2
혈액응고 저지제	와파린	연골발달장애, 코형성부전, 구상연골이영양증	3, 4
뇌하수체호르몬제	옥시토신 제제	양수색전증, 태아가사	2
	합성 ACTH 제제	신생아심실중격벽비대	2
갑상선 · 부갑상선호르몬제	티아마졸	갑상선기능장애, 피부결손	증
	프로필티오우라실	갑상선기능장애	증
부신피질호르몬	부신피질호르몬	구개열	증
남성호르몬	테스토스테론	여아에서 외성기의 남성화	4
난소호르몬, 황체호르몬	에스트라디올, 프로게스론, 노르에티스테론	사지기형, 심장기형 등	3
기타 호르몬제	글루카곤	신생아 · 유아 · 소아의 저혈당증	2
	디노프로스트	태아가사	2
	프로스타글란딘 E_2 제제	양수색전증	2
	프로스타글란딘 $F_{2\alpha}$ 제제	양수색전증	2
	미소프로스톨	두엽신경발육부전, 손가락결손, 지문고리융합, 안짱다리, 족관절구축, 유산	3, 4
기타 외피 용제	피나스테리드	전립선, 외성기이상	4
기타 비뇨생식기관 · 항문 용제	염산 리토드린	신생아심실중벽비대, 신생아장폐색증, 신생아 · 영아 · 소아의 저혈당증	2
	클로미펜	외성기이상	4
화농성 질환 용제	클로람페니콜계 약물	그레이신드롬	2
	티암페니콜계 약물	그레이신드롬	2
해독제	메실산 데페록사민	예르시니아증	2
항악성종양제	엽산 대사길항제, 알킬화제	여러 기형, 중추신경계장애	3
항악성종양제 [대사길항제]	메토트렉세이트	두엽안면이상, 수족형성부전, 체중감소	4
항악성종양제 [기타]	타목시펜	외성기이상	4
	비타민A 유도체(트레티노인, 레티노인산)	여러 기형, 두엽, 사지기형	3, 4
	플루타미드	월프관저해, 전립선발달장애, 남성의 여성화	4
백신류	생백신	3~12주: 심장, 눈, 중추신경이상. 13~16주: 농	4
아미노글리코시드계	스트렙토마이신	제8뇌신경장애	3
항히스타민제	염산 프로메타딘	신생아무호흡발작, 영아돌연사증후군	2
항류마티스제	페니실라민	피부이완증, 서경헤르니아, 평탄안면, 악 협소, 혈관, 조직 위약	4
조영제	요오드화 양귀비유 지방산 에틸에스테르	갑상선기능장애	증
기타	탈리도마이드	단지증, 뼈의 기형, 말초신경장애	3, 4
	불소화합물	반상치아, 변이원성, 다운증, 염색체이상	3
식품	술	성장장애, 중추신경장애, 두부이형증, 지능장애, 운동장애	4
기호품	담배	조산, 체중감소, 유산의 위험성 증가	4

증) 증례보고(일본).

[참고문헌]

1) 藤田敏郎監修：薬物障害ガイド，南山堂，1999.
2) 高橋隆一監修：臨床医が書いた薬の重大な副作用がわかる本―患者が気づく副作用症状，エルゼビア・ジャパン，1998.
3) 本文参考文献3-7).
4) Tisdale JE, Miller DA : Drug-Induced Diseases, American Society of Health-System Pharmacists, 2005.

찾아보기

한글 찾아보기

ㄱ

ㄴ·ㄷ

ㄹ·ㅁ

ㅂ

ㅅ

ㅇ

ㅈ · ㅊ

ㅋ · ㅌ

ㅍ

ㅎ

영문 찾아보기

A · B

C

D

E · F · G

H

I · K · L

M · N

O · P

Q · R · S

T · U · V